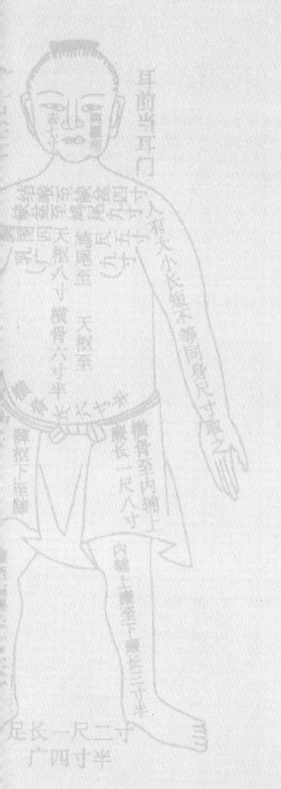

《针灸大成》译记译学

赖新生 黄泳／主编

上海交通大学出版社
SHANGHAI JIAO TONG UNIVERSITY PRESS

内容提要

　　《针灸大成》共 10 卷,明代杨继洲著,主要内容包括《内经》《难经》中有关针灸的论述、针灸歌赋选、经络腧穴、刺法、灸法、针灸证治、杨继洲医案和小儿按摩法等,是针灸学习者需要研读的古籍之一。

　　本书对《针灸大成》全文进行白话翻译和解读,按照原书的编撰章节,逐一进行翻译或注解。其中,理论部分均全文翻译;歌赋部分则采用重点词加注的方法做出解读;杨氏对于前人文献的注解,编者分别对前人原文和杨氏注解进行加注和翻译;一些简洁之处,也进行了特别的说明,增加一些相关知识,方便读者阅读理解;对于一些疑难争议之处,也如实做了说明。

　　本书可供中医院校针灸专业师生及临床工作者阅读参考。

图书在版编目(CIP)数据

《针灸大成》译记译学/赖新生,黄泳主编. —上海:上海交通大学出版社,2021
ISBN 978 - 7 - 313 - 23876 - 4

Ⅰ.①针… Ⅱ.①赖…②黄… Ⅲ.①《针灸大成》-译文 Ⅳ.①R245

中国版本图书馆 CIP 数据核字(2020)第 195405 号

《针灸大成》译记译学

《ZHENJIU DACHENG》YIJI YIXUE

主　　编:赖新生　黄　泳

出版发行:上海交通大学出版社　　　　　地　　址:上海市番禺路 951 号
邮政编码:200030　　　　　　　　　　　电　　话:021 - 64071208
印　　制:苏州市越洋印刷有限公司　　　经　　销:全国新华书店
开　　本:710mm×1000mm　1/16　　　印　　张:35.75
字　　数:622 千字
版　　次:2021 年 5 月第 1 版　　　　　　印　　次:2021 年 5 月第 1 次印刷
书　　号:ISBN 978 - 7 - 313 - 23876 - 4
定　　价:188.00 元

编　委　会

编 者 的 话

《针灸大成》，明代杨继洲著，是针灸历史上辉煌的里程碑之一。

目前，研究《针灸大成》的学者甚众，相关的点校、注释、翻译等书籍、资料十分丰富，特别是有张缙、黄龙翔、吴富东、林昭庚等名家珠玉在前，将该书做了深入透彻的研究，出版了研究专著，无不阐释经典、总结道义、启迪后学。

《针灸大成》已经成为针灸工作者的必读书籍之一。对于初学者来说，原文相对生涩难懂，理论阐述高深；因此，我们在学习过程中，萌发了将《针灸大成》全文翻译的想法。随即，我们将此想法付诸实践，力求给初学者一个起步阶梯。

编写过程中，我们参考各种资料、书籍，努力地进行全文翻译。首先，保留原书的目录，但是对于内容层次进行整理，加编各种序号，以使之符合现代阅读习惯。其次，认真编译，对于书中大段的理论阐述，因考虑到全书篇幅，原文能省略者均不予照录，而是进行全文编译；但对于书中大量的歌赋、口诀、词牌等，我们先将其原文辑录，再进行重点词语的注释。这样，保留了原书中相关歌赋、口诀、词牌、骈文的"艺术"特征，读者能从原文的韵脚、对仗、朗朗上口等方面体会原著者的修养。书中还有一部分是杨氏对前人的点评，我们也灵活进行了处理，或抄录原文翻译杨氏点评，或翻译原文和杨氏点评，或穿插原文注释和杨氏点评注释等，结合原文书写风格，机动处理；一些原文简洁、需要特别说明的地方，我们也增加了"说明"，方便读者领会书中含义；有些篇章，罗列了各种要点，我们还特别制作图表，加以归纳总结；有些插图，是原书所有，我们也照搬过来，让读者领略一下原著风采；原书中有一些生僻症状、病名，我们原词照录，再加以注释和说明；书中"按语"实为原文，我们的注解则标识为"注释"或"说明"；原书中有些知识点与现行行业教材或国家标准化方案不同，我们也尊重原著，予以保留；一些古代的单位，也酌情换成现代通用名称；编译时参考了各种书籍版本，综合辑录。

针对初学者的《针灸大成》全文编译、整理、笔记,由广州中医药大学赖新生教授领衔,南方医科大学中医药学院黄泳教授辅助完成。编译工作,由青年教师、博士研究生、硕士研究生、本科学生(从 2012 级到 2016 级,特别是南方医科大学针灸推拿 2012 和 2013 级)参与。前前后后,历时四年半,参加工作的人员近百,大改书稿 6 次,小修累计 20 余次。在此,特别感谢参加本书编译工作的所有人员,感谢大家的辛勤劳动和付出。

本书立足全文翻译,面向初学者,对于知识点的系统整理、深入挖掘相对不足,难与其他研究专著比肩。专著中已有的校对、勘误,我们都直接采用其结论。但是,本书是第一部全文翻译《针灸大成》的基础读物,适应面相对广泛;且本书的编译体例、行文、字数,多与初学者方便。

由于编译者水平有限,难免挂一漏万。不当之处,敬请读者批评指正。

目　录

卷　一

一、针道源流

《素问》共十二卷。世人称它为黄帝、岐伯问答的书。看其中的旨意,大概不是一时能够成书的,而撰述的内容,也不是出自一个人。刘向认为是战国时韩国王室之人所著;程颢说出自战国末年。正如儒家经典《礼记》是西汉儒家学者思想的汇编,与孔子、孔伋的思想言论一同流传下来。《灵兰秘典论》《五常政大论》《六元正纪大论》等篇,都是阐明阴阳五行相生相克的规律,配以四象及其相应的变化规律,实际却切合于人体本身的阴阳五行四象变化。那些色脉病名、针刺治疗原则,这都是可以推而广之的道理。而皇甫谧的《针灸甲乙经》、杨上善的《黄帝内经太素》,也都基于这些内容而稍有不同。医生治病的原则和准绳,都是基于这些书。然而根据西汉《汉书·艺文志》,有《黄帝内经》十八卷、《扁鹊内经》九卷、《白氏内经》三十八卷,共三个版本,但并未列出《素问》的条目。到《隋书·经籍志》才有《素问》的记载,不再归为《内经》。到唐代王冰记载《九灵》九卷,才符合《汉书·艺文志》记录《黄帝内经》十八卷的卷数。王冰为《黄帝内经》作出注释,认为《阴阳大论》是被老师收藏,所以增补了其丢失的部分,为保存整理《黄帝内经》做出了一定贡献。然而他的注释与原文混淆,文义混乱,解释迂腐疏阔,引用不甚恳切。直到宋朝林亿、高若讷(实为"高保衡")等校对时,修改其中的错误,增加其中缺少的含义,比王冰功劳大得多。

《难经》共十三卷,相传是秦越人以问答的方式阐述《黄帝内经》,供给学者学习。所引用的经文,很多不是《灵枢》《素问》的原文,可能是古代有、而现在遗失的版本。隋朝时有吕博望的注释版本,但不为流传。宋朝王惟一整理了三国·吴·吕广,唐·杨玄操,北宋·丁德用、虞庶、杨康侯等五家注解《难经》的注文,但有的注解较为精粹,有的有错误,良莠不齐,其中虞庶的注解有一定价值。金·纪齐卿注释稍密，是基于吕广、杨玄操、王宗正三人的注解，并辨析其中的错误。宋代周仲立（周与权）修正了很多，但考证不明确；李子野（李驹）也曾逐句解释，但对后世没有什么启发。金·张洁古（张元素）注解《难经》，并随其病证附以方药论述，然而言论与《难经》经文不完全一致（有医家认为其化为草稿，未及成书《难经汇考》）。王少卿引申发展张元素的理论，著书《难经重玄》，也不足以阐明前人理论的深奥含义。元·滑伯仁（滑寿）按自己的意思折衷，取长弃短，融会诸家学说，著《难经本义》。

《子午经》一卷，探讨针灸的关键，编成歌诀，乃后人托名扁鹊所作。

《铜人针灸图》三卷，宋仁宗下诏王惟一考证针灸的方法，铸造铜人作为标准，内藏脏腑，外刻十二经脉及其腧穴，在腧穴所会之处一旁作注释，并把穴位名刻在上面，同时编绘的《铜人腧穴针灸图经》，作为铜人的注解文献，并记录治疗的方法，刻在石板上以便传于后世。夏竦为其作序，认为《铜人》所记载的腧穴，比《灵枢》的《本输》《骨空》等各篇所记载的腧穴更加繁杂全面。《明堂针灸图》三卷，题注为："黄帝讨论人身腧穴及针灸禁忌"。所谓"明堂"是指雷公问黄帝针灸之道，黄帝坐明堂传授于他，因此也是后人依托其名而已。

《存真图》一卷是有关脏象的著作由宋·晁公武（杨介）编撰，见于《郡斋读书后志》，又名《存真环中图》。北宋崇宁年间在泗州处决犯人，郡太守李夷行派医师和画工前往，医师对尸体进行仔细的解剖，画工根据解剖结果尽可能详细地画图记录而成脏腑图，杨介得到详细绘图后，与古代的书进行考订校正，认为出入不大，比《欧希范五脏图》要好很多，确实对医家很有帮助。在此之前，《汉书·王莽传》记载：王莽新朝时期，抓获翟义的党羽王孙庆后，派太医、掌管医药的官员和手艺好的屠夫一起将他开膛剖腹，测量五脏，并用小竹枝插入血管，弄清其走向始终，认为可以治疗疾病，也是这个意思。

《膏肓灸法》二卷，是清源人庄绰（字季裕）收集唐宋时期孙思邈、王惟一、石藏用、叶元善、潘琪以及僧仲等六位医家取膏肓俞的数十种方法而成书，是最早的单穴研究著作。

《千金要方》三十卷，唐代孙思邈所撰。内容非常全面，涵盖了用药方法、诊脉要诀、针灸腧穴、诊疗禁忌，甚至还有导引养生的要点。所谓"千金"，因为人命关天，比千金还要贵重。对《千金要方》有异议的人认为，行文忽略《伤寒》经方是其一大遗憾。

《千金翼方》三十卷，孙思邈搜集遗帙，对《千金要方》进行补充。以方药开始，依次论述妇科、伤寒、儿科、养生、饮食、起居、补益、杂病、疮痈、色脉、针灸，最后论述禁术。

《外台秘要》,唐·王焘著,王焘任职弘文馆,在台阁二十年博览古代医学文献数千卷,因此《外台》阐述各种症候,附以方药、符禁、灼灸的方法,分为一千一百零四门。天宝年间王焘被贬去守房陵,被赦后居于大宁郡,在那里治好了流行的疾病,并立志撰写医书,终成《外台秘要》流传于世。

《金兰循经》是元代翰林学士忽泰必列(一说"忽公泰",见钱曾《读书敏求记》)所著,他的儿子光济整理编排成书。元成宗大德年间癸卯年,平江郡精通儒学的岩陵邵文龙为其作序。该书首先绘制脏腑前后两图,其次描述手足三阴经、三阳经的走向及属络,随后取十四经络流注,并分别作了注释,最后列出十四经流注图。直至该书传到北方,恒山董氏在吴门雕版刊刻,才广泛流传。

《济生拔萃》十九卷,第一卷取自《针经节要》,第二卷为张元素之子张壁所著的《洁古云歧针法》,第三卷是《窦太师流注指要赋》(窦太师即为窦汉卿),第四卷为《针经摘英集》。该书仿照古制,以诊法为首。元延佑年间,杜恩敬所撰写。

《针经指南》,元代广平肥乡人窦汉卿所著,书的开头列出《标幽赋》,然后确定八脉交会穴的针刺手法,绘有叶蛰宫图,但与《素问》的内容有一定出入。

《针灸杂说》,元代福建建安人窦桂芳分类编次,选取《千金要方》中"人神禁忌"和"离合真邪"两部分,但未能详尽阐明针灸之奥妙。

《资生经》是南宋东嘉(今温州)人王执中(字叔权)所著,共记载三百六十个腧穴:以头面、腹背、四肢不同部位的不同的线来分类记录腧穴,因证配穴,大概是将《铜人针灸图》《千金要方》《明堂针灸图》《外台秘要》整理合编在一起了。

《十四经发挥》三卷,是元代许昌人滑寿(字伯仁)所著,曾随东平人高洞阳学习针法,学会了经络开阖、流注、交会、别出的关键。认为阴维、阳维、阴跷、阳跷、带脉、冲脉等六脉,都有联系归属,而只有督、任二脉,在背腹循行,并且有特定的穴腧,十二经经气满溢则流入督、任二脉涵蓄备用,因此督、任二脉可与十二经并行论述。经过对元代之前医籍的考证整理,共列出腧穴六百五十七个,同时阐明施治方法及腧穴功效,从而详细揭示医学的奥秘。

《神应经》二卷,是明代陈会(号宏纲)所撰。他著有《广爱书》十二卷(其弟子南昌人刘瑾尽得其真传),担心《广爱书》内容繁杂浩瀚,因而只取其中一百一十九穴,汇集歌诀、图示,并收集治疗疾病的要穴,汇总成一册,成为学习者需要遵守的规则。

《针灸节要》三卷、《针灸聚英》四卷,是明代四明人高武(号梅孤)收集编撰。

《针灸捷要》，明代燕山人[一说为明江右弋阳(今江西省弋阳县石塘)人]徐凤(字廷瑞)收集编撰。

《玄机秘要》，明代三衢人杨继洲(字济时)祖传专著。

《小儿按摩经》，四明陈氏著集。

《古今医统》《乾坤生意》《医学入门》《医经学》中选取关于针灸的内容，其作者各见原书。

《针灸大成》总编辑以上诸书，分门别类，集成一部，分为十卷，并委托晋阳人靳贤选集校正。

二、针灸直指

1. 针灸方宜始论

黄帝问道：医生治疗疾病，同一种疾病却采用不同的治疗方法，但都能痊愈，这是什么道理？

岐伯回答说：这是因为地域条件不同，治法各有所宜的缘故。

例如东方，天地之气初生，万物一片生发的景象。地处海滨，盛产鱼和盐，当地人多吃海产且喜食咸味，人们安居此地，以鱼、盐为美食。但多吃鱼，使人热积于内，多吃盐，咸能走血，又会耗伤阴血，所以东方之人，大都皮肤色黑，腠理疏松，易患痈疡之类的疾病。治疗痈疡适宜选用砭石，因此，砭石也是从东方传来的。

西方，天地之气肃杀，万物一片收敛景象。盛产金石，遍地沙石。其地多风，水硬土坚，当地人依山陵而居，穿粗布，睡草席，但多食肥美肉类，因此身体强壮，外邪不易伤其形体。所以西方之人易患饮食、七情所致之内伤类疾病。治疗内伤疾病，宜选用药物，因此药物，多是从西方传来的。

北方，天地之气闭藏，万物一片潜蛰景象。地势较高，气候严寒。当地人，以游牧生活为主，多食牛羊乳品，因此五脏受寒，易生胀满之病。治疗脏寒胀满，宜用艾灸法。所以艾灸法，是从北方传来的。

南方，天地之气生长，万物一片繁盛景象。地势低下，水土薄弱，地气湿重，热蒸为雾，遇冷成露。当地人喜食酸味和腐酵类食品，所以腠理致密而皮肤赤红，易患挛痹之病，治疗挛痹，宜用针刺。所以九针，是从南方传来的。

中央，地势平坦而湿润，物产丰富，当地人喜杂食而少劳作，所以易患痿弱、厥逆、寒热等病，治疗这些病，宜用呼吸吐纳、导引按跷等方法。所以呼吸吐纳、导引按跷等治法，是从中央地区推广出去的。

所以高明的医生，能够将这许多治病方法融会贯通，根据具体情况，随机应变,灵活选用适合的治疗方法。所以尽管治法各有不同,疾病都能痊愈。这是医生能够了解病情,并熟练掌握各种治法的缘故。

2. 刺热论

黄帝问道:五脏的热病都有哪些表现?

岐伯回答说:肝热病人,先出现小便黄,腹痛,多喜卧床,身体发热。当热邪与正气相争时,则出现狂言甚至惊厥,胁肋胀满疼痛,手足躁扰不得安卧,逢庚辛日,则因木受金克(本经受克)而病情加重,逢甲乙日木旺(本经气旺)时,则大汗出而热退。若热邪胜导致正气逆乱,则在庚辛日本脏受克时死亡。治疗本病应刺足厥阴肝经和足少阳胆经,因为气逆出现头痛眩晕,是因为热邪循肝脉上冲于头所致。

心热病人,先出现心烦不快,数天以后开始发热,当热邪与正气相争,则突发心痛,烦闷,频呕,头痛,面赤,无汗,逢到壬癸日,则因火受水克(本经受克)而病情加重,逢丙丁日火旺(本经气旺)时,则大汗出而热退。若热邪胜导致气逆,则在壬癸日本脏受克时死亡。治疗本病应刺手少阴心经和手太阳小肠经。

脾热病人,先出现头重,面颊痛,心烦,颜面发青,欲呕,身热。当热邪与正气相争,则腰痛不能俯仰,腹部胀满泄泻,两颌疼痛,逢到甲乙日,则因土受木克(本经受克)而病情加重,逢戊己日土旺(本经气旺)时,则大汗出而热退。若热邪胜导致气逆,就会在甲乙日本脏受克时死亡。治疗本病应刺足太阴脾经和足阳明胃经。

肺热病人,先感淅然寒栗,毫毛竖起,恶风惧寒,舌上发黄,身发热。当热邪与正气相争,则气喘咳嗽,疼痛走窜于胸膺背部,不能深呼吸,头痛不可忍,汗出仍恶寒,逢丙丁日,则因金受火克(本经受克)而病情加重,逢庚辛日金旺(本经气旺)时,则大汗出而热退。若热邪胜而致气逆,就会在丙丁日本脏受克时死亡。治疗本病应刺手太阴肺经和手阳明大肠经,点刺出血如大豆一样大,则热邪去而经脉和,病可立时收效。

肾热病人,先出现腰痛和小腿酸楚,口渴而频频饮水,身热。当热邪与正气相争,则项痛而强直,小腿寒冷痠痛,足下发热,不欲言语。如果热邪胜导致肾气上逆,则项痛、眩晕、摇动不定,逢戊己日,则因水受土克(本经受克)而病情加重,逢壬癸日水旺(本经气旺)时,则大汗出而热退。若邪气胜,病情更严重,就会在戊己日本脏受克时死亡。治疗本病应刺足少阴肾经和足太阳膀胱经。以上所说的诸脏大汗出的时间都是到了各脏气旺之日,正胜邪去,即大汗出而热退病愈。

肝热病人,左颊部先见红色;心热病人,额部先见红色;脾热病人,鼻部先见红色;肺热病人,右颊部先见红色,肾热病人,颐部先见红色。病虽然还没有发作,但面色已经出现红色时,就应该予以针刺,这就叫作"治未病"。五脏热病时,只在对应五脏的面部出现赤色,并未见到其他症状时,若及时治疗,则到本经气旺之日,病即可愈;若治疗不当,就会延长病程,则要到第三个本经当旺之日,才能治愈。若一再误治,势必使病情恶化而造成死亡。五脏热病应当在其本经当旺之日出汗才能病愈。

凡治疗热病时,应嘱患者先饮冷水,以解里热,再进行针刺,并且要病人衣着单薄些,居住于凉爽的地方,以解除表热,直到患者热退身凉为止。

热病先出现胸胁疼痛,手足躁扰不安的,应泻足少阳胆经之热邪,补足太阴脾经之正气,病情严重的,就用"五十九刺"的治疗方法。热病先出现手臂痛的,应刺手阳明经和手太阴经之穴,汗出则热止。热病先出现头部症状的,应刺足太阳膀胱经颈项部的腧穴,汗出则热止。热病先出现足胫部症状的,应刺足阳明胃经之穴,汗出则热止。热病先出现身重乏力,骨节疼痛,耳聋,嗜睡的,应刺足少阴肾经之穴,病情严重的用"五十九刺"的治疗方法。热病先出现头晕目眩,而后发热,胸胁胀满的,应刺足少阴肾和足少阳胆经之穴。

太阳经之病,颧部泛红,是骨热病表现,若色泽尚未转为暗晦(交,通夭:色泽枯晦不润泽),则病尚轻浅,到本经气旺之时,汗出而病愈。若同时又兼见厥阴经的脉症,其死期不过三日,这是因为热病已内连于肾。少阳经之病,面颊泛红,是筋热病,若色泽尚未转为暗晦,则病邪尚浅,到本经气旺之时,汗出而病愈。若同时又兼见少阴经的脉症,其死期不过三日。

治疗热病的腧穴包括:第三脊椎下方主治胸中热,第四脊椎下方主治膈中热,第五脊椎下方主治肝中热,第六脊椎下方主治脾中热,第七脊椎下方主治肾中热。以上诸穴治气分热,治营分热可选用骶尾部和项部第三椎以下凹陷中央的大椎穴。如果颊部红色由下向上蔓延到颧部,为患有"大瘕泄"病;如果红色自颊下蔓延至颊车部,为患有腹胀病变;如果红色见于颧骨后侧,为胁痛;红色见于颊上,为病在膈上。

3. 刺疟论

黄帝问道:疟疾应该如何针刺治疗?

岐伯回答道:足太阳经的疟疾,使人腰痛、头重,脊背寒冷,先寒后热,发热时热势亢盛,热退时汗出,这种疟疾,不易痊愈,可以在委中穴针刺放血。足少阳经的疟疾,使人困倦无力,恶寒发热都不甚厉害,不愿见人,看见人就感到恐惧,发热的时间比较长,出汗也较多,治疗时针刺足少阳经(侠溪穴)。足阳明经的疟疾,使人先觉恶寒战栗,恶寒逐渐加剧,很久后才发热,热退时汗出,患者喜欢亮光,喜欢向火取暖,见到亮光以及火气,就感到舒适,治疗时可针刺足阳明经足背上的冲阳穴。足太阴经的疟疾,使人闷闷不乐,时常叹气,不思饮食,多发恶寒发热,汗出亦多,发作时频频呕吐,吐后病情减轻,立即取足太阴经(公孙穴)针刺。足少阴经的疟疾,呕吐剧烈,恶寒发热频繁,热多寒少,喜欢紧闭门窗独处,这种病不易痊愈,治疗可取足少阴太溪穴。足厥阴经的疟疾,患者腰痛,少腹胀满,小便不畅,与癃病症状相似,但并非癃病,只是小便次数多,病人心中恐惧,气不足,腹中郁滞不畅,可以针刺足厥阴经(太冲穴)。

肺疟病人心里发冷,冷到极点则转而发热,热时容易受惊,好像见到了可怕的事物,治疗时针刺手太阴肺经(列缺穴)和手阳明大肠经(合谷穴)。心疟病人心中烦热严重,想喝冷水,但身上反而感觉寒象比热象严重,治疗时,针刺手少阴心经(神门穴)。肝疟病人面色深青,经常叹气,严重的时候,身体僵硬形如死状,治疗时针刺足厥阴肝经(中封穴),点刺出血。脾疟病人觉得冷时,感觉腹痛,等到发热时,则出现肠鸣,肠鸣后阳气外达而汗出,治疗时针刺足太阴脾经(商丘穴)。肾疟病人恶寒怕冷,腰脊疼痛,大便困难,目眩视物不清,手足寒冷,治疗时针刺足太阳膀胱经(委中穴)、足少阴肾经(太溪穴)。胃疟病人发病时易觉饥饿,但又不能进食,进食后感到腹胀膨大,治疗时取足阳明胃经(厉兑、足三里、解溪三穴)、足太阴脾经络脉,针刺出血。

治疗疟疾,在刚要发热时,刺足背上的动脉(冲阳穴),摇大针孔,放血出来,立即热退身凉;如疟疾刚要发冷的时候可刺手阳明大肠经(商阳、三间)、手太阴肺经(少商、太渊)和足阳明胃经(厉兑、陷谷)、足太阴脾经(隐白、太白)。

如疟疾患者的脉象满大且急,可针刺背部的五脏背俞穴,用中针在五脏俞穴旁靠胁部各取一穴(魄户、神堂、魂门、意舍、志室),并根据患者形体的胖瘦,确定针刺出血的多少。如疟疾患者的脉象小实且急,可灸足胫部的少阴经穴(复溜),并针刺足趾端足太阳膀胱经的井穴(至阴)。

如疟疾患者的脉象缓大且虚,适合用药物治疗,不宜用针刺。

大凡治疗疟疾,应在寒热发作之前约一顿饭的时间予以治疗,过了这个时间,就会失去了治疗的时机。如果疟疾患者脉象沉伏不见的,针刺十指井穴出血,血出后病必愈;针刺井穴之前,先观察患者皮肤上是否有赤小豆大小的瘀点,若有应全部用针刺之。

上述十二种疟疾,其发作时间各有不同,应观察患者的症状,从而确定病在哪一经脉。在寒热未发作前约一顿饭的时间就给以针刺,刺第一次病势有明显衰减,刺第二次就有显著好转,刺第三次即可痊愈;如未能痊愈,可在舌下两处脉络点刺出血;如仍不能痊愈,可取委中穴血盛的脉络,点刺放血,并针刺项部以下夹脊两旁的经穴，就可痊愈。上面所说的"舌下两脉"，指的是廉泉穴。

针刺治疗疟疾，必先问明患者发作时最先感觉症状的部位，先给以针刺。如先发头痛头重的，就先在头上及两额、两眉间（上星、百会、悬颅、攒竹）点刺出血。如先发项背部疼痛的，就先刺项背部（风池、风府、大杼、神道等穴）。如先发腰脊疼痛的，就先在委中穴点刺出血。如先发手臂疼痛的，就先在手少阴心经少冲穴、手阳明大肠经商阳穴点刺出血。如先发足胫酸痛的，就先在足阳明胃经历兑穴点刺出血。

风疟患者发作时汗出怕风，可在足三阳经的背俞穴点刺出血。小腿剧烈酸痛而且拒按的，叫胕髓病，可用镵针刺绝骨穴出血，其痛可立止。如身体疼痛较轻，针刺各条阴经的井穴但不可使之出血，并应隔日针刺一次。间日疟且口不渴的患者，可针刺足太阳经，间日疟且口渴的患者，刺足少阳经；温疟而汗不出的，用"五十九刺"的方法。

4. 刺欬论

黄帝问岐伯道：肺有病会使人咳嗽，这是为什么？岐伯回答道：五脏六腑有病都能使人咳，不仅仅是肺。黄帝说：我愿意听你讲讲这些咳嗽的不同症状。岐伯说：皮毛与肺相合，若皮毛先受到外邪侵袭，邪气就会影响到肺。如果再有寒冷的饮食入胃，寒气也会沿肺脉上达于肺（肺经起于中焦），则肺也会受内寒影响。在内寒与外寒相互作用下，寒邪客居于肺，就会引起肺咳。五脏咳嗽是因五脏在其所主的时令感受外邪而发病，不在其主令的时候发病，是因他脏受病后，又传于肺所致。人与自然是息息相关的，五脏各有其所主之时令。如在所主之时感受寒邪发病，轻则咳嗽，重则泄泻腹痛。肺主秋，秋天时寒邪先入肺；肝主春，春天时寒邪先入肝；心主夏，夏天时寒邪先入心；脾主长夏，长夏时寒邪先入脾；肾主冬，冬天时寒邪先入肾。

黄帝问：五脏咳嗽有什么不同？岐伯回答：肺咳多伴有气喘，呼吸有声，严重时可出现咳血。心咳多伴有心痛，喉中如有物梗塞，严重时可出现咽肿喉痹。肝咳多伴有两胁下疼痛，严重时不能转身，转动时则出现两胁胀满。脾咳时多伴有右胁下疼痛，病牵引肩背部隐隐作痛，严重时不敢活动，活动则加剧咳嗽。肾咳多伴有腰与背互相牵引作痛，严重时咳吐痰涎。

黄帝问：六腑咳嗽是何症状？又是怎样发病的？岐伯回答：五脏咳久病而不愈，病邪会传至六腑。脾咳久而不愈则传于胃；胃咳常伴有呕吐，呕吐严重时，可能吐出蛔虫。肝咳久而不愈则传至胆；胆咳常伴呕吐胆汁。肺咳久而不愈则传至大肠；大肠咳常伴有排气，往往咳嗽与排气同时出现。肾咳久而不愈则传至膀胱,膀胱咳多见咳时伴有小便失禁。诸咳久而不愈,易传入三焦,三焦咳的症状是咳的同时伴有腹部胀满,没有食欲。各种咳不论由哪个脏腑受病,其病邪都聚于胃且上关连到肺,从而出现咳嗽气逆、咳时多痰、多涕、面部浮肿的症状。黄帝问:应该怎样进行治疗?岐伯回答:五脏咳取输穴治疗。六腑咳取合穴治疗。而浮肿者可按经取穴治疗。

5. 刺腰痛论

黄帝问岐伯:腰痛与哪些经脉有关?应当怎样进行针刺治疗?岐伯回答:足太阳膀胱经病变所致腰痛使人感觉颈项、脊背、臀部等处如被重物重压,可在足太阳膀胱经的委中穴针刺出血,若在春季发病则只针刺而不出血。足少阳胆经病变所致腰痛,痛如针刺,渐渐地患者腰部不敢俯仰,也不能左右转身回头看,可在足少阳胆经阳陵泉穴处针刺出血,若在夏季发病则只针刺而不出血。足阳明胃经病变所致腰痛,患者因疼痛不敢转腰回顾,若勉强转身回顾则神乱眼花出现幻视,且容易悲伤,治疗时可取足阳明胃经的足三里穴针刺出血三次,使之上下气血调合,若在秋季发病则只针刺而不出血。足少阴肾经病变所致腰痛,其痛牵引脊骨,治疗可取用足少阴肾经内踝上方复溜穴针刺出血两次,若在冬季发病则只针刺而不出血,出血太多时病情不易恢复。足厥阴肝经病变所致腰痛,腰部强硬痉挛,如拉紧的弓弦一样,治疗时可针刺足厥阴肝经在足跟与小腿肚之间的外侧,以手按之有如串珠的结节处。此病常使人沉默少言,精神不振,需针刺三次。

解脉(足太阳经分散在膝关节后的小血络)病变所致腰痛,若其痛牵引肩部,使人视物不清,时时伴有遗尿症状,治疗应在腘窝外侧委阳穴处横脉上点刺出血,到血色由黑变红为止。解脉之腰痛,病人感觉好像有带子牵拉着,腰部好像要折断一样,极易产生恐惧之情,可在解脉的委中穴处寻找黍米状的脉络,点刺喷出黑紫色的血,直到血色转红为止。

同阴脉(同阴脉为足少阳经在腿部的分支)病变所致腰痛,如同锥刺其中,并伴有郁积肿胀,治疗时可在同阴脉外踝上的阳辅穴处针刺三次。

阳维脉病变所致腰痛,痛处郁积肿胀,治疗时在阳维脉与足太阳膀胱经交会的小腿下分肉间,距地面约1尺许的承山穴处针刺。

横络脉(足太阳经自腰分出,循行于大腿后外侧的分支)病变所致腰痛,使患者不能俯仰,后仰时害怕跌倒,多为抬举重物时损伤到腰,腰伤之后则横络脉瘀阻不通。治疗时在委中穴和委阳穴之间及其上数寸的殷门穴处针刺二次均使出血。

会阴脉(足太阳经从腰中通过骶部的分支)病变所致腰痛,痛时汗出如注,汗止则口渴欲饮,饮水后又坐卧不安。治疗时可在太阳正经之脉上针刺三次,其部位在阳跷脉的申脉穴上,足太阳膀胱经的委中穴下 5 寸处,有脉络横居充血的地方针刺出血。

飞扬脉(足太阳脉在小腿部的别络)病变所致腰痛,痛处筋络怒张,严重时有悲恐之情,治疗时可在飞扬脉内踝上 5 寸,足少阴脉的前方与阴维脉交会的复溜、筑宾穴处针刺。

昌阳脉(足少阴肾经小腿复溜穴处的分支)病变所致腰痛,痛时牵引胸部,视物不清,严重时腰背向后反折,舌短卷缩,不能言语,治疗时可针刺复溜穴二次。复溜穴在跟腱之前、足太阴经之后,内踝上 2 寸处。

散脉(足太阴脾经经别)病变所致腰痛,痛时发热,发热严重时心烦不安,腰下如有横木,严重时可出现遗尿,治疗时应在膝前内侧骨肉之间、络脉外侧的束脉之处,地机穴针刺三次。

肉里之脉(足少阳经在小腿部的分支)病变所致腰痛,痛时不敢咳嗽,咳嗽引起筋脉拘挛,治疗时针刺肉里之脉两次,针刺位置在足太阳经外侧,足少阳经阳辅穴处。

腰痛牵连脊背向上痛至头顶,项背僵硬不舒,两目昏花,走路不稳,治疗可在足太阳膀胱经的委中穴针刺出血。腰痛处伴有怕冷且不能回头者,治疗可针刺足太阳、阳明经;若腰痛处伴有怕热者,治疗可针刺足厥阴经;腰痛不能俯仰者,治疗可针刺足少阳经;腰痛伴有内热、气喘者,治疗可针刺足少阴经,并在委中穴点刺出血;腰痛伴大便困难者,治疗可针刺足少阴经的涌泉穴;腰痛伴有少腹胀满者,治疗可针刺足厥阴经的太冲穴;腰痛如折,不能俯仰,不能举起手臂者,治疗可针刺足太阳经的束骨、京骨、昆仑、申脉、仆参等穴;腰痛牵引脊骨内侧者,治疗可针刺足少阴经的复溜、飞扬穴;腰痛牵引少腹和季肋下方,以致不能仰身者,治疗可针刺骶部第四孔的下髎穴,其穴位于尾骨两旁的臀大肌起始处,针刺 2 寸,灸 3 壮,按月之盈亏来计算针刺的次数,刺后可立即痊愈,取穴的方法是左痛刺右,右痛刺左。

6. 奇病论

岐伯说:当女子妊娠到九个月时,出现声音嘶哑,是因为子宫的络脉被胎儿压迫而阻塞不通。此病不需治疗,等到十月分娩时可以自行恢复。

胁下胀满,气逆上喘,二三年不愈者,叫息积。此病不宜用针灸治疗,应当以导引之法疏通经络气血,并配合药物进行治疗。

大腿、小腿皆肿胀,并伴有脐周围疼痛者,叫伏梁。不可用剧烈的攻下药物,否则就将变成小便不利之症。

病人尺脉搏动非常快,兼见筋肉拘急和紧缩,叫疹筋。这种病人必然出现腹部胀急,如果在面部出现白色或黑色,说明病情严重。

有人患头痛多年不愈,叫厥逆,是因为感受了严重的寒邪,寒气深入骨髓,脑为髓之海,寒气由骨髓上逆于脑,故使人头痛、齿痛。

有患者口中发甜,叫脾瘅,是由于饮食过于肥甘厚腻所致。多食肥美,易生内热,多食甘味则易患胸腹满闷,脾气上溢,日久化为消渴。治疗可用兰草,以排除蓄积郁热的陈腐之气。

有患者口中发苦,叫胆瘅,治疗可在胆经募穴日月和背俞穴胆俞进行针刺。

有患小便淋漓不畅者,每天排尿数十次,这是正气不足的表现。身热如火炭,颈与胸之间感觉阻塞不通,人迎脉躁盛,气喘上逆,这是邪气有余的表现。寸口脉微细如头发,这也是正气不足的表现。以上就是所谓的"五有余"和"二不足"。这些症状在一个病人身上同时出现,即为"厥证",是不治之证。

刚出生的婴儿出现癫痫叫胎痫,是因为胎儿在母腹中时,孕妇受惊,气血运行逆乱,影响胎儿导致婴儿出生就患有癫痫。

有的患者,面目浮肿,像体内有水一样。脉诊其脉象,大而紧,身不痛,亦不消瘦,但不思饮食,食亦量少,这种病叫肾风。当肾风到了不能进饮食的阶段,病人就容易发生惊悸,往往在惊悸之后,由于心气衰败而死亡。

有一种怒狂的病人,这种病叫阳厥。病人因为阳气暴折,忧烦郁于心中难以解决,所以容易发怒。治此病应先减少病人的饮食(以免食入于胃而助其阳气),然后服以生铁落(锻铁时,以捶打落之铁屑用水研末,可以为饮),病就可以治愈了,因为铁落可以开郁滞之气。

7. 刺要论

黄帝问(岐伯):我愿意听听一些关于针刺的要领。岐伯回答:病有表里之分,针刺也有深浅之别,但都应各自刺至应刺的部位。刺得过深就会损害内里的五脏之气;刺得过浅会使气血壅滞不行,气壅于是邪气容易乘虚而入。掌握不住刺深刺浅的要领,(不但不能治病),反而会造成大害,内伤了五脏,之后必然生大病。所以说,病有存在于毫毛腠理的,有存在于皮肤的,有存在于肌肉的,有存在于脉的,有存在于筋的,有存在于骨的,有存在于髓的。因此,(应该)刺毫毛腠理的就不要刺伤皮。肺合于皮,皮受伤了就会影响到肺气,肺主秋,于是秋季容易得温疟,会有汗涔涔而寒战的症状。该刺皮的就不要刺到肉,脾合于肉,肉受伤了就会影响到脾气,若脾气受伤,则在其四季中所主之七十二日(每季最后十八天)会得腹胀、心烦、不欲饮食的病。该刺肉就不要刺伤了脉,心合于脉,脉伤会影响到心气,若心气被伤,则在其所主的夏季容易发生心痛。该刺脉的时候就不要伤筋,肝合于筋,筋伤就将影响到肝气,若肝气受伤,则在其所主的春季,容易发生热病而致筋驰。该刺筋的不要伤骨,肾合于骨,骨受伤就会影响到肾气,若肾气受伤则在其所主的冬季发生腹胀和腰痛。该刺骨的时候不要伤髓,伤到髓就会使骨髓日益消减,足胫痿软,全身懈怠无力,不能行动。

8. 刺齐论

黄帝问:我愿意听听刺浅刺深有什么区别? 岐伯答:刺骨不要伤筋,是指刺到筋就出针,而没有达到骨的部位。刺筋就不要伤肉,是指(刺)到肉就出针,而没有达到筋的部位。刺肉不要伤脉,是指到脉就出针,而没有达到肉的部位。刺脉不要伤皮,是指到皮就出针而没有达到脉的部位。一般说刺皮不应伤肉,因为病在皮,针刺至皮部即可,不要再深刺至肉,使肉受伤。刺肉不应伤筋。因为病在肉,针刺至肉即可,不要再深刺至筋使筋受伤。刺筋不应伤骨,因为病在筋,刺至筋即可不要再深刺至骨,使骨受伤。以上就是违反了针刺的原则。

9. 刺志论

黄帝问:我愿意听听关于虚实的要领。岐伯答:气充实的人其形体充实,气虚弱的人其形体虚弱,这是正常现象,相反就是病态。食量大的人其气亦盛,食量小的人其气亦虚,这是正常现象,相反的是病态。脉大而有力的,气血就实,脉细而弱的气血就虚,这是正常现象,相反的则是病态。黄帝问:反常现象是什么样? 岐伯答:气盛之人身体感到寒冷,气虚的人身体感到发热,这是反常现象。饮食虽多,其气却虚,饮食虽少,其气却盛,这也是反常现象。脉盛之人血少,脉细之人血反而充盛,这些都是反常现象。气盛之人身体感觉到寒冷,这是受了寒邪的侵袭。气虚的人身体感到发热,这是受到暑热的侵害。饮食虽好,其气虚弱,这可能是失血所致,也可能是由于湿邪聚集于下部而引起。饮食少的气反而多,是其邪在胃肺所致。脉细小而血却多者,是因病留饮而中焦有热。脉大而血少者是因感受风邪,饮食不入,故其血少。以上就是形成这些反常现象的原因。

10. 长刺节论

岐伯说:有丰富经验的针灸医生,在未诊之前,要认真听取病人主诉。病在头而头疼剧烈时,应深刺至骨部才能有效。不要伤及骨肉与皮肤。皮者是针的出入道路,更要注意勿使受伤。阳刺法是正中直刺一针,再左右上下刺四针,能治疗寒热之症。若邪深入五脏时,就应刺五脏,治疗这种迫近五脏之邪,应刺背部的五脏俞穴。邪迫于脏刺背俞，是因为背俞为五脏之气汇聚之处。针刺至腹中寒热消退为止。针刺五脏俞穴的要领是针要浅，出针时要使之出血。

治疗脓肿时，要在腐软的顶处进针，根据痈肿的大小，决定针刺的深浅。刺较大的痈肿，宜多泄脓血。刺小痈应刺到一定深度，必须持针端正直入其针，使脓血流尽为止。

病在少腹有积聚时，先刺腹部皮肉较厚处以下的部位，向下直到少腹的各穴，再刺第四椎夹脊两旁的腧穴，髂骨两旁的居髎穴和季肋旁的章门穴，以引导腹中之热气下行，病即痊愈。

病发生在少腹，少腹痛，不能大小便，这是"疝病"，因感受寒邪而得。此症可刺少腹至两股间的腧穴以及腰部和髁骨之间的腧穴。针刺时应多取穴，针后能使少腹尽热，病即可痊愈。

病在筋时可出现四肢拘挛，关节疼痛，不能行动，病名为"筋痹"。应在筋疼痛处取穴，或从其筋肉分间刺之，但不可深刺筋骨，针后筋有热感方能见效。至病愈之后，始可停针。

病发生在肌肤，可使人皮肤与肌肉疼痛，名叫"肌痹"，是肌肤伤于寒湿所致。可在大小分肉之间气血相会处多针而深刺之，以针下热为止。针刺时不可伤及筋骨，若伤及筋骨，则易使患部发生痈肿。应使针下热感达于大小分肉之间，刺至病愈为止。

病在骨的则骨部感到沉重，举动不便，骨髓酸痛，并感有寒气侵入者，叫"骨痹"。应当深刺，但不可刺伤脉和肌肉。可从大小分肉间进针，针后病所要有热感，直至病愈始可停针。

病在手足阳经，有或寒或热的症状，大小分肉间亦有或寒或热的症状。宜泻其实邪使之脉虚，直到大小分肉间均发生热感时，病愈方可停针。

病初发时，每年发作一次；若不能及时治疗，则每月发作一次；再不治疗，每天可发四、五次，这叫"癫病"。此病可刺分肉间及各经脉上的腧穴，如果没有寒邪，则以针调其气血，至病愈为止。

因风邪所致的病，有或寒或热的征象，热甚则汗出。一日可发作数次，应分刺各分肉、腠理与脉络，汗出后仍发寒发热者，应三日针一次，针至百天，即可治愈。

因大风而致的骨节疼痛，胡须眉毛脱落，叫"大风病"。以刺肌肉为主，使之汗出，这样治疗百日，再刺骨髓使其汗出，也治疗百日，共二百日，直至须眉复生方可停针。

11. 皮部论

黄帝问：在皮部上各有十二经分属的部位，其生病的情况都是怎样？岐伯答：皮肤上是经络遍布的部位，当外邪侵入肌肤时，腠理就要开泄，腠理开泄，邪气就入侵于络脉，络脉之邪气盛，则传注到经脉，经脉之邪气盛，就要传到六腑五脏。所以邪在十二经皮部若不治疗就会使邪气传入经络脏腑而使人发生大病。

12. 经络论

黄帝问：人身的络脉显现于外，其五色各不相同，有青、黄、赤、白、黑之别，这是什么缘故？岐伯答：经脉的颜色与五脏相应，各有其常色，络脉则无常色而容易变动。黄帝问：经脉的常色是什么？岐伯答：心为赤色，肺为白色，肝为青色，脾为黄色，肾为黑色，都与其本经的主色相应。黄帝问：阴络和阳络也和他本经的颜色相应吗？岐伯答：阴络在深层，其颜色是与本经相应，阳络在浅层，其色变化无常，易因四时气候的不同而改变。寒冷时气血运行迟滞，多呈现青黑色；热时气血运行滑利，多呈现黄赤色，这都是正常的颜色，不是病态。当五色一同出现时即为病态，乃由过寒过热所致。

13. 骨空论

黄帝问：我听说风邪是一切疾病的起因，应该怎么用针法治疗？岐伯答：风从外侵入人体，使人寒战，出汗，头痛，身重，怕冷，此时应取风府穴，调和其阴阳气血，气血不足时用补法，邪气有余时用泻法。因风邪重而引起颈项疼痛时仍刺风府；因风重而汗出时则灸谚谑。取此穴时，用手指压谚谑。令病人呼"谚谑"的声音，此时指压处应手而动，即是正穴。伤于风邪则恶风，应刺眉头的攒竹穴。因失枕所致之颈项疼痛应在肩上横骨间取穴治疗。若脊背折痛，不能伸舒，可摇其手臂，灸下垂齐肘尖的脊中。从胁络季肋牵引少腹痛胀者，应刺谚谑。腰痛不能动转并急剧的牵引睾丸疼痛者，可刺八髎与其疼痛的部位。八髎在腰尻骨间孔隙中。瘰疬病使人发冷发热时，须刺寒府穴（即膝阳关穴），此穴在膝上外侧骨缝中。凡取膝上外侧骨缝之穴，要用屈膝下拜的体位。若用足心的腧穴，则使病人用跪位取之。

14. 刺水热穴论

黄帝问：少阴为什么主肾？肾为什么主水？岐伯答：肾居于人体之下焦为阴中之阴，故肾称为至阴之脏。至阴属水，水也属阴，所以说至阴者乃为主水之脏。肺属太阴主气化，肾属少阴主水而旺于冬令，其脉从肾上贯肝膈入肺中，因此水肿之病，其本在肾其标在肺。肾肺两脏功能障碍，都能形成积水之症。黄帝问：肾怎样聚水而生病？岐伯答：肾为胃之关，开窍于二阴，肾病则二便不利,关门不畅,则水气聚积,水气上下泛溢留于皮肤之间,则形成浮肿。所以,浮肿病是水聚而成之病。黄帝问:一切水肿病的根源都发生在肾吗?岐伯答:肾脏属阴,阴为雌性,因此也把肾脏叫牝脏,人体由下部向上蒸腾的水液都是由肾气所化。当人逞勇过劳时,所出之汗为肾汗,出汗时若遇风邪毛孔就要紧闭,汗路就被阻塞。所出之汗内不能入于脏腑,外不能出于皮表,停滞在玄府,逗留在皮里,形成浮肿。此病之源在肾,其症为积水,其因是风,所以叫"风水"。所说的玄府就是人体上的汗孔。

黄帝问:治水病的五十七个腧穴,是何脏所主?岐伯答:肾俞五十七穴。都是阴气积聚的地方,也是水液的出入地方。在尻骨上边有五行,每行五穴计二十五穴,这些是肾气所及而治疗水病的腧穴。所有水肿的病人,可见腿肿和腹部膨隆的症状,上半身可见喘而气急,不能卧的症状,这是肾与肺标本俱病。在肺表现为气逆、喘呼、不能卧;在肾表现为水肿。两脏俱病又互相影响,致使水气滞留于皮肤而发生浮肿,在股部伏兔以上的地方,左右各两行,每行五穴计二十穴。这是肾脉所通行之通路,也是与足三阴经交于脚上的部位。踝上各一行,每行六穴计十二穴,这是肾脉下行的部位,叫作太冲。所有这五十七穴,皆是阴脏的阴脉所行经的地方,也是水气所逗留之处。

黄帝问:春季针刺时为什么取脉络与分肉?岐伯答:春天木当令,肝主木,春为生发之季节,是肝气升发的时令,肝气之性急,其变动如风之疾。人的经脉之气,常深伏入内,而风气始发,其气始微,不能深中深伏之经脉,只可中于脉络分肉,故春天只浅取脉络分肉之间刺之。黄帝问:夏季针刺时为什么取分肉腠理之充盛的经脉?岐伯答:夏天是火当令,心主火,心气正在开始长旺,心主脉,所以脉瘦气弱。但夏季阳气充盛,热气熏蒸于分肉腠理之间,内入于经脉,故此时针刺应当取分腠间充盛的经脉。要浅刺透过皮肤即可,因邪在浅表的部位,所以不须深刺。上面所说的"盛经"指的是阳经的经脉。黄帝问:秋季针刺时为什么取各经之输穴?岐伯答:秋天是金当令,肺主金,肺气开始收敛,此季金旺火衰,所以阳气开始进入经脉。秋季阴气开始生长,湿气易于侵入人体,但此时阴气尚未大盛,病邪不能深入,因此可以采用俞穴以泻阴邪,采用合穴以治阳邪,阳气初衰故取合穴。黄帝问:冬季针刺时为什么取各经之井穴与荥穴?岐伯答:冬天是水当令,肾主水,肾气冬季开始闭藏,阳气已在衰少,而少阴之气正盛,太阳之气沉伏于内,其阳脉亦相随而沉伏,故取井穴以制太过之阴气,取荥穴以充实不足之阳气。所以说冬季取井穴与荥穴,到春天不得衄衁之病,就是这个道理。

黄帝问:先生你说的治热病的五十九穴我已知其大意,但还想知道这些穴的部位和它们为什么能治热病？岐伯答：头上有五行，每行五穴计二十五穴。能泻诸阳经上逆的热邪。大杼、中府、缺盆和风门，左右共八穴，可以泻胸中之热。气街、足三里、上巨虚和下巨虚，左右共八穴，可以泻胃中之热。云门、肩髃、委中和髓空，左右共八穴，可以泻四肢之热。五脏俞穴之旁有五穴，左右共十六穴，可用以泻五脏之热。以上左右共五十九穴都是治疗热病的。黄帝问：人受寒就传变为发热，这是为什么？岐伯答：若寒邪盛极，就会郁而发热。

15. 调经论

黄帝问：我已经听到关于有余不足和虚实的一些情形，但还不知是怎样发生的？岐伯答：气血已经和邪气相并，阴阳俱失去了平衡。气乱于卫，血逆于经，气血各离其所，于是产生了一实一虚的现象。血并于阴，气并于阳，故发生惊狂之症。血并于阳而气并于阴，则发生热中之症。血逆于上，气郁于下，则病人心烦而易怒。气郁于上，而血瘀于下则病人心乱而善忘。

黄帝问：血与阴并，气与阳并，如这种气血在各离其原位的情况下，怎样为实？怎样为虚？岐伯答：血和气喜温暖而怕寒冷，一遇寒冷则气血凝涩不通，遇温暖则凝滞消散而畅流。所以，气并之处则相对为血少，血并之处则相对为气少。

黄帝问：人身最重要的是血和气，而你所说的血并为虚，气并也为虚，难道就没有实吗？岐伯答：有余就是实，缺乏就是虚。因此气并于阳则无血，血并于阴则无气，血和气各离其所互不相济，故成为虚。络脉和孙脉的气血都要注入于经脉之中，血与气相并则为实，若再循经上逆就能发生"大厥"。大厥之症是突然昏倒，状如暴死。此时若气血能复返而下行，尚可复生，否则就要死亡。

黄帝问：实是从何而来，虚是从何而去？虚实的要领都是什么？我愿意听听这些道理。岐伯答：阴经和阳经都有其相交会之腧穴。阳经的气血注入于阴经，阴经气血满则外溢。这样才能使阴阳均衡，使形体充实。寸关尺三部九候之脉保持如一，这样的人叫作正常人。凡病邪的发生有的是由阴而生，有的是由阳而生。因风雨寒暑而得病这是外因，是由阳而生；因饮食不节，起居无常，阴阳失调，过喜过怒而得病这是内因，是由阴而生。

黄帝问：风雨之邪是怎样伤人？岐伯答：风雨之邪伤人是邪先侵入皮肤，然后传入孙脉。孙脉满则传入络脉，络脉满则传入经脉，邪此时与气血相并，客于分肉腠理之间，则脉象坚而大，所以叫实证。实证其表坚实充满，不能用手去按，按时则发生疼痛。

黄帝问：寒湿之邪都是怎样伤人？岐伯答：寒湿之邪伤人则皮肤丧失收缩功能，而肌肉却坚紧，此时荣血凝滞，卫气散失，所以叫虚证。虚证的患者皮肤松弛，卫气不足，如用手按之，使卫气充足，营血得以温煦，因此患者感到爽快而不疼。

　　黄帝问：阴分发生实证是怎样呢？岐伯答：对喜怒不加节制，阴气就要上逆，阴气逆于上，则必虚于下，此时阳气必至于此，故成实证。黄帝问：阴分发生虚证又是怎么样呢？岐伯答：人若欢喜过度，其气就要下陷，悲伤过度其气就要消散。气散则血脉空虚，若再食生冷，寒气就将充于体内，这样血就要凝滞，气就要消散，所以成为虚证。

　　黄帝问：古代经书上说的，阳虚时要生外寒，阴虚时要生内热，阳盛时要生外热，阴盛时要生内寒，这些我都听过了，但是我不知道他的道理何在？岐伯答：诸阳都是受气于上焦，它的作用能温皮肤和分肉，今寒气由外侵入，则上焦不能宣通，寒邪就要停留于皮肤腠理之间，故而产生寒栗。黄帝问：阴虚时生内热是什么道理？岐伯答：当人过于疲劳时，形气就不足，脾胃运化功能也弱，此时上焦之气不能宣五谷之味，下焦不能化五谷之精。因此，胃气郁遏而生热。热气熏满于胸中，所以生内热。黄帝问：阳盛则生外热是怎样的呢？岐伯说；若上焦不通利，可使皮肤致密，腠理闭塞，汗孔不通，因此则卫气不得发泄散越，郁而发热，所以发生外热。黄帝问：阴盛则生内寒是怎样的呢？岐伯说：阴盛时厥寒之气上逆，寒气积于胸中而不得宣泄时，将使温和之气消散，而寒气独留。这样血液就凝涩，经脉闭塞不通，其脉搏出现盛大而涩，所以生内寒。

　　黄帝问：阴与阳相并，气与血相并，疾病已经形成时，怎样进行刺治呢？岐伯答：刺治这种疾病，应取其经脉，病在营分的，刺治其血，病在卫分的，刺治其气，同时还要根据病人形体的肥瘦高矮，四时气候的寒热温凉，决定针刺次数的多少，取穴部位的高下。

　　黄帝问：先生说虚证和实证共有十种，都是发生于五脏，但五脏只有五条经脉，而十二经脉，每经都能发生疾病，先生为什么只单独谈了五脏？况且十二经脉又都联络三百六十五节，节有病也必然波及经脉，经脉所发生的疾病，又都有虚有实，这些虚证和实证，又怎样和五脏的虚证和实证相结合呢？岐伯答：五脏和六腑，本有其表里关系，经络和肢节，各有其所发生的虚证和实证，应根据其病变所在，随其病情的虚实变化，给予适当的调治。如病在脉，可以调治其血；病在血，可以调治其络脉；病在气分，可以调治其卫气；病在肌肉，可以调治其分肉间；病在筋，可以调治其筋；病在骨，可以调治其骨。病在筋，亦可用燔针劫刺其病处及筋脉挛急之处；病在骨，亦可用焠针和药烫病处；若病人不知所痛，可以刺阳跷阴跷二脉；身有疼痛，而九候之脉没有病象，则用缪刺法治之。如果疼痛在左侧，而右脉有病象，则用巨刺法。必须谨慎而详细地检查其三部九候之脉象，根据具体情况来决定针刺方法。有关针的道理就止于此了。

16. 缪刺论

黄帝问道：我听说有一种"缪刺"的方法，但不知道它的意义，究竟什么叫缪刺？岐伯回答说：凡邪气从皮毛侵入，进而入于孙络，在孙络留而不去，络脉则闭塞不通，邪气不得入于经脉，而要流溢于大络中，从而生成一些异常疾病。邪气侵入大络后，从左侧可以流注于右侧，从右侧可以流注到左侧，上下左右相互流注，时时扰及经脉，并循大络布于四肢，这种邪气无一定部位，也不入于经脉腧穴，故必须用左病刺右，右病刺左的方法，这种刺法就叫作"缪刺"。

黄帝问：我想听听缪刺左病右取、右病左取的道理是怎样的？它和巨刺法有何区别？岐伯答：邪气侵袭到经脉，左侧的邪气盛则右侧发病，右侧的邪气盛则左侧发病。但也有左右相互转移的，如左边疼痛尚未好，而右边经脉已开始发病，在这种情况下，就必须用巨刺法。但是运用巨刺必须是邪气中于经脉，而不是邪气留于经脉就能运用。因为络病的病痛部位与经脉所在部位不同，因此称为"缪刺"。

黄帝问：我想知道缪刺怎样进行，怎样用于治疗病人？岐伯答：邪气侵入足少阴经的络脉，使人突然发生心痛，腹胀大，胸胁支满，若病人无积聚，可针刺然谷穴出血，大约过一顿饭的时间病即可愈。左病取右，右病取左，新病者五天就可治愈。

邪气侵入手少阳经的络脉，使人发生咽喉疼痛痹塞，舌卷，口干，心中烦闷，手臂外侧疼痛及手不能上举至头。针刺环指指甲上方，距离指甲如韭菜叶宽那样远处的关冲穴，左右各刺一针。壮年人马上就见缓解，老年人稍待一会儿也就好了。左病则刺右边，右病则刺左边。如果是新近发生的病，几天就可痊愈。

邪气侵袭足厥阴经的络脉，使人突然发生疝气，剧烈疼痛，针刺足大趾爪甲上与皮肉交接处的大敦穴，左右各刺一针。男子立刻缓解，女子稍待一会儿也就好了。左病则刺右边，右病则刺左边。

邪气侵袭足太阳经的络脉，使人发生头项肩部疼痛，针刺足小趾爪甲上与皮肉交接处的至阴穴，左右各刺一针，立刻就缓解。如若不缓解，再刺外踝下的金门穴三针，左病取右，右病取左，大约一顿饭的工夫也就好了。

邪气侵袭手阳明经的络脉,使人发生胸中气满,喘息而胁肋部撑胀,胸中发热,针刺示指距离指甲如韭菜叶宽那样远处的商阳穴,左右各刺一针。左病取右,右病取左。大约一顿饭的工夫也就好了。

邪气侵入臂掌之间的络脉,使关节不能屈曲,可在手腕上找到压痛之处进行针刺。根据月亮的圆缺确定针刺的次数,夏历月之初一刺一针,初二刺二针,以后逐日加一针,直到十五日增至十五针,十六日又减为十四针,以后逐日减一针。

邪气侵入足部的阳跷脉,使人发生眼睛疼痛,从内眦开始,针刺外踝下面约半寸后的申脉穴,各刺一针。左病取右,右病取左,大约如人步行十里路的时间即可治愈。

人若堕坠跌伤,瘀血停留体内,腹中胀满,大小便不通,当先服通便祛瘀的药物。这是由于坠跌,上面伤了厥阴经脉,下面伤了少阴经的络脉。针刺取其足内踝之下、然骨之前的血脉,刺出其血,再刺足背上动脉处的冲阳穴;如果病不缓解,再刺足大趾三毛处的大敦穴,左右各一针,出血后病立即就缓解。左病取右,右病取左。若有悲伤或惊恐不乐之状,刺法同上。

邪气侵入手阳明经的络脉,使人耳聋,间断性失去听觉,针刺示指指甲上方,距离指甲如韭菜叶宽那样远处的商阳穴各一针,可立刻奏效;若无效,再刺中指爪甲上与皮肉交接处的中冲穴,可立刻奏效。如果是完全失去听力的,就不可用针刺治疗了。假如耳中鸣响,如有风声,也采取上述方法进行针刺治疗。左病取右,右病取左。

凡是痹证疼痛走窜,无固定地方的,就随疼痛所在而刺其分肉之间,根据月亮盈亏变化确定针刺的次数。凡有用针刺治疗的,都要随着人体在月周期中气血的盛衰情况来确定用针的次数,如果用针次数超过其相应的日数,就会损耗人的正气,如果达不到相应的日数,邪气又不得泻除。左病则刺右边,右病则刺左边。病好了,就不要再刺;若还没有痊愈,按上述方法再刺。月亮新生的初一刺一针,初二刺二针,以后逐日加一针,直到十五日加到十五针,十六日又减为十四针,以后逐日减一针。

邪气侵入足阳明经的络脉,使人发生鼻塞,衄血,上齿寒冷,针刺足中趾侧的次趾爪甲上方与皮肉交接处的厉兑穴,各刺一针。左病则刺右边,右病则刺左边。

邪气侵入足少阳经的络脉,使人胁痛而呼吸不畅,咳嗽而汗出,针刺足小趾侧的次趾爪甲上方与皮肉交接处的窍阴穴,各刺一针,呼吸不畅马上就缓解,出汗也就很快停止了;如果有咳嗽的要嘱其注意衣服饮食的温暖,这样一天就可好了。左病则刺右边，右病则刺左边，疾病很快就可痊愈。如果仍未痊愈，按上述方法再刺。

邪气侵入足少阴经的络脉，使人咽喉疼痛，不能进饮食，往往无故发怒，气上逆直至膈上，针刺足心的涌泉穴，左右各三针，共六针，可立刻缓解。左病则刺右边，右病则刺左边。如果咽喉肿起而疼痛，不能进饮食，想咯吐痰涎又不能咯出来，针刺然骨前面的然骨穴，使之出血，很快就好。左病则刺右边，右病则刺左边。

邪气侵入足太阴经的络脉，使人腰痛连及少腹，牵引至胁下，不能挺胸呼吸，针刺腰尻部的骨缝当中及两旁肌肉上的下尻穴，这是腰部的俞穴，根据月亮圆缺确定用针次数，出针后马上就好了。左病则刺右边，右病则刺左边。

邪气侵入足太阳经的络脉，使人背部拘急，牵引胁肋部疼痛，针刺应从项部开始沿着脊骨两旁向下按压，在病人感到疼痛处周围针刺三针，病立刻就好。

邪气侵入足少阳经的络脉，使人环跳部疼痛，腿骨不能举动，以毫针刺其环跳穴，有寒的可留针久一些，根据月亮盈亏的情况确定针刺的次数，很快就好。治疗各经疾病用针刺的方法，如果经脉所经过的部位未见病变，就应用缪刺法。耳聋针刺手阳明经商阳穴，如果不好，再刺其经脉走向耳前的听宫穴。蛀牙病刺手阳明经的商阳穴，如果不好，再刺其走入齿中的经络，很快就见效。

邪气侵入到五脏之间，其病变表现为经脉牵引作痛，时痛时止，根据其病的情况，在其手足爪甲上进行缪刺法，择有血液瘀滞的络脉，刺出其血，隔日刺一次，一次不见好，连刺五次就可好了。阳明经脉有病气交错感传而牵引上齿，出现唇齿寒冷疼痛，可视其手背上经脉有瘀血的地方针刺出血，再在足阳明中趾爪甲上刺一针，在手大拇指侧的次趾爪甲上的商阳穴各刺一针，很快就好了。左病则刺右边，右病则刺左边。

邪气侵入到手少阴、手太阴、足少阴、足太阴和足阳明的络脉，这五经的络脉都聚会于耳中，并上绕左耳上面的额角，假如由于邪气侵袭而致此五络的真气全部衰竭，就会使经脉都振动，而形体失去知觉，就像死尸一样，有人把它叫作"尸厥"。这时应当针刺其足大趾内侧距离爪甲有韭菜叶宽那么远处的隐白穴，然后再刺足心的涌泉穴，再刺足中趾爪甲上的厉兑穴，各刺一针；然后再刺手大指内侧距离爪甲有韭菜叶宽那么远处的少商穴，再刺手少阴经在掌后锐骨端的神门穴，各刺一针，当立刻清醒。如仍不好，就用竹管吹病人两耳，并把病人左边头角上的头发剃下来，取 1 方寸左右，烧制为末，用好酒一杯冲服，如因失去知觉而不能饮服，就把药酒灌下去，很快就可恢复过来。

大凡刺治的方法,先要根据所病的经脉,切按推寻,评审虚实而进行调治;如果经络不调,先采用经刺的方法;如果有病痛而经脉没有病变,再采用缪刺的方法,要看皮肤部是否有瘀血的络脉,如有应全部把瘀血刺出。以上就是缪刺的方法。

17. 经刺论

岐伯说:邪气侵袭人体,会首先侵入皮毛,如果邪气留在皮毛而不去时,就要侵入孙络;如果邪气留在孙络而不去时,就要向内侵入络脉;如邪气留在络脉而不去时,就要深入侵入经脉;经脉在内与五脏相连,邪气就会循着经脉侵入五脏,并散布肠胃之间。如阴经和阳经全都被侵袭,五脏就必然会受到伤害,这就是病邪从皮毛依次侵入于五脏的顺序。在这种情况下治疗时,就应当针刺其经脉。

但凡针刺的时候,都要先仔细检查他的经脉,沿着经脉进行切按循之后,审查其虚实的不同来进行调治。若经脉不调时,可按经刺法原则来针刺。

如果邪气不盛不虚时,则应当从本经取治。

18. 巨刺论

巨刺法是刺经脉,缪刺法是刺络脉,这是二者之间的区别。

岐伯说:病人的疼痛在左侧,而右边的经脉有病时,要用巨刺法治疗。

病邪侵入经脉,左侧经脉邪气盛就会影响到右侧发病,右侧经脉邪气盛就会影响到左侧发病,也有互相转变的,如左边疼痛还没有痊愈,右侧经脉又开始有了变化,这样就需要用巨刺法来治疗,用巨刺法时必须是刺在经脉,而不是针刺络脉。

19. 手足阴阳流注论

岐伯说:每个人的两手与两足,各有三条阴经,三条阳经,一共是十二经脉。手的三阴经,从胸循行到手;手的三阳经,从手循行到头;足的三阳经,从头下行循行到足;足的三阴经,从足向上循行入腹。两条经脉之间通过络脉相互传注,使气血周流不息,所以经脉可以运行气血,协调阴阳,从而濡养全身。全身经脉运行气血从中焦开始,首先注于手太阴肺经;从手太阴肺经至手,传注于手阳明大肠经;从手阳明大肠经至头,传注于足阳明胃经;从足阳明胃经至足,传注于足太阴脾经;从足太阴脾经至腹,传注于手少阴心经;从手少阴心经至手,传注于手太阳小肠经;从手太阳小肠经至头,传注于足太阳膀胱经;从足太阳膀胱经至足,传注于足少阴肾经;从足少阴肾经至腹,传注于手厥阴心包经;从手厥阴心包经至手,传注于手少阳三焦经;从手少阳三焦经至头,传注于足少阳胆经;从足少阳胆经至足,传注于足厥阴肝经;从足厥阴肝经至腹,重新注入手太阴肺经。经脉之气由寅时从太阴开始传注,就像漏水百刻的计时方法那样,它昼夜不停地传注,也像自然界天体运行一样,周而复始。

络脉是本经的分支,有联络十二经脉的作用。本经的经脉通过络脉与其他经脉相交,其他各经之间的相交,也是由络脉相联系的。经脉传注周流于全身,永不停息。十二经都有分出的络脉,就如同大江有支流,络脉向其他经的传注就像江河的支流又旁寻导入于其他江河一样。手太阴经的分支,从腕后循行示指端,与手阳明经相接,手阳明经的分支,从缺盆向上循行在口鼻旁边而与足阳明经相接。足阳明的分支,在足跗上循行,在足大趾端旁出,与足太阴经相接。足太阴经的分支,从胃分出,循行到上膈注于心中,与手少阴经相接。手少阴经直接在本经的少冲穴,与手太阳经相接,它之所以不借支脉传注,是因为心是君主之官,是发布命令者。手太阳的分支,从脸颊分出,向上循行至目内眦,与足太阳经相接。足太阳经的分支,从肩胛内侧左右分出,向下循行至合腘中,又向下循至足小趾外侧端,与足少阴经相接。足少阴经的分支,从肺分出,输注在胸中,与手厥阴经相接。手厥阴经的分支,从掌中分出,沿环指循行到它的末端,与手少阳经相接。手少阳经的分支,从耳后分出,循行至目外眦,与足少阳经相接。足少阳经的分支,从足外踝分出,循行入足大趾爪甲从三毛出,与足厥阴经相接。足厥阴经的分支,从肝分出,在旁循行经过膈上输注入肺,又与手太阴经相交接。从寅时开始,一昼夜人的荣卫之气会五十度周流循行全身,气循行一万三千五百息,脉运行八百一十丈,血气运行,阴阳流通,白天黑夜运行流动不停止,像自然界天体运行一样,周而复始。

20. 卫气行论

黄帝问:卫气在人体上的运行,上下循行往返的时间不固定,怎么选择时机而进行针刺呢?伯高答:根据太阳运行的位置不同,昼夜也有长短的差异,春夏秋冬各个不同的节气,这都有一定的规律。对此可以根据日出时间为基准,这个时候标志着黑夜尽头白天开始,为卫气运行于阳分的开端。以铜壶滴漏来计时,一昼夜水滴下一百刻。所以二十五刻恰是半个白天的度数。卫气就随着时间的推移而环绕运行不止。到了太阳下山时,标志着白天结束。这样,根据太阳起落来确定昼与夜,再根据昼夜长短来判断卫气的运行出入情况,来作为针刺候气的标准。针刺时,要等到气至时再下针,才能得到预期的效果。如果失去时机,违反了候气的原则而胡乱用针,则任何疾病也不能治愈。候气而刺的方法,对于实证,应当在经气到来时候针刺,属于泻法;对于虚证,应当在经气运行过去之后针刺,属于补法。这就是说在气运行盛衰时,需要诊察虚实而进行针刺。所以说,细心谨慎地审察气的运行部位而进行针刺,就叫作把握住了时机。病在三阳经，必候气在阳分时而进行针刺；病在三阴经，必候气在阴分时而进行针刺。

从平旦开始，水下一刻的时间，卫气运行于手足太阳经；水下二刻的时间，卫气运行于手足少阳经；水下三刻的时间，卫气行运于手足阳明经；水下四刻的时间，卫气运行于足少阴肾经；水下五刻的时间，卫气又运行到阳分，运行于手足太阳经；水下六刻的时间，卫气运行于手足少阳经；水下七刻的时间，卫气运行于手足阳明经；水下八刻的时间，卫气运行于足少阴肾经；水下九刻的时间，卫气运行于手足太阳经；水下十刻的时间，卫气运行于手足少阳经；水下十一刻的时间，卫气运行于手足阳明经；水下十二刻的时间，卫气运行于足少阳肾经；水下十三刻的时间，卫气运行于手足太阳经；水下十四刻的时间，卫气运行于手足少阳经；水下十五刻的时间，卫气运行于手足阳明经；水下十六刻的时间，卫气运行于足少阴肾经；水下十七刻的时间，卫气运行于手足太阳经；水下十八刻的时间，卫气运行于手足少阳经；水下十九刻的时间，卫气运行于手足阳明经；水下二十刻的时间，卫气运行于足少阴肾经；水下二十一刻的时间，卫气运行于手足太阳经；水下二十二刻的时间，卫气运行于手足少阳经；水下二十三刻的时间，卫气运行于手足阳明经；水下二十四刻的时间，卫气运行于足少阴肾经；水下二十五刻的时间，卫气运行于手足太阳经。这是半个白日中卫气运行的度数。从房宿到毕宿运转十四舍，经过整个白天，水下五十刻，太阳运行半个周天；从昴宿到心宿，也是运转十四舍，经过整个黑夜，水下五十刻，又运转半个周天。一昼夜合计水下一百刻，太阳运转二十八舍，整整一个周天。太阳每运行一星宿，水下三又七分之四刻。大略说来，通常是太阳每运行到上一星宿刚过，下一宿开始的时候，卫气恰恰运行在手足太阳经，而每当转完一星宿的时间，卫气也循行完了三阳与足少阴经，再值太阳运行到下一星宿之上时，卫气又恰行于手足太阳经，这样周行不已，随着自然天体的运行节律而同步运动。卫气在人体内的运行虽然纷繁，但却是有条不紊，一周接着一周，终而复始。一昼夜水下一百刻的时间，卫气恰好在体内运行完毕五十周次。

21. 诊要经终论

黄帝问道：诊病的关键是什么？岐伯回答说：（关键在于天、地、人相互之间的关系。）如正月、二月，天气开始会有一种生发的气象，地气也开始萌动，这时候的人气在肝；三月、四月，天气正当明盛，地气也正是华茂而欲结实，这时候的人气在脾；五月、六月，天气盛极，地气上升，这时候的人气在头部；七月、八月，阴气开始发生肃杀的现象，这时候的人气在肺；九月、十月，阴气渐盛，开始冰冻,地气也随着闭藏,这时候的人气在心;十一月、十二月,冰冻更甚而阳气伏藏,地气闭密,这时候的人气在肾。由于人气与天地之气皆随顺阴阳而升沉,所以春天的刺法,应刺经脉的俞穴,到达分肉腠理,使之出血就停止,如病比较重的应久留其针,其气传布以后才出针,较轻的可暂留其针,等到经气循环一周,就可以出针了。夏天的刺法,应刺孙络的俞穴,看到出血就停止,使邪气消退去,就以手指闭其针孔等待经气运行一周,凡是有痛病,肯定会消退而痊愈。秋天的刺法应刺皮肤,顺着肌肉之分理而刺,不论上部或下部同样用这个方法,观察其神色转变而停止。冬天的刺法应在肌肉分理深处取俞穴,病重的可直刺深入,较轻的可或左右上下分散地进行针刺,而稍宜缓下。

春夏秋冬,各有所适合的刺法,需要根据气之所在而确定刺的部位。如果春天刺了夏天的部位,伤了心气,会使脉乱而气微弱,邪气反而深入,浸淫于骨髓之间病就很难治愈,心火微弱,火不生土,会使人不思饮食,而且短气;春天刺了秋天的部位,伤了肺气,春病在肝,发为筋痉挛,邪气因误刺而环绕循环在肺,则又发为咳嗽,病很难治愈,肝气伤,将使人受惊,肺气伤,且又使人想哭;春天刺了冬天的部位,伤了肾气,以致邪气深附着于内脏,使人胀满,其病不但不能痊愈,肝气日益损伤,而且使人想多说话。夏天刺了春天的部位,伤了肝气,病不能痊愈,反而使人精力倦怠;夏天刺了秋天的部位,伤了肺气,病不能治愈,反而使人肺气损伤而声音出不了,心中不想说话,肺金受伤,肾失其母,故虚而自恐,心慌惊跳好像被逮捕的样子;夏天刺了冬天的部位,伤了肾气,病不能痊愈,反而使精不能转化成气而少气,水不能涵养木而时常要发怒。秋天刺了春天的部位,伤了肝气,病不能痊愈,反而使人血气上逆,心神不宁,且又容易健忘;秋天刺了夏天的部位,伤了心气,病不能治愈,心气损伤,火不生土,反而使人嗜睡,心不藏神,又且多梦;秋天刺了冬天的部位,伤了肾气,病不能治愈,但凡使人肾不能闭藏,血气向内扩散,时时发冷。冬天刺了春天的部位,伤了肝气,病不能治愈,肝气变少,魂不能封藏,会使人困倦而又不得安眠,即便可以安眠,睡中会像看见怪异等物;冬天刺了夏天的部位,伤了心气,病不能治愈,反使人脉气发泄,而邪气闭塞发痹于脉,发为诸痹;冬天刺了秋天的部位,伤了肺气,病不能愈,化源受伤,会使人常常作渴。

22. 刺禁论

黄帝问:请你讲讲不能针刺的地方有哪些。岐伯答:五脏都有其要害的地方,不可以不注意。肝长在左边;肺长在右边;心脏主管外表;肾脏治理体内;脾脏输送水谷精微给各脏器,像个差役;胃腑容纳水谷,像个集市;膈肓上有维持生命的气海,第七椎旁里有肾的微精。这些重要部位,在针刺时,遵循着法则就有疗效,违反了法则,就会有误刺的过失。

如误刺心脏,大约一日就会死,其变化是表现出嗳气的症状。如误刺中肝脏,大约五日就死,其变化是出现打哈欠的症状。如误刺肾脏,大约六日就死,其变化是出现打喷嚏的症状。如误刺肺脏,大约三日就死,其变化是出现咳嗽的症状。如误刺脾脏,大约十日就死,其变化是出现吞咽的症状。如果误刺胆,大约一日半死,其变化是出现呕吐的症状。

刺足面上如误伤高骨间的动脉,就会流血不止而死。刺面部如误中溜脉,会使人遭受眼瞎的不幸。刺头部如误伤脑户穴,不久就会死亡。刺舌下廉泉穴如刺经脉太深,就会血流不止,以致失音不能说话。误刺伤了足下散布的络脉,血流不出来,就会发肿。刺郄中太深,误伤大的血脉,会使人晕倒,面色变白。刺气街穴,误伤血脉,血流不出来,就瘀结而发肿,牵扯到腹股沟也痛。针刺脊骨间隙,误伤脊髓,会发生背曲的病变。刺乳中穴如伤及乳房,就会肿起来,生成蚀疮。刺缺盆穴太深,气机外泄会使人喘逆。刺手鱼际太深,会使人体局部发肿。

针刺大腿内侧的穴位时,如果误伤大的血脉,就会流血不停而死。刺上关穴,如误伤络脉,会耳底生脓使人耳聋。刺膝盖骨,如流出液体,会使人跛足。刺天府穴,如出血则多数会很快死亡。刺足少阴经脉,出血会使肾气更虚,出现舌不灵活,难以说话的疾病。刺胸膺太深,伤了肺部经脉,会发为气喘上咳、仰面呼吸的疾病。刺尺泽、曲泽两穴太深,气便结聚于局部,会使臂部不能屈伸。刺大腿内侧下3寸的部位太深,会使人小便失控。刺胁肋之间太深,会使人咳嗽。刺少腹部太深,伤了膀胱,小便就流入腹腔,使人少腹胀满。刺小腿肚太深,会导致局部发肿。刺眼眶骨上,伤了脉络,就会流泪不止甚至失明。刺腰脊或四肢的关节时,如体液流出,有可能会使人失掉伸屈活动。

不可针刺大醉的病人,如果刺了,会使人脉气变乱。不可针刺正在大怒时的病人,如刺了,会使人气逆。不可针刺过于疲劳的人,不可针刺过饱的人,不可针刺过于饥饿的人,不可针刺极度口渴的人,不可针刺受了极大惊吓的人。行房不久,不可针刺;针刺不久,亦不可以行房;差不多要醉酒之人,不可针刺;针刺之后,不可再酗酒;人在发怒时不可针刺,针刺之后,亦不可发怒;刚刚疲劳之后,不可针刺;针刺之后,亦不可过度疲劳;对吃饱的人,不宜针刺;针刺之后,也不宜过于饱食;已经饥饿的人,不可针刺;针刺之后不宜饥饿;人在渴中,不宜针刺;针刺之后不宜让人再渴;坐车来就诊的人,要让他躺下来休息大约一顿饭的时间,再行针刺;走来就诊之人,要让他坐下来休息大约走十里路的时间,才给予针刺;对于那些大惊大恐之人一定要等他神气已定,再行针刺。

（1）五夺不可泻

岐伯说,形体肌肉极度消瘦为一夺。大出血为二夺。出大汗之后为三夺。大泄泻之后为四夺。分娩之后出血过多为五夺。五夺证都是会造成元气大伤,不可再用泻法。

（2）四季不可刺

岐伯回答说:正月、二月、三月,分主左足的少阳、太阳、阳明经,说明此时人的阳气偏重在左,所以不宜针刺左足的三阳经;四月、五月、六月,分主右足的阳明、太阳、少阳经,说明此时人的阳气偏重在右,所以不宜针刺右足的三阳经。七月、八月、九月,分主右足的少阴、太阴、厥阴经,说明此时人的阴气偏重在右,所以不宜针刺右足的三阴经;十月、十一月、十二月,分主左足的厥阴、太阴、少阴经,说明此时人的阴气偏重在左,所以不宜针刺左足的三阴经。

（3）死期不可刺

岐伯说:如果病证首先发作在心脏,有心痛;一天后就可传到肺,有咳气上逆;三天后就可传到肝,有胁肋胀满作痛;五天后就可传到脾,然后闭塞不通,身体沉重疼痛。若再过三天,病情还不好转,病人就会死去。在冬天病人多在夜半死去;在夏天,多死于中午。

如果病证首先在肺发作,有咳嗽气喘;三天后传到肝,有胁肋胀满作痛;再过一天传到脾,有身体沉重疼痛;再过五天又传到胃,而胃胀满;再过十天病情仍不好转,便为死症。在冬天病人多死在日落时分,在夏天多死在日出时分。

如果病证首先在肝脏发作,又头疼目眩,胁肋胀满;三天后就会传到脾,有身体沉重疼痛;五天后就会传到胃,有胃胀;再过两天就会传到肾,腰脊和少腹部疼痛,小腿发酸;再过三天病情仍不好转,病人就会死去。在冬天病人多死于日落时分,在夏天多死于早饭的时候。

如果病证首先在脾发作,有身体沉重疼痛;过一天就会传到胃,胃发胀;再过两天就会传到肾,腰脊和少腹部疼痛,小腿发酸;再过三天就会传到膀胱,背脊部疼痛,小便不通。再过十天病情仍不好转,病人就会死去。在冬天病人多死于入定时分（亥时）,在夏天多死于吃晚饭的时候。

如果疾病首先在肾发作,则有少腹部和腰脊疼痛,小腿发酸;过三天就会传到膀胱,背脊部疼痛,小便不通;再过三天就会向上传到心脏,则有心胀;再过三天就会传到小肠,则有两胁支满疼痛。如再过三天病情仍不好转,病人就会死去。在冬天病人多死于天明时分,在夏天多死于黄昏。

如果病证首先在胃发作,有胃部胀满;五天后就会传到肾,则有少腹部和腰脊疼痛,小腿发酸;再过三天就会传到膀胱,背脊部筋痛,小便不通;再过五天就会传到脾,出现身体疼痛;如果再过两天病情仍不好转,病人就会死去。在冬天病人多死于夜半,在夏天多死于午后。

疾病首先在膀胱发作,则小便不通;过五天就会传到肾,则出现少腹部胀满和腰脊疼痛,小腿发酸;再过一天就会传到小肠,则发生腹胀;再过一天就会传到脾,出现身痛身重。如再过两日病情仍不好转,病人就会死去。在冬天多死于鸡鸣时分,在夏天多死于午后。

各种疾病都有着一定的次序传播转移的规律,如果按照这种传播转移的顺序,都有一定的死期,不可用针刺治疗。如疾病传播转移不是按照上面的顺序,是跳跃式间隔一脏或间隔二、三、四脏的方式相传,这样就可以用针刺来治疗了。

23. 刺法论

黄帝问道:人体虚弱,就会使神志游离无主,不在正常的位置,从而使邪气从外部干扰,因而导致不正常的死亡,怎样才能保全真气呢?我想听听关于针刺治疗的方法。

岐伯答:神志虽然游离无主,不在它正常位,但并没有离开形体,这样也不至于死亡,若再有邪气侵犯,则会造成短命而亡。例如厥阴司天不得迁正,失守其位,天气因虚,若人体肝气素来虚损,感受天气之虚邪谓之重虚,使神魂不得归藏而游离于上,邪气侵犯则大气厥逆,身体温暖,尚可以针刺救治,先刺足少阳脉气所过的原穴"丘墟",再刺背部肝脏的俞穴"肝俞",以补本脏之气。

人体平时容易患病而又心气虚弱,又遇到君火相火司天不得迁正,失守其位,若脏气再次受损伤,感受外邪,称之为三虚,遇到火不及时,水疫之邪侵犯,使人突然死亡,可以先刺手少阳脉气所过的原穴"阳池"再刺背部心脏的俞穴"心俞",以补本脏之气。

人体平时容易患病而又脾气虚弱,又遇到太阴司天不得迁正,失守其位,若脏气复伤,感受外邪,称之为三虚,遇到土不及时,木疫之邪侵犯,使人突然死亡,可以先刺足阳明脉气所过的原穴"冲阳"再刺背部脾脏的俞穴"脾俞",以补本脏之气。

人体平时容易患病而又肺气虚弱,遇到阳明司天不得迁正,失守其位,若脏气复伤,感受外邪,称之为"三虚",又遇到金不及时,火疫之邪侵犯,使人突然死亡,可以先刺手阳明脉气所过的原穴"合谷"再刺背部肺脏的俞穴"肺俞",以补本脏之气。

人体平时容易患病而又肾气虚弱,又遇到太阳司天,不得迁正,失守其位,若脏气复伤,感受外邪,称之为"三虚",又遇到水运不及之年,土疫之邪侵犯,伤及正气,人的神魂像被取去一样,致使突然死亡,可以先刺足太阳脉气所过的原穴"京骨"再刺背部肾脏的俞穴"肾俞",以补本脏之气。

(1)五刺应五脏论

刺法有五种,用以适应与五脏有关的病变。第一种叫作半刺。半刺,是浅刺而出针很快的一种方法,不损伤肌肉,就像拔去一根毛发一样,可以疏泄皮肤表层的邪气。这种刺法和肺相应。第二种刺法叫作豹文刺。豹文刺是一种多刺的方法,刺点像豹的斑纹一样,在患部的左右前后针刺,以刺中络脉为标准,可以消散经络中的积血。这种刺法与心脏相应。第三种刺法叫作关刺。关刺是直针刺入四肢的关节部分,可以治疗筋痹,刺时千万不可出血。这种刺法与肝脏相应。它又叫渊刺,或叫岂刺。第四种刺法叫作合谷刺。合谷刺是正刺一针,左右斜刺二针,像鸡足一样,刺在分肉之间,可以治疗肌痹病。这种刺法与脾脏相应。第五种刺法叫作输刺。输刺是直入直出,深刺至骨的附近,可以治疗骨痹病。这种刺法与肾脏相应。

(2)九刺应九变论

针刺有九种方法,以适应九种不同的病变。第一种叫作输刺。输刺,是针刺十二经在四肢的井、荥、输、经、合各穴及背部的脏腑俞穴。第二种叫作远道刺。远道刺,是病在身体上部,针刺足三阳经下肢的腧穴。第三种叫作经刺。经刺,就是针刺深部大经在体表所能触到的硬结或压痛。第四种叫作络刺。络刺,就是刺皮下浅处的小静脉。第五种叫作分刺。分刺,就是针刺肌肉和肌肉凹陷间隙处。第六种叫作大泻刺。大泻刺,就是针刺痈疡。第七种叫作毛刺。毛刺,就是针刺皮肤表层的痹症。第八种叫作巨刺。巨刺,就是左面有病针刺右边的穴位,右边有病针刺左面的穴位。第九种叫作焠刺。焠刺,就是用烧热的火针来治疗痹症。

(3)十二刺应十二经论

针刺有十二节,以适应十二经的不同疾病。第一种叫作偶刺。偶刺,是用手对着胸部和背部,正当痛之所在,一针刺前胸,一针刺后背,以此治疗心痹,刺时针尖要向两旁斜刺,以免损伤内脏。第二种叫作报刺。报刺,是刺疼痛无固定部位而上下游走的疾病,垂直刺入,不立即拔针,而用左手随着病痛所在,按其痛处,然后拔出针,再如法刺之。第三种叫作恢刺。恢刺,是直刺在筋的旁边,用提插的方法,或向前或向后,舒缓筋急之象,可以治疗筋痹之病。第四种叫作齐刺。齐刺,是在病处的正中直刺一针,左右两旁各刺一针,可以治疗寒痹邪小而长期不愈的疾病。第五种叫作扬刺。扬刺,是在病所正中刺一针,在周围刺四针,都用浅刺,可以治疗寒气比较广泛的疾病。第六种叫作直刺。直刺,是用手捏起皮肤,将针沿皮直入,可以治疗寒气较浅的疾病。第七种叫作输刺。输刺,是直入直出,发针快而刺入较浅,可以治疗气盛热重的疾病。第八种叫作短刺。短刺,是治疗骨痹病的一种刺法,慢慢进针,并稍微摇动针体再深入,直达骨的附近,然后上下提插以摩其骨。第九种叫作浮刺。浮刺,是从旁斜刺浮浅的肌表,可以治疗肌肉挛急而属于寒性的疾病。第十种叫作阴刺。阴刺,是两股内侧左右都刺,可以治疗寒厥病,必须取足内踝后足少阴肾经的太溪穴。第十一种叫作傍刺。傍刺,是直刺傍刺各一针,可以治疗长久不愈的痹症。第十二种叫作赞刺。赞刺,是直入直出,速发针而浅刺,使之出血,这种刺法可以治疗痈肿。

（4）手足阴阳经脉刺论

岐伯说:足阳明胃经,是五脏六腑之海,其经脉最大,而且血多、气盛、热壮,针刺时,不深刺则邪不能散,不留针则邪不能泻。足阳明经,针刺六分深,留针的时间是十呼。足太阳经,针刺五分深,留针的时间是七呼。足少阳经,针刺四分深,留针五呼。足太阴经,针刺三分深,留针四呼。足少阴经,针刺二分深,留针三呼。足厥阴经,针刺一分深,留针二呼。手的三阴三阳经脉,由于它们接受脏气的道近,气行也快,针刺的深度,一般不超过二分,留针的时间,一般不超过一呼。但人有老少、长短、肥瘦的不同,还必须根据具体情况,使之合乎自然之理。灸法也是这样的。灸而过度,可成恶火,造成骨髓枯槁、血脉凝涩。刺而过度,会发生气脱,使正气受伤。

（5）标本论

先患某病而后发生气血逆乱的,先治其本;先气血逆乱而后生病的,先治其本。先有寒而后生病的,先治其本;先有病而后生寒的,先治其本。先有热而后生病的,先治其本;先有泄泻而后发生疾病的,先治其本。必须先把泄泻调治好,然后再治其他病。先患某病而后发生中满腹胀的,先治其标;先患中满腹胀而后出现烦心的,先治其本。人体疾病过程中有邪气和正气的相互作用,凡是出现了大小便不利的,先通利大小便以治其标;大小便通利则治其本病。疾病发生后,表现为邪盛有余的实证时,则病邪为本,病证为标,以本而标之的原则,应先去除病邪治本,后再治其他标证。若疾病发生后,表现为正气不足的虚证时,其正气为标,病邪为本,依照标而本之的原则应先扶正气治标,后祛其病邪治本。总之,医生必须谨慎地观察疾病的轻重深浅和缓解期与发作期中标本缓急的不同,用心调理。凡病轻的,缓解期的,可以标本同治;凡病重的,或发作期,应当采用专一的治本或治标的方法。另外,如果先有大小便不利而后并发其他疾病的,应当先治其本病。

(6)刺王公布衣

岐伯说:吃脂膏厚味的人和吃粗粮蔬菜的人,在针刺时,哪能一样呢?一般的针刺原则,针下的感应滑利的出针要快。针下的感应滞涩的出针要慢。气行滑利,感应很快的,宜用小针浅刺,气行滞涩,感应很慢的,可用大针,刺入亦可较深;深刺的要留针,浅刺的出针要快。由此看来,针刺身体壮实的人,要深刺并且留针;针娇生惯养的人,宜用细微的针,徐缓刺入,因为这些人的气行滑利,而感觉又非常的敏锐和怕痛的缘故。刺寒痹要使热气入内,对于身体强壮,皮厚肉坚的人,可用火针法。一般养尊处优的人,则采用针后药熨之法。

(7)刺常人黑白肥瘦

岐伯说:年轻而且体质健壮的人,血气充足旺盛,皮肤坚固,因受外邪而患病,针刺这种人,要深刺而且留针,这是针刺治疗肥壮之人的方法。如果是宽肩、颈、肩臂交接之处,皮厚肉薄且肤色发黑、嘴唇厚大的人,他们血色黑浊不清,体内运行之气较滞涩而迟缓,为人性情好胜,勇于进取。针刺这种人,要深刺而且留针,多增加针刺的次数,并施以强刺激手法。瘦人皮肉单薄,血色不足,肤色苍白,肌肉消瘦,嘴唇浅薄,说话声音低微,他们的血质清稀,气行滑利,正气容易耗散,易伤及津血。针刺这种人,要浅刺,快速出针。

针刺肥胖的人,要用秋冬肃杀的标准,采取深刺留针的方法,刺瘦弱之人,要用春夏生发的标准,用浅刺快速出针的方法。

(8)刺壮士

岐伯说:对于骨骼强壮,肌肉坚实,关节宽大有力者,若此人性情稳重,就会气行滞涩且血流混浊。针刺这种人,应深刺且留针,多增加针刺的次数。此人如果性情轻浮好动,就会气行滑利,津血清稀。针刺这种人,应浅刺且急速出针。

(9)刺婴儿

岐伯说:婴儿的肌肉脆弱易断,营血不充盈,卫气不壮盛。针刺婴儿,应当用毫针浅刺而且快速出针,一天针刺两次就可以了。

(10)人身左右上下虚实不同刺

岐伯说:天气是不足于西北方的,所以西北方属阴,而人的右耳也不及左边的聪敏;地气是不足于东南方的,所以东南方属阳,而人的左手足也不及右边的强。东方属阳,阳性向上,所以人体的精神集合于下部,集合于下部则下部强盛而上部虚弱,所以耳目不聪明而手足便利。如虽左右同样感受了外邪,但在上部则身体的右侧较重,在下部则身体的左侧较重,这是天地阴阳之所不能全,而人身亦有阴阳左右之不同,所以邪气就能乘虚而居留了。所以天有精气,地有形体;天有八节的大纪,地有五方的道理,这样,天地才能成为万物生长的父母。清阳上升于天,有形的浊阴下归于地,所以天地的运动与静止,是由阴阳的神妙变化为纲纪,而能使万物春生、夏长、秋收、冬藏,终而复始,循环不休。懂得这些道理的人,他把人体上部的头来比天,下部的足来比地,中部的五脏来比人事以调养身体。天的轻清通于肺,地的水谷之气通于嗌,风木之气通于肝,雷火之气通于心,溪谷之气通于脾,雨水之气通于肾。六经犹如河流,肠胃犹如大海,上下九窍以水津之气贯注。如以天地来比类人体的阴阳,则阳气发泄的汗,像天的下雨;人身的阳气,像天地疾风。人的暴怒之气,像天有雷霆;逆上之气,像阳热的火。所以调养身体而不取法于自然的道理,那么疾病就要发生了。所以外感致病因素伤害人体,急如疾风暴雨。善于治病的医生,于邪在皮毛的时候,就给予治疗;技术较差的,至邪在肌肤才治疗;又更差的,至邪在五脏才治疗。假如病邪传入到五脏,就非常严重,这时治疗的效果,只有半死半生了。所以自然界中的邪气,侵袭了人体就能伤害五脏;饮食之或寒或热,就会损害人的六腑;地之湿气,感受了就能损害皮肉筋脉。所以善于运用针法的,病在阳,从阴以诱导之,病在阴,从阳以诱导之;取右边以治疗左边的病,取左边以治疗右边的病,以自己的正常状态来比较病人的异常状态,以在表的症状,了解里面的病变;并且判断太过或不及,就能在疾病初起的时候,便知道病邪之所在,此时进行治疗,不致使病情发展到危险的地步了。

三、难经

一难说:十二正经都有经脉搏动的体现。独取寸口用以决断五脏六腑死生吉凶之法,你同我说说这是为什么?

三阴三阳十二经脉在全身皆有经脉搏动之处,如手太阴肺经的中府、云门、天府、侠白之处;手阳明大肠经的合谷、阳溪之处;手少阴心经的极泉;手太阳小肠经的天窗;手厥阴心包经的劳宫;手少阳三焦经的耳禾髎;足太阴脾经的箕门、冲门;足阳明胃经的冲阳、大迎、人迎、气冲;足少阴肾经的太溪、阴谷;足太阳膀胱经的委中;足厥阴肝经的太冲、五里、阴廉;足少阳胆经的下关、听会之处。谓之经者,以荣卫之流行经常不息者而言;谓之脉者,以血理之分衺行体者而言也。故经者径也,脉者陌也。

越人之意,盖谓凡此十二经,经皆有动脉,如上文所云者,今置不取,乃独取寸口以决脏腑死生吉凶何耶?

答：寸口这个地方，是十二经脉之气的总汇合处，属于手太阴肺经的经脉搏动之处。寸口，也称之为气口。位于手太阴肺经鱼际却行一寸之分，寸口脉分成三部的名称，桡骨茎突处为关，关之前（腕端）为寸（太渊穴），关之后（肘端）为尺，寸关尺三部的动脉，分别称为寸脉、关脉、尺脉。而荣卫气血循行于阳分二十五度（"河图""洛书"之数的阳数均为一、三、五、七、九，这五个阳数之和即为"二十五"），循行于阴分，也是二十五度。阴阳衔接，相互流注，没有间断。五十度之后，正当沙漏漏下百刻，为一晬时（昼夜），为第二天的平旦了。接着再交会于手太阴，该处寸口之所以是五脏六腑气血的终始，而法有取于是焉。人一呼一吸为一息，每刻一百三十五息，每时八刻，计一千八十息，十二时九十六刻（古代一个时辰相当于今天的两小时，由天干地支组成。十二时相当于一百刻，明清改为九十六刻，沿用至今，即一昼夜），计一万二千九百六十息，刻之剩余部分，得五百四十息，合计为一万三千五百息。一息脉行六寸，每二刻二百七十息，脉行一十六丈二尺，每时八刻，脉行六十四丈八尺。荣卫气血周流于全身，十二时，计九十六刻，脉行七百七十七丈六尺，为四十八次周身循行；刻之剩余部分，行二周身，得三十二丈四尺，总之为五十度周身，脉得八百一十丈也。呼吸之息，脉行之数，周身之度，正精确符合了昼夜百刻。气血行于阳行于阴，正是行于白昼行于黑夜。

七难说：医经上说少阳时令，他的脉忽大忽小，忽短忽长；阳明时令，他的脉象浮而短；太阳时令，他的脉象洪而大；太阴时令，他的脉象紧大而长；少阴时令，他的脉象紧细而且微小；厥阴时令，他的脉象沉短而且紧。以上所说的六种脉象是正常人的脉象么？是生病的脉象么？回答说：这些都是正常与时令相应的旺脉。

三阴三阳六脉者之旺，详说见于下文。

这些与时令相应的脉象都在什么月份出现，它能旺多长时间呢？回答说：冬至以后逢第一个甲子日，少阳脉出现旺象；经过六十天逢第二个甲子日，阳明脉出现旺象；经过六十天逢第三个甲子日，太阳脉出现旺象，递次逢节四个甲子日少阳脉出现旺象，每脉出现六十日，计六六三百六十日为一年。以上是三阴经三阳经脉象所旺时日的大概。

五运：木运、火运、土运、金运、水运。

六气：风寒暑湿燥火六种气候因素。另一解释指精、气、津、液、血、脉。

十二难说：医经上说，五脏的脉象表现出内部已经虚绝，而医者在用针刺治疗时,反而用补法充实外部;五脏的脉象,表现出外部已经虚绝,医者用针治疗时反而充实内部。这种内部和外部虚绝的情况怎么区分呢?

回答说:五脏的脉气在内部已经虚绝的,是指属阴的肝肾之气已经在内部虚绝,在治疗上理应补阴为主,而医者反而去补益属阳的心肺二脏。五脏的脉气在外部已经虚绝的,是指属阳的心肺之气已经在外部虚绝,治疗应该以补阳为主,而医者反而去补益属阴的肝肾二脏。属阳的脏器已经虚绝,反而去补益实而不虚的阴脏,助阴而阳气愈竭;属阴的脏器已经虚绝,反而去补益实而不虚的阳脏,益阳刚愈损其阴,这就是所谓的对已实的再使其实,对已虚的再使其虚,损耗了其中的不足,补益了其中的有余,像这样造成的死亡,就是因为医生的误治造成的。

二十二难说:医经上说,十二经脉各有是动病与所生病。一条经脉有两类病这是为什么呢?

回答说:医经上说的是动病,是指气病,也就是本经脉因外邪而发生的疾病。所生病,是指血病,也就是与本经相联属的脏腑所发生的疾病。邪在气分的,气的病变就是是动病。邪在血分的,血的病变就是所生病。气的功能,主要是温煦人体,熏蒸于皮肤血肉之间。血的功能,主要是濡润筋骨,滋养脏腑。如果气滞留而不能畅行熏蒸,便是气先有了病变,血壅塞而不能濡养滋润,便是血在气以后有了病变。所以首先发生的是是动病,然后发生的是所生病。

三十五难说:五脏各有一定的位置,而与它相配的腑都很接近,但唯独心肺是在膈上,而与它相配的大肠和小肠则在膈下,相去很远,其理由是:荣为心所主,卫为肺所主,而荣卫为循环经脉的轻清者,所以心肺为居于阳位的膈上。大肠和小肠,是为浊阴之气所入的地方,也是把它传下的地方,故居于阴的部位,位于下焦的膈下,故相距很远也。

四十难说:肝主五色,心主五臭,脾主五味,肺主五声,肾主五液。鼻为肺之外候,可以反知觉心火所主的香臭,耳为肾之外候,可以反闻肺金所主的五声,其意何在呢?肺金乃由心火所生,是十二地支中的巳,午南中,由巳所生的金,而母火是主五臭,故其子金鼻窍,乃受其母火所主的香臭,所以使鼻能够知觉香臭。肾者,为北方之水,而且是由南方申、酉二方之中所生。肺主声,所以肾耳闻其母的五声,如此母之所主者,乃借其子的窍使之知觉。

四十三难说：人不进饮食，七天就死了，为什么呢？

回答说：人的胃里应该经常存留食物二斗，水液一斗五升。一般健康的人一天大便两次，每一次排便量是二升半，一天就排出五升，七天合计五七三斗五升，使胃中所有存留的饮食物便逐渐排泄净尽。所以健康的人，七天不进饮食就死亡，就是因为胃中饮用物及其化生的津液都已经尽竭，以致营养断绝而死。

四十六难说：老年人卧床而不能熟睡，少年人熟睡而不容易醒，这是什么道理呢？

回答说：医经上说，少年和壮年的人，气血充足，肌肉滑利，气道畅通，营气卫气的运行都很正常，所以在白天精神饱满，夜间熟睡而不容易醒。老年人的气血已经衰败，肌肉不滑利，营气卫气的通道已经涩滞，所以在白天的精神不够充足，夜里也就不能熟睡。

四十七难说：人的面部独能耐受寒冷的刺激，是什么缘故呢？

回答说：人的头部是手足各阳经的聚会之处。由于手足三阴经脉的分布，大多只到颈部和胸中就回返而不再上行了，只有手足三阳经脉，都要上达到头面部，所以使面部有耐寒的能力，不怕寒气的刺激。

四十九难说：疾病的形成，有由于正经自病的，也有因为外邪所伤的，怎样来区别呢？

回答说：忧愁思虑则伤心：心主思虑，君主之官，心藏神，忧愁思虑过度，则神疲而心受伤矣。形寒饮冷则伤肺：肺主皮毛，而在上，是为娇脏，肺主气而宜温，形寒者，皮毛寒也，形寒于外而冷饮于内，则气不利而肺受伤矣。恚怒气逆，上而不下，则伤肝：肝主怒，恚恨，怒也，恚怒则气逆而上，血不顺行，壅积心胃而归养肝，甚则呕血而肝受伤矣。饮食劳倦则伤脾：脾受谷味而主四肢，善养脾者，调饮食，弗劳其形，或苟饮食不节，起居无常，脾受伤矣。久坐湿地，强力入水则伤肾：肾主骨而属水，恶湿。腰为肾之府，坐湿则湿易入，强力者，力不胜能而强胜之也，强力则汗出，汗出则玄府不固，入于水中，水从玄府而入，湿胜则肾受伤矣。

什么叫作五邪呢？

回答说：有为风邪所伤的，有为暑邪所伤的，有为饮食和劳倦所伤的，有为寒邪所伤的，有为湿邪所伤的，这就是五邪所伤。

谢氏曰：饮食劳倦，自是二事，饮食得者，饥饱失时，此外邪伤也。劳倦者，劳形力而致倦怠也。此本经自病者，病由内作，非外邪之干，所谓内伤者也。

假如心经发生病变，根据什么可以知道为风邪所伤而得病的呢？

回答说：患者的面部应当显示红色。为什么这么说呢？因为风属木，风属于肝，肝木主五色，可以从颜色方面来查知五脏受伤的情况。病邪侵入肝则表现青色，侵入心则表现红色，侵入脾表现为黄色，侵入肺表现为白色，侵入肾则表现为黑色。由于和肝木相通的风邪侵入心，所以在面部出现赤色的特征。同时在症候方面，可以兼有属于心病的身热，和属于肝病的胁下胀满肿痛；在脉象方面，会出现心脉的浮大，而兼有属于肝脉的弦象。

又根据什么知道是暑邪所伤而得病的呢？

回答说：患者应当厌恶焦臭。为什么这么说呢？因为暑属火，暑气通于心，心火主五臭，可以从臭味方面来查知五脏受病的情况。病邪侵入心，则厌恶焦臭；侵入脾，则厌恶香臭；侵入肝，则厌恶燥臭；侵入肾，则厌恶腐臭，侵入肺，则厌恶腥臭。所以知道心经的病变，如果因为暑邪所伤得病，应当有厌恶焦臭的特征。同时在症候方面，可以并发属于心病的身热和烦躁不安、心痛等；在脉象方面，也会出现属于心脉的浮大而带散的形象。

又根据什么知道是饮食及劳倦所伤而得病的呢？

回答说：患者应当喜欢用苦味的药物调治。属虚的是不想进食，属实的是仍要进食，为什么这么说呢？因为饮食物的养料输布全身，由脾脏来运化，脾土主五味，可以从味道的喜欢来查知五脏受病的情况。病邪侵入肝，喜好服食酸味；侵入心，喜好服食苦味；侵入肺，喜好服食辛味；侵入肾，喜好服食咸味；侵入脾，喜好服食甜味。所以由饮食劳倦所伤的脾邪侵入心，就会有喜欢进食苦味特征。同时在症候方面，可以兼有属于心病的身热，和属于脾病的身体困重，嗜卧，以及四肢不能收引等症；在脉象方面，也会出现属于心脉的浮大，而兼有属于脾脉的缓象。

又根据什么知道是寒邪所伤而得病的呢？

回答说：患者应当有胡言乱语的表现。为什么这么说呢？因为寒邪伤肺，肺金主五声，可以从声音方面来查知五脏受病的情况。病邪侵入肝，会发出呼叫声；侵入心，会胡言乱语；侵入脾，会发出唱歌的声音；侵入肾，会发出呻吟声；侵入肺，会发出哭泣声。所以知道由于伤于寒而引起的肺邪侵入心，就会有胡言乱语的特征。同时在症候方面，可以兼有属于心病的身热，和属于肺病的战栗怕冷，甚至有气喘咳嗽等症；在脉象方面，会出现属于心病的浮大，而兼有属于肺脉的涩象。

又根据什么知道是湿邪所伤而得病的呢?

回答说:患者应当有汗出不止表现。为什么这么说呢? 因为湿邪伤肾,肾主五液,可以从水液方面来查知五脏受病的情况。病邪侵入肝,会化生泪液;侵入心,会化生汗液;侵入脾,会化生涎液;侵入肺,会化生涕液;侵入肾,会化生唾液。所以知道由于伤于湿而引起的肾邪侵入心,就会有汗出不止的特征。同时在症候方面,可以兼有属于心病的身热,和属于肾病的少腹部疼痛,足胫寒而逆冷;在脉象方面,会出现属于肾病的沉濡,而兼有属于心脉的大象。

五十难说:侵入人体的病邪,有虚邪,有实邪,有微邪,有贼邪,有正邪,这些应该怎么来区别呢?

回答说:每一脏所属五行,有各自相互克制和母子相生的关系。凡病邪从属母的方面传来,侵入属子的一脏,称为虚邪;病邪从属子的方面传来,侵入属母的一脏,称为实邪;病邪从相克的方面传来,侵入到被克的一脏,称为贼邪;病邪从被克的方面传来,侵入到相克的一脏,称为微邪;本脉受到同一属性的病邪侵犯而得病的,称为正邪。

为什么这么说呢? 举使属火的心脏发生病变为例,心脏被风邪所伤而得病的,就是虚邪;被暑邪所伤得病的,就是正邪;被饮食劳倦所伤得病的,就是实邪;被寒邪所伤得病的,就是微邪;被湿邪所伤得病的,就是贼邪。

金木水火土五行相生相克之理的虚实变化,与对应脏腑经络的虚实密切相关,母能令子虚,若母经虚衰者,则所生本经其正气不足,在这之后所生病者为正虚,所以被称为虚邪。子能令母实,我生者为实,则正气充足,在这之前所生病者为实邪。正邪交争,则这一经脉就会发生异常变化而生病证。

五十一难说:病人有喜欢温暖的,也有喜欢寒凉的,有喜欢见人的,有不喜欢见人的。这些不同情况,他们的病是在什么脏腑呢?

回答说:病人有喜欢寒冷而又喜欢见人的,这是属于腑的病;如果有喜欢得到温暖的而且不喜欢见人的,这是属于脏的病。为什么这样说呢? 因为六腑属阳,故患阳证的病人喜寒而又喜欢见人,所以喜欢得到寒凉,又愿意见人;五脏属阴,故患阴证的病人喜欢温暖,所以愿意得到温暖,又愿意关闭门窗,厌恶人的声音。因此,根据病人的喜恶,就可以辨别是属于脏或者腑的病了。

五十二难说:腑或者脏发生病变,发病原因在根本上是不是一样的呢?

回答说：在本质上是不相同的。其中的区别又是什么呢？回答说：属脏的病，它的位置是固定没有移动的，病位不离其原处；属腑的病，上下行走移动，如同气体窜动一样，其病变部位是不固定的。所以根据这种情况，可以知道属脏属腑的病在本质上是不同的。

五十五难说：疾病有的叫积，有的叫聚，怎么样来鉴别呢？

回答说：积为阴气，所以主沉伏；聚为阳气，所以主浮动。阴气积而成病的叫积，阳气积而成病的叫聚。所以积病是属阴的五脏所生；聚病是属阳的六腑所成。因为积是属于五脏阴气的病变，它在开始发生时就有固定的位置，疼痛也不离患部的上下，左右边缘清楚。聚是属于六腑的阳气的病变，它在开始发作的时候，就没有固定的部位，或上或下，并无一定的留止的处所，疼痛部位也没有固定的地方，这就叫作聚。所以，从这些症状中就可以区别积和聚的病证了。

五十六难说：五脏的积病，都有各自的名称吗？是在什么时间得的病？

回答说：肝的积叫"肥气"，其病的发生在左胁的下方，有肿块突起，形状好像倒着的杯子一样，覆盖于那里，上下好像有头和足，境界明显。若长时间不能痊愈，将发生咳嗽，气逆，连续好几年好不了，这种积病多在夏季戊巳日得。为什么这么说呢？因为肺脏的病邪，由肺传变到肝脏，肝脏传变到脾脏，而脾脏在夏季是正适旺的时候，当旺之时，不易受邪，肝脏的病变既不能传给脾，就会反转传给肺脏，肺脏又不肯接受，因此就滞留在肝脏形成积病了。所以知道"肥气"是在夏季戊巳日得的。

心脏的积病叫"伏梁"，起于肚脐上方，突起的形状，大如手臂一样，向上可以达心胸以下的部位。若长时间不能痊愈，会使人产生心烦的症状，多在秋季庚辛日得病。为什么这么说呢？因为肾脏的病邪，由肾传变至心，心本来应该承接然后再传变到肺，但是肺在秋季是当旺的时候，当旺之时，不容易受到病邪的侵犯，心脏的病变不能传给肺，想传给肾脏，肾脏又不接受，因此就导致了病邪滞留在心脏形成积病了。所以知道"伏梁"是在秋季庚辛日得的。

脾脏的积病叫"痞气"，其病发生在胃脘部，有肿块突起，形状好像倒着的盘子一样，覆盖在那里。如果长时间不能痊愈，就会使人四肢不能伸引，发生黄疸，饮用的食物也不能转化以营养肌肤，多是在冬季壬癸日得这种病。为什么这么说呢？因为肝脏的病邪，由肝传变到脾，脾本来应该承接着传变到肾，但是肾在冬季是当旺的时候，当旺之时，不容易受邪，脾的病变不能传给肾，仍然想传给肝,肝又不肯接受,因此就滞留在脾,最后形成积病了。因此知道"痞气"是在冬季壬癸日得的。

肺脏的积病叫"息贲",其病发生在右胁下方,有肿块突起,形状好像杯子一样,覆盖在那里。如果长时间不能痊愈,就会使人产生怕冷发热,咳嗽的症状,最厉害的是发展成肺痈,这种积病多在春季甲乙日得的。为什么这么说呢?因为心脏的病邪,由心传变到肺,肺本来应该承接着然后传变到肝,但是肝脏在春季正是当旺的时候,当旺之时,不容易受邪,肺脏的病变不能传达到肝,仍然想传给心脏,心脏又不肯接受,因此就滞留在肺脏最后形成积病了。所以知道"息贲"是在春季甲乙日得的。

肾脏的积病叫"贲豚",肿块发生在少腹部,像猪在受惊后奔突的样子,或上或下,没有定时。长时间不好不能痊愈,会使人产生气喘上逆,骨头痿弱不能行走,气短等症。这种积病是在夏季丙丁日得的。为什么这么说呢?因为脾脏的病邪,由脾传变到属水的肾脏,肾脏本来应该承接着传变到属火的心脏,但是心火在夏季是当旺的时候,当旺之时,不易受邪,肾脏的病变不能传给心,仍然想传给脾脏,脾脏又不肯接受,因此就滞留在肾脏形成积病了。所以知道贲豚是在夏季丙丁日得的。

五十九难说:狂病和癫病这两种病是怎样区别的?

回答说:狂病在开始发作和病变的过程中,患者很少睡觉,而又不感觉到饥饿,自以为是很高贵贤良的人,自认为聪明善辩,自以为非常尊贵傲慢,并且时常痴妄地笑,喜欢唱歌,到处乱跑而且日夜无休止。癫病在开始发作和病变的过程中,患者精神不愉快,突然跌倒,不能自如地活动,两个眼睛直视无神。寸关尺三脉俱充实有力,这就是癫病。

六十难说:头和心发生的疼痛,有叫厥痛的,有叫真痛,为什么这样说呢?

回答说:手三阳经脉感受到了风寒的刺激,病邪伏匿于经脉之间,停留不去,就叫厥头痛;如果病邪深入,流连在脑而满脑作痛的,就叫真头痛。如果有因为五脏经气受病邪的侵犯,而逆乱作痛的,叫厥心痛;如果绞痛的厉害,痛处仅停留在心,手脚都发冷的,肢端青紫,就叫真心痛。这种真心痛的病,早晨发作晚上就会死亡,晚上发作次日早上就会死亡。

六十一难说:医经上说,医生通过望诊就能知道患者病情的,称为"神";通过闻诊知道病情的,称为"圣";通过问诊知道病情的,称为"工";通过脉诊知道病情的,称为"巧",为什么这样说呢?

回答说：所说通过望诊知道病情的,就是观察病人的五色(青、赤、黄、白、黑)的变化,从而了解病变的情况。

通过闻诊知道病情的,就是听闻病人发出五音(呼、笑、歌、哭、呻)的变化,从而判断病变的性质。

通过问诊就知道病情的,就是询问病人对于五味(酸、苦、甘、辛、咸)的爱好情况,从而了解疾病的病变部位。

通过脉诊而知道病情的,就是切诊寸口的脉象,觉察脉气的虚实,以了解疾病发生在哪个脏腑。

医经上说,根据显现于外表的症状,而能查知其疾病的叫作"圣";外表症状不明显时,而查知其内部已经病变的称为"神",就是这个意思。"神",通过细微而治病。"圣",通过表面而治病。

卷 二

一、周身经穴赋 《医经小学》

原文

手太阴兮大指侧，少商鱼际兮太渊穴。经渠兮列缺，孔最兮尺泽。侠白共天府为邻，云门与中府相接。

手阳明兮，大肠之经。循商阳兮，二三而行。历合谷阳溪之溪，过偏历温溜之滨。下廉上廉三里而近，曲池肘髎五里之程。臑髎上于巨骨，天鼎纡乎扶突。禾髎唇连，迎香鼻迫。

胃乃足之阳明，厉兑趋乎内庭。过陷谷冲阳之分，见解溪丰隆之神。下巨虚兮条口陈，上巨虚兮三里仍。犊鼻引入于梁丘阴市之下，伏兔上贯于髀关气冲之经。归来兮水道，大巨兮外陵。运天枢兮滑肉，礼太乙兮关门。梁门兮承满，不容兮乳根。乳中之膺窗屋翳，库房之气户缺盆。气舍水突，人迎大迎。地仓兮巨髎续，四白兮承泣分。御颊车于下关，张头维于额垠。

足太阴兮脾中州，隐白出兮大指头。赴大都兮瞻太白，访公孙兮至商丘。越三阴之交而漏谷地机可即，步阴陵之泉而血海、箕门是求。入冲门兮府舍轩豁，解腹结兮大横优游。腹哀食窦兮，接天溪而同派；胸乡周荣兮，缀大包而如钩。

迫夫真心为手少阴，少冲出乎小指，少府直乎神门。阴郄通里兮，灵道非远；少海青灵兮，极泉何深。

手之太阳，小肠之荣。路从少泽步前谷后溪之隆，道遵腕骨观阳谷养老之崇。得支正于小海，逐肩贞以相从。值臑腧兮遇天宗，乘秉风兮曲垣中。肩外俞兮肩中俞，启天窗兮见天容。匪由颧髎，曷造听宫。

足膀胱兮太阳，交背部之二行。穷至阴于通谷之口，寻束骨于京骨之乡。申脉命仆参以前导，昆仑辟金门于踝旁。奋附阳飞扬之志，转承山承筋之行。

至于合阳委中委阳浮郄殷门以歧往，承扶秩边而胞肓。入志室兮肓门胃仓，开意舍兮振彼阳纲。出魂门兮膈关，乃谚嘻乎神堂。膏肓兮在四椎之左右，魄户兮随附分而会阳。下中次上之髎，白环中脊之房。膀胱俞兮小肠，大肠俞兮在旁。三焦肾俞兮胃俞接，脾胆肝膈兮心俞当。厥阴肺俞之募，风门大杼之方。天柱坚兮玉枕络却，通天溪兮见彼承光。自五处曲差而下，造攒竹睛明之场。

足少阴兮肾属，涌泉流于然谷。太溪大钟兮水泉缘，照海复溜兮交信续。从筑宾兮上阴谷，掩横骨兮大赫麓。气穴四满兮中注，肓俞上通兮商曲。守石关兮阴都宁，闭通谷兮幽门肃。步廊神封而灵墟存，神藏彧中而俞府足。

手厥阴心包之络，中冲发中指之奇。自劳宫大陵而往，逐内关间使而驰。叩郄门于曲泽，酌天泉于天池。

手少阳三焦之脉，在小指次指之端。关冲开乎液门中渚阳池外关。支沟会宗三阳络，四渎天井清冷渊，消泺臑会肩髎相连。天窗处天牖之下，翳风让瘛脉居先。颅息定而角孙近耳，丝竹空而和髎倒悬。耳门既辟，夏蚋闻焉。

足少阳兮胆经，穴乃出乎窍阴，沂侠溪兮地五会，过临泣兮丘墟平。悬钟兮阳辅光明，外丘兮阳交阳陵。西出阳关兮，抵中渎风市之境；环跳居髎兮，循维道五枢之宫。考夫带脉，询至京门。日月丽兮辄筋荣，渊液泄兮肩井盈。临风池兮脑空鸣，穷窍阴兮完骨明。举浮白于天冲，接承灵于正营。目窗兮临泣，阳白兮本神。率谷回兮曲鬓出，悬厘降兮悬颅承。颔厌兮嘉客主人，听会兮瞳子髎迎。

厥阴在足，肝经所钟。起大敦于行间，循太冲于中封。蠡沟中都之会，膝关曲泉之宫。袭阴包于五里兮，阴廉乃发；寻羊矢于章门兮，期门可攻。

至若任脉行乎腹与胸，承浆泄兮廉泉通。窥天突于璇玑，捣华盖于紫宫。登玉堂兮膻中集，履中庭兮鸠尾冲。瞻巨阙兮二脘上中，过建里兮下脘攸同。水分兮神阙缥缈，阴交兮气海鸿蒙。石门直兮关元中极，曲骨横兮会阴乃终。

督脉行乎背部中，兑端接兮龈交从。素髎在面兮，水沟疏通；神庭入发兮，上星瞳蒙。囟会现兮前顶，百会俨兮尊崇。后顶辅兮强间逢，脑户闭兮风府空。哑门通于大椎兮，陶道夷坦；身柱缥于神道兮，灵台穹窿。至阳立下、筋缩、脊中；接脊悬枢，命门重重。歌阳关兮舞腰俞，愿长强兮寿无穷。

语译

手太阴肺经从拇指的桡侧开始，有穴位依次为少商、鱼际、太渊、经渠、列缺、孔最、尺泽、侠白、天府、云门与中府。其中侠白和天府相邻，云门与中府相接。（左右共二十二个穴位）

手阳明大肠经，此经循行(起)于商阳，沿二间、三间走向手背。经过合谷、阳溪这些穴位，走于偏历、温溜的边缘。经下廉、上廉、手三里三个相近的穴位，穿过曲池、肘髎和手五里。后经过臂臑、肩髃到达巨骨，天鼎联系于扶突。口禾髎与嘴唇相连，迎香在鼻子旁边。（左右共四十个穴位）

足阳明胃经，起于厉兑走向内庭，过陷谷、冲阳，到达解溪、丰隆。下巨虚与条口依次排列向膝盖延伸，上巨虚后接着足三里。从犊鼻进入大腿外侧，过梁丘、阴市之后从伏兔往上到达髀关进入腹股沟部的气冲。归来穴后接着水道，大巨往上接外陵。经脉走到天枢后接着滑肉门走到太乙后接着关门。梁门后接承满，不容后接乳根。乳中穴往上为膺窗、屋翳，库房往上为气户、缺盆。再往上走为气舍、水突、人迎、大迎。入面部，地仓后接巨髎，四白往上为承泣。大迎沿下颌骨边缘往上走为颊车、下关，头维穴在额角的边缘上。（左右共九十穴）

脾主中州足太阴脾经，起自足大趾头的隐白穴。走向大都过太白，走过公孙到商丘。走到三阴交就可到漏谷、地机，至阴陵泉入血海、箕门。进入冲门后到达府舍，路径开阔，到达大横，悠然自得。腹哀、食窦后接着天溪如同水的同一支流，胸乡和周荣连系大包折向腋下，走行如同钩子一样。（左右共四十二个穴位）

手少阴心经，出自小指桡侧的少冲，入手掌的少府穴直走至手腕的神门穴。经过相近的阴郄、通里、灵道，过少海、青灵后入极泉。（左右共十八个穴位）

手太阳小肠经，起于小指桡侧少泽，到前谷、后溪隆起的地方，沿着腕骨阳谷来到养老。再往上走为支正小海，后达到肩部的肩贞穴。再往上走为臑腧后接天宗，顺着秉风穴往里走找到曲垣。肩外俞接肩中俞，找到天窗就能找到天容。此经上还有颧髎和听宫。（左右共三十八个穴位）

足太阳膀胱经，在背部呈平行的两行走行。起自至阴，沿着足部内侧往上走有足通谷、束骨、京骨。申脉有仆参往前引导，昆仑与金门位于脚踝旁。从昆仑出发往上依次为跗阳、飞扬二穴，转入小腿中部为承山、承筋。再往上走为合阳、委中、委阳、浮郄，殷门处有分支走出，承扶、秩边接胞肓。入志室连肓门、胃仓，后接意舍连阳纲。出了魂门后是膈关，入谚譆后出神堂。膏肓在第四胸椎左右各一，魄户后接附分连接会阳。下髎、中髎、次髎、上髎位于骨缝，白环俞和中膂俞位于旁边。膀胱俞后为小肠俞、大肠俞。三焦俞、肾俞，与胃俞相接，脾俞、胆俞、肝俞、膈俞与心俞相接。之后依次为厥阴俞、肺俞、风门、大杼。天柱穴后接玉枕、络却、通天、承光。从五处、曲差往下，到达攒竹、睛明。（左右共一百三十四个穴位）

足少阴肾经，起于足底涌泉穴走向然谷。太溪、大钟后接水泉，照海、复溜过交信。从筑宾上阴谷，覆盖横骨走上大赫。气穴、四满、中注穴，肓俞上通接商曲。守住石关则阴都安宁，封闭通谷则幽门穴肃静。步廊、神封、灵墟神藏、或中和俞府在此经上。（左右共五十四个穴位）

手厥阴心包经，起自中指的中冲穴，经过大陵、劳宫，冲向内关、间使。到达郄门往曲泽，后接天泉天池穴。（左右共十八个穴位）

手少阳三焦经，起自小指、次指之间。关冲后为液门、中渚、阳池、外关。支沟、会宗、三阳络，四渎、天井、清冷渊，消泺、臑会、肩髎相连。天髎处于天牖之下，翳风跟在瘈脉后面。颅息定下后，角孙靠近耳朵，丝竹空和耳和髎倒悬。耳门开辟能听见蚊虫的叫声。（左右共四十六个穴位）

足少阳胆经，穴出自足窍阴，靠近侠溪后过地五会，过临泣后接丘墟，抵达中渎、风市；环跳、居髎，循着维道、五枢穴。经过带脉后到达京门。日月后接辄筋，泻渊液穴后肩井穴便充盈。临风池后接脑空，过头窍阴后是完骨。过浮白后是天冲，接着的是承灵和正营。目窗后接临泣，阳白后接本神。率谷迂回至曲鬓，悬厘下降后接着悬颅。颔厌后接客主人，听会后接瞳子髎。（左右共八十八个穴位）

足厥阴肝经，起于大敦行至行间，循着太冲至中封。蠡沟、中都相接，膝关、曲泉相连。沿着阴包到足五里，可发现阴廉；找到羊矢（急脉穴）走到章门，便可攻下期门。（左右共二十八个穴位）

至于任脉，它行走在腹部与胸部，承浆与廉泉相通。天突、华盖、紫宫依次走来。登上玉堂到膻中，过中庭到鸠尾。仰望巨阙，上脘和中脘在上中部，过建里后下脘也是如此。水分后的神阙隐隐约约，若有若无的样子，阴交后接混沌状态的气海。石门直通关元、中极，曲骨横走到会阴为止。（左右共二十四个穴位）

督脉行于背的中部，起于兑端接着龈交。素髎在面，水沟与之相通；神庭入发部，上星，囟会出现前顶，百会居于头部正中，是尊严崇高的地位。后顶接着强间，脑户接风府。哑门与大椎相通，陶道为安全穴；身柱后接神道，灵台位于相当于背部隆起的地方。至阳的下面有筋缩、脊中；接着为悬枢，命门是很重要的穴位。阳关后接腰俞、长强。（总共二十八个穴位）

二、百症赋 《聚英》

原文

百症俞穴，再三用心。

囟会连于玉枕，头风[1]疗以金针。悬颅颔厌之中，偏头痛止；强间丰隆之际,头痛难禁[2]。

原夫面肿虚浮,须仗水沟前顶;耳聋气闭,全凭听会翳风。面上虫行有验[3],迎香可取;耳中蝉噪有声,听会堪[4]攻。

目眩兮,支正飞扬;目黄兮,阳纲胆俞。攀睛攻少泽肝俞之所,泪出刺临泣头维之处。目中漠漠[5],即寻攒竹三间;目觉𥇍𥇍[6],急取养老天柱。观其雀目[7]肝气,睛明行间而细推;审他项强伤寒,温溜期门而主之。廉泉中冲,舌下肿疼堪取;天府合谷,鼻中衄血宜追。耳门丝竹空,任牙疼于顷刻;颊车地仓穴,正口歪于片时。

喉痛兮,液门鱼际去疗,转筋兮,金门丘墟来医。阳谷侠溪,颔肿口噤并治;少商曲泽,血虚口渴同施。通天去鼻内无闻之苦,复溜祛舌干口燥之悲。哑门关冲,舌缓不语而要紧;天鼎间使,失音嗫嚅而休迟[8]。太冲泻唇歪[9]以速愈,承浆泻牙疼而即移。项强多恶风,束骨相连于天柱;热病汗不出,大都更接于经渠。

且如两臂顽麻[10],少海就傍于三里;半身不遂,阳陵远达于曲池。建里内关,扫尽胸中之苦闷;听宫脾俞,祛残[11]心下之悲凄。

久知胁肋疼痛,气户华盖有灵;腹内肠鸣,下脘陷谷能平。胸胁支满何疗,章门不容细寻。膈疼饮蓄难禁,膻中巨阙便针。胸满更加噎塞,中府意舍所行[12];胸膈停留瘀血,肾俞巨髎宜征[13]。胸满项强,神藏璇玑已试;背连腰痛,白环委中曾经。脊强兮水道筋缩,目眴兮颧髎大迎。瘛病非颅息而不愈,脐风须然谷而易醒。委阳天池,腋肿针而速散;后溪环跳,腿疼刺而即轻。梦魇不宁,厉兑相谐于隐白;发狂奔走,上脘同起于神门。惊悸怔忡,取阳交解溪勿误;反张悲哭,仗天冲大横须精。癫疾必身柱本神之令,发热仗少冲曲池之津。岁热时行,陶道复求肺俞理;风痫常发,神道须还心俞宁。湿寒湿热下髎定,厥寒厥热涌泉清。寒栗恶寒,二间疏通阴郄暗;烦心呕吐,幽门开彻玉堂明。行间涌泉,主消渴之肾竭;阴陵水分,去水肿之脐盈。痨瘵传尸,趋魄户膏肓之路;中邪霍乱,寻阴谷三里之程,治疸消黄,谐后溪劳宫而看;倦言嗜卧,往通里大钟而明。咳嗽连声,肺俞须迎天突穴;小便赤涩,兑端独泻太阳经。刺长强于承山,善主肠风新下血;针三阴于气海,专司白浊久遗精。且如肓俞横骨,泻五淋之久积;阴郄后溪,治盗汗之多出。脾虚谷以不消,脾俞膀胱俞觅[14];胃冷食而难化,魂门胃俞堪责。鼻痔必取龈交,瘿气须求浮白。大敦照海,患寒疝而善蠲[15];五里臂臑,生疬疮而能治。至阴屏翳[16],疗痒疾之疼多;肩髃阳溪,消瘾风之热极。抑又论妇人经事改常[17],自有地机血海;女子少气漏血,不无交信合阳。带下产崩,冲门气冲宜审[18];月潮违限,天枢水泉细详。肩井乳痈而极效;商丘痔瘤而最良。脱肛趋百会尾翳[19]之所;无子搜阴交石关之乡。中脘主乎积痢;外丘收乎大肠。寒疟兮,商阳太溪验;痃癖[20]兮,冲门血海强。

　　夫医乃人之司命,非志士而莫为;针乃理之渊微,须至人之指教。先究其病源,后攻其穴道,随手见功,应针取效。方知玄里之玄,始达妙中之妙。此篇不尽,略举其要。

注释

　　[1]头风:指外感或内伤引起的以头痛为主症的疾病。

　　[2]难禁:难,同"乃",可以;难禁,可以治疗之意。

　　[3]面上虫行有验:指面部皮肤有虫爬感,多为血燥生风所致。

　　[4]堪:可以。

　　[5]漠漠:密布的样子,形容视物眼花缭乱。多为外感风热或内生郁热所致。

　　[6]侔侔:即"眊眊",指视物不清。

　　[7]雀目:指夜间视物不清。多由肝血不能上荣于目所致。

　　[8]失音嗫嚅而休迟:指嗓子失音,语言謇涩;嗫嚅,想说又说不出话的样子。

　　[9]唇歪:口唇歪斜。

　　[10]顽麻:指手臂僵硬、迟钝、麻木,运动僵硬或感觉迟钝。

　　[11]祛残:祛,去除;残,摧残;祛残,即除去,治愈之意。

　　[12]行:行经之处,引申为可以治疗之意。

　　[13]征:征用,即用来针刺。

　　[14]竟:即"觅",寻觅。

　　[15]蠲:去除,在此即治愈之意。

　　[16]屏翳:应为"屋翳穴"。

　　[17]改常:改变常规,即与正常的规律不符,出现异常状况如痛经、闭经、经期或迟或早。

　　[18]审:反复思考、推究,即反复钻研穴位的功效和运用方法。

　　[19]尾翳:即鸠尾穴。

　　[20]痃癖:痃,在脐两旁,有条筋块隆起,或痛或不痛;癖,指潜匿于两胁之间的积块,平时摸不到,痛时才显现。

语译

　　疾病的种类千变万化,运用腧穴治疗疾病的时候,要多次认真地研究每个腧穴的功效,以及穴位的配伍,才能有效地治疗疾病。

　　取用囟会和玉枕穴,可以治疗迁延日久、反复发作的慢性头疼。取足少阳胆经的悬颅、颔厌,可治疗偏头痛;由于痰火上扰而起的痰厥头痛,取用丰隆、强间二穴,可有止痛之效。

颜面及眼睑浮肿,应选用水沟(即人中)、前顶以利水、行湿、消肿;两耳失聪,或耳内闭塞、重听,应针刺听会、翳风二穴。血分有热导致皮肤有虫爬行样痒感,取迎香穴以凉血止痒;耳鸣如蝉声作响,应取用足少阳胆经的听会穴。

血热上攻所致的目眩头晕,可针刺支正、飞扬二穴以引火下行;黄疸初起见到目黄症,应取阳纲、胆俞二穴疏通胆道,清热化湿而祛黄。胬肉攀睛,应取少泽及肝俞以和肝、清热、调血、明目;迎风流泪及泪液自溢,取用头临泣及头维二穴,可疏风清热,祛寒止泪。视物不明,看东西有如烟尘密布,模糊不清,应针刺攒竹、三间以消除外翳;两目昏暗,视物不清,应取养老、天柱二穴,能益睛明。夜晚视物不清,取睛明、行间二穴,并根据病因,正确地施行补泻手法;外感寒邪侵袭肌表导致项背强痛,可针刺温溜、期门穴。心经火盛血壅而致舌下肿疼,刺廉泉和中冲穴,可泻热消肿;鼻出血,应取天府、合谷二穴表里配合,可获得泻热止血的效果。耳门与丝竹空相配,能清除局部的郁火,使牙疼立刻止住;颊车与地仓,可以治疗口舌歪斜之症。

咽喉红肿疼痛,应取液门、鱼际治疗;腓肠肌强直性痉挛,取金门、丘墟二穴医治。

阳谷、侠溪二穴可以治疗下颌部肿胀,以致不能张口,说话困难之症;血虚生热,化燥灼阴而致口渴等症,取少商、曲泽二穴,可清热养津而解口渴。

各种原因导致的嗅觉减退,不闻香臭的症状,针刺通天穴,能迅速地宣通鼻窍,恢复嗅觉;由肾阴亏虚而出现的舌干口燥的疾病,取用复溜穴能滋阴降火,生津止渴。

舌头不能运动,语言难出,取用关冲与哑门二穴,可标本兼顾而病能渐愈;突然不能发声,言语困难,取天鼎、间使可以治疗。

中风口眼歪斜,针刺太冲穴可息风降逆;承浆是止牙疼的要穴。

头项强痛、怕风的病证,应取束骨、天柱以通阳疏卫;热病但无汗,应取大都、经渠二穴上下相配治疗。

两臂顽钝麻木,不能动弹,或不知痛痒,取手三里和少海穴阴阳相配可治疗。阳陵泉与曲池二穴上下相配,可以治疗半身不遂。

胸膈间气塞满闷,取建里和内关穴,可健运、和中、调气、攻积;心气虚导致的多愁善悲,针刺听宫与脾俞二穴,可有养血宁心安神之效。

胁肋疼痛,用气户、华盖二穴十分灵验;脾胃失调,腹内肠鸣等症,下脘与陷谷相配可以治疗。

胸胁满闷,肋间撑支不舒,取章门与不容二穴相配可疏肝止痛;胸膈有水停滞而发作疼痛的症状,可针刺膻中、巨阙穴,能有效缓解疼痛。

脾虚气逆而导致胸膈胀满,饮食不能顺利通下的症状,可取中府、意舍二穴治疗;瘀血阻滞上焦,胸满烦躁,漱水不欲咽等,用肾俞与巨髎相配可化瘀利气止血。

胸胁满闷、颈项强直,取神藏、璇玑二穴相配,症状可以缓解;后背连腰痛,可取白环俞、委中配合起来治疗,是最为适宜的。

脊柱强直,针刺水道、筋缩,可以恢复正常的活动;眼跳取颧髎、大迎,是常用的有效穴。

顖息是治痉病的要穴;脐风取用然谷穴可散风、调气、清热、开窍。

出现腋窝部肿胀的病变,取用委阳、天池,上下呼应,能消肿止痛;后溪和环跳穴是治疗腿疼的特效穴。

噩梦不止,夜卧不安,取厉兑和隐白相配可清火消痰,安神宁志;狂躁暴戾,躁扰不安,应选上脘和神门穴以清热宁心。

惊恐不安与心跳的现象,阳交、解溪二穴能够治疗;反张悲哭这种类似惊风的儿科疾患,取天冲、大横,但必须精细地辨证论治,慎重操作。

发作时神志昏迷,肌肉抽搐的癫痫病,取身柱、本神二穴可平肝息风、清热化痰而止痛;对于各种发热的症状,少冲、曲池二穴都有清热作用。

治疗流行性的温热病,应取陶道、肺俞二穴;风痫病频繁发作,神道、心俞相配可清心泻热而开窍。

湿病兼寒或兼热,选取下髎穴即可治愈;阴阳失调,气向上逆的热厥或寒厥,取用涌泉可拯肾气之衰微。

恶寒寒战,取二间及阴郄二穴相配治疗;心烦呕吐,幽门与玉堂二穴尤有良效。

消渴病肾阴亏耗的,应取涌泉与行间二穴相配,可清热养津;阴陵泉、水分二穴,对水湿内停造成的腹部皮肤紧张、脐窝消失甚至突出的现象,确有特殊功效。

能普遍传染的肺结核病,取魄户、膏肓可恢复强壮;突然发生腹部绞痛,上吐下泻的霍乱病,阴谷、足三里二穴可以缓解症状。

治疗黄疸病,应取后溪、劳宫二穴;少气懒言,倦怠嗜卧,取通里与大钟相配,症状可逐渐消除。

咳嗽不断,应取肺俞及天突穴,前后配穴,可养肺调气止咳;小便量少,色黄赤,取用兑端及手太阳经的小海穴,自可清热利尿。

长强与承山相配,是主治肠风下血及一切肛门疾患的特效穴;遗精、白浊日久,可取三阴交及气海,从而获得渗湿固精的功效。

各种淋证日久不愈,取肓俞与横骨穴相配合,能够清热开郁,利水止痛;阴郄、后溪二穴,可用于治疗阴分火盛,热象较甚的盗汗病证。

因脾失健运所引起的饮食减少,食后不易消化等现象,脾俞和膀胱俞有特殊功效;胃阳不足,不能腐熟水谷,饮食难以消化,应取魂门、胃俞二穴以宽胸和胃,增强运化。

鼻生息肉,取龈交穴可清热泻火;瘿瘤病(即甲状腺肿)应取浮白穴以清热、消炎、凉血。

大敦与照海二穴相配,可治疗以少腹疼痛为特征的疝气病;手五里和臂臑可有效治疗疬疮。

不论属虚属实的痒和疼痛,用至阴、屋翳二穴治疗;荨麻疹是由内在的热极生风而致,应取肩髃、阳溪穴治疗。

妇女月经不正常,如痛经、闭经、经期或迟或早,取用足太阴脾经的地机、血海二穴可有效;女子气虚不能摄血,冲任不固,以致形成漏经的症状,应取交信、合阳以固血止崩。

带下或产后血崩,冲门和气冲穴是主治妇科疾患的要穴;月经周期不正常,取天枢、水泉二穴,不论月经先期或后期,皆可适用。

肩井穴可清热、散结、消肿、止痛,是治疗乳痈的特效穴;商丘穴治疗痔瘤是首选穴。脱肛取百会、鸠尾二穴可升提其气,使脱肛上缩;妇女不能受孕,取阴交、石关二穴,是一种循经取穴的治本疗法。

积久不愈,反复发作的慢性痢疾,取中脘穴可扶脾健胃,增强运化;治疗脱肛,可取外丘穴。

寒疟取商阳、太溪二穴,可以宣阳、滋阴并行;脐腹编侧或胁助部时有筋脉攻撑急痛时取用足太阴脾经的冲门、血海,可调和气血,标本兼治。

医生主宰着病人的生命,不是有志于此的人不要轻率当医生;针灸治病包含着许多深奥的理论知识,在学习过程中,一定要接受专家的指导,才能不致茫无头绪。治病的时候,一定要先查明病源,再辨证选穴,同时锻炼指力,适当地运用补泻手法,结合临床经验,这样在针刺时才能取得奇效。如能掌握了针灸处方的规律和配穴、取穴的纲要,在这些规律与纲要中,再进一步去体验针灸治病的原理,深入钻研,达到融会贯通,也就可不断产生奇妙的疗效。

本赋没有把全部内容列举出来,只是粗略地列举了其中一部分重要的内容,即便如此也可以让医者作为治疗的准则,来灵活运用了。

三、标幽赋 （杨氏注解）

原文

拯救之法，妙用者针。

杨注

却[1]病之功，莫捷于针灸。故《素问》诸书，为之首载，缓、和、扁、华[2]，俱以此称神医。盖一针中穴，病者应手而起，诚医家之所先也。近世此科几于绝传，良为可叹！经云："拘于鬼神者，不可与言至德；恶于砭石者，不可与言至巧。"此之谓也。又语云：一针二灸三服药。则针灸为妙用可知。业医者，奈之何不亟讲乎？

注释

[1] 却：原为"劫"，据《针灸大成》文意改。

[2] 缓、和、扁、华：指医缓、医和、扁鹊、华佗四名古代医家。

原文

察岁时[3]于天道[4]，定形气于余心。

杨注

夫人身十二经，三百六十节，以应一岁十二月，三百六十日。岁时者，春暖夏热秋凉冬寒，此四时之正气。苟或春应暖而反寒，夏应热而反凉，秋应凉而反热，冬应寒而反暖，是故冬伤于寒，春必病温；春伤于风，夏必飧泄；夏伤于暑，秋必痎疟；秋伤于湿，上逆而咳。岐伯曰："凡刺之法，必候日月星辰四时八正之气，气定乃刺焉。是故天温日明[5]，则人血淖液而卫气浮，故血易泻，气易行；天寒日阴，则人血凝泣而卫气沉。月始生，则气血始清[6]，卫气始行；月廓满，则气血实，肌肉坚；月廓空，则肌肉减，经络虚，卫气去，形独居。是以因天时而调血气也。天寒无刺，天温无灸，月生无泻，月满无补，月廓空无治，是谓得天时而调之。若月生而泻，是谓脏虚；月满而补，血气洋溢；络有留血，名曰重实。月廓空而治，是谓乱经。阴阳相错，真邪不别，沉以留止，外虚内乱，淫邪乃起。"又曰："天有五运，金水木火土也；地有六气，风寒暑湿燥热也。"

经云："凡用针者，必先度其形之肥瘦，以调其气之虚实，实则泻之，虚则补之，必先定其血脉，而后调之。形盛脉细，少气不足以息者危[7]。形瘦脉大，胸中多气者死[8]。形气相得者生，不调者病，相失者死。"是故色脉不顺而莫针。

戒之戒之!

注释

〔3〕岁时:一年之四时,即春夏秋冬。

〔4〕天道:此指自然界规律、法则。

〔5〕明:原为"阳",据《素问·八正神明论》改。

〔6〕清:《素问·八正神明论》作"精"。

〔7〕形盛脉细,少气不足以息者危:外貌尚盛,但脉搏很细,呼吸短促,气息不平,属危症。

〔8〕形瘦脉大,胸中多气者死:形体消瘦,而脉象很大,兼见胸中气逆胀满,影响呼吸,多属死症。

原文

春夏瘦而刺浅,秋冬肥而刺深。

杨注

《内经·刺要论》指出:"病有沉浮,刺有浅深,各至其理,无过其道,过之则内伤,不及则外壅,壅则贼邪从之,浅深不得,反为大贼。内伤五脏,后生大病。"故曰:"春病在毫毛腠理,夏病在皮肤[9]。故春夏之人,阳气轻浮,肌肉瘦薄,血气未盛宜刺之浅;秋病在肉脉,冬病在筋骨[10],秋冬则阳气收藏,肌肉肥厚,血气充满,刺之宜深。"又云:"春刺十二井,夏刺十二荥,季夏刺十二俞,秋刺十二经,冬刺十二合。"以配木火土金水,理见子午流注。

注释

〔9〕春病在毫毛腠理,夏病在皮肤:《素问·脉要精微论》曰:"……春日浮,如鱼之游在波;夏日在皮肤,泛泛乎万物有余;秋日下肤,蛰虫将去;冬日在骨,蛰虫周密。"脉得春气,虽浮动而未全出,故如鱼之游在波也,此时贼邪易犯毫毛腠理。脉得夏气,则洪盛于外,故泛泛乎如万物之有余也,此时贼邪易犯皮肤。

〔10〕秋病在肉脉,冬病在筋骨:"秋日下肤,蛰虫将去;冬日在骨,蛰虫周密"。脉得秋气,则洪盛渐敛,故如欲蛰之虫将去也,此时贼邪易犯肉脉。脉得冬气,沉伏在骨,故如蛰虫之周密,此时贼邪易犯筋骨。

原文

不穷经络阴阳,多逢刺禁。

杨注

经有十二,手太阴肺、少阴心、厥阴心包络、太阳小肠、少阳三焦、阳明大肠、足太阴脾、少阴肾、厥阴肝、太阳膀胱、少阳胆、阳明胃也。络有十五,肺络列缺,心络通里,心包络内关,小肠络支正,三焦络外关,大肠络偏历,脾络公孙,肾络大钟,肝络蠡沟,膀胱络飞扬,胆络光明,胃络丰隆,阴跷络照海,阳跷络申脉,脾之大络大包,督脉络长强,任脉络尾翳[11]也。阴阳者,天之阴阳,平旦至日中,天之阳,阳中之阳也。日中至黄昏,天之阳,阳中之阴也。合夜[12]至鸡鸣,天之阴,阴中之阴也。鸡鸣至平旦,天之阴,阴中之阳也。故人亦应之。至于人身,外为阳,内为阴,背为阳,腹为阴,手足皆以赤白肉分之。五脏为阴,六腑为阳[13],春夏之病在阳,秋冬之病在阴。背固为阳,阳中之阳,心也;阳中之阴,肺也。腹固为阴,阴中之阴,肾也;阴中之阳,肝也;阴中之至阴,脾也。此皆阴阳表里,内外雌雄,相输应也,是以应天之阴阳。学者苟不明此经络,阴阳升降,左右不同之理,如病在阳明,反攻厥阴,病在太阳,反攻太阴,遂致贼邪未除,本气受蔽,则有劳无功,反犯禁刺。

注释

[11] 尾翳:即鸠尾穴。

[12] 合夜:黄昏后日光已尽之一刹那。

[13] 五脏为阴,六腑为阳:以五脏六腑之功能分阴阳,五脏主藏精故属阴;六腑主消化,传送糟粕、排泄等是为阳。

原文

既论脏腑虚实,须向经寻。

杨注

欲知脏腑之虚实,必先诊其脉之盛衰,既知脉之盛衰,又必辨其经脉之上下。脏者,心肝脾肺肾也。腑者,胆胃大小肠三焦膀胱也。如脉之衰弱者,其气多虚,为痒为麻也。脉之盛大者,其血多实,为肿为痛也。然脏腑居位乎内,而经络播行乎外,虚则补其母也,实则泻其子也。若心病,虚则补肝木也,实则泻脾土也。至于本经之中,而亦有子母焉。假如心之虚者,取本经少冲以补之,少冲者井木也,木能生火也;实取神门以泻之,神门者俞土也,火能生土也。诸经莫不皆然,要之不离乎五行相生之理,当细思之!

原文

原夫起自中焦,水初下漏[14],太阴为始,至厥阴而方终;穴出云门,抵期门而最后。

杨注

此言人之气脉,行于十二经为一周,除任、督之外,计三百九十三穴。一日一夜有百刻,分于十二时,每一时有八刻二分,每一刻计六十分,一时共计五百分。每日寅时,手太阴肺经生自中焦中府穴,出于云门起,至少商穴止;卯时手阳明大肠经,自商阳起至迎香止;辰时足阳明胃经,自头维至厉兑;巳时足太阴脾经,自隐白至大包;午时手少阴心经,自极泉至少冲;未时手太阳小肠经,自少泽至听宫;申时足太阳膀胱经,自睛明至至阴;酉时足少阴肾经,自涌泉至俞府;戌时手厥阴心包络经,自天池至中冲;亥时手少阳三焦经,自关冲至耳门;子时足少阳胆经,自瞳子髎至窍阴;丑时足厥阴肝经,自大敦至期门而终。周而复始,与滴漏无差也。

注释

[14] 水初下漏:漏,古代的一种计时方法,古代以铜壶滴漏来计时。水初下漏是以水之开始下漏,喻人之气血开始流注。这也从侧面说明了气血是按一定的时间流注各经的。

原文

正经[15]十二,别络走三百余支;正侧仰伏,气血有六百余候。

杨注

十二经者,即手足三阴三阳之正经也。别络者,除十五络[16],又有横络孙络[17],不知其纪,散走于三百余支脉也。

此言经络,或正或侧,或仰或伏,而气血循行孔穴,一周于身,荣行脉中三百余候,卫[18]行脉外三百余候。

手足三阳,手走头而头走足;手足三阴,足走腹而胸走手。

此言经络,阴升阳降,气血出入之机,男女无以异。

注释

[15] 正经:经络中以十二经脉为全部经络的主体,所以后人称其为十二正经。

[16] 十五络:指十二正经之络脉加上任督之络脉和脾之大络。

[17] 孙络:络脉之细小分支。

[18] 卫:即卫气。卫,捍卫;卫气,具有防御功能,守护作用。卫,相对于营来说,属气属阳。

原文

要识迎随,须明逆顺。

杨注

迎随[19]者,要知荣卫之流注,经脉之往来也。明其阴阳之经,逆顺而取之。迎者以针头朝其源而逆之,随者以针头从其流而顺之。是故逆之者为泻为迎,顺之者为补为随。若能知迎知随,令气必和,和气之方,必在阴阳,升降上下,源流往来,逆顺之道明矣。

注释

[19] 迎随:迎,指针尖逆着经脉循行方向;随,指针尖顺着经脉循行方向。迎为泻,随为补。

原文

况夫阴阳,气血多少为最。厥阴太阳,少气多血;太阴少阴,少血多气;而又气多血少者,少阳之分;气盛血多者,阳明之位。

杨注

此言三阴三阳,气血多少之不同,取之必记为最要也。

原文

先详多少之宜,次察应至之气。

杨注

凡用针者,先明上文气血之多少,次观针气之来应。

原文

轻滑慢而未来,沉涩紧而已至。

杨注

轻浮滑虚慢迟,入针之后值此三者,乃真气之未到;沉重涩滞紧实,入针之后值此三者,是正气之已来。

原文

既至也,量寒热而留疾;未至也,据虚实而候气。

杨注

留,住也;疾,速也。此言正气既至,必审寒热而施之。故《内经》云:"刺热须至寒者,必留针,阴气隆至,乃呼之,去徐,其穴不闭;刺寒须至热者,阳气隆至,针气必热,乃吸之,去疾,其穴急扪之。"

气之未至,或进或退,或按或提,导之引之,候气至穴而方行补泻。经曰:"虚则推内进搓,以补其气;实则循扪弹努,以引其气。"

原文

气之至也,如鱼吞钩饵之沉浮;气未至也,如闲处幽堂之深邃[20]。

杨注

气既至,则针有涩紧,似鱼吞钩,或沉或浮而动;其气不来,针自轻滑,如闲居静室之中,寂然无所闻也。

注释

[20] 深邃:作深远之意讲。

原文

气速至而速效,气迟至而不治。

杨注

言下针若得气来速,则病易痊,而效亦速也。气若来迟,则病难愈,而有不治之忧。故赋云:"气速效速,气迟效迟,候之不至,必死无疑矣。"

原文

观夫九针[21]之法,毫针最微,七星[22]上应,众穴主持。

杨注

言九针之妙,毫针最精,上应七星,又为三百六十穴之针。

注释

[21] 九针:指古代九种针形,即镵针、圆针、锓针、锋针、铍针、圆利针、毫针、长针、大针九种针具。

[22] 七星:其长 5～6 寸,末端有一状如莲蓬之针体,上装小针七枚,用此针叩打皮肤,痛感极微,安全有效,用于针刺妇女、小儿。

原文

本形金也,有蠲邪扶正之道;短长水也,有决凝开滞之机。

杨注

本形,言针也。针本出于金,古人以砭石,今人以铁代之。蠲,除也。邪气盛,针能除之。扶,辅也。正气衰,针能辅之。

此言针有长短,犹水之长短,人之气血凝滞而不通,犹水之凝滞而不通也。水之不通,决之使流于湖海,气血不通,针之使周于经脉,故言针应水也。

原文

定刺象木,或斜或正;口藏比火,进阳补赢[23]。

杨注

此言木有斜正,而用针亦有或斜或正之不同。刺阳经者,必斜卧其针,无伤其卫;刺阴分者,必正立其针,毋伤其荣,故言针应木也。

口藏,以针含于口也。气之温,如火之温也。赢,瘦也。凡下针之时,必口内温针暖,使荣卫相接,进己之阳气,补彼之瘦弱,故言针应火也。

注释

[23] 赢:瘦弱。

原文

循机扪而可塞,以象土,实应五行而可知。

杨注

循者,用手上下循之,使气血往来也。机扪者,针毕以手扪闭其穴,如用土填塞之义,故言针应土也。

五行者,金水木火土也。此结上文,针能应五行之理也。

原文

然是三寸六分,包含妙理;虽细桢[24]于毫发,同贯多歧。

杨注

言针虽但长三寸六分,能巧运神机之妙,中含水火,回倒阴阳,其理最玄妙也。桢,针之干也。歧,气血往来之路也。言针之干,虽如毫发之微小,能贯通诸经血气之道路也。

注释

[24] 桢:古时候筑墙所用之立木叫桢,此指针之细直而言。

原文

可平五脏之寒热,能调六腑之虚实。

杨注

平,治也。调,理也。言针能调治脏腑之疾,有寒则温之,热则清之,虚则补之,实则泻之。

原文

拘挛闭塞,遣八邪而去矣;寒热痹痛,开四关而已之。

杨注

拘挛者,筋脉之拘束。闭塞者,气血之不通。八邪者,所以候八风[25]之虚邪,言疾有挛闭,必驱散八风之邪也。寒者,身作颤而发寒也。热者,身作潮而发热也。四关者,五脏有六腑,六腑有十二原,出于四关,太冲合谷是也。故太乙移宫之日,主八风之邪,令人寒热疼痛,若能开四关者,两手两足,刺之而已。立春一日起艮,名曰天留宫,风从东北来为顺令;春分一日起震,名曰仓门宫,风从正东来为顺令;立夏一日起巽,名曰阴洛宫,风从东南来为顺令,夏至一日起离,名曰上天宫,风从正南来为顺令;立秋一日起坤,名曰玄委宫,风从西南来为顺令;秋分一日起兑,名曰仓果宫,风从正西来为顺令;立冬一日起乾,名曰新洛宫,风从西北来为顺令;冬至一日起坎,名曰叶蛰宫,风从正北来为顺令。其风着人爽神气,去沉疴。背逆谓之恶风毒气,吹形骸即病,名曰时气留伏。流入肌骨脏腑,虽不即患,后因风寒暑湿之重感,内缘饥饱劳欲之染着,发患曰内外两感之痼疾,非刺针以调经络,汤液引其荣卫,不能已也。中宫名曰招摇宫,共九宫[26]焉。此八风之邪,得其正令,则人无疾,逆之,则有病也。

注释

[25] 八风:指四面八方来的风,即东北、正东、东南、正南、西南、正西、西北、正北八方来的风。

[26] 九宫:出自《素问·六元正纪大论》:即天留、仓门、阴洛、上天、玄委、仓果、新洛、叶蛰、招摇共九宫。

原文

凡刺者,使本神朝[27]而后入;既刺也,使本神定而气随。神不朝而勿刺,神已定而可施。

杨注

凡用针者,必使患者精神已朝,而后方可入针,既针之,必使患者精神才定,而后施针行气。若气不朝,其针为轻滑,不知疼痛,如插豆腐者,莫与进之,必使之候[28]。如神气既至,针自紧涩,可与依法察虚实而施之。

注释

〔27〕朝:有生气的样子。

〔28〕候:等待之意。

原文

定脚处,取气血为主意;下手处,认水木[29]是根基。

杨注

言欲下针之时,必取阴阳气血多少为主,详见上文。

下手,亦言用针也。水者母也,木者子也,是水能生木也。是故济母裨其不足,夺子平其有余,此言用针,必先认子母相生之义。举水木而不及土金火者,省文也。

注释

〔29〕水木:按《类经附翼》作"水火"。

原文

天地人三才也,涌泉同璇玑百会;上中下三部也,大包与天枢地机。

杨注

百会一穴在头,以应乎天;璇玑一穴在胸,以应乎人;涌泉一穴在足心,以应乎地,是谓三才也。

大包二穴在乳后,为上部;天枢二穴在脐旁,为中部;地机二穴在足腨[30],为下部,是谓三部也。

注释

〔30〕腨:原作"腑",胫也,腓肠肌隆起处。

原文

阳跷阳维并督带,主肩背腰腿在表之病;阴跷阴维任冲脉,去心腹胁肋在里之疑[31]。

杨注

阳跷脉,起于足跟中,循外踝,上入风池,通足太阳膀胱经,申脉是也(腿)。阳维脉者,维持诸阳之会,通手少阳三焦经,外关是也(肩)。督脉者,起于下极之腧,并于脊里,上行风府过脑循额,至鼻入龈交,通手太阳小肠经,后溪是也(背)。带脉起于季胁,回身一周,如系带然,通足少阳胆经,临泣是也(腰)。言此奇经四脉属阳,主治肩背腰腿在表之病。

阴跷脉,亦起于足跟中,循内踝,上行至咽喉,交贯冲脉,通足少阴肾经,照海是也。阴维脉者,维持诸阴之交,通手厥阴心包络经,内关是也。任脉起于中极之下,循腹上至咽喉,通手太阴肺经,列缺是也。冲脉起于气冲,并足少阴之经,挟脐上行至胸中而散,通足太阴脾经,公孙是也。言此奇经四脉属阴,能治心腹胁肋在里之疑[31]。

注释

[31] 疑:疾也,疾病之意。

原文

二陵二跷二交,似续而交五大;两间两商两井,相依而别两支。

杨注

二陵者,阴陵泉、阳陵泉也。二跷者,阴跷、阳跷也;二交者,阴交、阳交也。续,接续也。五大者,五体也。言此六穴,递相交接于两手两足并头也。

两间者,二间、三间也。两商者,少商、商阳也。两井者,天井、肩井也。言六穴相依而分别于手之两支也。

原文

大抵取穴之法,必有分寸,先审自意,次观肉分;或伸屈而得之,或平直而安定。

杨注

此言取量穴法,必以男左女右,中指与大指相屈如环,取内侧纹两角为一寸,各随长短大小取之,此乃同身之寸[32]。先审病者是何病?属何经?用何穴?审于我意;次察病者,瘦肥长短,大小肉分,骨节发际之间,量度以取之。

伸屈者,如取环跳之穴,必须伸下足,屈上足,以取之,乃得其穴。平直者,或平卧而取之,或正坐而取之,或正立而取之,自然安定,如承浆在唇下宛宛中^[33]之类也。

注释

[32] 同身之寸：即中指同身寸，以病人的中指指尖和拇指指尖连接起来成一个环状，从中指第一节与第二节侧面两端横纹头的距离折作 1 寸名叫同身寸。这种方法一般适用于四肢部取穴和背部衡量尺寸的标准。

[33] 宛宛中：因承浆穴位在颏唇沟之中央凹陷处，故言承浆在唇下宛宛中。

原文

在阳部筋骨之侧，陷下为真；在阴分郄腘^[34]之间，动脉相应。

杨注

阳部者，诸阳之经也，如合谷三里阳陵泉等穴，必取侠骨侧^[35]指陷中为真也。阴分者，诸阴之经也，如手心脚内肚腹等穴，必以筋骨郄腘动脉应指，乃为真穴也。

注释

[34] 郄腘：膝后廉之凹处。

[35] 侠骨侧：两骨之间。

原文

取五穴^[36]用一穴而必端^[37]，取三经用一经而可正^[38]。

杨注

此言取穴之法，必须点取五穴之中，而用一穴，则可为端的矣。若用一经，必须取三经而正一经之是非矣。

注释

[36] 五穴：指五输穴，即井、荥、输、经、合。

[37] 端：正也，规矩也。

[38] 正：正是非也。

原文

头部与肩部详分，督脉与任脉易定。

杨注

头部与肩部，则穴繁多，但医者以自意详审，大小肥瘦而分之。督任二脉，直行背腹中，而有分寸，则易定也。

原文

明标与本，论刺深刺浅之经；住痛移疼，取相交相贯之径。

杨注

标本者，非止一端也，有六经[39]之标本，有天地阴阳之标本，有传病之标本。以人身论之，则外为标，内为本；阳为标，阴为本；腑阳为标，脏阴为本；脏腑在内为本，经络在外为标也。六经之标本者，足太阳之本，在足跟上五寸，标在目；足少阳之本在窍阴，标在耳之类是也。更有人身之脏腑、阳气阴血、经络[40]，各有标本。以病论之，先受病为本，后传变[41]为标，凡治病者，先治其本，后治其标，余症皆除矣。谓如先生轻病，后滋生重病，亦先治其轻病也。若有中满，无问标本，先治中满[42]为急。若中满、大小便不利，亦无标本，先利大小便，治中满尤急也。除此三者之外，皆治其本，不可不慎也。从前来者实邪，从后来者虚邪，此子能令母实，母能令子虚也。治法虚则补其母，实则泻其子，假令肝受心之邪，是从前来者，为实邪也，当泻其火；然直泻火，十二经络中，各有金木水火土也。当木之本，分其火也。故《标本论》云："本而标之，先治其本，后治其标。"既肝受火之邪，先于肝经五穴，泻荥火行间也。以药论，入肝经药为引，用泻心药为君也。是治实邪病矣。又假令肝受肾邪，是为从后来者，为虚邪，当补其母，故《标本论》云："标而本之，先治其标，后治其本。"肝木既受水邪，当先于肾经涌泉穴补木，是先治其标，后于肝经曲泉穴泻水，是后治其本，此先治其标者，推其至理，亦是先治其本也。以药论之，入肾经药为引，用补肝经药为君，是也。以得病之日为本，传病之日为标，亦是。

此言用针之法，有住痛移疼之功者也。先以针左行左转，而得九数，复以针右行右转，而得六数，此乃阴阳交贯之道也。经脉[43]亦有交贯，如手太阴肺之列缺，交于阳明之路，足阳明胃之丰隆，走于太阴之径，此之类也。

注释

[39] 六经：即太阳经、阳明经、少阳经、太阴经、少阴经、厥阴经的合称。

[40] 经络：人体经脉和络脉的总称。

[41] 传变：传，传经，即病情发展循着一定的规律之意；变，变化，即病情变化超过规律之意。传变，指伤寒病过程中一般的和异常的发展情况。

[42] 中满：指腹中胀满的症状。

[43] 经脉：此处指人体内运行气血、联系体内各部分的主干，又可分为正经和奇经两

大类。

原文

岂不闻脏腑病,而求门海俞募[44]之微;经络滞,而求原别交会之道。

杨注

门海者,如章门气海之类。俞者,五脏六腑之俞也,俱在背部二行。募者,脏腑之募,肺募中府,心募巨阙,肝募期门,脾募章门,肾募京门,胃募中脘,胆募日月,大肠募天枢,小肠募关元,三焦募石门,膀胱募中极。此言五脏六腑之有病,必取此门海俞募之最微妙矣。

原者,十二经之原也。别,阳别也。交,阴交也。会,八会也。夫十二原者,胆原丘墟,肝原太冲,小肠原腕骨,心原神门,胃原冲阳,脾原太白,大肠原合谷,肺原太渊,膀胱原京骨,肾原太溪,三焦原阳池,包络原大陵。八会者,血会膈俞,气会膻中,脉会太渊,筋会阳陵泉,骨会大杼,髓会绝骨,脏会章门,腑会中脘也。此言经络血气凝结不通者,必取此原别交会之穴而刺之。

注释

[44]俞募:脏腑的背俞穴和募穴。

原文

更穷四根三结,依标本而刺无不瘥;但用八法、五门,分主客而针无不效。

杨注

根结者,十二经之根结也。《灵枢经》云:"太阴根于隐白,结于太仓也;少阴根于涌泉,结于廉泉也;厥阴根于大敦,结于玉堂也;太阳根于至阴,结于目也;阳明根于厉兑,结于钳耳也;少阳根于窍阴,结于耳也;手太阳根于少泽,结于天窗支正也;手少阳根于关冲,结于天牖外关也;手阳明根于商阳,结于扶突偏历也。"手三阴之经不载,不敢强注。又云:"四根者,耳根、鼻根、乳根、脚根也。三结者,胸结、肢结、便结也。"

此言能究根结之理,依上文标本之法刺之,则疾无不愈也。

针之八法,一迎随,二转针,三手指,四针投,五虚实,六动摇,七提按,八呼吸。身之八法,奇经八脉,公孙冲脉胃心胸,八句是也。五门者,天干配合,分于五也。甲与己合,乙与庚合之类是也。主客者,公孙主,内关客之类是也。或以井荥输经合为五门,以邪气为宾客,正气为主人。先用八法,必以五门推时取穴,先主后客,而无不效之理。

原文

八脉始终连八会，本是纪纲；十二经络十二原，是为枢要。

杨注

八脉者，奇经八脉也。督脉、任脉、冲脉、带脉、阴维、阳维、阴跷、阳跷也。八会者，即上文血会膈俞等是也。此八穴通八脉起止，连及八会，本是人之纲领也。如网之有纲也。十二经、十五络、十二原已注上文。枢要者，门户之枢纽也。言原出入十二经也。

原文

一日取六十六穴之法[45]，方见幽微，一时取一十二经之原，始知要妙。

杨注

六十六穴者，即子午流注[46]井荥输原经合也。阳干注腑，三十六穴，阴干注脏，三十穴，共成六十六穴，具载五卷子午流注图中。此言经络一日一周于身，历行十二经穴，当此之时，酌取流注之中一穴用之，以见幽微之理。

十二经原，俱注上文。此言一时之中，当审此日是何经所主，当此之时，该取本日此经之原穴而刺之，则流注之法，玄妙始可知矣。

注释

[45] 一日取六十六穴之法：即指子午流注配穴法而言。

[46] 子午流注：是针灸取穴的一种古代学说。以十二正经中的五输穴（共六十六个穴位）为基础，配合日、时的天干、地支变易，推算经脉气血盛衰开阖情况，决定出某天、某时用什么穴位。其理论及临床效果尚有待深入研究。

原文

原夫补泻之法，非呼吸[47]而在手指；速效之功，要交正而识本经。

杨注

此言补泻之法，非但呼吸，而在乎手之指法也。法分十四者，循扪、提、按、弹、捻、搓、盘、推、内动摇、爪切、进、退、出、摄者是也。法则如斯，巧拙在人，详备《金针赋》内。

交正者，如大肠与肺为传送之府，心与小肠为受盛之官，脾与胃为消化之宫，肝与胆为清净之位，膀胱合肾，阴阳相通，表里相应也。本经者，受病之经，如心之病,必取小肠之穴兼之,余仿此。言能识本经之病,又要认交经正经之理,则针之功必速矣。故曰:"宁失其穴,勿失其经;宁失其时,勿失其气。"

注释

[47] 呼吸:即呼吸补泻,《灵枢·经水篇》:"凡泻者必先吸入针,凡补者,必先呼入针"。

原文

交经缪刺,左有病而右畔取;泻络[48]远针[49],头有病而脚上针。

杨注

缪刺者,刺络脉也。右痛而刺左,左痛而刺右,此乃交经缪刺之理也。

三阳之经,从头下足,故言头有病,必取足穴而刺之。

注释

[48] 泻络:即泻络脉中的血。

[49] 远针:《灵枢·官针篇》九刺法的一种。为远道取穴法,即本经病在上者下取之。

原文

巨刺[50]与缪刺各异,微针与妙刺相通。

杨注

巨刺者,刺经脉也。痛在于左而右脉病者,则巨刺之,左痛刺右,右痛刺左,中[51]其经也。缪刺者,刺络脉也。身形有痛,九候无病,则缪刺之,右痛刺左,左痛刺右,中其络也。此刺法之相同,但一中经,一中络之异耳。

微针者,刺之巧也。妙刺者,针之妙也。言二者之相通也。

注释

[50] 巨刺:刺法名称,是身体一侧有病在身体的另一侧针刺的方法。

[51] 中:中和、调节、调和之意。

原文

观部分而知经络之虚实,视沉浮[52]而辨脏腑之寒温。

杨注

言针入肉分,以天人地三部而进,必察其得气则内外虚实可知矣,又云:"察脉之三部,则知何经虚,何经实也"。

言下针之后,看针气[53]缓急,可决脏腑之寒热也。

注释

[52] 沉浮:此指脉之浮沉。

[53] 针气:指针刺时所得之气。

原文

且夫先令针耀[54],而虑针损;次藏口内,而欲针温。

杨注

言欲下针之时,必先令针光耀,看针莫有损坏;次将针含于口内,令针温暖与荣卫相接,无相触犯也。

注释

[54] 耀:光亮,明晃。在针刺前用针一晃,可以看见针体有无损坏。

原文

目无外视,手如握虎;心无内慕,如待贵人。

杨注

此戒用针之士,贵乎专心诚意,而自重也。令目无他视,手如握虎,恐有伤也;心无他想,如待贵人,恐有责也。

原文

左手重而多按,欲令气散;右手轻而徐[55]入,不痛之因。

杨注

下针之时,必先以左手大指爪甲于穴上切之,则令其气散,以右手持针,轻轻徐入,此乃不痛之因也。

注释

[55] 徐:慢也,此指进针时缓慢刺进,以减轻痛苦。

原文

空心[56]恐怯,直立侧而多晕;背目沉掐,坐卧平而没昏。

杨注

空心者，未食之前，此言无刺饥人，其气血未定，则令人恐惧，有怕怯之心，或直立，或侧卧，必有眩晕之咎也。

此言欲下针之时，必令患人莫视所针之处，以手爪甲重切其穴，或卧或坐，而无昏闷之患也。

注释

[56] 空心：此指空腹，尚未进食；此类病人易晕针，故慎之。

原文

推于十干十变[57]，知孔穴之开阖；论其五行五脏，察日时之旺衰。

杨注

十干者，甲乙丙丁戊己庚辛壬癸也。十变者，逐日临时之变也。备载《灵龟八法》[58]中，故得时谓之开，失时谓之阖。

五行五脏，俱注上文。此言病于本日时之下，得五行生者旺，受五行克者衰。如心之病，得甲乙之日时者生旺，遇壬癸之日时者克衰，余仿此。

注释

[57] 十变：根据十天干而随日变化穴道开阖位置。

[58] 灵龟八法：古代针灸取穴的一种学说。以奇经八脉中的八个穴位配合不同日、时的干支来推算在某一天某一个时间应用哪个穴位的方法。

原文

伏如横弩，应若发机。

杨注

此言用针刺穴，如弩之视正而发矢，取其捷效，如射之中的[59]也。

注释

[59] 的：目标，此指正确的穴位。

原文

阴交阳别[60]而定血晕，阴跷阳维而下胎衣。

杨注

阴交穴有二，一在脐下一寸，一在足内踝上三寸，名三阴交也，言此二穴，能定妇人之血晕[61]。又言照海外关二穴,能下产妇之胎衣[62]也。

注释

[60] 阴交阳别:阴交,此处指两个穴位,一即肚脐下 1 寸阴交穴,一即内踝上 3 寸三阴交穴位。阳别,指手少阳三焦经的阳池穴。

[61] 血晕:指失血过多造成的晕厥。

[62] 胎衣:即胎盘。

原文

痹厥偏枯[63],迎随俾经络接续;漏崩带下,温补使气血依归。

杨注

痹厥者,四肢厥冷麻痹。偏枯者,中风半身不遂也。言治此症,必须接气通经,更以迎随之法,使血气贯通,经络接续也。

漏崩带下者,女子之疾也。言有此症,必须温针待暖以补之,使荣卫调和而归依也。

注释

[63] 偏枯:一侧肢体偏瘫或不能随意运动。

原文

静以久留,停针待之。

杨注

此言下针之后,必须静而久停之。

原文

必准[64]者,取照海治喉中之闭塞,端的处,用大钟治心内之呆痴。大抵疼痛实泻,痒麻虚补。

杨注

此言疼痛者,热宜泻之以凉;痒麻者,冷宜补之以暖。

注释

[64] 准:比照、依据的意思。

原文

体重节痛而俞居,心下痞满而井主。

杨注

俞者,十二经中之俞。井者,十二经中之井也。

心胀咽痛,针太冲而必除;脾冷胃疼,泻公孙而立愈。胸满腹痛刺内关,胁疼肋痛针飞虎。

飞虎穴即支沟穴,以手于虎口一飞,中指尽处是穴也。

原文

筋挛骨痛而补魂门,体热劳嗽而泻魄户。头风头痛,刺申脉与金门;眼痒眼疼,泻光明与地五。泻阴郄止盗汗,治小儿骨蒸;刺偏历利小便,医大人水蛊。中风环跳而宜刺,虚损天枢而可取。

杨注

地五者,即地五会也。

原文

由是午前卯后,太阴生而疾温;离左酉南,月朔死而速冷。

杨注

此以月生死为期,午前卯后者,辰、巳二时也。当此之时,太阴月之生也。是故月廓空无泻,宜疾温之。离左酉南者,未、申二时也。当此时分,太阴月之死也。是故月廓盈无补,宜速冷之。将一月而比一日也。《内经·缪刺论》云:"月生一日一痏,二日二痏,至十五日十五痏,十六日十四痏,十七日十三痏,渐退,至三十日二痏。"月望以前谓之生,月望以后谓之死,午前谓之生,午后谓之死也。

原文

循扪弹怒[65],留吸母而坚长;爪下伸提,疾呼子而嘘短。

杨注

循者,用针之后,以手上下循之,使血气往来也。扪者,出针之后,以手扪闭其穴,使气不泄也。弹努者,以手轻弹而补虚也。留吸母者,虚则补其母,须待热至之后,留吸而坚长也。

爪下者,切而下针也。伸提者,施针轻浮豆许曰提。疾呼子者,实则泻其子,务待寒至之后,去之速,而嘘且短矣。

注释

[65] 怒:原作"努",据《素问·离合真邪论》改。

原文

动退空歇,迎夺右而泻凉;推内进搓,随济左而补暖。

杨注

动退,以针摇动而退,如气不行,将针伸提而已。空歇,撒手而停针,迎以针逆而迎夺,即泻其子也。如心之病,必泻脾子,此言欲泻必施此法也。推内进者,用针推内而入也。搓者,犹如搓线之状,慢慢转针,勿令太紧。随,以针顺而随之;济,则济其母也。如心之病,必补肝母,此言欲补必用此法也。此乃远刺寒热之法,故凡病热者,先使气至病所,次微微提退豆许,以右旋夺之,得针下寒而止。凡病寒者,先使气至病所,次徐徐进针,以左旋搓提和之,得针下热而止。

原文

慎之! 大患危疾,色脉不顺而莫针;寒热风阴,饥饱醉劳而切忌。

杨注

慎之者,戒之也。此言有危笃之疾,必观其形色,更察其脉若相反者,莫与用针,恐劳而无功,反获罪也。此言无针大寒大热大风大阴雨大饥大饱大醉大劳,凡此之类,决不可用针,实大忌也[66]。

注释

[66] 实大忌也:此指前面的几种情况,在古代是针刺的禁忌之症,如今,随着医学的进步,可以根据具体的情况进行针刺治疗,不必条条框框均按前人之法,应灵活运用。

原文

望不补而晦不泻,弦不夺而朔不济。

杨注

望,每月十五日也。晦,每月三十日也。弦有上下弦,上弦或初七或初八,下弦或廿二廿三也。朔,每月初一日也。凡值此日,不可用针施法也。如暴急之疾,则不拘矣。

原文

精其心而穷其法,无灸艾而坏其皮;正其理而求其原,免投针而失其位。

杨注

此言灸也,勉医者宜专心究其穴法,无误于着艾之功,庶免于犯于禁忌,而坏人之皮肉[67]矣。

此言针也,勉学者要明其针道之理,察病之原,则用针不失其所也。

注释

[67]坏人之皮肉:即指灸疮、灼伤,破坏人体皮肤。

原文

避灸处而加四肢,四十有九;禁刺处而除六腧,二十有二。

杨注

禁灸之穴四十五,更加四肢之井,共四十九也。禁针之穴二十二,外除六腑之腧也。

原文

抑又闻高皇抱疾未瘥[68],李氏刺巨阙而后苏;太子暴死为厥,越人针维会而复醒。肩井曲池,甄权刺臂痛而复射;悬钟环跳,华佗刺足而立行。秋夫针腰俞而鬼免沉,王纂针交俞而妖精立出。取肝俞与命门,使瞽士[69]视秋毫之末[70];刺少阳与交别,俾聋夫听夏蚋[71]之声。

杨注

此引先师用针,有此立效之功,以励学者用心之诚。

注释

[68]瘥:病愈之意。

[69]瞽士:目盲之人。

[70]秋毫之末:指兽类在秋天新长出来的细毛,称为"毫毛"。秋毫之末指兽毛的尖细端。

[71]夏蚋:即夏天的蚊子。

原文

嗟夫！去圣[72]逾远，此道渐坠。或不得意而散其学，或愆[73]其能而犯禁忌。愚庸智浅，难契[74]于玄言，至道渊深，得之者有几？偶述斯言，不敢示诸明达者焉，庶几乎童蒙之心启[75]。

注释

[72] 圣：指古代名医。

[73] 愆：延误、过失。

[74] 契：相合之意。

[75] 童蒙之心启：年幼无知叫"童蒙"。"蒙"有微昧暗弱之意。在此比喻初学针灸之人可以受到启发。

四、席弘赋 《针灸大全》

原文

凡欲行针须审穴[1]，要明补泻迎随诀，胸背左右不相同，呼吸阴阳男女别。
气[2]刺两乳求太渊，未应之时泻列缺；列缺头痛及偏正，重泻太渊无不应。
耳聋气痞听会针，迎香穴泻功如神。谁知天突治喉风[3]，虚喘须寻三里中。
手连肩脊痛难忍，合谷针时要太冲。曲池两手不如意，合谷下针宜仔细。
心疼手颤少海间，若要除根觅阴市。但患伤寒两耳聋，金门听会疾如风。
五般肘痛[4]寻尺泽，太渊针后却收功。手足上下针三里，食癖气块[5]凭此取。
鸠尾能治五般痫[6]，若下涌泉人不死。胃中有积刺璇玑，三里功多人不知。
阴陵泉治心胸满，针到承山饮食思。大杼若连长强寻，小肠气痛[7]即行针。
委中专治腰间痛，脚膝肿时寻至阴。气滞腰疼不能立，横骨大都宜救急。
气海专能治五淋，更针三里随呼吸。期门穴主伤寒患，六日过经尤未汗，
但向乳根二肋间，又治妇人生产难。耳内蝉鸣腰欲折，膝下明存三里穴，
若能补泻五会间，且莫向人容易说。睛明治眼未效时，合谷光明安可缺。
人中治癫功最高，十三鬼穴不须饶，水肿水分兼气海，皮内随针气自消。
冷嗽[8]先宜补合谷，却须针泻三阴交。牙疼腰痛并咽痹，二间阳溪疾怎逃。
更有三间肾俞妙，善除肩背浮风劳。若针肩井须三里，不刺之时气未调。
最是阳陵泉一穴，膝间疼痛用针烧。委中腰痛脚挛急，取得其经血自调。
脚痛膝肿针三里，悬钟二陵三阴交。更向太冲须引气，指头麻木自轻飘。
转筋目眩针鱼腹，承山昆仑立便消。肚疼须是公孙妙，内关相应必然瘳。

冷风冷痹疾难愈，环跳腰间针与烧。风府风池寻得到，伤寒百病一时消。
阳明二日寻风府，呕吐还须上脘疗。妇人心痛心俞穴，男子痃癖三里高。
小便不禁关元好，大便闭涩大敦烧。髋骨腿疼三里泻，复溜气滞便离腰。
从来风府最难针，却用工夫度浅深，倘若膀胱气未散，更宜三里穴中寻。
若是七疝[9]小腹痛，照海阴交曲泉针。又不应时求气海，关元同泻效如神。
小肠气撮痛连脐，速泻阴交莫在迟。良久涌泉针取气，此中玄妙少人知。
小儿脱肛患多时，先灸百会次鸠尾。久患伤寒肩背痛，但针中渚得其宜。
肩上痛连脐不休，手中三里便须求。下针麻重即须泻，得气之时不用留。
腰连胯痛急必大，便于三里攻其隘。下针一泻三补之，气上攻噎只管在。
噎不住时气海灸，定泻一时立便瘥。补自卯南转针高，泻从卯北莫辞劳，
逼针泻气令须吸，若补随呼气自调。左右拈针寻子午[10]，抽针行气自迢迢[11]，
用针补泻分明说，更用搜穷本与标。咽喉最急先百会，太冲照海及阴交。
学者潜心宜熟读，席弘治病名最高。

注释

[1] 审穴：审：反复思考、推究；审穴，即反复钻研穴位的功效和运用方法。

[2] 气：气病，即与气有关的疾病。

[3] 喉风：指肺胃宿有积热，复感风热之邪，风火相煽，蕴结于喉，表现为咽喉肿痛，呼吸困难，吞咽不利或伴有痰涎壅盛、牙关紧闭、神志不清等症状的疾病。

[4] 五般肘痛：指风、寒、湿、火、痰所引起的肘痛。

[5] 食癖气块：食癖，多因饮食不节，伤及脾胃，邪气搏结成块，潜匿于两胁；气块，多因情志郁结，气机阻滞，积聚而成。

[6] 五般痫：指牛痫、马痫、猪痫、羊痫、鸡痫。

[7] 小肠气痛：指疝痛。

[8] 冷嗽：即寒咳，为外感寒邪导致的咳嗽。

[9] 七疝：指冲疝、狐疝、㿗疝、厥疝、癥疝、瘕疝、癃疝等疝病。

[10] 子午：指"子午捣臼"手法。

[11] 迢迢：即远长，指得气之兆。

语译

凡是要以针灸治病，必须先反复钻研穴位的功效和运用方法，明确所要使用的补泻迎随的手法。人身各个部分都可用阴阳区分，如胸腹为阴，背为阳；右为阴，左为阳。针刺补泻可因呼吸、阴阳、男女的差异而有区别。

气病应针刺两乳间的膻中穴，并配以太渊穴，有理气通络之功，若效果不显著，则再配合列缺穴。对于偏正头痛，选用列缺穴治疗，配合重泻太渊穴。

因肝气郁滞，邪热互结，三焦不利致气机不畅，经络闭阻而导致之耳聋，应取听会穴以泻上焦与肝胆经之郁热，取迎香穴以泻中、下焦阳明之邪热，使邪去热清，则耳聋自愈。喉风病应以天突为主穴进行治疗。虚不纳气，呼吸短促则喘甚的病证，可取足三里治疗。

因风寒湿邪侵犯阳明经筋，导致手臂连肩背疼痛难忍，应取合谷、太冲二穴相配，功效显著。两手活动不利，则取曲池、合谷相配治疗，可舒筋活血止痛。

少海穴具有通心气、宁神志之功，故对心痛、手颤有较好的疗效。如果要真正祛除病根，还应配阴市穴。

如果感受风寒之邪导致耳聋，应取金门、听会穴，针到病除。由风、寒、湿、火、痰等邪侵犯所致的肘部疼痛，应取尺泽配太渊穴针刺，可收功效。

食癖气块的病，可取手三里、足三里以消食化积。各种痫证均可取用鸠尾穴治疗，如果再加上涌泉穴，将死的人也能救治转康。

胃有积滞可刺璇玑，足三里对于消化系统疾病更是一个重要穴位，只是人们不知道罢了。心胸痞满、不思饮食，可取阴陵泉、承山穴，以泻湿除满，消食化积。

疝气疼痛，应取大杼、长强为主治疗。

委中穴专治腰痛，是个特效穴，踝关节、膝关节周围肿痛可以取至阴穴，急性腰痛、闪挫伤，应取横骨、大都穴以化瘀止痛。

各种淋证，均可取气海穴进行治疗，可再配以足三里，施呼吸补泻针法。

伤寒不解传经，应当针肝之募穴期门使之不再传，该穴又可治疗难产。

肾虚导致的耳鸣及腰痛得像折了似的，可取足三里穴，并根据病情，对地五会穴或补或泻，疗效更好。

对于眼病，可取睛明穴，有局部治疗作用，如果效果不明显，则加刺合谷、光明穴，收效显著。

人中穴治疗癫痫病是首选的要穴，十三鬼穴在治疗癫疾方面有重要作用，临床应用时更不能缺少。

腹胀水肿，取水分及气海穴，浅刺至皮下，可收针到病除之效。

因形体受寒，饮食冷物，致肺胃俱寒，痰气不宣而作嗽，痰多清稀白而有黏沫，应补合谷、泻三阴交以散寒止嗽。

牙龈肿痛、咽喉疼痛说不出话，应取二间、阳溪穴以清热止痛消肿。

三间和肾俞相配，可以治疗风寒客于肩背部经络而致的风劳病，而且如果施行局部疗法，取用了肩井穴，则必须配以足三里，才能使气机调畅，病得以除。

膝关节疼痛,应取阳陵泉,并施以温针灸。委中穴是主治腰痛、脚筋挛急的要穴,能使气血调畅,筋脉得以濡养而病自除。

膝关节、踝关节肿胀疼痛应针刺足三里、悬钟、阴陵泉、阳陵泉及三阴交,并配合太冲穴理气舒筋,即使出现脚趾麻木的病也能很快恢复自如。

霍乱吐泻转筋,头晕目眩,应针刺承山、昆仑二穴,立刻就能止住转筋之症;对于腹内绞痛的症状,取公孙、内关二穴相配,相得益彰,疾病必然痊愈。

冷风、寒痹等导致的肢节麻木不仁、冷痛酸楚之症,应取环跳、腰俞二穴,施以针刺,并加艾灸,可温经散寒通络,使邪去病除。

风府、风池二穴相配,能治广义伤寒的各种病证。如果伤寒已得了两天病情仍未好转,病邪已传入阳明经,则必须取风府穴治疗,如果兼见呕吐症状,还应取上脘穴。

妇女心胸部疼痛不适应取心俞穴治疗(临床上不仅限于妇女,男性心痛亦可用心俞),男子痃癖等肚腹病可用足三里(亦可用于女性)。

肾虚小便频数,甚至失禁者,可取关元穴以温肾固涩;大便秘结,排便困难者应艾灸大敦穴。

髋部、腿部疼痛应针泻足三里以通调气血;气滞腰痛应针刺复溜穴而行气止痛,并且对于这类腰腿疼的病,风府穴效果很好,只是这个穴位针刺有一定难度和危险性,应该用心揣度,注意针刺的角度和深度。如果是膀胱经气血凝滞不通导致的腰腿疼,就更应该取用足三里穴了。

如果得了疝气,小腹疼痛,应针刺照海、阴交、曲泉穴以理气止痛;若效果不明显,则再加上气海、关元,有神效。如果疼痛比较严重,牵扯到脐,则应立即针泻阴交穴,不可延迟,然后再针刺涌泉穴以取气,病可立止,其中的玄妙之处很少有人知道。

小孩脱肛,日久不愈,可先灸百会,再灸鸠尾,有升提作用。

患了伤寒病,长久不愈,而且出现了肩背疼痛的症状,正应针刺中渚穴;如果不仅肩痛,还有脐腹痛,则要取手三里,施以泻法,使病人有麻重感为得气,即可出针。

腰胯疼痛应取足三里穴,施以补一泻三的手法,祛其瘀血,通其气滞。本穴还主治气逆上攻的噎症,待吞咽不适感消除后再灸气海穴,可收标本同治之功。

现在用一天的时辰来说明补泻手法:补法为从卯(东)向午(南)的方向,大指向上,示指向下捻;从卯(东)向子(北)的方向,大指向下,示指向上捻针为泻。吸气时将针推进,是呼吸补泻的泻法进针法;随着呼气进针,是呼吸补泻的补法进针法。左捻针为午为补;右捻针为子为泻。提插行气时应使针感传导到很远的地方。使用针灸疗法治病,要分清补泻以及疾病的标与本。

急性发作的咽喉肿痛,甚至不能言语,应先取百会穴,再配以太冲、照海及阴交穴,可收滋阴降火、清热利咽之效。

初学者应潜心熟读此歌诀,就能像席弘那样,也成为治病的高手。

五、金针赋 (杨氏注解)

原文

观夫针道,捷[1]法最奇,须要明于补泻,方可起于倾危。先分病之上下,次定穴之高低。头有病而足取之,左有病而右取之[2]。男子之气,早在上而晚在下,取之必明其理;女子之气,早在下而晚在上,用之必识其时。午前为早属阳,午后为晚属阴,男女上下,凭腰分之。手足三阳,手走头而头走足;手足三阴,足走腹而胸走手。阴升阳降,出入之机。逆之者为泻为迎,顺之者为补为随。春夏刺浅者以瘦,秋冬刺深者以肥[3]。更观元气厚薄,浅深之刺犹宜。

杨注

经曰:"荣气行于脉中,周身五十度,无分昼夜,至平旦与卫气会于手太阴。卫气行于脉外,昼行阳二十五度,夜行阴二十五度,平旦与荣气会于手太阴。是则卫气之行,但分昼夜,未闻分上下,男女脏腑经络,气血往来,未尝不同也。"今分早晚何所据依?但此赋今人所尚,故录此以参其见。

注释

[1] 捷:快速之意,在此指针法简便,收效迅速。

[2] 左有病而右取之:即古人说的邪深入刺大经而深的巨刺和邪在表刺其浅络的"缪刺"。

[3] 春夏刺浅者以瘦,秋冬刺深者以肥:即春夏阳气在上,经气在表,邪气在表,故当浅刺;秋冬阳气在下,经气在里,邪气在深,故当深刺。

原文

原夫补泻之法,妙在呼吸手指。男子者,大指进前左转,呼之为补,退后右转,吸之为泻,提针为热,插针为寒[1];女子者,大指退后右转,吸之为补,进前呼之为泻,插针为热,提针为寒。[2]左与右各异,胸与背不同,午前者如此,午后者反之。是故爪而切之,下针之法;摇而退之,出针之法;动而进之,催针之法;

循而摄之,行气之法。搓而去病,弹则补虚,肚腹盘旋,扪为穴闭。重沉豆许曰按,轻浮豆许曰提。一十四法,针要所备。补者一退三飞,真气自归;泻者一飞三退,邪气自避。补则补其不足,泻则泻其有余。有余者为肿为痛曰实,不足者为痒为麻曰虚。气速效速,气迟效迟,生者涩而死者虚,候之不至,必死无疑。

杨注

此一段手法,详注卷四。

注释

〔1〕凡男性,左转、呼气、提针等同属阳性相顺者为热补;右转、吸气、插针等为阴性,则阳遇阴相逆为寒泻。

〔2〕女性,右转、吸气、插针等同属阴性相顺者为热补;左转、呼气、提针等为阳性,则阴遇阳相逆为寒泻。

原文

且夫下针之先,须爪按重而切之,次令咳嗽一声,随咳下针。凡补者呼气,初针刺至皮内,乃曰天才;少停进针,刺入肉内,是曰人才;又停进针,刺至筋骨之间,名曰地才。此为极处,就当补之,再停良久,却须退针至人之分,待气沉紧,倒针朝病,进退往来,飞经走气[1],尽在其中矣。凡泻者吸气,初针至天,少停进针,直至于地,得气泻之,再停良久,即须退针,复至于人,待气沉紧,倒针朝病,法同前矣。其或晕针者,神气虚也,以针补之,口鼻气回,热汤与之,略停少顷,依前再施。

杨注

如刺肝经之穴,晕,即补肝之合穴,针入即苏,余仿此。或有投针气晕者,即补足三里,或补人中,大抵晕从心生,心不惧怕,晕从何生?如关公刮骨疗毒,而色不变可知。

注释

〔1〕飞经走气:运用手法使经气循经流注,并气至病所。

原文

及夫调气之法,下针至地之后,复人之分,欲气上行,将针右捻;欲气下行,将针左捻;欲补先呼后吸,欲泻先吸后呼。气不至者,以手循摄,以爪切掐,以针摇动,进捻搓弹,直待气至。以龙虎升腾[1]之法,按之在前,使气在后,按之

76

在后，使气在前。运气走至疼痛之所，以纳气之法，扶针直插，复向下纳，使气不回。若关节阻涩，气不过者，以龙虎龟凤[2]通经接气，大段之法，驱而运之，仍以循摄爪切，无不应矣。此通仙之妙。

杨注

龙虎龟凤等法，亦注四卷。

注释

[1] 龙虎升腾：配合押手，使气流通行上下的一种捻针方法。先左向捻针九次，边捻针边将针推入穴内；再右向捻针六次，边捻针边将针提出穴外，同时配合弹法。

[2] 龙虎龟凤：青龙摆尾、白虎摇头、苍龟探穴、赤凤迎源四种手法的合称。

原文

况夫出针之法，病势既退，针气微松，病未退者，针气始根，推之不动，转之不移，此为邪气吸拔其针，乃真气未至，不可出之；出之者其病即复，再须补泻，停以待之，真候微松，方可出针豆许，摇而停之。补者吸之去疾，其穴急扪；泻者呼之去徐，其穴不闭。欲令腠密，然后吸气，故曰：下针贵迟，太急伤血；出针贵缓，太急伤气。以上总要，于斯尽矣。

杨注

《医经小学》云："出针不猛出，必须作三四次，徐转出可之则无血，若猛出必见血也。"《素问·补遗篇》注云："动气至而即出针，此猛出也。然与此不同，大抵经络有凝血，欲大泻者当猛出。若寻常补泻，当依此可也。亦不可不辨。"

原文

考夫治病，其法有八：一曰烧山火，治顽麻冷痹，先浅后深，凡九阳而三进三退，慢提紧按，热至，紧闭插针，除寒之有准。二曰透天凉，治肌热骨蒸，先深后浅，用六阴而三出三入，紧提慢按，寒至，徐徐举针，退热之可凭。皆细细搓之，去病准绳。三曰阳中隐阴，先寒后热，浅而深，以九六之法，则先补后泻也。四曰阴中隐阳，先热后寒，深而浅，以六九之方，则先泻后补也。补者直须热至，泻者务待寒侵，犹如搓线，慢慢转针，法浅则用浅，法深则用深，二者不可兼而紊之也。五曰子午捣臼，水蛊膈气，落穴之后，调气均匀，针行上下，九入六出，左右转之，十遭自平。六曰进气之诀，腰背肘膝痛，浑身走注疼，刺九分，行九补，卧针五七吸，待气上下，亦可龙虎交战，左捻九而右捻六，是亦住痛之针。七曰留气之诀，痃癖癥瘕，刺七分，用纯阳，然后乃直插针，气来深刺，提针再停。八曰抽添之诀,瘫痪疮癫,取其要穴,使九阳得气,提按搜寻,大要运气周遍,扶针直插,复向下纳,回阳倒阴,指下玄微,胸中活法,一有未应,反复再施。

若夫过关过节催运气,以飞经走气,其法有四:一曰青龙摆尾,如扶船舵,不进不退,一左一右,慢慢拨动。二曰白虎摇头,似手摇铃,退方进圆,兼之左右,摇而振之。三曰苍龟探穴,如入土之象,一退三进,钻剔四方。四曰赤凤迎源,展翅之仪,入针至地,提针至天,候针自摇,复进其原,上下左右,四围飞旋,病在上吸而退之,病在下呼而进之。

杨注

以上手法,乃大略也。其始末当参考四卷。

原文

至夫久患偏枯,通经接气之法,有定息寸数。手足三阳,上九而下十四,过经四寸;手足三阴,上七而下十二,过经五寸,在乎摇动出纳,呼吸同法,驱运气血,顷刻周流,上下通接,可使寒者暖而热者凉,痛者止而胀者消。若开渠之决水,立时见功,何倾危之不起哉?虽然,病有三因,皆从气血,针分八法,不离阴阳。盖经脉昼夜之循环,呼吸往来之不息,和则身体康健,否则疾病竞生。譬如天下国家地方,山海田园,江河溪谷,值岁时风雨均调,则水道疏利,民安物阜。其或一方一所,风雨不均,遭以旱涝,使水道涌竭不通,灾忧遂至。人之气血,受病三因,亦犹方所之于旱涝也。盖针砭所以通经脉,均气血,蠲邪扶正,故曰捷法最奇者哉。

嗟夫!轩岐古远,卢扁久亡,此道幽深,非一言而可尽,斯文细密,在久习而能通。岂世上之常辞,庸流之泛术,得之者若科之及第,而悦于心;用之者如射之发中,而应于目。述自先圣,传之后学,用针之士,有志于斯,果能洞造玄微,而尽其精妙,则世之伏枕之疴,有缘者遇针,其病皆随手而愈矣。

六、玉龙赋 《针灸聚英》

原文

夫参博以为约,要辑简而舍繁。总玉龙以成赋,信金针以获安。

原夫卒暴中风,顶门百会;脚气连延,里绝三交。头风鼻渊,上星可取;耳聋颐肿,听会偏高。攒竹头维,治目疼头痛;乳根俞府,疗嗽气痰哮。风市阴市,驱脚气之乏力;阴陵阳陵,除膝肿之难熬。太白医痔漏,间使剿疟疾。大敦去疝气,膏肓补虚劳。天井治瘰疬隐疹,神门治呆痴笑咷。咳嗽风痰,大渊列缺宜刺;尪羸喘促,璇玑气海当知。

期门大敦,能治坚痃疝气,劳宫大陵,可疗心闷疮痍。心悸虚烦刺三里,时疫痎疟寻后溪。绝骨三里阴交,脚气宜此;睛明太阳鱼尾,目证凭兹。老者便多,命门兼肾俞而着艾;妇人乳肿,少泽与大阳之可推。身柱蠲嗽,能除膂痛;至阳却疸,善治神疲。

长强承山,灸痔最妙;丰隆肺俞,痰嗽称奇。风门主伤冒寒邪之嗽,天枢理感患脾泄之危。风池绝骨,而疗乎伛偻;人中曲池,可治其委仆。期门刺伤寒未解,经不再传;鸠尾针痫癫已发,慎其妄施。阴交水分三里,盅胀宜刺;商丘解溪丘墟,脚气堪追。尺泽理筋急之不达,腕骨疗手腕之难移。肩脊痛兮,五枢兼于背缝;肘挛疼兮,尺泽合于曲池。

风湿搏于两肩,肩髃可疗;壅热盛于三焦,关冲最宜。手臂红肿,中渚液门要辨;脾虚黄疸,腕骨中脘何疑。伤寒无汗,攻复溜宜泻;伤寒有汗,取合谷当随。欲调饱满之气逆,三里可胜;要起六脉之沉匿,复溜称神。照海支沟,通大便之秘,内庭临泣,理小腹之膜。天突膻中医喘嗽;地仓,颊车疗口歪。迎香攻鼻窒为最,肩井除臂痛如拿。

二间治牙疼,中魁理翻胃而即愈;百劳止虚汗,通里疗心惊而即瘥。大小骨空,治眼烂能止冷泪;左右太阳,医目疼善治血翳。心俞肾俞,治腰疼肾虚之梦遗;人中委中,除腰脊痛闷之难制。太溪昆仑申脉,最疗足肿之迍;涌泉关元丰隆,为治尸劳之例。印堂治其惊搐,神庭理乎头风。

大陵人中频泻口气全除,带脉关元多灸,肾败堪攻。脚腿重疼,针髋骨膝眼;行步艰楚,灸三里中封。取内关于照海,医腹疾之块;搐迎香于鼻肉,消眼热之红。肚痛秘结,大陵合外关于支沟;腿风湿痛,居髎兼环跳于委中。上脘中脘,治九种之心痛,赤带白带,求中极之异同。又若心虚热壅,少冲明于济夺;目昏血溢,肝俞辨其实虚;当心传乎玄秘,究手法之疾徐。或值挫闪痛疼之不足,此为难拟定穴之可祛。

辑管见以便读。幸高明而无哂诸。

语译

通过反复的临床实践,博览古今医籍和“玉龙歌”,择其要点,删繁就简,编撰而成《玉龙赋》,使人们认识针灸祛病保平安的方法。

对突然发作的中风,取囟门、百会穴治疗;中风后遗症,属下肢麻痹者,取足三里、绝骨、三阴交为有效穴位。头风头痛,鼻渊流浊涕、头痛,取上星穴;耳聋腮肿,取听会穴是高明的用法。攒竹、头维二穴相配,可以治疗头痛目痛。乳根、俞府二穴相配,可以治疗哮喘、咳嗽痰多等症。风市、阴市二穴对于感受风寒湿邪引起的股膝麻痹、迈步困难很有效;阴陵泉、阳陵泉二穴,对于膝关节肿痛之症,疗效显著。经外奇穴二白穴专用治痔瘘,间使穴治疟疾。大敦穴治疝气是针到病除的效穴。膏肓穴是主治各种虚劳病及慢性疾患的要穴。天井穴能治疗瘰疬、瘾疹;神门穴对于哭笑无常的痴呆病人效果较好。咳嗽多痰,宜刺太渊、列缺穴;枯瘦如柴的气喘病人,取璇玑、气海穴,疗效很好。

期门、大敦穴上下呼应,可散结、行气、疏肝、散寒、止痛,治疗痞块疝气。劳宫、大陵穴,可以治疗心胸烦闷及疮疡之症。心悸、心烦虚证针刺足三里,疟疾发作取后溪穴,有显著疗效。绝骨、足三里、三阴交三穴相配,不论干湿脚气病,均可医治。睛明、太阳、鱼尾(丝竹空)三穴,可治疗眼病。老年人小便不禁、尿意频数、夜尿多等,可取命门及肾俞穴等艾灸,效果较好。妇女乳腺炎,可取少泽、太阳穴治疗。身柱穴可祛除咳嗽之症,还能治疗脊梁骨痛。至阳穴能治疗黄疸病,还善治精神疲劳之症,有健脾胃、清热退黄、振奋精神之效果。

艾灸长强、承山二穴,治疗痔疮效果最好。丰隆、肺俞二穴相配,治咳嗽痰喘有奇效。风门穴对感受寒邪导致的咳嗽效果较好。天枢穴对脾胃病消化不良所致的泄泻效果很好,可刺可灸。筋脉拘急,成为背曲身俯,难以伸直的形态,可取风池、绝骨二穴为主治要穴;人中、曲池穴,可以治疗肌肉痿弱无力,脊背弯曲的病证。伤寒未解,可以针刺期门穴,使这一经的证候不至于传为其他经的证候,病可因此而转愈。癫痫发作,可针刺鸠尾穴,但这个穴部位较为特殊,针刺时有一定的危险性,应谨慎。三阴交、水分、足三里三穴相配,可治疗各种虫、水臌胀病。足关节附近肿胀灼热,剧烈疼痛,商丘、解溪、丘墟三穴相配合,自可发挥相得益彰的妙用,使病痊愈。尺泽穴对于上肢筋脉拘挛,不能自由伸屈运用的病有效;腕骨穴对于手腕无力或疼痛、活动不利的病均有疗效。肩背脊柱疼痛,可取五枢、脊逢穴治疗;肘关节周围筋肉挛急,屈伸不利,并有肿胀疼痛的现象,尺泽、曲池相配,可发挥舒筋镇痛的疗效。

风湿病侵袭到两个肩关节,肩髃穴是不可少的效穴。三焦热盛,取关冲穴效果最好。手臂红肿,中渚配以液门穴,可以治疗。慢性发作,或体力衰竭、长期不愈,属于阴黄之类的黄疸,可以取腕骨、中脘穴治疗,能补虚祛黄。外感风寒,如果无汗,针泻复溜;如果有汗,则取合谷穴治疗。足三里可以治疗胸腹胃脘部胀满,气逆不舒之证。对于病邪入于少阴,六脉沉伏之病,取复溜有神效。照海、支沟二穴相配,可以祛除大便秘结,排便困难的症状;内庭、临泣二穴,治疗小腹胀满效果好。天突、膻中穴,可以治疗咳嗽气喘病。地仓、颊车相配,可以治疗口角歪斜。鼻塞不通可以取迎香穴,肩井穴对于臂痛之症可以针到病除。

二间穴治疗牙龈红肿疼痛之症，中魁穴治疗反胃呕恶均能立见神效。百劳穴能祛除虚劳病的自汗盗汗；通里穴能够治疗心惊的病。大小骨空穴，能够治疗睑缘溃烂、流泪的病；两侧太阳穴可治疗眼睛疼及血脉贯布，遮满黑睛，不能视物的病。心俞、肾俞相配可以治疗腰虚困乏，梦遗病。人中、委中相配，可以治疗脊背强痛、腰痛腰酸及外伤闪挫所引起的腰背痛。太溪、昆仑、申脉穴，最长于治疗足肿、行走困难的病。涌泉、关元、丰隆穴，可以治疗尸劳病（肺痨）。印堂穴治疗惊风抽搐，神庭穴治疗头风痛效果很好。

针泻大陵、人中穴，能祛除口臭。多灸带脉、关元二穴，可治疗肾虚之疾。腿脚发沉、疼痛，针刺髋骨、膝关、膝眼；走路艰难、痛楚，针刺足三里、中封和太冲穴。内关配照海，治疗气血痰浊在腹内凝结而成的痞块之类的病。眼目红赤之实证，用三棱针刺入内迎香（经外奇穴），血出热泄，病可立愈。大陵、外关、支沟穴相配，可以治疗腹痛、大便秘结。两腿风湿疼痛，取居髎、环跳、委中三穴，疗效很好。上腹、前胸部的疼痛，可以针刺上脘、中脘穴治疗。赤带、白带的病因性质虽是各异，但在中极穴施行治疗，却能同样地获得满意的效果。如果心内虚热壅盛，应取少冲穴，或补或泻，自可获得一定的疗效。视物模糊不清，眼目充血的病，不论虚实，都可取肝俞穴治疗。我们接受了先哲遗留下来的丰富经验，包括其中的高深学理和主要的治疗原则，再能进一步研究操作手法的快慢补泻，就可在临床上实际应用了。如果遇到挫闪等外伤，出现疼痛，除了一般常用的经穴之外，即以痛处为穴，亦可获得祛邪止痛的功效，这是难以拟定部位的。

辑录了简陋管见以方便读者参考。感谢各位高明之士没有笑话这篇拙作。

七、通玄指要赋

原文

必欲治病，莫如用针。巧运神机之妙，工开圣理之深。外取砭针，能蠲邪而扶正，中含水火，善回阳而倒阴。

杨注

夫治病之法，有针灸，有药饵，然药饵或出于幽远之方，有时缺少，而又有新陈之不等，真伪之不同，其何以奏肤功，起沉疴也？惟精于针，可以随身带用，以备缓急。

巧者，功之善也；运者，变之理也。神者，望而知之。机者，事之微也。妙者,治之应也。

工者,治病之体。圣者,妙用之端。故《难经》云:"问而知之谓之工,闻而知之谓之圣。"夫医者意也,默识心通,贯融神会,外感内伤,自然觉悟,岂不谓圣理之深也。

砭针者,砭石是也。此针出东海,中有一山,名曰高峰,其山有石,形如玉簪,生自圆长,磨之有锋尖,可以为针,治病疗邪无不愈。

水火者,寒热也。惟针之中,有寒邪补泻之法,是进退水火之功也。回阳者,谓阳盛则极热,故泻其邪气,其病自得清凉矣。倒阴者,谓阴盛则极寒,故补其虚寒,其病自得温和矣。此回阳倒阴之理,补泻盛衰之功。

原文

原夫络别支殊,经交错综,或沟池溪谷以歧异,或山海丘陵而隙共。斯流派以难揆,在条纲而有统。理繁而昧,纵补泻以何功;法捷而明,曰迎随而得用。

杨注

别者,辨也。支者,络之分派也。《素问》云:络穴有一十五,于十二经中每经各有一络。外有三络:阳跷络在足太阳经;阴跷络在足少阴经;脾之大络在足太阴经。此是十五络也,各有支殊之处,有积络,有浮络,故言络别支殊。

交经者,十二经也。错者,交错也。综者,总聚也。言足厥阴肝经,交出足太阴脾经之后,足太阴脾经,交出厥阴肝经之前,此是经络交错,总聚之理也。

歧者,路也。其脉穴之中,有呼为沟池溪谷之名者,如歧路之各异也。若水沟风池后溪合谷之类是也。一云《铜人经》乃分四穴:沟者水沟穴,池者天池穴,溪者太溪穴,谷者阳谷穴。所谓四穴同治,而分三路,皆叛于一原。

隙者,孔穴。或取山海丘陵而为名者,其孔穴之同共也。如承山照海商丘阴陵之类是也。一云《铜人经》亦分四穴:山者承山穴,海者气海穴,丘者丘墟穴,陵者阴陵穴。四经相应,包含万化之众也。

此言经络贯通,如水流之分派,虽然难以揆度,在条目纲领之提挈,亦有统绪也。故书云纲有条而不紊。一云经言:井荥输原经合,甲日起甲戌时,乃胆受病,窍阴所出为井金,侠溪所溜为荥穴,临泣所注为输木,丘墟所过为原,阳辅所行为经火,阳陵泉所入为合土。凡此流注之道,须看日脚,阴日刺五穴,阳日刺六穴。

　　盖圣人立意,垂法于后世,使其自晓也。若心无主持,则义理繁乱,而不能明解,纵依补泻之法,亦有何效?或云:假如小肠实则泻小海,虚则补后溪;大肠实则泻二间,虚则补曲池;胆实则泻阳辅,虚则补侠溪,此之谓也。中工治病已成之后,惟不知此理,不明虚实,妄投针药,此乃医之误也。

原文

　　且如行步难移,太冲最奇。人中除脊膂之强痛,神门去心性之呆痴。风伤项急[1],始求于风府;头晕目眩,要觅于风池。耳闭[2]须听会而治也,眼痛则合谷以推之。胸结身黄,取涌泉而即可;脑昏目赤,泻攒竹以便宜。但见两肘之拘挛,仗曲池而平扫;四肢之懈惰,凭照海以消除。牙齿痛,吕细[3]堪治;头项强,承浆可保。太白宣通于气冲[4](【杨注】太白脾家真土也,能生肺金),阴陵开通于水道(【杨注】阴陵泉,真水也,滋济万物)。腹膨而胀,夺内庭以休迟;筋转而疼,泻承山而在早。大抵脚腕痛,昆仑解愈;股膝疼,阴市能医。痫发癫狂兮,凭后溪而疗理;疟生寒热兮,仗间使以扶持;期门罢胸满血膨而可已,劳宫退胃翻心痛亦何疑。

注释

　　[1]项急:颈项僵痛。
　　[2]耳闭:耳聋。
　　[3]吕细:太溪穴的别名。
　　[4]气冲:气上冲胸。

原文

　　稽夫大敦去七疝之偏坠,王公谓此;三里却五劳[5]之羸瘦,华佗言斯。固知腕骨祛黄[6],然骨泻肾,行间治膝肿目疾,尺泽去肘疼筋紧。目昏不见,二间宜取;鼻窒无闻[7],迎春可引。肩井除两臂难任;丝竹疗头疼不忍。咳嗽寒痰,列缺堪治;眵睛[8]冷泪,临泣尤准(【杨注】头临泣穴)。

　　髋骨将腿痛以祛残,肾俞护腰疼而泻尽。以见越人治尸厥于维会[9],随手而苏;文伯泻死胎于阴交,应针而陨。

注释

　　[5]五劳:指肺劳、心劳、脾劳、肝劳、肾劳。
　　[6]黄:黄疸。

［7］无闻：不闻香臭，指失去嗅觉。

［8］眵靚：眼屎凝积。

［9］维会：百会穴别名。

杨注

髋骨二穴，在委中上三寸，髀枢中，垂手取之，治腿足疼痛，针三分。一云：跨骨在膝膑上一寸，两筋空处是穴，刺入五分，先补后泻，其病自除，此即梁丘穴也，更治乳痈。按此两解，俱与经外奇穴不同，并存，以俟知者。

维会二穴，在足外踝上三寸，内应足少阳胆经。尸厥[10]者，卒丧之症，其病口噤气绝，状如死，不识人。昔越人过虢，虢太子死未半日，越人诊太子脉曰：太子之病为尸厥也。脉乱故形如死，太子实未死也。乃使弟子子阳，镵针砥石，以取外三阳五会，有间[11]，太子苏，二旬而复。故天下尽以扁鹊能生死人。鹊闻之曰：此自[12]当生者，非吾能使之生耳。又云：乃玉泉穴，在脐下四寸是穴，手之三阳脉，维于玉泉，是足三阳脉会。治卒中尸厥，恍惚不省人事，血淋下瘕，小便赤涩，失精梦遗，脐腹疼痛，结如盆杯，男子阳气虚惫，疝气水肿，奔豚抢心，气急而喘。经云：太子尸厥，越人刺维会而复苏。此即玉泉穴。真起死回生奇术。妇人血气癥瘕坚积，脐下冷痛，子宫断绪，四度刺有孕，使胞[13]和暖，或产后恶露不止，月事不调，血结成块，尽能治之。针八分，留五呼，得气即泻，更宜多灸为妙。

灸三壮，针三分。昔宋太子善医术，出苑游，逢一怀娠女人，太子诊之曰：是一女子。令[14]徐文伯诊之，文伯曰：是一男一女。太子性暴，欲剖腹视之。文伯止曰：臣请针之，于是泻足三阴交，补手阳明合谷，其胎应针而落。果如文伯之言。故今言妊妇不可针此穴。昔文伯见一妇人临产症危，视之，乃子死在腹中，刺足三阴交二穴，又泻足太冲二穴，其子随手而下。此说与《铜人》之文又不相同。

杨注之注释

［10］尸厥：是一种卒丧之症。

［11］有间：过了一会。

［12］自：本来。

［13］胞：指胞宫。

［14］令：下令，命令。

原文

圣人于是察麻与痛，分实与虚。实则自外而入也[15]，虚则自内而出[16]欤！

故济母而裨其不足,夺子而平其有余。观二十七之经络,一一明辨;据四百四之疾症,件件皆除。故得夭枉都无,跻斯民于寿域;几微已判[17],彰往古之玄书。

注释

[15] 实则自外而入也:实证是外感六淫所致。

[16] 虚则自内而出:虚证是内伤虚损气血不足,是自内而出。

[17] 判:辨别、分清。

杨注

虽云诸疼痛皆以为实,诸痒麻皆以为虚,此大略[18]也,未尽其善[19]。其中有丰肥坚硬,而得其疼痛之疾者;亦有虚赢气弱,而感其疼痛之病者。非执而断之,仍要推其得病之原,别其内外之感,然后真知其虚实也。实者泻之,虚者补之。

夫冒风寒,中暑湿,此四时者,或因一时所感而受病者,谓实邪,此疾盖是自外而入于内也。多忧虑,少心血,因内伤而致病者,谓虚邪,此疾盖是自内而出于外也。此分虚实内外之理也。一云:夫疗病之法,全在识见[20],痒麻为虚,虚当补其母;疼痛为实,实当泻其子。且如肝实,泻行间二穴,火乃肝木之子;肝虚,补曲泉二穴,水乃肝木之母。胃实,泻厉兑二穴,金乃胃土之子;胃虚,补解溪二穴,火乃胃土之母。三焦实,泻天井二穴;三焦虚,补中渚二穴。膀胱实,泻束骨二穴;膀胱虚,补至阴二穴。故经云:虚赢痒麻,气弱者补之;丰肥坚硬,疼痛肿满者泻之。凡刺之要[21],只就[22]本经,取井荣俞原经合,行子母补泻之法,乃为枢要[23]。深知血气往来多少之道,取穴之法,各明其部分,即依本经而刺,无不效也。

裨者,补也,济母者,盖补其不足也。夺子者,夺去其有余也。此补母泻子之法,按《补泻经》云:只非刺一经而已。假令[24]肝木之病,实则泻心火之子,虚则补肾水之母,其肝经自得安[25]矣。五脏仿此。一云:虚当补其母,实当泻其子。故知肝胜脾,肝有病必传与脾,圣人治未病,当先实脾,使不受肝之贼邪,子母不许相传,大概当实其母,正气以增,邪气必去。气血往来,无偏伤,伤则痾疾蜂起矣。

经者,十二经也。络者,十五络也。共计二十七之经络相随,上下流行。观之者,一一明辨也。

岐伯云:凡人禀乾坤而立身,随阴阳而造化,按八节而荣,顺四时而易,调神养气,习性咽津,故得安和,四大舒缓。或一脉不调,则众疾俱动,四大不和,百病皆生。凡人之一身,总计四百四病,不能一一具[26]载,然变症虽多,但依经用法,件件皆除也。

跻者,登也。夭者,短[27]也。枉者,惧伤[28]其命也。夫医之道,若能明此用针之理,除疼痛迅若手捻,破郁结涣如冰释。既得如此之妙,自此之后,并无夭枉之病。故斯民皆使登长寿之域矣。

几微者,奥妙之理也。判,开也。彰,明也。玄,妙也。令奥妙之理,已焕然明著于前,使后学易晓。

杨注之注释

[18] 大略:大致的规律。

[19] 未尽其善:不能以一概全。

[20] 识见:辨识。

[21] 要:要点。

[22] 只就:在于。

[23] 要:要领。

[24] 假令:如果。

[25] 安:安定、安稳。

[26] 具:详细。

[27] 短:寿命短。

[28] 惧伤:误伤。

原文

抑又闻心胸病,求掌后之大陵;肩背患,责肘前之三里。冷痹肾败,取足阳明之土;连脐腹痛,泻足少阴之水。脊间心后者,针中渚而立痊;胁下肋边者,刺阳陵而即止。头项痛,拟后溪以安然;腰脚疼,在委中而已矣。夫用针之士[29],此理苟能明焉,收祛邪之功,而在乎捻指。

注释

[29] 用针之士:施行针灸的人。

杨注

夫用针之士,先要明其针法,次知形气所在,经络左右所起,血气所行,逆顺所会,补虚泻实之法,去邪安正之道,方能除疼痛于目前,疗疾病于指下也。

八、灵光赋 《针灸大全》

原文

黄帝岐伯针灸诀，依他经里分明说，

三阴三阳十二经，更有两经分八脉，

灵光典注极幽深，偏正头疼泻列缺。

睛明治眼努肉攀，耳聋气闭听会间；

两鼻齆衄[1]针禾髎，鼻窒[2]不闻迎香间。

治气上壅足三里，天突宛中治喘痰[3]；

心疼手颤针少海，少泽应除心下寒。

两足拘挛觅阴市，五般腰痛委中安。

髀枢[4]不动泻丘墟，复溜治肿如神医；

犊鼻治疗风邪疼，住喘却痛昆仑愈。

后跟痛在仆参求，承山筋转并久痔。

足掌下去寻涌泉，此法千金莫妄传；

此穴多治妇人疾，男蛊[5]女孕两病痊。

百会鸠尾治痢疾，大小肠俞大小便；

气海血海疗五淋，中脘下脘治腹坚。

伤寒过经期门愈，气刺两乳求太渊；

大敦二穴主偏坠[6]，水沟间使治邪癫。

吐血定喘补尺泽，地仓能止两流涎；

劳宫医得身劳倦，水肿水分灸即安。

五指不伸中渚取，颊车可灸牙齿愈；

阴跷阳跷两踝边，脚气四穴[7]先寻取；

阴阳陵泉亦主之，阴跷阳跷与三里；

诸穴一般治脚气，在腰玄机宜正取。

膏肓岂止治百病，灸得玄功病须愈。

针灸一穴数病除，学者尤宜加仔细。

悟得明师流注法，头目有病针四肢。

针有补泻明呼吸，穴应五行顺四时。

悟得人身中造化[8]，此歌依旧是筌[9]蹄[10]。

注释

[1] 齆衄：鼻病的一种，表现为发音瓮瓮有音并流脓血。

［2］鼻窒：鼻塞不通。

［3］喘痰：痰喘，指气喘因痰浊壅肺者。

［4］髀枢：原作"脾俞"。

［5］蛊：虫症。

［6］偏坠：气疝，多因肝郁气滞，或因过劳而发作。

［7］四穴：指两侧的照海和申脉。

［8］造化：创造化育。

［9］筌：捕鱼的竹器。

［10］蹄：捕兔器。

九、拦江赋

原文

担截[1]之中数几何？有担有截起沉疴[2]。

我今咏此兰江赋，何用三车五辐歌。

先将八法[3]为定例，流注之中分次第。

胸中之病内关担，脐下公孙用法拦。

头部须还寻列缺，痰涎壅塞及咽干。

噤口[4]咽风[5]针照海，三棱出血刻时安。

伤寒在表并头痛，外关泻动自然安。

眼目之症诸疾苦，更须临泣用针担。

后溪专治督脉病，癫狂此穴治还轻，

申脉能除寒与热，头风偏正及心惊。

耳鸣鼻衄胸中满，好把金针此穴寻；

但遇痒麻虚即补，如逢疼痛泻而迎。

更有伤寒真妙诀，三阴[6]须要刺阳经；

无汗更将合谷补，复溜穴泻好施针。

倘若汗多流不绝，合谷收补效如神。

四日太阴宜细辨，公孙照海一同行；

再用内关施截法，七日期门妙用针。

但治伤寒皆用泻，要知《素问》坦然明。

流注之中分造化，常将水火土金平。

水数亏兮宜补肺，水之泛滥土能平。

春夏井荥刺宜浅，秋冬经合更宜深。

天地四时同此数,三才常用记心胸;

天地人部次第入,仍调各部一般匀。

夫[7]弱妇[8]强亦有克,妇弱夫强亦有刑;

皆在本经担与截,泻南补北亦须明。

经络明时知造化,不得师传枉费心;

不遇至人应莫度,天宝岂可付非人。

按定气血病人呼,撞搓数十把针扶[9];

战提摇起向上使,气自流行病自无。

注释

[1] 担截:针法中的术语,担法为补,截法为泻。

[2] 沉疴:指病程久。

[3] 八法:有针八法,身八法及下手八法。

[4] 噤口:指饮食不进。

[5] 咽风:因感受风寒之毒,导致咽喉肿痛。

[6] 三阴:指三阴的病。

[7] 夫:代指阳。

[8] 妇:代指阴。

[9] 撞搓数十把针扶:指向一方搓针,搓针之数可多至数十转。

十、流注指微赋　窦氏(应为何若愚)

原文

病居荣卫,扶救者针。观虚实于肥瘦,辨四时之浅深。是见取穴之法,但分阴阳而溪谷;迎随逆顺,须晓气血而升沉。

原夫指微论中,赜[1]义成赋,知本时之气开,说经络之流注。每披文而参其法,篇篇之旨审寻。复按经而察其言,字字之功明谕。疑隐皆知,虚实总附,移疼住痛如有神,针下获安。暴疾沉疴至危笃,刺之勿误。

详夫阴日血引,值阳气留[2],口温针暖;阳日气引,逢阴血暖,牢濡深求。诸经十二作数,络脉十五为周;阴俞六十脏主,阳穴七二腑收。刺阳经者,可卧针而取;夺血络者,先俾指而柔。逆为迎而顺为随,呼则泻而吸则补。浅恙新疴,用针之因,淹疾延患,着灸之由。躁烦药饵而难拯,必取八会;痈肿奇经而畜邪,先获砭瘳[3]。

况夫甲胆乙肝,丁火壬水,生我者号母,我生者名子。春井夏荣乃邪在,秋经冬合方刺矣。犯禁忌而病复,用日衰而难已。孙络在于肉分,血行出于支里。闷昏针晕,经虚补络须然;痛实痒虚,泻子随母要指。

想夫先贤迅效,无出于针;今人愈疾,岂难于医。徐文伯泻孕于苑内,斯由甚速;范九思疗咽于江夏,闻见言稀。

大抵古今遗迹,后世皆师,王纂针魅而立康,獭从被出;秋夫疗鬼而获效,魂免伤悲。既而感指幽微,用针真诀,孔窍详于筋骨肉分,刺要察于久新寒热。接气通经,短长依法,里外之绝,赢盈必别。勿刺大劳,使人气乱而神隳;慎妄呼吸,防他针昏而闭血。又以常寻古义,由有藏机,遇高贤真趣,则超然得悟;逢达人示教,则表我扶危。男女气脉[4],行分时[5]合度,养子[6]时刻,注穴须依。今详定疗病之宜,神针法式;广搜难素之秘密文辞,深考[7]诸家之肘函妙臆。故称庐江流注之指微,以为后学之规则。

注释

[1]赜:原作"瞶"。深奥的意思。

[2]阴日血引,值阳气留:论述时日阴阳与气血值日的关系。

[3]砭瘵:针砭的治疗。

[4]气脉:人体的机能。

[5]分时:针治当时的季节。

[6]养子:即养生。

[7]深考:认真参考。

卷 三

一、五运主病歌 《医经小学》

原文

诸风掉[1]眩[2]乃肝木,痛痒疮[3]疡心火属,

湿肿满[4]本脾土经,气贲郁[5]痿[6]肺金伏,

寒之收引肾水乡,五运主病枢要目。

注释

[1] 掉:摆动。

[2] 眩:眼目昏花。

[3] 痒疮:包括所有的肿疡和溃疡。

[4] 肿满:肿胀腹满。

[5] 贲郁:喘急胸闷,呼吸不畅。

[6] 痿:指肢体萎弱废用的一种病证。

二、六气为病歌

原文

诸暴[1]强直支痛,里急筋缩腰戾[2],

本足肝胆二经,厥阴风木之气。

诸病喘呕及吐酸,暴注[3]下迫转筋难,

小便浑浊血溢泄,瘤气结核疡疹斑。

痛疽吐下霍乱症,瞀[4]郁肿胀鼻塞干,

衄衊淋泌身发热,恶寒战栗惊惑间。

笑悲谵妄衄蔑[5]污,腹胀鼓之有声和,

少阴君火手二经,真心小肠气之过。

痓[6]与强直积饮殢[7],霍乱中满[8]诸膈痞,

体重吐下胕肿痿,肉如泥之按不起。

太阴湿土二足经,脾与从中胃之气。

诸热瞀瘛筋惕惕,悸动搐搦瘛疭极,

暴喑冒昧躁扰狂,骂詈惊骇气上逆。

胕肿疼酸嚏呕疮,喉痹耳鸣聋欲闭,

呕痛溢食下不能,目昧不明眴[9]瘛瘲。

或禁栗[10]之如丧神,暴病暴死暴注利,

少阳相火手二经,心包络与三焦气。

诸澀[11]枯涸闭,干劲揭皱起,

阳明之燥金,肺与大肠气。

上下水液出澄冷,癥瘕癫疝坚痞病,

腹满急痛痢白清,食已不饥吐痢腥,

屈伸不便与厥逆,厥逆禁[12]固太阳经。

肾与膀胱为寒水,阴阳标本六气里。

注释

[1] 暴:突然。

[2] 戾:猛烈。

[3] 暴注:剧烈腹泻。

[4] 瞀:眼花、目眩。

[5] 衊:拼音 miè。衄衊,病证名,语出《素问·气厥论》。衄指鼻血,衊指汗孔出血。因热盛而迫血妄行,在鼻为衄,在汗孔为衊。《圣济总录·鼻衄门》云:"胆受胃热,循脉而上,乃移于脑,盖阳络溢则血妄行,在鼻为衄,在汗孔为衊。二者不同,皆热厥血溢之过也。"张景岳谓衄、衊皆指鼻出血,二者有轻重之别。《类经·疾病类》云:"衄衊皆为鼻血,但甚者为衄,微者为衊。"

[6] 痓:脊背强直。

[7] 殢:拼音 tì。释为滞留。《活幼口议》有方名殢肠散,主治婴孩小儿肠胃虚寒,脏腑久冷,泄泻不止。

[8] 中满:腹中胀满。

[9] 眴:眼睑颤动。

[10] 禁栗:口噤、寒战。

[11] 澀:拼音 sè。古同"涩"。

[12] 禁:控制。

三、百穴法歌 《神应经》

原文

手之太阴经属肺,尺泽肘中约纹[1]是,
列缺侧腕寸有半,经渠寸口陷脉记。
太渊掌后横纹头,鱼际节后散脉里,
少商大指内侧寻,爪甲如韭此为美。
手阳明经属大肠,示指内侧号商阳,
本节前取二间定,本节后勿三间忘。
歧骨[2]陷中寻合谷,阳溪腕中上侧详,
三里曲池下二寸,曲池曲肘外辅当,
肩髃肩端两骨觅,五分侠孔取迎香。
足阳明兮胃之经,头维本神寸五分,
颊车耳下八分是,地仓侠吻[3]四分临,
伏兔阴市上三寸,阴市膝上三寸针。
三里膝下三寸取,上廉里下三寸主,
下廉上廉下三寸,解溪腕上系鞋处[4],
冲阳陷谷上二寸,陷谷庭后二寸举,
内庭次指外间求,厉兑如韭足次指。
足之太阴经属脾,隐白大指内角宜,
大都节后白肉际,太白核骨下陷为。
公孙节[5]后一寸得,商丘踝下前取之,
内踝三寸阴交穴,阴陵膝内辅下施。
手少阴兮心之经,少海肘内节后明,
通里掌后才一寸,神门掌后锐骨[6]精。
手太阳兮小肠索,小指之端[7]取少泽,
前谷外侧本节前,后溪节后仍外侧。
腕骨腕前起骨下,阳谷锐下腕中得,
小海肘端去五分,听宫耳珠如菽侧。
太阳膀胱何处看,睛明目眦内角畔,
攒竹两眉头陷中,络却后发四寸半。
肺俞三椎膈俞七,肝俞九椎之下按,

肾俞十四椎下旁，膏肓四五^[8]三分^[9]算。

委中膝腘约纹中，承出腨下分肉断，

昆仑踝下后五分，金门踝下陷中撰。

申脉踝下筋骨间，可容爪甲慎勿乱。

少阴肾兮安^[10]所觅^[11]？然谷踝前骨下识，

太溪内踝后五分，照海踝下四分的。

复溜内踝上二寸，向后五分太溪直。

手厥阴兮心包络，曲泽肘内横纹作，

间使掌后三寸求，内关二寸始无错，

大陵掌后两筋间，中冲中指之端度。

手少阳兮三焦论，小次指间名液门，

中渚次指本节^[12]后，阳池表腕有穴存。

腕后二寸外关络，支沟腕后三寸间，

天井肘上一寸许，角孙耳廓开口分。

丝竹眉后陷中按，耳门耳缺^[13]非虚文。

足少阳胆取听会，耳前陷中分明揣，

目上入发际五分，临泣之穴于斯在。

目窗泣上寸半存，风池发后际中论，

肩井骨前看寸半，带脉肋下寸八分。

环跳髀枢寻宛宛，风市髀外两筋显，

阳陵膝下一寸求，阳辅踝上四寸远^[14]。

绝骨踝上三寸从，丘墟踝前有陷中，

临泣侠溪后寸半，侠溪小次歧骨缝。

厥阴肝经果何处？大敦拇指有毛聚，

行间骨尖动脉中，太冲节后有脉据，

中封一寸内踝前，曲泉纹头两筋著。

章门脐上二寸量，横取六寸看两傍，

期门乳傍一寸半，直下寸半二肋详。

督脉水沟鼻柱下，上星入发一寸者，

百会正在顶之巅，风府后发一寸把。

哑门后发际五分，大椎第一骨上存，

腰俞二十一椎下，请君仔细详经文。

任脉中行正居腹，关元脐下三寸录，

气海脐下一寸半,神阙脐中随所欲。
水分脐上一寸求,中脘脐上四寸取,
膻中两乳中间索,承浆宛宛唇下搜。

注释

［1］约纹：肘横纹。

［2］歧骨：第二掌骨。

［3］吻：嘴角。

［4］系鞋处：系鞋带的地方。

［5］节：第一跖趾关节。

［6］锐骨：豌豆骨。

［7］端：末端。

［8］四五：第四与第五椎骨之间。

［9］三分：指背部夹脊第三行。

［10］安：哪里。

［11］觅：寻找。

［12］次指本节：第四掌指关节。

［13］耳缺：耳屏上切迹。

［14］远：距离。

四、十二经脉歌 《针灸聚英》

原文

手太阴肺中焦生,下络大肠出贲门[1],
上膈属肺从肺系,系横出腋臑[2]中行。
肘臂寸口上鱼际,大指内侧爪甲根,
支络还从腕后出,接次指属阳明经。
此经多气而少血。是动则病[3]喘与咳,
肺胀膨膨缺盆痛,两手交瞀为臂厥[4]。
所生病[5]者为气嗽,喘渴烦心胸满结,
臑臂之内前廉痛,小便频数掌中热。
气虚肩背痛而寒,气盛亦疼风汗出,
欠伸[6]少气不足息,遗失[7]无度溺色赤。
阳明之脉手大肠,次指内侧起商阳,
循指上连出合谷,两筋歧骨循臂肪[8]。

入肘外廉循臑外,肩端前廉柱骨旁,
从肩下入缺盆内,络肺下膈属大肠。
支从缺盆直上颈,斜贯颊前下齿当,
环出人中交左右,上侠鼻孔注迎香。
此经气盛血亦盛。是动齼肿并齿痛。
所生病者为鼽衄,目黄口干喉痹生。
大指次指难为用,肩前臑外痛相仍。
气有余兮脉热肿,虚则寒栗病偏增。
胃足阳明交鼻起[9],下循鼻外下入齿,
还出侠口绕承浆,颐后大迎颊车里。
耳前发际至额颅,支下人迎缺盆底,
下膈入胃络脾宫,直者缺盆下乳内。
一支幽门[10]循腹中,下行直合气冲逢,
遂由髀关抵膝膑,胻跗中指内关同。
一支下膝注三里,前出中指外关通。
一支别走足跗趾,大趾之端经尽矣。
此经多气复多血。是动欠伸面颜黑。
凄凄恶寒畏见人,忽闻木音心惊惕,
登高而歌弃衣走,甚则腹胀仍贲响[11]。
凡此诸疾皆骭厥[12],所生病者为狂疟[13],
温淫[14]汗出鼻流血,口歪唇裂又喉痹,
膝膑疼痛腹胀结,气膺[15]伏兔胻外廉,
足跗中趾俱痛彻,有余消谷[16]溺色黄,
不足身前寒振栗,胃房胀满食不消,气盛身前皆有热。
太阴脾起足大趾,上循内侧白肉际,
核骨[17]之后内踝前,上腨[18]循胻[19]胫膝里。
股内前廉入腹中,属脾络胃与膈通,
侠喉连舌散舌下,支络从胃注心宫。
此经气盛而血衰。是动其病气所为,
食入即吐胃脘痛,更兼身体痛难移,
腹胀善噫舌本强,得后与气快然衰。
所生病者舌亦痛,体重不食亦如之,
烦心心下仍急痛,泄水溏瘕[20]寒疟随,

不卧强立股膝肿，疽发身黄大指痿。
手少阴脉起心中，下膈直与小肠通，
支者还从肺系走，直上喉咙系目瞳。
直者上肺出腋下，臑后肘内少海从，
臂内后廉抵掌中，锐骨之端注少冲。
多气少血属此经。是动心脾痛难任，
渴欲饮水咽干燥。所生胁痛目如金，
臑臂之内后廉痛，掌中有热向经寻。
手太阳经小肠脉，小指之端起少泽，
循手外廉出踝中，循臂骨出肘内侧。
上循臑外出后廉，直过肩解绕肩胛，
交肩下入缺盆内，向腋络心循咽嗌[21]。
下膈抵胃属小肠，一支缺盆贯颈颊，
至目锐眦却入耳，复从耳前仍上颊，
抵鼻升至目内眦，斜络于颧别络接。
此经少气还多血。是动则病痛咽嗌，
颔[22]下肿兮不可顾，肩如拔兮臑似折[23]。
所生病主肩臑痛，耳聋目黄肿腮颊，
肘臂之外后廉痛，部分犹当细分别。
足太阳经膀胱脉，目内眦上起额尖，
支者巅上至耳角，直者从巅[24]脑后悬。
络脑还出别下项，仍循肩膊侠脊边，
抵腰脊肾膀胱内[25]，一支下与后阴连。
贯臀斜入委中穴，一支膊内左右别，
贯胛侠脊过髀枢[26]，臀内后廉腘中合，
下贯腨内外踝后，京骨[27]之下指外侧。
此经血多气犹少。是动头疼不可当，
项如拔兮腰似折，髀枢痛彻脊中央，
腘如结兮腨如裂，是为踝厥筋乃伤。
所生疟痔小指废，头囟顶痛目色黄，
腰尻[28]腘脚疼连背，泪流鼻衄及癫狂。
足经肾脉属少阴，小指斜趋涌泉心，
然骨[29]之下内踝后，别入跟中腨内侵。

出腘内廉上股内，贯脊属肾膀胱临，
直者属肾贯肝膈，入肺循喉舌本寻；
支者从肺络心内，仍至胸中部分深。
此经多气而少血。是动病饥不欲食，
喘嗽唾血喉中鸣，坐而欲起面如垢，
目视䀮䀮[30]气不足，心悬如饥常惕惕。
所生病者为舌干，口热咽痛气贲逼[31]，
股内后廉并脊疼，心肠烦痛疸而澼[32]，
痿厥嗜卧体怠惰，足下热痛皆肾厥。
手厥阴心主起胸，属包下膈三焦宫，
支者循胸出胁下，胁下连腋三寸同。
仍上抵腋循臑内，太阴少阴两经中，
指透中冲支者别，小指次指络相通。
此经少气原多血。是动则病手心热，
肘臂挛急腋下肿，甚则胸胁支满结。
心中澹澹[33]或大动，善笑目黄面赤色，
所生病者为烦心，心痛掌热病之则。
手经少阳三焦脉，起自小指次指端，
两指歧骨手腕表，上出臂外两骨间。
肘后臑外循肩上，少阳之后交别传，
下入缺盆膻中布，散络心包膈里穿。
支者膻中缺盆上，上项耳后耳角旋，
屈下至颐仍注颊，一支出耳入耳前，
却从上关交曲颊，至目内眦乃尽焉。
此经少血还多气。是动耳鸣喉肿痹，
所生病者汗自出，耳后痛兼目锐眦，
肩臑肘臂外皆疼，小指次指亦如废。
足脉少阳胆之经，始从两目锐眦生，
抵头循角下耳后，脑空风池次第行。
手少阳前至肩上，交少阳右上缺盆，
支者耳后贯耳内，出走耳前锐眦循。
一支锐眦大迎下，合手少阳抵项根，
下加颊车缺盆合，入胸贯膈络肝经。

属胆仍从胁里过,下入气冲毛际萦,
横入髀厌^[34]环跳内,直者缺盆下腋膺。
过季胁下髀厌内,出膝外廉是阳陵,
外辅绝骨踝前过,足跗小趾次趾分。
一支别从大趾去,三毛之际接肝经。
此经多气而少血。是动口苦善太息,
心胁疼痛难转移,面尘足热体无泽。
所生头痛连锐眦,缺盆肿痛并两腋,
马刀挟瘿^[35]生两旁,汗出振寒痎疟^[36]疾,
胸胁髀膝至胫骨,绝骨踝痛及诸节。
厥阴足脉肝所终,大指之端毛际丛,
足跗上廉太冲分,踝前一寸入中封。
上踝交出太阴后,循腘内廉阴股冲,
环绕阴器抵小腹,侠胃属肝络胆逢。
上贯膈里布胁肋,侠喉颃颡^[37]目系同,
脉上巅会督脉出,支者还生目系中,
下络颊里环唇内,支者便从膈肺通。
此经血多气少焉。是动腰疼俯仰难,
男疝女人小腹肿,面尘脱色^[38]及咽干。
所生病者为胸满,呕吐洞泄小便难,
或时遗溺并狐疝^[39],临症还须仔细看。

注释

[1] 贲门:即胃的上口。

[2] 臑:指肩以下,肘以上的部分。

[3] 是动则病:指本经经脉因外邪的引动而发生的疾病。

[4] 臂厥:病名,指臂气厥逆而言,其症为双手交叉于胸前,两目视物不清。

[5] 所生病:凡本脏经脉发生的病变为所生病。

[6] 欠伸:张口打呵欠,同时伴有伸腰动作。

[7] 遗矢:即遗屎,指大便失禁。

[8] 循臂肪:是指沿着前臂厚的脂膏处循行。

[9] 交鼻起:即足阳明胃经之脉起于鼻之交颏中。

[10] 幽门:即胃的下口。

[11] 贲响:指腹胀有高调而密集肠鸣音而言。

[12] 骭厥:因足胫之气上逆所致的腹胀贲响等症。

[13] 狂疟：指发狂和疟疾。

[14] 温淫：指感受温热之邪而言。

[15] 气膺：指前胸部两侧的肌肉隆起处。

[16] 消谷：即胃腐熟水谷太过之证。

[17] 核骨：指足大趾本节即跖趾关节部的圆形籽骨。

[18] 腨：俗称小腿肚，即腓肠肌隆起部。

[19] 胻：同"骱"，即胫部。

[20] 溏瘕：溏是大便溏薄，瘕是大瘕泄，即痢疾。

[21] 咽嗌：咽指口、鼻之后，食道以上的空腔处；嗌指食道的上口。

[22] 颔：指喉上方的软肉处。

[23] 肩如拔兮臑似折：形容肩痛如同被拔开，臑痛如同被折断。

[24] 巅：头顶的最高部。

[25] 抵腰脊肾膀胱内：脊即脊柱左右两侧的肌肉，此句意思是到达腰背部，深入内脏属膀胱络肾。

[26] 髀枢：髀即指髀部，枢是枢纽、机关，髀枢即骨盆处中央髋臼的部位（环跳部位）。

[27] 京骨：即足小趾本节后外侧高起的半圆骨。

[28] 尻：自骶骨以下至尾骶骨部分。

[29] 然骨：在内踝前，相当于舟状骨部。

[30] 目视䀮䀮：眼花视物不清。

[31] 口热咽痛气贲逼：指口热咽痛是因为气逆上逼所致。

[32] 澼：腹泻或下痢叫澼。

[33] 心中澹澹：即心虚身无力或心悸。

[34] 髀厌：即髀枢，骨盆处中央髋臼的部位（环跳部位）。

[35] 马刀挟瘿：即瘰疬。

[36] 痎疟：古代疟疾的统称。

[37] 颃颡：即咽上、上腭与鼻相通的部位，即软口盖的后部，此处有足厥阴肝经通过。

[38] 面尘脱色：指脸上如有灰尘，失去正常的面色。

[39] 狐疝：小肠坠入阴囊内，时上时下。名狐疝者是形容疝如狐之出入无常。

五、玉龙歌 杨氏注解

原文

扁鹊授我玉龙歌，玉龙一试绝沉疴[1]，

玉龙之歌真罕得，流传千载无差讹[2]。

我今歌此玉龙诀，玉龙一百二十穴，

医者行针殊妙绝[3]，但恐时人自差别。

补泻分明指下施,金针一刺显明医,

伛者立伸偻者起(【杨注】凡患伛者,补曲池泻人中;患偻者,补风池泻绝骨),从此名扬天下知。

中风不语最难医,发际顶门穴要知,

更向百会明补泻,实时苏醒免灾危(【杨注】顶门即囟会也,禁针,灸五壮。百会先补后泻,灸七壮,艾如麦大)。

鼻流清涕名鼻渊[4],先泻后补疾可痊,

若是头风[5]并眼痛,上星穴内刺无偏(【杨注】上星穴流涕并不闻香臭者,泻俱得气补)。

头风呕吐眼昏花,穴取神庭始不瘥,

孩子慢惊何可治,印堂刺入艾还加(【杨注】神庭入三分,先补后泻。印堂入一分,沿皮透左右攒竹,大哭效,不哭难。急惊泻,慢惊补)。

头项强痛难回顾,牙疼并作一般看,

先向承浆明补泻,后针风府实时安(【杨注】承浆宜泻,风府针不可深)。

偏正头风痛难医,丝竹金针亦可施,

沿皮向后透率谷,一针两穴世间稀。

偏正头风有两般,有无痰饮[6]细推观,

若然痰饮风池刺,倘无痰饮合谷安(【杨注】风池刺一寸半,透风府穴,此必横刺方透也,宜先补后泻,灸十一壮。合谷穴针至劳宫,灸二七壮)。

口眼歪斜最可嗟,地仓妙穴连颊车,

歪左泻右依师正,歪右泻左莫令斜(【杨注】灸地仓之艾,如绿豆,针向颊车,颊车之针,向透地仓)。

不闻香臭从何治?迎香两穴可堪攻,

先补后泻分明效,一针未出气先通。

耳聋气闭痛难言,须刺翳风穴始痊,

亦治项上生瘰疬,下针泻动即安然。

耳聋之症不闻声,痛痒蝉鸣不快情,

红肿生疮须用泻,宜从听会用针行[7]。

偶尔失音言语难,哑门一穴两筋间,

若知浅针莫深刺,言语音和照旧安。

眉间疼痛苦难当,攒竹沿皮刺不妨,

若是眼昏皆可治,更针头维即安康(【杨注】攒竹宜泻,头维入一分,沿皮透两额角,疼泻,眩晕补)。

两睛红肿痛难熬,怕日羞明心自焦,

只刺睛明鱼尾穴,太阳出血自然消(【杨注】睛明针五分,后略向鼻中,鱼尾针透鱼腰,即童子,俱禁灸。如虚肿不宜去血)。

眼痛忽然血贯睛[8],羞明[9]更涩最难睁,

须得太阳针血出,不用金刀疾自平。

心血炎上两眼红,迎香穴内刺为通,

若将毒血搐出后,目内清凉始见功(【杨注】内迎香二穴,在鼻孔中,用芦叶或竹叶,搐入鼻内,出血为妙,不愈再针合谷)。

强痛脊背泻人中,挫闪腰酸亦可攻,

更有委中之一穴,腰间诸疾任君攻(【杨注】委中禁灸,四畔紫脉上皆可出血,弱者慎之)。

肾弱腰疼不可当,施为行止甚非常,

若知肾俞二穴处,艾火频加体自康。

环跳能治腿股风,居髎二穴认真攻,

委中毒血更出尽,愈见医科神圣功(【杨注】居髎灸则筋缩)。

膝腿无力身立难,原因风湿致伤残,

倘知二市穴能灸,步履悠然渐自安。(【杨注】俱先补后泻。二市者,风市阴市也)。

髋骨[10]能医两腿疼,膝头红肿不能行,

必针膝眼膝关穴,功效须臾[11]病不生(【杨注】膝关在膝盖下,犊鼻内,横针透膝眼)。

寒湿脚气不可熬,先针三里及阴交,

再将绝骨穴兼刺,肿痛登时立见消(【杨注】即三阴交也)。

肿红腿足草鞋风[12],须把昆仑二穴攻,

申脉太溪如再刺,神医妙诀起疲癃[13](【杨注】外昆针透内吕)。

脚背疼起丘墟穴,斜针出血实时轻,

解溪再与商丘识,补泻行针要辨明。

行步艰难疾转加,太冲二穴效堪夸,

更针三里中封穴,去病如同用手抓。

膝盖红肿鹤膝风[14],阳陵二穴亦堪攻,

阴陵针透尤收效,红肿全消见异功。

腕中无力痛艰难,握物难移体不安,

腕骨一针虽见效,莫将补泻等闲看。

急疼两臂气攻胸，肩井分明穴可攻，

此穴元来真气聚，补多泻少应其中（【杨注】此二穴针二寸效，乃五脏真气所聚之处，倘或体弱针晕，补足三里）。

肩背风气连臂疼，背缝二穴用针明，

五枢亦治腰间痛，得穴方知疾顿轻（【杨注】背缝二穴，在背肩端骨下，直腋缝尖，针二寸，灸七壮）。

两肘拘挛筋骨连，艰难动作欠安然，

只将曲池针泻动，尺泽兼行见圣传（【杨注】尺泽宜泻不灸）。

肩端红肿痛难当，寒湿相争气血旺，

若向肩髃明补泻，管君多灸自安康。

筋急不开手难伸，尺泽从来要认真，

头面纵有诸样症，一针合谷效通神。

腹中气块痛难当，穴法宜向内关防，

八法有名阴维穴，腹中之疾永安康（【杨注】先补后泻，不灸。如大便不通，泻之即通）。

腹中疼痛亦难当，大陵外关可消详，

若是胁疼并闭结[15]，支沟奇妙效非常。

脾家之症最可怜，有寒有热两相煎，

间使二穴针泻动，热泻寒补病俱痊（【杨注】间使透针支沟，如脾寒可灸）。

九种心痛[16]及脾疼，上脘穴内用神针，

若还脾败[17]中脘补，两针神效免灾侵。

痔漏之疾亦可憎，表里急重最难禁，

或痛或痒或下血，二白穴在掌中寻（【杨注】二白四穴，在掌后，去横纹四寸，两穴相对，一穴在大筋内，一穴大筋外，针五分，取穴用稻心从项后围至结喉，取草折齐，当掌中大指虎口纹，双围转两筋头，点到掌后臂草尽处是，即间使后一寸，郄门穴也。灸二七壮，针宜泻，如不愈，灸骑竹马）。

三焦热气壅上焦，口苦舌干岂易调，

针刺关冲出毒血，口生津液病俱消。

手臂红肿连腕疼，液门穴内用针明，

更将一穴名中渚，多泻中间疾自轻（【杨注】液门沿皮针向后，透阳池）。

中风之症症非轻，中冲二穴可安宁，

先补后泻如无应，再刺人中立便轻（【杨注】中冲禁灸，惊风灸之）。

胆寒[18]心虚病如何？少冲二穴最功多，

刺入三分不着艾,金针用后自平和。

时行疟疾最难禁,穴法由来未审明,

若把后溪穴寻得,多加艾火实时轻(【杨注】热泻寒补)。

牙疼阵阵苦相煎,穴在二间要得传,

若患翻胃并吐食,中魁[19]奇穴莫教偏。

乳鹅[20]之症少人医,必用金针疾始除,

如若少商出血后,实时安稳免灾危(【杨注】三棱针刺之)。

如今瘾疹[21]疾多般,好手医人治亦难,

天井二穴多着艾,纵生瘰疬灸皆安(【杨注】宜泻七壮)。

寒痰咳嗽更兼风,列缺二穴最可攻,

先把太渊一穴泻,多加艾火即收功(【杨注】列缺刺透太渊,担穴也)。

痴呆之症不堪亲,不识尊卑枉骂人,

神门独治痴呆病,转手骨开得穴真(【杨注】宜泻灸)。

连日虚烦面赤妆,心中惊悸亦难当,

若须通里穴寻得,一用金针体便康(【杨注】惊恐补,虚烦泻,针五分,不灸)。

风眩目烂[22]最堪怜,泪出汪汪不可言,

大小骨空皆妙穴,多加艾火疾应痊(【杨注】大小骨空不针,俱灸七壮,吹之)。

妇人吹乳[23]痛难消,吐血风痰稠似胶[24],

少泽穴内明补泻,应时神效气能调(【杨注】刺沿皮向后三分)。

满身发热痛为虚,盗汗淋淋渐损躯,

须得百劳椎骨穴,金针一刺疾俱除。

忽然咳嗽腰背疼,身柱由来灸便轻,

至阳亦治黄疸病,先补后泻效分明(【杨注】针俱沿皮三分,灸二七壮)。

肾败腰虚小便频,夜间起止苦劳神,

命门若得金针助,肾俞艾灸起遭迍[25](【杨注】多灸不泻)。

九般痔漏最伤人,必刺承山效若神,

更有长强一穴是,呻吟大痛穴为真。

伤风不解嗽频频,久不医时劳便成,

咳嗽须针肺俞穴,痰多宜向丰隆寻(【杨注】灸方效)。

膏肓二穴治病强,此穴原来难度量,

斯穴禁针多着艾,二十一壮亦无妨。

腠理[26]不密咳嗽频,鼻流清涕气昏沉,

须知喷嚏风门穴,咳嗽宜加艾火深(【杨注】针沿皮向外)。

胆寒由是怕惊心,遗精白浊实难禁,

夜梦鬼交心俞治,白环俞治一般针(【杨注】更加脐下气海两旁效)。

肝家血少目昏花,宜补肝俞力便加,

更把三里频泻动,还光益血[27]自无瘥(【杨注】多补少泻,灸)。

脾家之症有多般,致成翻胃吐食难,

黄疸亦须寻腕骨,金针必定夺中脘。

无汗伤寒泻复溜,汗多宜将合谷收,

若然六脉皆微细,金针一补脉还浮(【杨注】针复溜入三分,沿皮向骨下一寸)。

大便闭结不能通,照海分明在足中,

更把支沟来泻动,方知妙穴有神功。

小腹胀满气攻心,内庭二穴要先针,

两足有水临泣泻,无水方能病不侵(【杨注】针口用油,不闭其孔)。

七般疝气[28]取大敦,穴法由来指侧间,

诸经具载三毛处,不遇师传隔万山。

传尸劳病最难医,涌泉出血免灾危,

痰多须向丰隆泻,气喘丹田亦可施。

浑身疼痛疾非常,不定穴中细审详,

有筋有骨须浅刺,灼艾临时要度量(【杨注】不定穴即痛处)。

劳宫穴在掌中寻,满手生疮痛不禁,

心胸之病大陵泻,气攻胸腹一般针。

哮喘之症最难当,夜间不睡气遑遑[29],

天突妙穴宜寻得,膻中着艾便安康。

鸠尾独治五般痫,此穴须当仔细观,

若然着艾宜七壮,多则伤人针亦难(【杨注】非高手毋轻下针)。

气喘急急不可眠,何当日夜苦忧煎,

若得璇玑针泻动,更取气海自安然(【杨注】气海先补后泻)。

肾强疝气[30]发甚频,气上攻心似死人,

关元兼刺大敦穴,此法亲传始得真。

水病之疾最难熬,腹满虚胀不肯消,

先灸水分并水道,后针三里及阴交。

肾气冲心[31]得几时,须用金针疾自除,

若得关元并带脉,四海谁不仰明医。

赤白妇人带下难,只因虚败[32]不能安,

中极补多宜泻少,灼艾还须着意看(【杨注】赤泻,白补)。

吼喘[33]之症嗽痰多,若用金针疾自和,

俞府乳根一样刺,气喘风痰渐渐磨。

伤寒过经尤未解,须向期门穴上针,

忽然气喘攻胸膈,三里泻多须用心(【杨注】期门先补后泻)。

脾泄之症别无他,天枢二穴刺休瘥,

此是五脏脾虚疾,艾火多添病不加(【杨注】多灸宜补)。

口臭之疾最可憎,劳心只为苦多情,

大陵穴内人中泻,心得清凉气自平。

穴法深浅在指中,治病须臾显妙功,

劝君要治诸般疾,何不当初记玉龙。

注释

[1] 沉疴:即病程久,缠绵难愈之症。

[2] 差讹:差错、讹误。

[3] 殊妙绝:水平参差不齐。

[4] 鼻渊:病名。主症为鼻塞、流浊涕,常有头晕目眩等症。

[5] 头风:即为发作休止无常的头痛。

[6] 痰饮:为多种水饮病的总称,泛指体内水液转输不利,停积于体内所致的疾病。

[7] 耳聋气闭痛难言,须刺翳风穴始痊,亦治项上生瘰疬,下针泻动即安然。耳聋之症不闻声,痛痒蝉鸣不快情,红肿生疮须用泻,宜从听会用针行:耳聋,耳内气行不畅,阻塞不通,要刺翳风,这个穴亦可治项生瘰疬。后文有"翳风应合谷",可作此配穴。耳聋,耳内有痒、痛、耳鸣等不舒服的感觉,以及耳周红肿生疮,可取听会。后文有"听会应合谷",可作此配穴。这句歌诀说明一穴可主二症。

[8] 血贯睛:眼球外部充血。

[9] 羞明:畏光。

[10] 髋骨:在此指髋骨穴,经外奇穴。在大腿前外侧,梁丘穴外开1寸凹陷中。

[11] 须臾:片刻,马上。

[12] 草鞋风:又名脱根风。此证多属肾经受病。初见足跟及两胕下生水泡,泡破则或生小疮,或生肿茧,既痛又痒,久则疮面扩张,泡破则延伸至足底。

[13] 疲癃:为经久不愈的腰弯背癃之症。

[14] 鹤膝风:此证由三阳亏损,寒邪浸淫于下部而成。即膝上下(大小腿)细,唯膝部

肿大,形如鹤膝,故有此名。

[15] 闭结:此指大便不通。

[16] 九种心痛:其名称原见《金匮要略·胸痹心痛短气病脉证并治》。"九种心痛"是泛指上腹脘部和前胸部的疼痛,主要有两种分类法:一种为虫心痛、注心痛、风心痛、悸心痛、食心痛、饮心痛、冷心痛、热心痛、去来心痛(《千金要方》卷十三);另一种为饮心痛、食心痛、血心痛、冷心痛、热心痛、悸心痛、虫心痛、疰心痛、气心痛。

[17] 脾败:即脾气虚衰,健运失调。

[18] 胆寒:在此指胆气不足,胆虚气怯而言。

[19] 中魁:在此指中魁穴,经外奇穴。在中指背面(一、二指骨间),关节横纹中点。

[20] 乳鹅:也叫乳蛾。症发时,咽部两侧咽弓、扁桃体肿胀、疼痛、糜烂,有黄白色脓样分泌物。患处很像蚕蛾,故有此名。

[21] 瘾疹:即荨麻疹。

[22] 风眩目烂:是因脾胃湿热,外感风邪所致,其症眼睑缘红赤溃烂,时作痛痒,甚则可致睫毛脱落、睑弦变形。

[23] 吹乳:乳痈的别称之一。相当于急性乳腺炎。

[24] 风痰稠似胶:风痰,指风邪挟痰或肝风挟痰;"稠似胶"指本症素有痰疾,又因感受风热,故痰稠似胶。

[25] 遭迍:在此为疾病缠绵不愈之意。

[26] 腠理:一指皮肤、肌肉和脏腑的纹理;一指皮肤与肌肉交接的地方,又称"皮腠"。

[27] 还光益血:是指肝血虚之眼目昏花,取肝俞、三里,可补益肝血,使眼目清明。

[28] 七般疝气:即七疝。《素问·骨空论》作冲疝、狐疝、癫疝、厥疝、瘕疝、㿉疝、癃疝;《诸病源候论》作厥疝、癥疝、寒疝、气疝、盘疝、腑疝、狼疝。《儒门事亲》《素问注证发微》又各持一说。

[29] 遑遑:形容恐惧和心神不安的样子。

[30] 肾强疝气:在此指肾气失常,发为疝气,脐疝撮急疼痛之症。

[31] 肾气冲心:此乃真气瘠极,肾气上奔冲心,致使命门真火离宫不归之症。证见四肢厥冷,面赤烦躁,两寸浮数,两尺微弱等。

[32] 虚败:在此指妇人赤白带下,乃因心肝火盛,脾失健运,肾水亏虚所致,故称虚败。

[33] 吼喘:泛指喘病,因痰结喉间与气相击而致有声。

六、胜玉歌 杨氏

原文

胜玉歌兮不虚言,此是杨家真秘传。

或针或灸依法语,补泻迎随随手捻[1]。

头痛眩晕百会好,心疼脾痛[2]上脘先。

后溪鸠尾及神门,治疗五痫[3]立便痊(【杨注】鸠尾穴禁灸,针三分,家传灸七壮[4])。

脾疼要针肩井穴,耳闭[5]听会莫迟延(【杨注】针一寸半,不宜停。经言禁灸,家传灸七壮)。

胃冷[6]下脘却为良,眼痛须觅清冷渊。

霍乱心疼[7]吐痰涎,巨阙着艾便安然。

脾疼背痛[8]中渚泻,头风眼痛上星专。

头项强急承浆保,牙腮疼紧[9]大迎全。

行间可治膝肿病,尺泽能医筋拘挛[10]。

若人行步苦艰难[11],中封太冲针便痊。

脚背痛时商丘刺,瘰疬少海天井边[12]。

筋疼闭结[13]支沟穴,颔肿喉闭少商前。

脾心痛急[14]寻公孙,委中驱疗脚风缠[15]。

泻却人中及颊车,治疗中风口吐沫。

五疟[16]寒多热更多[17],间使大杼真妙穴。

经年或变劳怯者[18],痞满脐旁章门决。

噎气吞酸食不投,膻中七壮除膈热。

目内红痛苦皱眉,丝竹攒竹亦堪医。

若是痰涎并咳嗽,治却须当灸肺俞。

更有天突与筋缩,小儿吼闭[19]自然疏。

两手酸疼难执物,曲池合谷共肩髃。

臂疼背痛针三里,头风头痛灸风池。

肠鸣大便时泄泻,脐旁两寸灸天枢。

诸般气症[20]从何治,气海针之灸亦宜[21]。

小肠气痛归来治,腰痛中空穴最奇(【杨注】中空穴,从肾俞穴量下三寸,各开三寸是穴,灸十四壮,向外针一寸半,此即膀胱经之中髎也)。

腿股[22]转酸难移步,妙穴说与后人知。

环跳风市及阴市,泻却金针病自除(【杨注】阴市虽云禁灸,家传亦灸七壮)。

热疮臁内[23]年年发,血海寻来可治之。

两膝无端肿如斗,膝眼三里艾当施。

两股转筋[24]承山刺,脚气复溜不须疑。

踝跟骨痛灸昆仑,更有绝骨共丘墟。

灸罢大敦除疝气,阴交针入下胎衣。

遗精白浊心俞治,心热[25]口臭大陵驱。

腹胀水分多得力,黄疸至阳便能离。

肝血盛兮[26]肝俞泻,痔疾肠风长强欺。

肾败[27]腰疼小便频,督脉两旁肾俞除。

六十六穴施应验,故成歌诀显针奇。

注释

[1]随手捻:指了解了秘传后施行手法可以随心所欲,应用自如。

[2]心疼脾痛:心胸部及胃脘部的疼痛。

[3]五痫:泛指各种类型的痫证。

[4]鸠尾穴禁灸,针三分,家传灸七壮:鸠尾穴禁止施行艾灸,针刺也不能超过 3 分,用这种杨家传的灸法灸七壮。

[5]耳闭:听觉障碍。

[6]胃冷:脾胃虚寒。

[7]心疼:胃脘部疼痛。

[8]脾疼背痛:泛指中焦部位的疼痛,并伴腹背彻痛。

[9]牙腮疼紧:口噤不开、牙关紧闭、牙疼、颊肿、不能咀嚼等症。

[10]筋拘挛:主要指上肢的拘紧挛急。

[11]行步苦艰难:主要指足踝关节周围和足背部等处发生肿痛而影响走路。

[12]天井边:即肘尖穴。

[13]筋疼闭结:腹部疼痛,大便燥结,排便困难。

[14]脾心痛急:心胸胃腹部急性发作的疼痛。

[15]脚风缠:腿部游走性疼痛。

[16]五疟:各种类型的疟疾。

[17]寒多热更多:指不论是寒多还是热多的症状表现。

[18]劳怯者:劳疟。

[19]吼闭:即喉闭。

[20]诸般气症:各种气机运行失常引起的病证。

[21]针之灸亦宜:实则针刺,虚则艾灸,能鼓动气机,宣通气滞。

[22]腿股:指膝盖以上的腿部。

[23]臁内:泛指小腿。

[24]两股转筋:两腿抽筋。

[25]心热:心火亢盛。

[26]肝血盛兮:肝因热邪而血盛,或气郁化热的病证。

[27] 肾败：肾脏精气亏耗。

语译

胜玉歌起名"胜玉"并不是妄言，它是杨家的家传秘方。有的病适宜针刺，有的病适宜艾灸，这些都要依照歌中所说的法则来进行，补法或泻法，可以随心所欲，运用自如。

头痛眩晕的病取百会穴治疗；心胸部及胃脘部疼痛时，不论原因如何，均应首先选用任脉的上脘穴。后溪、鸠尾及神门穴结合起来，治疗各种痫病，立刻就能痊愈(鸠尾穴禁止施行艾灸，针刺也不能超过3分，用这种杨家家传的灸法灸七壮)。

腰髋痛之类的病，要针刺肩井。听觉障碍，不论属虚属实，在局部疗法中，都应立即取听会穴(针刺1寸半，不断的行针。《内经》说此两处不宜灸，用这种杨家家传的艾灸可以灸七壮)。脾胃虚寒，选用下脘穴行温针灸，即有良好的效果。眼痛这种疾病必须选用清冷渊穴。霍乱，胃脘部疼痛，吐出痰涎和食物，属寒证的，艾灸巨阙穴就能恢复健康。出现在中焦部位的疼痛，并牵引腹背彻痛，针泻中渚穴能通阳、散寒、理气、和胃而止痛。上星穴专门治头风眼痛，可迅速缓解疼痛。

由风寒引起的头项强直，筋脉拘急，不能前后俯仰或左右回顾等难以活动的症状，取任脉的承浆穴；各种原因引起的口噤不开、牙关紧闭、牙疼、颊肿、不能咀嚼等症，取用大迎穴，疗效颇佳。膝关节周围肿胀疼痛，可选行间穴而获得消肿止痛的功效。尺泽能医治上肢部筋脉拘紧挛急，不能自由伸屈的病。如果因足踝关节周围及足背部等处发生肿痛而行走艰难，取中封、太冲针刺能养血散瘀，舒筋活络而使病人恢复行动，步履如常。足背部肿胀疼痛时针刺商丘穴，可标本兼治。少海穴和天井穴旁边即肘尖穴适宜治疗瘰疬。

腹部疼痛，大便燥结，排便困难，取支沟穴有特殊的功效。咽喉连及颌部发生红肿刺痛，甚至咽喉肿闭，口噤不开，水浆难下，且有痰涎壅塞、呼吸不利等症状，可取少商穴治疗。出现在心胸胃腹部急性发作的疼痛，取公孙穴作为主治的要穴。委中能够医治腿游风之类的足病。中风病，口吐涎沫，应针泻人中及颊车穴。各种不同类型的疟疾，不论是寒多热少，还是发热时间较长，热比寒多的现象，都可取用间使、大杼穴治疗，能有相得益彰的妙用。

经年累月，久疟不愈者，有的发展成为不易治愈的劳疟，或出现胸腹间气机阻塞不舒的症状，可以取脐旁的章门穴治疗，以化痰湿，消痞满。食物下咽时，有气逆梗塞的现象，以及胃中泛酸，食物虽然入咽，仍复吐出的病证，可灸膻中穴七壮，促使气机通畅，脾胃调和。眼睛红肿疼痛，羞明流泪，隐涩难开，或兼有前额痛、眉棱骨痛等,取丝竹空、攒竹穴相配进行针刺,能取得良好疗效。

如果咳嗽有痰,应灸肺俞穴而获得宣肺止咳、化痰祛湿的功效;如再配合天突、筋缩二穴,又可治小儿吼闭。风寒湿热等外邪侵犯经脉致使上肢部气滞血瘀,伸缩不自如,运动障碍,难以握物,并有酸重疼痛的症状,可取曲池、合谷、肩髃三穴相配治疗,能缓解疼痛,恢复运动。风寒湿邪所引起的上肢及肩背部疼痛,可针刺手三里,以疏通气血,缓解疼痛。头风头痛,风池穴是一个不可少的要穴,可在此穴施灸。腹内肠鸣,并且不时排泄稀薄大便的泄泻症状,可灸天枢穴,以散寒祛湿,温中健脾,起到标本兼治的作用。

各种气机运行失常引起的病证,取气海穴,实则针刺,虚则艾灸,能鼓动气机,宣通气滞。小肠气痛取归来穴治疗,由此并发的腰脊疼痛,可取中空穴治疗,疗效奇特(中空穴即膀胱经的中髎穴,用家传艾灸灸十四壮,同时针尖向外针刺 1 寸半)。大腿难以转侧,酸重麻木,不能屈伸,起立步行均感困难,取环跳、风市及阴市三穴相配,针到病除。(阴市穴虽说是禁灸的,用家传的艾灸法亦可以灸七壮。)

小腿的热疮经常都会发生,针治应选用血海穴,利湿泄热,泄毒生肌。膝关节周围肿起如斗大,难以屈伸,可艾灸膝眼及足三里,有扶正祛邪,标本兼治的效果。两腿抽筋(即腓肠肌痉挛),针刺承山穴能缓解。脚气病针刺复溜穴,能下气除湿泻热。各种原因所引起的足踝及跟骨部的肿痛,应灸昆仑穴进行艾灸,另外再配以绝骨、丘墟穴,可达患部,疏调其周围的气血壅滞,缓解疼痛。

疝气疼痛,应灸大敦穴。胎衣不下,少腹疼痛,可针刺三阴交穴治疗。遗精、白浊取心俞穴以宁心安神,清心降火。心火上逆,熏蒸于口舌,发出秽臭之气,取大陵穴,可以清心降火,消除口臭。腹部胀大如鼓的臌胀病,可取水分穴灸治,以利尿泻下。至阳穴是治疗黄疸的要穴。肝有热邪血盛,或气郁化热引起的病证,应针泻肝俞穴。痔疮便血等一切与肛门有关的疾病,针刺选用长强穴治疗,是具有特效的一种局部疗法。

肾脏精气亏耗而致的腰痛、小便频数,取督脉两旁的肾俞穴治疗,症状可除。这六十六个穴,用于临床颇有效验,所以编成歌诀,以将针灸的奇妙之处显传于世。

七、杂病穴法歌 《医学入门》

原文

杂病随症选杂穴[1],仍兼原合与八法[2]。

经络原会[3]别论详,脏腑俞募当谨始。

根结标本理玄微,四关三部[4]识其处。

伤寒一日刺风府,阴阳分经次第取(【杨注】伤寒一日太阳风府,二日阳明之荥,三日少阳之输,四日太阴之井,五日少阴之输,六日厥阴之经。在表刺三阳经穴,在里刺三阴经穴,六日过经未汗,刺期门三里,古法也。惟阳症灸关元穴为妙)。

汗吐下法非有他,合谷内关阴交杵(【杨注】汗,针合谷入二分,行九九数,搓数十次,男左搓,女右搓,得汗行泻法,汗止身温出针。如汗不止,针阴市,补合谷。吐,针内关入三分,先补六次,泻三次,行子午捣臼法三次,提气上行,又推战一次,病人多呼几次,即吐;如吐不止,补九阳数,调匀呼吸,三十六度,吐止,徐出针,急扪穴;吐不止,补足三里。下,针三阴交入三分,男左女右,以针盘旋,右转六阴数毕,用口鼻闭气,吞鼓腹中,将泻插一下,其人即泄,鼻吸手泻三十六遍,方开口鼻之气,插针即泄;如泄不止,针合谷,升九阳数。凡汗吐下,仍分阴阳补泻,就流注穴行之尤妙)。

一切风寒暑湿邪,头疼发热外关起。

头面耳目口鼻病,曲池合谷为之主。

偏正头疼左右针[5](【杨注】左痛针右),列缺太渊不用补。

头风目眩项捩强,申脉金门手三里。

赤眼迎香出血奇[6],临泣太冲合谷侣(【杨注】眼肿血烂,泻足临泣)。

耳聋临泣(【杨注】补足)与金门,合谷(【杨注】俱泻)针后听人语。

鼻塞鼻痔及鼻渊,合谷太冲(【杨注】俱泻)随手取。

口噤歪斜[7]流涎多,地仓颊车仍可举。

口舌生疮舌下窍[8],三棱刺血非粗卤(【杨注】舌下两边紫筋)。

舌裂出血寻内关,太冲阴交走上部。

舌上生胎合谷当,手三里治舌风舞[9]。

牙风面肿颊车神,合谷(【杨注】泻足)临泣泻不数。

二陵二跷与二交[10],头项手足互相与。

两井两商二三间,手上诸风得其所。

手指连肩相引疼,合谷太冲能救苦。

手三里治肩连脐,脊间心后[11]称中渚。

冷嗽[12]只宜补合谷,三阴交泻即时住。

霍乱中脘可入深[13],三里内庭泻几许。

心痛翻胃刺劳宫(【杨注】热),寒者少泽细手指(【杨注】补)。

心痛手战[14]少海求,若要除根阴市瞄。

太渊列缺穴相连,能祛气痛刺两乳[15]。

胁痛只须阳陵泉,腹痛公孙内关尔。

疟疾素问分各经,危氏刺指舌红紫[16](【杨注】足太阳疟,先寒后热,汗出不已,刺金门。足少阳疟,寒热心惕,汗多,刺侠溪。足阳明疟,寒久乃热,汗出喜见火光,刺冲阳。足太阴疟,寒热善呕,呕已乃衰[17],刺公孙。足少阴疟,呕吐甚欲闭户[18],刺大钟。足厥阴疟,少腹满,小便不利,刺太冲。心疟刺神门,肝疟中封,脾疟商丘,肺疟列缺,肾疟太溪,胃疟历兑。危氏刺手十指及舌下紫肿筋出血)。痢疾合谷三里宜,甚者必须兼中膂[19](【杨注】白痢合谷,赤痢小肠俞,赤白足三里中膂)。

心胸痞满阴陵泉,针到承山饮食美[20]。

泄泻肚腹诸般疾,三里(【杨注】足三里)内庭功无比。

水肿水分与复溜(【杨注】俱泻。水分先用小针,次用大针,以鸡翎管透之,水出浊者死,清者生,急服紧皮丸敛之。如乡村无药,粗人体实者针之;若高人则禁针。取血法:先用针补入地部,少停泻出人部,少停复补入地部,少停泻出针,其瘀血自出。虚者只有黄水出,若脚上肿大,欲放水者,仍用此法,于复溜穴上取之)。胀满中脘三里搐(【杨注】《内经》针腹,以布缠缴。针家另有盘法:先针入二寸五分,退出二寸,只留五分在内盘之。如要取上焦包络之病,用针头迎向上刺入二分补之,使气攻上;若脐下有病,针头向下,退出二分泻之。此特备古法,初学不可轻用)。

腰痛环跳委中神,若连背痛昆仑武。

腰连腿疼腕骨升[21],三里降下随拜跪[22](【杨注】补腕骨,泻足三里)。

腰连脚痛怎生医,(【杨注】补)环跳(【杨注】泻)行间与风市。

脚膝诸痛羡行间,三里申脉金门侈。

脚若转筋眼发花,然谷承山法自古。

两足难移先悬钟,条口后针能步履。

两足酸麻补太溪,仆参内庭盘跟楚[23](【杨注】脚盘痛泻内庭,脚跟痛泻仆参)。

脚连胁腋痛难当,环跳阳陵泉内杵。

冷风湿痹[24]针环跳,阳陵三里烧针尾(【杨注】烧三五壮,知痛即止)。

七疝[25]大敦与太冲,五淋[26]血海通男妇。

大便虚秘补支沟,泻足三里效可拟。

热秘气秘先长强,大敦阳陵堪调护。

小便不通阴陵泉,三里泻下溺如注。

内伤食积针三里(【杨注】手足),璇玑相应块亦消。

脾病气血先合谷,后刺三阴针用烧[27]。

一切内伤内关穴,痰火积块退烦潮[28]。

吐血尺泽功无比,衄血上星与禾髎。

喘急列缺足三里,呕噎[29]阴交不可饶。

劳宫能治五般痫,更刺涌泉疾若挑。

神门专治心痴呆[30],人中间使祛癫妖[31]。

尸厥百会一穴美,更针隐白效昭昭[32](【杨注】外用笔管吹耳)。

妇人通经泻合谷,三里至阴催孕妊(【杨注】虚补合谷)。

死胎阴交不可缓,胞衣照海内关寻(【杨注】俱泻)。

小儿惊风少商穴,人中涌泉泻莫深[33]。

痈疽初起审其穴,只刺阳经不刺阴(【杨注】阳经谓痈从背出者,当从太阳经至阴通谷束骨昆仑委中五穴选用。从鬓出者,当从少阳经窍阴侠溪临泣阳辅阳陵泉五穴选用。从髭出者,当从阳明经厉兑内庭陷谷冲阳解溪五穴选用。从胸出者,则以绝骨一穴治之。凡痈疽已破,尻神朔望不忌)。

伤寒流注分手足,太冲内庭可浮沉。

熟此筌蹄[34]手要活,得后方可度金针。

又有一言真秘诀,上补下泻值千金。

注释

[1]杂病随症选杂穴:杂病:指各种不同的疾病。杂穴:泛指不同穴位。

[2]原合与八法:原合:指原穴与合穴。八法:指搯、爪、搓、弹、打、循、摇、捻八法。

[3]经络原会:经穴、络穴、原穴、八会穴。

[4]四关三部:《医学入门》:"四关,合谷、太冲穴也。十二经原皆出于四关。三部,大包为上部,天枢为中部,地机为下部。又百会一穴在头应天,璇玑一穴在胸应人,涌泉一穴在足应地,是谓三才。以上兼原、合八法诸穴,虽不悉针,亦不可不知其处也。"

[5]左右针:左边疼痛就针刺右边,右边疼痛就针刺左边。

[6]迎香出血奇:在迎香穴处点刺放血可以取得好疗效。

[7]口噤歪斜:口闭不张和口眼歪斜。

[8]舌下窍:舌下出血。

[9]舌风舞:舌头不自主地动。

[10]二陵二跷与二交:二陵:阴陵泉、阳陵泉穴。二跷:申脉、照海。二交:阴交、阳交。

[11]脊间心后:心背疼痛。

[12] 冷嗽：伤寒咳嗽。

[13] 可入深：可以深刺。

[14] 心痛手战：心痛引起手部颤抖的症状。

[15] 气痛刺两乳：气痛：指气虚胸痛。刺两乳：指针刺两侧的乳根穴。

[16] 危氏刺指舌红紫：危亦林对出现舌头红紫的施行指尖放血来进行治疗。

[17] 呕已乃衰：呕吐久了会导致身体很衰弱。

[18] 闭户：吐不出来。

[19] 甚者必须兼中膂：更严重的必须加上中膂。

[20] 针到承山饮食美：意指针针刺承山可以治疗胃口不好的疾病而使吃饭香。

[21] 升：针刺补法。

[22] 三里降下随拜跪：降，针刺泻法。随拜跪，指可以做类似于跪拜之类的屈膝动作。

[23] 盘跟楚：脚掌与脚跟的疼痛麻木。

[24] 冷风湿痹：风寒湿痹。

[25] 七疝：诸家对七疝的解释不一，以下作参考：《诸病源候论·卷二十》："七疝者，厥疝、癥疝、寒疝、气疝、盘疝、胕疝、狼疝，此名七疝也。"《儒门事亲·卷二》："七疝者何，寒疝、水疝、筋疝、血疝、气疝、狐疝、㿉（拼音 tuí。1. 㿉疝为经外奇穴名。出《备急千金要方》。位于阴阜、阴茎两旁。主治㿉疝。一般只灸不针。2. 㿉疝为病证名。㿉（音 tuí，其异体字还包括㿗）又作㿉，《黄帝内经素问·阴阳别论》："三阳为病发寒热……其传为㿉疝。）疝，是谓七疝。"《医宗必读·卷八》："所谓冲疝、狐疝、㿉疝、厥疝、瘕疝、㿗（其为"㿉"的异体字。）疝、癃疝，分言七疝之状也。"此处当指各种疝气。

[26] 五淋：对五淋的注解各家不同：石淋、气淋、膏淋、劳淋、热淋，见《外台秘要·卷二十七》。冷淋、热淋、膏淋、血淋、石淋，见《三因极一病证方论·卷十二》。血淋、石淋、气淋、膏淋、劳淋，见《古今图书集成医部全录·淋》。此处当指各种淋证。

[27] 针用烧：即温针灸。

[28] 烦潮：烦热、潮热。

[29] 呕噎：呕逆哽噎。

[30] 心痴呆：心神情志方面的痴呆。

[31] 祛癫妖：即治疗癫证。

[32] 效昭昭：立竿见影的效果。

[33] 莫深：不要针刺太深。

[34] 筌蹄：筌是捕鱼的竹器，蹄是捕兔器。筌蹄，比喻达到目的的手段。此处指治疗疾病，必须掌握一定的要领。

语译

　　不同的病应该根据不同的症状选取不同的穴位。兼用原穴与合穴以及针灸中的八法。经穴、络穴、原穴、八会穴又另当别论,脏腑俞穴、募穴应谨慎使用。根结标本的道理很玄微,人体的四关三部是其存留的位置。刺风府可治疗伤寒初感,分阴、阳经分别依次取穴。

有汗法、吐法、泻下法,分别用针具刺合谷、内关、阴交穴。一切的风寒暑湿邪气,头疼发热要选取外关穴。头面部耳目口鼻的疾病,都要用到曲池和合谷穴。如果是偏头痛,左边痛就刺右边,右边痛就刺左边,列缺、太渊穴不用补法。

头部中风目眩项强痛,可以用申脉、金门和手三里这几个穴位。眼睛赤痛于迎香点刺出血效果非常好,眼肿血烂,泻足临泣穴,刺太冲、合谷穴。耳聋针刺足临泣、金门和合谷穴后就好了。鼻塞、鼻子痔肉及鼻渊,用合谷、太冲穴。

口闭不张和口眼歪斜口水多,可以用地仓和颊车穴。口舌生疮舌下出血,用三棱针刺舌下两边紫筋到出血。舌头裂开出血用内关穴,配合太冲穴和三阴交穴。舌头上生厚舌苔,可以刺合谷。手三里可以治疗舌头不自主的动。牙齿中风脸面肿用颊车有神效,配上合谷和临泣穴的泻法会更妙。

阴陵泉和阳陵泉、申脉和照海、阴交和阳交,可以治疗头项手足的疾病。肩井、天井、少商、商阳、二间、三间,可以治疗手上中风的疾病。手指连着肩膀一起痛,可以用合谷止痛。手三里可以治疗肩膀到肚脐的疼痛,心背疼痛可以用中渚穴治疗。

伤寒咳嗽只应补合谷穴,三阴交可以止泻。霍乱可以深刺中脘,足三里内庭穴可以止泻。心痛胃热翻涌可以刺劳宫穴。若是胃寒可以刺少泽穴。心痛并引起手部抖动的话可以刺少海穴,如果要根除心痛要刺阴市。

太渊穴加列缺穴和刺两乳根可以治气虚胸痛。两肋痛只需要刺阳陵泉穴,腹痛可以刺公孙和内关穴。素问把疟疾分成各经的病证,治疗舌红紫可以刺指头危氏穴。足阳明的疟疾,寒久了就会转热,汗出后很红,可以刺冲阳穴。足太阴的疟疾,寒热往来,多呕吐,呕吐久了会导致身体很衰弱,刺公孙穴。足少阴疟疾,非常想呕吐但吐不出来,刺大钟穴。足厥阴疟疾,少腹胀满,小便不利,刺太冲穴。心经疟疾可以刺神门,肝经疟疾刺中封,脾经疟疾刺商丘,肺经疟疾刺列缺,肾经疟疾刺太溪,胃经疟疾刺历兑。刺手十指可以治疗舌下紫筋肿出血。痢疾可以刺合谷三里穴,更严重的必须加上中膂。

心胸痞满可以刺阴陵泉穴,针刺承山可以治疗胃口不好而使吃饭香。泄泻以及肚腹的各种疾病,针刺足三里和内庭穴可以收到很奇特的效果。水肿则用水分和复溜穴,中脘胀满可以刺足三里。

腰痛可以刺环跳和委中穴,如果腰痛连着背痛就加上昆仑穴。腰痛连着腿疼可针刺补腕骨穴,再针泻足三里穴,气机循环顺畅了就可以连做拜跪的动作都不痛了。腰连着脚痛怎么治疗,可以选择环跳、行间和风市穴进行针刺并用泻法。脚膝部位的各种痛可以用行间、足三里、申脉和金门穴。

腿脚抽筋和两眼昏花可以用然谷、承山穴,这些都是自古以来形成的经验用穴。两只脚不能行走可以先刺悬钟穴,再刺条口穴就可以走路了。两脚酸麻可以针刺太溪并施用补法,脚盘痛泻内庭穴,脚跟痛则可泻仆参。脚连着胁部和腋部疼痛难忍,可以深刺环跳和阳陵泉穴。风寒湿痹刺环跳穴,并温针灸阳陵泉和足三里穴三五壮,至感到痛为止。各种疝气皆可用大敦穴和太冲穴,同时可以治疗男女的气血疾病。阳虚便秘可以用补法刺支沟,泻足三里也可以达到类似的结果。

热结便秘先刺长强穴,再刺大敦、阳陵泉穴进行调理。小便不通用阴陵泉穴,再针刺足三里用泻法就可以痊愈。身体内伤与食积可分别刺手三里和足三里,再配合璇玑穴可加快疾病的消除。脾病引起的气血病先刺合谷穴,再温针灸三阴交穴。一切的内伤都可选用内关穴,该穴也可以治疗痰火郁结成块和潮热烦热。尺泽治疗吐血功效很好,出血则可选用上星穴与口禾髎。

急喘可以用列缺和足三里,呕逆哽噎必定用三阴交。劳宫穴可以治疗各种痛证,再配合涌泉穴可使疾病更快地消除。神门专门治疗心病引起的痴呆,人中穴和间使穴可以祛除造成癫狂的病邪。尸厥时针刺百会穴,再针刺隐白穴可以起立竿见影的效果。

妇女痛经的话泻合谷穴,手足三里和至阴穴可以催产。胎死腹中得即时针刺三阴交穴,胞宫疾病可选择照海和内关穴进行治疗。小儿惊风针刺少商穴,再配合针泻人中和涌泉穴但不要针刺过深。

痈疽初起时要谨慎的选择穴位,此时只刺阳经而不刺阴经。若痛从背部出的话,应当从太阳经的至阴、通谷、束骨、昆仑、委中五个穴中选用穴位。若痛从两鬓出的话,应当从少阳经的窍阴、侠溪、临泣、阳辅、阳陵泉穴中选用。若痛从两髭发出,应当从阳明经的厉兑、内庭、陷谷、冲阳、解溪五个穴中选取。若痛从胸出的话,就刺绝骨一穴就行了。凡是疮痛破裂的,用尻神、朔望两个穴位即可。伤寒流注要分手足经,太冲内庭可以治疗脉浮脉沉。

要想给人刺针治病要先练好刺针的技法,再熟悉此法歌才可以刺针。还有一句真言,懂得上补下泻更为重要。

八、杂病十一穴歌 《针灸聚英》

原文

攒竹丝空主头疼，偏正皆宜向此针。

更去大都除泻动，风池针刺三分深[1]。

曲池合谷先针泻[2]，永与除疴病不侵。

依此下针无不应，管教随手便安宁。

头风头痛与牙疼，合谷三间两穴寻。

更向大都针眼痛，太渊穴内用针行。

牙疼三分针吕细[3]，齿痛依前指上明。

更推大都左之右[4]，交互相迎仔细穷。

听会兼之与听宫，七分针泻耳中聋。

耳门又泻三分许，更加七壮灸听宫。

大肠经内将针泻[5]，曲池合谷七分中。

医者若能明此理，针下亡时便见功。

肩背并和肩膊痛[6]，曲池合谷七分深。

未愈尺泽加一寸，更于三间次第行。

各入七分于穴内，少风二府[7]刺心经。

穴内浅深依法用，当时蠲疾两之轻。

咽喉以下至于脐，胃脘之中百病危。

心气痛时胸结硬[8]，伤寒呕哕闷涎随[9]。

列缺下针三分许，三分针泻到风池。

二指三间并三里，中冲还刺五分依。

汗出难来到腕骨，五分针泻要君知。

鱼际经渠并通里，一分针泻汗淋漓。

二指三间及三里，大指各刺五分宜。

汗至如若通遍体[10]，有人明此是良医。

四肢无力中邪风，眼涩难开百病攻[11]。

精神昏倦多不语，风池合谷用针通。

两手三间随后泻，三里兼之与太冲。

各入五分于穴内，迎随得法有奇功。

风池手足指诸间[12]，右瘫偏风左曰瘫。

各刺五分随后泻，更灸七壮便身安。

三里阴交行气泻[13]，一寸三分量病看。

每穴又加三七壮[14]，自然瘫痪实时安。

肘痛将针刺曲池，经渠合谷共相宜。

五分针刺于二穴，疟病缠身便得离。

未愈更加三间刺，五分深刺莫忧疑。

又兼气痛憎寒热，间使行针莫用迟。

腿胯腰疼痞气攻[15]，髋骨穴内七分穿。

更针风市兼三里，一寸三分补泻同。

又去阴交泻一寸，行间仍刺五分中。

刚柔进退随呼吸[16]，去疾除病拈指功。

肘膝疼时刺曲池，进针一寸是相宜。

左病针右右针左，依此三分泻气奇。

膝痛二寸针犊鼻，三里阴交要七次。

但能仔细寻其理，劫病之功在片时。

注释

[1]三分深：不超过 3 分的深度。

[2]先针泻：针刺后先行针用泻法再留针。

[3]吕细：吕细穴，即太溪穴。

[4]左之右：左边牙痛针刺右边，右边痛则刺左边。

[5]大肠经内将针泻：大肠经的疾病和经上的穴位多用泻法。

[6]肩髃痛：肩膀、上臂的部位。

[7]少风二府：即少府、风府穴。

[8]胸结硬：胸脘部郁结。

[9]伤寒呕哕闷涎随：中了伤寒也会导致呕吐、恶心、胸闷和口吐涎液。

[10]汗至如若通遍体：针刺后全身都微微出汗。

[11]百病攻：各种其他部位的疾病导致的眼睛干涩。

[12]手足指诸间：指八风和八邪穴。

[13]行气泻：用泻法可以行气。

[14]三七壮：三壮到七壮。根据病情而定。

[15]腿胯腰疼痞气攻：腰膝腿疼和胸脘痞满。

[16]刚柔进退随呼吸：根据呼吸的节奏来控制针刺的快慢和补泻手法等。

语译

　　攒竹、丝竹空穴主治头痛，无论是偏头痛还是正头痛都可以针刺这个穴位。然后用泻法针刺大都穴，风池穴针刺深度不超过 3 分。再用泻法针刺曲池、合谷穴，便可以永远远离疾病的困扰。按照这样的顺序用针肯定会有效果的，大多病痛都可以手到病除。

头部中风导致头痛和牙痛，可以针刺合谷和三间两个穴位。用针刺大都穴可治疗眼部疼痛，配合太渊穴并不停地行针。牙齿痛针刺吕细穴3分，前面提到牙痛可以针刺上明穴，另外，若是左边牙痛就针刺右边大都穴。左右交互着的道理值得仔细地去揣摩。

听会穴和听宫穴，用泻法针刺7分可以治疗耳聋。再配合针刺耳门穴3分并用泻法，同时艾灸听宫穴七壮。大肠经上的疾病用针刺泻法，曲池、合谷穴则是经常要用到的。医生如果理解了这个道理，那么针灸一会就可以看到效果。

肩背和胳膊痛，曲池、合谷穴可以针刺入7分，如果没有治愈的话就加上尺泽穴针刺1寸，再刺三间穴。少府、风府两穴可以治疗心经疾病，针刺时深度不宜超过7分。针刺穴位的深浅按照病情实际变化，便可以在针刺时达到治愈疾病的目的。

咽喉到脐的部位，尤其是胃脘中部容易受到各种疾病的影响。心气痛时胸脘部会郁结，中了伤寒也会导致呕吐、恶心、胸闷和口吐涎液。以上的情况，可以针刺列缺3分，再用泻法针刺风池穴，配合足三里和三间穴以及中冲穴，中冲穴针刺不超过5分。

若是不出汗则刺腕骨穴，要知道是刺5分深并用泻法。鱼际、经渠和通里穴针刺1分深，用泻法行针到大汗淋漓。足三里、三间、大指均应该刺入5分的深度。如果刺到全身是汗的话，就说明这个人医术非常好。

四肢中风无力，眼睛干涩难开，或者受到其他部位疾病的影响而导致眼涩，精神萎靡困倦不想说话，可以针刺风池、合谷穴，再泻两只手的三间穴和手三里与太冲穴，均刺入5分的深度，迎随补泻施行的恰到好处时可以收到神奇的效果。风池穴和手足指之间的八邪、八风穴，如果右边中风瘫痪的话就会左边面瘫，用针刺以上的穴位5分的深度，并用艾灸灸七壮就可使身体康复。

针刺手、足三里和三阴交用泻法可以行气，刺多深根据具体病情。每个穴刺后再艾灸二十一壮，瘫痪自然就能好了。针刺曲池、经渠、合谷穴可以治疗肘部疼痛。同时，针刺5分深就可以祛除疟疾的困扰。如果还是没恢复，再加刺三间穴，一定要深刺5分。如果疟疾的同时还兼有气痛寒热往来，要尽早针刺间使穴并不断的行针。

若是腰膝腿疼和胸脘痞满，针刺髋骨穴要达到7分的深度，再针刺风市和足三里穴，补泻都是刺1寸3分。再针刺1寸阴交穴并用泻法，行间穴则针刺

5分深。根据呼吸的节奏来控制针刺的快慢和补泻手法等,祛除疾病就可以信手自如。

如果是手肘或者膝盖痛就刺曲池穴,进针1寸是最佳的。左半身有病就刺右边,右半身有病就刺左边,按照这种方法用泻法效果很好。要是膝盖痛的话就针刺犊鼻穴2寸深,足三里穴和三阴交穴则刺7分深。如果能探明这其中的道理,治疗疾病就能在片刻达到效果。

九、长桑君天星秘诀歌 《乾坤生意》

原文

天星秘诀少人知,此法专分前后施[1]。

若是胃中停宿食,后寻三里起璇玑[2]。

脾病血气先合谷,后刺三阴交莫迟。

如中鬼邪[3]先间使,手臂挛痹取肩髃。

脚若转筋[4]并眼花,先针承山次内踝。

脚气[5]酸疼肩井先,次寻三里阳陵泉。

如是小肠连脐痛,先刺阴陵后涌泉。

耳鸣腰痛先五会[6],次针耳门三里内。

小肠气痛[7]先长强,后刺大敦不要忙。

足缓难行先绝骨,次寻条口及冲阳。

牙疼头痛兼喉痹[8],先刺二间后三里。

胸膈痞满先阴交,针到承山饮食喜。

肚腹浮肿胀膨膨[9],先针水分泻建里。

伤寒过经不出汗,期门通里先后看。

寒疟面肿及肠鸣,先取合谷后内庭。

冷风湿痹针何处?先取环跳次阳陵。

指痛挛急少商好,依法施之无不灵。

此是桑君真口诀,时医莫作等闲轻。

注释

[1] 此法专分前后施:这首歌诀是专门讲病前病后如何施针的。

[2] 后寻三里起璇玑:先针刺璇玑穴后刺足三里穴。

[3] 中鬼邪:神智失常。

[4] 转筋:抽筋。

[5] 脚气:脚腿部的水肿。

［6〕五会：指相应经络的五输穴。

［7〕气痛：气滞胀痛。

［8〕喉痹：喉咙痛。

［9〕胀膨膨：因水聚而鼓胀膨隆。

语译

很少的人知道天星秘诀，这首歌诀是专门讲病前病后如何施针的。如果是胃里积食，就针刺足三里穴和璇玑穴。如果是脾病导致的气血病就先刺合谷，紧接着刺三阴穴。如果神智失常就先刺间使穴，要是手臂挛痛麻痹就取肩髃穴进行治疗。

要是脚抽筋，且两眼昏花，先针刺承山穴，再针刺内踝的阴经上的穴位。脚部水肿或是酸疼首选肩井穴，再配合针刺足三里穴和阳陵泉穴效果更佳。如果是小肠连着肚脐痛的话，先刺阴陵泉穴再刺涌泉穴。要是耳鸣腰痛就先针刺相应经络的五输穴，再刺耳门、手三里穴。

小肠气胀痛就先针刺长强，继而针刺大敦穴。脚疼不能走路首选绝骨穴进行治疗，再配合条口和冲阳穴。要是牙痛头痛和喉咙痛，就依次针刺二间和手三里穴。要是胸膈痞满先针刺三阴交穴，再针刺承山穴就可以使食欲变好。

要是肚腹浮肿胀痛，就先针刺水分，再泻建里穴。要是外寒侵入经络而无汗，则先刺期门穴，再刺手三里穴。要是伤寒疟疾导致面部浮肿，肠鸣，就先针刺合谷再针刺内庭穴。要是中冷风得了湿痹证，就依次针刺环跳和阳陵泉穴。要是手指疼痛挛急针刺少商穴效果很好，按照这个方法进行操作没有不灵验的。

这就是长桑君口诀，医生千万不要轻视了它。

十、马丹阳天星十二穴治杂病歌

原文

三里内庭穴，曲池合谷接。

委中承山配，太冲昆仑穴。

环跳与阳陵，通里并列缺。

合担用法担，合截用法截。

三百六十穴，不出十二诀[1]。

治病如神灵，浑如汤泼雪。

北斗降真机，金锁教开彻[2]。

至人可传授，匪人莫浪说[3]。

其一：

三里膝眼下，三寸两筋间。

能通心腹胀，善治胃中寒，

肠鸣并泄泻，腿肿膝胻酸[4]，

伤寒羸瘦损，气蛊[5]及诸般。

年过三旬后，针灸眼便宽[6]。

取穴当审的，八分三壮[7]安。

其二：

内庭次指外[8]，本属足阳明。

能治四肢厥，喜静恶闻声，

瘾疹咽喉痛，数欠[9]及牙疼，

疟疾不能食，针着便惺惺[10]（【杨注】针三分，灸三壮）。

其三：

曲池拱手取[11]，屈肘骨边求。

善治肘中痛，偏风手不收[12]，

挽弓开不得[13]，筋缓莫梳头[14]，

喉闭促欲死，发热更无休，

遍身风癣癞，针着实时瘳（【杨注】针五分，灸三壮）。

其四：

合谷在虎口，两指歧骨间[15]。

头疼并面肿，疟病热还寒，

齿龋鼻衄血，口噤不开言。

针入五分深，令人即便安（【杨注】灸三壮）。

其五：

委中曲腘里，横纹脉中央[16]。

腰痛不能举，沉沉引脊梁，

酸疼筋莫展，风痹复无常，

膝头[17]难伸屈，针入即安康（【杨注】针五分，禁灸）。

其六：

承山名鱼腹，腨肠分肉间。

善治腰疼痛，痔疾大便难，

脚气[18]并膝肿，辗转战[19]疼酸，

霍乱及转筋，穴中刺便安（【杨注】针七分，灸五壮）。

其七：

太冲足大趾，节后二寸中[20]。

动脉知生死[21]，能医惊痫风，

咽喉并心胀，两足不能行，

七疝偏坠肿[22]，眼目似云朦，

亦能疗腰痛，针下有神功（【杨注】针三分，灸三壮）。

其八：

昆仑足外踝，跟骨上边寻[23]。

转筋腰尻[24]痛，暴喘满冲心，

举步行不得，一动即呻吟，

若欲求安乐，须于此穴针（【杨注】针五分，灸三壮）。

其九：

环跳在髀枢，侧卧屈足取。

折腰莫能顾，冷风并湿痹，

腿胯连腨痛[25]，转侧重欷歔[26]。

若人针灸后，顷刻病消除（【杨注】针二寸，灸五壮）。

其十：

阳陵居膝下，外腨一寸中。

膝肿并麻木，冷痹及偏风，

举足不能起，坐卧似衰翁[27]，

针入六分止，神功妙不同（【杨注】灸三壮）。

其十一：

通里腕侧后，去腕一寸中。

欲言声不出[28]，懊恼及怔忡，

实[29]则四肢重，头腮面颊红，

虚[30]则不能食，暴喑面无容，

毫针微微刺[31]，方信有神功（【杨注】针三分，灸三壮）。

其十二：

列缺腕侧上，次指手交叉。

善疗偏头患，遍身风痹麻，

痰涎频壅上，口噤[32]不开牙，

若能明补泻，应手即如拿（【杨注】针三分，灸五壮）。

注释

[1] 三百六十穴,不出十二诀:全身 360 多个穴的治疗作用,上述 12 穴都能概括。

[2] 北斗降真机,金锁教开彻:这是神仙的真传,比喻此文的内容珍贵。

[3] 至人可传授,匪人莫浪说:至人:真诚的人。匪人:行为不良不诚实的人。

[4] 膝胻酸:膝部和小腿前部。

[5] 气蛊:气臌,即气郁。

[6] 针灸眼便宽:针灸足三里强壮保健作用很大,可使体健眼亮。

[7] 八分三壮:一般针刺 8 分,灸三壮为最佳。

[8] 次指外:足次趾和中趾间的趾缝赤白肉际处。

[9] 数欠:频繁呵欠症。

[10] 便惺惺:领会其中的奥妙。此处指针刺实际操作后便能体会其中的奥秘。

[11] 拱手取:屈肘取穴。

[12] 手不收:手臂无力。

[13] 挽弓开不得:不能做开弓射箭的动作。

[14] 筋缓莫梳头:筋脉拘急连梳头的动作都做不了。

[15] 两指歧骨间:第一、二掌骨之间。

[16] 横纹脉中央:即腘横纹中央动脉搏动处。

[17] 膝头:即膝关节。

[18] 脚气:腿脚部水肿。

[19] 战:战栗不能站立。

[20] 太冲足大趾,节后 2 寸中:肝经上的太冲穴,位于足背第一、二跖骨结合部的前面。

[21] 动脉知生死:下有第一跖背动脉经过,可判断生死。

[22] 七疝偏坠肿:小肠疝气,睾丸偏坠痛。

[23] 昆仑足外踝,跟骨上边寻:昆仑穴属足太阳膀胱经,位于跟骨上边外踝高点与跟腱之间的凹陷处。

[24] 腰尻:腰骶部。

[25] 腿胯连腨痛:腰胯痛连腓肠肌。

[26] 重欹歔:加重。

[27] 坐卧似衰翁:坐卧等各种动作都好似衰弱的老翁。

[28] 欲言声不出:突然失声。

[29] 实:实证。

[30] 虚:虚证。

[31] 微微刺:轻微刺激本穴。

[32] 口噤:口闭不张。

语译

足三里、内庭、曲池、合谷、委中、承山、太冲、昆仑、环跳、阳陵泉、通里和列缺十二个穴位，临床应用广泛。对于慢性病可以采用慢治方法的则用慢治法，即为担法（也有人认为担即补法）；而对于急性病则适宜采用急治，即为截法（也有人认为截即泻法）。

全身三百六十多个穴位的治疗作用，上述十二穴都能概括，治病效果灵验，简直就像开水泼在雪上立刻融化。这是神仙真传，可以打开治病这把金锁。聪明至诚的人才可以传授，对行为不良不诚实的人不能传授。

其一：足三里穴是胃经合穴，位于外膝眼（犊鼻）直下3寸。本穴能治疗心腹胀满、腹泻、肠鸣和胃中寒邪，能治疗膝部和小腿酸痛、肿胀，还可补伤寒之后的瘦弱虚损以及治气臌病等，对30岁以上的人针灸足三里强壮保健作用很大，可使体健眼亮。本穴要取准确，一般针刺8分，灸三壮为最佳。

其二：内庭位于足次趾和中趾间的趾缝端，属足阳明胃经，能治疗四肢厥冷、胃经热引起的心烦喜静、荨麻疹、咽喉肿痛、牙痛、疟疾不能进食以及频繁呵欠症，针刺了便能领会其中的奥妙。一般针刺3分，灸三壮为最佳。

其三：曲池应屈肘拱手取穴，位于尺泽和肱骨外上髁之间。本穴善治肘关节疼痛、因受风邪引起的手臂无力，不能做开弓射箭的动作，也不能做梳头发的动作。还能治疗各种热证、咽喉肿痛及各种皮肤病如风癣和癞疥病（针刺5分，艾灸三壮）。

其四：合谷穴位于虎口处，第一、二掌骨之间，平第二掌骨中点处。本穴主治头痛，面部肿痛，龋齿牙痛，鼻衄以及疟病寒热往来，牙关紧闭无法说话等症，一般针刺5分深，即可令病情稳定（艾灸则三壮）。

其五：委中穴位于腘窝内，腘横纹中点。委中穴主治腰脊沉重疼痛无法伸直，酸痛，活动不利，以及因感受风邪之后风痹反复发作，还能治疗膝关节屈伸困难等症。针刺该穴可以取得良效（针刺5分，禁止艾灸）。

其六：承山穴又名鱼腹穴，位于小腿后腓肠肌下部分肉间。本穴主治腰部疼痛，痔疮引起的大便困难，因脚气病而引起的膝肿，战栗不能站立，胫酸脚跟痛以及由于霍乱吐泻或大量丢失津液而引起的拘挛转筋等疾病，针刺该穴便能使病人安康（针刺7分，艾灸五壮）。

其七：肝经上的太冲穴，位于足背第一、二跖骨结合部的前面。下有第一跖背动脉经过，可判断生死。本穴主治惊风，癫痫，中风，咽喉肿痛，心胁部胀痛，两脚疼痛无法行走，小肠疝气，睾丸偏坠痛，视力模糊似有云翳和内障，还能治疗腰痛，针刺该穴都能取得神奇的效果（针刺3分，艾灸三壮）。

其八：昆仑穴属足太阳膀胱经，位于跟骨上边外踝高点与跟腱之间的凹陷处。主治腰骶疼痛，还能治疗突发的喘咳胸满，气上冲心，足跟肿痛难忍而行走困难。若想以上疾病都得到很好的治疗，就需要在昆仑穴上进行针刺（针刺5分，艾灸三壮）。

其九：环跳穴属足少阳胆经，位于臀部，侧卧屈膝大转子高点至骶管裂孔连线的中外1/3交点处。本穴主治腰痛不能旋转以及由于风寒湿侵袭而形成的痹证，以及治疗腰胯痛连腓肠肌，活动时加重的病证。针灸此穴后疼痛即刻可以得到缓解（针刺2寸，艾灸五壮）。

其十：阳陵泉穴属胆经，位于小腿外侧膝眼下，腓骨小头前下缘1寸的凹陷中。本穴主治膝关节肿痛、麻木，由于风冷痹证引起的下肢疼痛沉重、步履艰难，坐卧等各种动作都好似衰弱的老翁，针刺此穴6分，其功效神妙（艾灸三壮）。

其十一：通里穴属手少阴心经，位于腕掌面横纹上1寸，尺侧腕屈肌腱的桡侧。本穴主治突然失声，心烦懊恼，心悸怔忡，实证的四肢肿痛，头面红赤；以及突然失声，面色表情淡漠，食欲不佳的虚证。用毫针轻微刺激本穴可以收到神奇的效果（针刺3分，艾灸三壮）。

其十二：列缺穴属手太阴肺经，位于腕部侧面，桡侧桡骨茎突上方距腕横纹上1.5寸。简便取穴法：两手虎口自然平直交叉示指按于茎突上指尖下凹陷处是本穴。本穴主治偏头痛和全身感受风邪麻木、痰涎时呕、口噤等症。根据病情的实际采用针刺补泻手法，效果就会很明显（针刺3分，艾灸五壮）。

十一、四总穴歌 《针灸聚英》

原文

肚腹[1]三里留，腰背[2]委中求，
头项[3]寻列缺，面口[4]合谷收。

注释

[1]肚腹：泛指腹部范围的疾病。

[2]腰背：泛指腰背部的疾病。

[3]头项：头部和项部的疾病，多指除脸部以外的头部和后项部。

[4]面口：泛指脸部和口腔的疾病。

语译

胃肠不舒服等关于腹部的疾病可选择足三里穴进行持续刺激；腰酸背痛

等腰背部疾病可通过委中穴进行治疗;头部、项部的疾病可选取列缺穴进行治疗;面部、口部范围的疾病可通过合谷穴的刺激而收到良好效果。

十二、肘后歌 《针灸聚英》

原文

头面之疾针至阴,腿脚有疾[1]风府寻。

心胸有病少府泻,脐腹[2]有病曲泉针。

肩背诸疾中渚下,腰膝强痛[3]交信凭。

胁肋腿叉[4]后溪妙,股膝肿起泻太冲。

阴核[5]发来如升大,百会妙穴真可骇。

顶心头痛眼不开[6],涌泉下针定安泰。

鹤膝肿劳难移步,尺泽能舒筋骨疼。

更有一穴曲池妙,根寻源流可调停。

其患若要便安愈,加以风府可用针。

更有手臂拘挛急,尺泽刺深去不仁[7]。

腰背若患挛急风[8],曲池一寸五分攻。

五痔原因热血作,承山须下病无踪。

哮喘发来寝不得[9],丰隆刺入三分深。

狂言[10]盗汗如见鬼,惺惺[11]间使便下针。

骨寒髓冷火来烧,灵道妙穴分明记。

疟疾寒热真可畏,须知虚实可用意。

间使宜透支沟中,大椎七壮合圣治。

连日频频发不休[12],金门刺深七分是。

疟疾三日得一发[13],先寒后热无他语。

寒多热少取复溜,热多寒少用间使。

或患伤寒热未收,牙关风壅药难投。

项强反张目直视,金针用意列缺求。

伤寒四肢厥逆冷,脉气无时[14]仔细寻。

神奇妙穴真有二,复溜半寸顺骨行。

四肢回还脉气浮,须晓阴阳倒换求[15]。

寒则须补绝骨是,热则绝骨泻无忧。

脉若浮洪当泻解,沉细之时补便瘳。

百合伤寒最难医,妙法神针用意推。

口噤眼合药不下[16],合谷一针效甚奇。

狐惑伤寒满口疮,须下黄连犀角汤。

虫在脏腑食肌肉[17],须要神针刺地仓。

伤寒腹痛虫寻食[18],吐蛔乌梅可难攻。

十日九日必定死,中脘回还胃气通。

伤寒痞气结胸中[19],两目昏黄汗不通。

涌泉妙穴三分许,速使周身汗自通。

伤寒痞结胁积痛,宜用期门见深功。

当汗不汗[20]合谷泻,自汗发黄复溜凭。

飞虎[21]一穴通痞气,祛风引气使安宁。

刚柔二痉最乖张[22],口禁眼合面红妆。

热血流入心肺腑,须要金针刺少商。

中满[23]如何去得根,阴包如刺效如神。

不论老幼依法用,须教患者便抬身。

打扑伤损破伤风,先于痛处下针攻。

后向承山立作效,甄权[24]留下意无穷。

腰腿疼痛十年春[25],应针不了便惺惺[26]。

大都引气探根本,服药寻方枉费金。

脚膝经年痛不休,内外踝边用意求。

穴号昆仑并吕细,应时消散实时瘳。

风痹痿厥如何治? 大杼曲泉真是妙。

两足两胁满难伸,飞虎神针七分到。

腰软如何去得根,神妙委中立见效。

注释

[1] 腿脚有疾:腿脚方面的疾患,特别是与风邪有关的。

[2] 脐腹:此指脐下少腹部。

[3] 强痛:僵直疼痛。

[4] 腿叉:腿脚活动不利。

[5] 阴核:颈项下的瘰疬肿块。

[6] 顶心头痛眼不开:头顶部疼痛以致眼睛都无法睁开。

[7] 不仁:麻木不仁。

[8] 挛急风:外感风寒,使腰背部筋脉挛急。

［9］寝不得：发作剧烈时往往让人睡卧不安。

［10］狂言：神志失常，烦狂躁动。

［11］惺惺：醒悟，醒目。

［12］连日频频发不休：一日一发的疟疾。

［13］三日得一发：三日一发的疟疾。

［14］脉气无时：脉象沉伏微细。

［15］须晓阴阳倒换求：此时要辨明阴阳的实际偏颇。

［16］药不下：无法服药。

［17］虫在脏腑食肌肉：寄生在肠中的虫夺取人的营养。

［18］虫寻食：蛔虫在腹内扰动。

［19］痞气结胸中：胸脘痞寒满闷，郁结不舒。

［20］当汗不汗：太阳病不得透达，无汗。

［21］飞虎：即支沟穴。

［22］乖张：背脊反张，四肢拘急。

［23］中满：中焦胃腹部胀满不舒。

［24］甄权：为人名，是唐代的一位名医。

［25］十年春：形容病程长。

［26］应针不了便惺惺：曾在通常所用的许多穴位上施行针治，都不能获得满意的
效果。

语译

头面部的疾病，如风寒头痛、头疼目痛、鼻塞鼻衄等，应针刺至阴穴以疏散
风寒，止痛祛邪，往往能获得一定疗效。腿脚方面的疾患，特别是与风邪有关
的，如中风后遗症的半身不遂、下肢瘫痪等症，取用风府穴最为适宜。这是上
病下取的远道针法的范例。心胸部的各种疾患，包括心悸惊惕、心痛、神昏等，
针泻少府穴可以清心降火，宁志安神。脐下少腹部的病，如少腹胀痛、阴挺、阴
痒、阴茎痛、小便难、遗精等，均可针刺曲泉穴治疗。肩背部因风寒湿痰等导致
经脉闭阻，血凝气滞而疼痛、不适等，应取中渚穴治疗。腰部连及腿膝发生疼
痛，难以转侧，取用交信穴可复元通气，祛寒解痛。胁肋部的疼痛，以及腿脚疼
痛不利，应针刺后溪穴。如有血行失常，气凝湿阻，在股膝腿足等部发生肿胀
疼痛，甚至屈伸不灵活，难以步行的症状，在标本兼治的疗法中，都适宜取用太
冲作为主穴之一，借以消肿止痛，恢复行走。

颈项下的瘰疬肿块可以不断地长大，有的甚至有一升大，可取百会，兼通
各经，化痰，疏风平肝，疗效卓越，令人惊奇。头顶痛，严重的连眼睛都睁不开，
可选择涌泉进行针刺，能很好地制止疼痛。

鹤膝肿劳,以致行动困难,筋骨疼痛,可取尺泽穴以使气机的出入升降正常,舒筋活络,取曲池以宣导气血,若有外感风寒兼证时,加刺风府穴,更可标本兼治,使病痊愈了。上肢部的筋脉拘挛,不能自由伸屈,可取局部的尺泽穴作为主穴,有舒筋活络,接触肢体麻木不仁的显著功效。外感风寒,使腰背部筋脉挛急,可取曲池穴以疏散周身风邪。痔疮大多是与血中生热有关,取承山穴针刺有针到病除之效。

哮喘发作,剧烈时往往让人睡卧不安,此时可取用丰隆穴,针刺入3分深,以达涤痰化浊的目的。神志失常,烦狂躁动,如见鬼神,毫无疑问应针泻间使,以清心泻火,宁心安神。热在皮肤,寒在骨髓的里寒外热的病变,取心经的经穴灵道可调气、降逆,使病痊愈。

疟疾病使人急冷急热,发作起来很吓人,治疗时要辨清虚实,取间使透支沟穴,并灸大椎穴以宣阳和阴。对于一日一发的疟疾,取足太阳经的金门穴针刺七分可疏通气血,宣通诸阳以祛邪。三天发作一次的疟疾,是邪已深入于内脏成的,大多是先发振寒,继以高热。如果是寒多热少,则取复溜使营卫调和,散寒除疟;如果是热多寒少的一类疟疾,则选间使穴以由里达表,通调经气。若伤风发热,重复感寒,或感受风邪导致牙关紧闭而使得药物没法饮入,同时伴有头项强直,角弓反张双目直视等症状,应取用列缺穴进行针刺,可清热养阴。

伤寒少阴病,四肢厥冷,脉象沉伏微细,取复溜穴顺着骨骼深刺达5分之多,可散除寒邪,使气血通畅。四肢若于针后回暖,脉象也不再沉伏不起,此时要辨明阴阳的实际偏颇。身体偏寒则针刺绝骨穴用补法,偏热则针刺绝骨穴用泻法。脉象若是浮洪有力时则用泻法,若是沉细难以摸到则用补法,如此辨证准确方能使病痊愈。

伤寒论中的百合病最难医治,出现牙关紧闭、双目闭合不睁的症状,取合谷能收神奇的效果。伤寒论中的狐惑病可表现为满口生疮,同时寄生在肠中的虫夺取人的营养,在药物疗法中,采用黄连犀角汤为主,在针灸疗法中,则取地仓穴进行治疗。寒邪直中三阴,出现腹部冷痛,蛔虫在腹内扰动,是重症,与治疗蛔厥证不同,不可能仅用乌梅丸杀虫即能奏效,应取中脘穴灸治,借以温中暖腹,既可制止腹痛与呕吐,更可散除寒邪,通调胃气。伤寒病自觉胸脘痞满闷,郁结不舒,内热而致两目昏黄,无汗,取涌泉穴针刺3分左右即可使周身汗出而解表散结。邪气入里,发生胸中痞闷不舒,及胁下积聚而痛的病变,宜取期门穴疏肝行气,清热散瘀,宽胸通结。太阳病不得透达,无汗,表邪犹在的证候,取用合谷穴并泻之即能应手而获得开表发汗的疗效。头上和额上微微自汗,湿遏热伏而发黄,应用复溜穴清热利湿祛黄。支沟穴有理气开郁的卓效,对各种气行失常而引起的瘈证,皆可适用。刚痉和柔痉,都会表现出背脊反张,四肢拘急,身热足寒,口噤不开,面红如妆等症状,这是由于上焦心肺二脏壅热,使津血枯燥,不能营养筋脉所致。

取用少商穴可清泄诸热。中焦胃腹部胀满不舒,可取阴包穴针刺,有神效。本病除中满外,兼有少腹肿痛、腰痛拘急等症,但针阴包穴根治后,诸症亦可望先后痊愈,也就能够屈伸自如,坐卧起立都可恢复常态了。外受创伤,因跌扑、金刃、误戳竹木刺等使皮肉破损,导致破伤风,先在患部周围施行针灸,再取承山穴缓解症状,立刻就能见效,这种治法是唐代名医甄权曾经用过的。患了慢性的腰腿疼痛,病程较长,曾在通常所用的许多穴位上施行针治,都不能获得满意的效果。此病需用治本的方法,即针灸足太阴脾经的大都穴,旺盛血气,从补虚的根本上着手,病情就能日见好转。如果服药寻方,浪费了很多精力和财力,却也劳而无功。久病不愈的脚膝疼痛,应该分别取用内外踝边的昆仑及太溪穴,两相呼应,疾病可很快痊愈。

风痹、痿厥之类的病,应该取大杼、曲泉舒筋壮骨止痛。两胁满痛,两足运动困难的现象,取用支沟穴深刺 7 分,能获得满意疗效。腰软病如何治疗方能达到去除病根的目的,委中穴活血通脉,针刺之可以收到立竿见影的效果。

十三、回阳九针歌

原文

哑门劳宫三阴交,涌泉太溪中脘接,

环跳三里合谷并,此是回阳九针穴。

语译

哑门、劳宫、三阴交、涌泉、太溪、中脘、环跳、足三里、合谷九穴为回阳九针穴。

十四、针内障秘歌

原文

内障[1]由来十八般,精医明哲用心看,

分明一一知形状,下手行针自入玄。

察他冷热虚和实,多惊先服镇心丸,

弱翳[2]细针粗拨老,针形不可一般般。

病虚新瘥怀妊月,针后应知将息难[3],

不雨不风兼吉日,清斋三日在针前[4]。

安心定志存真气,念佛亲姻莫杂喧,

患者向明盘膝坐,医师全要静心田[5]。

有血莫惊须住手,裹封如旧勿频看,

若然头痛不能忍,热茶和服草乌烟[6]。

七月解封方视物,花生水动莫开言,

还睛圆散坚心服,百日冰轮[7]彻九渊。

注释

［1］内障：凡眼球内部（包括瞳孔、玻璃体和眼底等组织）的疾病,统称内障。

［2］翳：黑睛部位由于疾病而失去其透明性质,代之以瘢痕组织,遮蔽视力。

［3］病虚新瘥怀妊月,针后应将息难：久病体虚、大病初愈和怀孕妇女,针后应注意休息,否则影响疗效。

［4］清斋三日在针前：针拨内障时,要选择晴朗的日子,在治疗前三天吃素食,静养心神。

［5］医师全要静心田：提示病人与医生在治疗时都应静气凝神,这样才能达到更好的效果。

［6］草乌烟：草乌有散寒止痛的作用。有毒,慎用。草乌烟,是说草乌必须经过炮制、用火烘之方可使用。

［7］冰轮：指月亮,指除内障后视物清楚。

语译

造成内障的原因有十八种,高明的医生也要用心观察,要仔细观察其症状,这样进行针灸的时候就会有更好的效果,达到更玄妙的医术境界。另外还要观察病人的寒热虚实,如果病人经常心悸不安就要先服用镇心丸,针灸时用到的针具是不同的,比较轻的病痛要用细针,经年久病就要用粗针。

大病初愈或者处于妊娠期的,针灸之后预后较差,要选无风无雨的好日子进行针灸,并且在针灸之前还要斋戒三天。病人安下心神,处于安静光亮的室内,同时医生进行针灸的时候也要细心专注。

如果在针灸的时候眼部出血也不要惊慌,应当停下来处理,压住出血点不要频频翻看,如果出现头痛无法忍受的症状要用热茶和着制草乌服下。七天后解除包裹物后才能看东西,此时看东西就很清楚了,另外经常服用还睛圆散,百日后定能视物明亮。

十五、针内障要歌

原文

内障金针针了时,医师治法要精微。

绵包黑豆如球子,眼上安排慢熨之[1]。

头边镇枕须平稳,仰卧三朝莫厌迟。

封后或然微有痛,脑风[2]捽动莫狐疑。

或针或熨依前法,痛极仍将火熨宜。

盐白梅[3]含止咽吐,大小便起与扶持。

高声叫唤私人欲,惊动睛轮见雪飞[4]。

三七不须汤洗面,针痕湿着痛微微。

五辛酒面周年慎[5],出户升堂缓步移。

双眸了了康宁日,狂客嗔余泄圣机。

注释

[1]熨:熨法也是治疗方法之一,熨好的黑豆用棉布包好放在眼周熨烫。

[2]脑风:指风邪入脑,项背怯寒,头痛难忍。

[3]盐白梅:青梅用盐腌制,日晒夜渍十日即成,称盐白梅。可除痰治中风、惊痫、烦渴、吐泻下痢等症。

[4]惊动睛轮见雪飞:针刺后,要注意调养,不可高声叫喊,要无欲无求,如果眼球震动,眼睛会出现雪花飞舞的症状。

[5]五辛酒面:五辛酒面等刺激性食物要尽量少吃,要饮食清淡以助于后期恢复。

语译

用金针针刺白内障时,医生的针灸刺法务必要精准。可先用丝帛布包上加热好的黑豆如球形,放在针刺后的眼睛上慢慢熨治。枕头要平稳,因为针刺后必须平心静气平躺三天。包扎之后可能有点眼疼头痛,这是正常的。

像前面一样用针或是用熨治疗,很痛的时候还是要用热熨。口中含咸梅防止吞咽困难,大小便要扶起来解决。平常要有人照顾防止高声呼喊,眼球剧烈转动后会出现视物雪花。二十一天内都不要洗脸,针刺过的地方遇水会出现疼痛。

酒和辛辣食物在针刺后一年内少食,行动出入要趋步和缓。即使到了完全康复之后,也不能情绪过激,要保持平和的心境。

十六、补泻雪心歌 《针灸聚英》

原文

行针补泻分寒热，泻寒补热须分别。

拈指[1]向外泻之方，拈指向内补之诀。

泻左须当大指前，泻右大指当后曳。

补左次指向前搓，补右大指往上曳[2]。

如何补泻有两般，盖是经从两边发。

补泻又要识迎随[3]，随则为补迎为泻。

古人补泻左右分，今人乃为男女别。

男女经脉一般生，昼夜循环无暂歇。

两手阳经上走头，阴经胸走手指辍[4]。

两足阳经头走足，阴经上走腹中结。

随则针头随经行，迎则针头迎经夺。

更为补泻定吸呼，吸泻呼补真奇绝。

补则呼出却入针，要知针用三飞法[5]。

气至出针吸气入，疾而一退急扪穴。

泻则吸气方入针，要知阻气通身达。

气至出针呼气出，徐而三退穴开禁。

此诀出自梓桑君，我今授汝心已雪。

正是补泻玄中玄，莫向人前轻易说。

注释

［1］拈：即捻指。

［2］曳：捻动的意思。

［3］迎：逆着经脉针刺。随：顺着经脉针刺。

［4］辍：停止。

［5］三飞法：一种针术手法。飞法即捻针后立即放手，补法一退三飞真气自归，泻法一飞三退邪气避。此三飞法即指飞针三次而言。

语译

行针时根据病证的寒热虚实采用补泻手法，泻法、补法、热证、寒证均需辨别分明。一般捻针向外为泻，捻针向内为补，但因为经脉分布在人身左右两侧，故此左右穴位的捻转补泻法不同。泻左侧穴，大拇指向前捻、次指向后捻为泻法；泻右侧穴，则大拇指向后捻、次指向前捻为泻。补左侧穴，次指向前捻、拇指向后为补；补右侧穴位，则次指向后捻、拇指向前为补。

迎随补泻法，针刺时针尖刺向顺着经脉走行的方向为随，是补法，针尖刺向逆经脉走行的方向称为迎，是泻法。古时针刺迎随补泻按照身体的左右有所分别，现时按男女性别而手法不同。但是男女经脉是一样的，都是昼夜循环不止，手三阳经从手走头，手三阴经从胸走手，足三阳经从头走足，足三阴经从足走腹。行补法即顺着经脉走行进针，行泻法即逆着经脉走行进针。

此外还有呼吸补泻的操作方法，呼吸补泻之法更为奇特。补法是呼气时进针，另用三飞法操作，气至时吸气出针，三飞一退立即压住针孔。泻法是吸气时进针，得气后要呼气出针，一飞三退不压针孔。

这个补泻歌诀出于梓桑君，我现在传授给你们，使你们心中明白如雪。补泻的方法玄妙深奥，一般人面前不要轻易陈述。

十七、行针总要歌

原文

黄帝金针法最奇，短长肥瘦在临时，
但将他手横纹[1]处，分寸寻求审用之。
身体心胸或是短，身体心胸或是长，
求穴看纹还有理[2]，医工此理要推详。
定穴行针须细认，瘦肥短小岂同群，
肥人针入三分半，瘦体须当用二分。
不肥不瘦不相同，如此之人但着中，
只在二三分内取，用之无失且收功。
大饥大饱宜避忌，大风大雨亦须容[3]，
饥伤荣气饱伤腑，更看人神俱避之。
妙针之法世间稀，多少医工不得知，
寸寸人身皆是穴，但开筋骨莫狐疑。
有筋有骨傍针去，无骨无筋须透之，
见病行针须仔细，必明升降合开[4]时。
邪入五脏须早遏[5]，崇侵六脉浪翻飞[6]，
乌乌稷稷[7]空中堕，静意冥冥起发机。
先补真阳[8]元气足，次泻余邪九度嘘[9]，
同身逐穴歌中取，捷法昭然径不迷。

百会三阳顶之中，五会天满名相同，
前顶之上寸五取，百病能祛理中风。
灸后火燥冲双目，四畔[10]刺血令宣通，
井泉要洗原针穴[11]，针刺无如灸有功。
前顶寸五三阳前，甄权曾云一寸言，
棱针出血头风愈，盐油揩根[12]病自痊。
囟会顶前寸五深，八岁儿童不可针，
囟门未合那堪灸，二者须当记在心。
上星会前一寸斟，神庭星前发际寻，
诸风灸庭为最妙，庭星宜灸不宜针。
印堂穴并两眉攒，素髎面正鼻柱端，
动脉之中定禁灸，若燃此穴鼻鼾[13]酸。
水沟鼻下名人中，兑端张口上唇宫，
龈交二龈中间取，承浆下唇宛内踪。
炷艾分半悬浆灸，大则阳明脉不隆，
廉泉宛上定结喉[14]，一名舌本立重楼。
同身捷法须当记，他日声名播九州。

注释

[1] 横纹处：同身寸法中，拇指横纹为1寸，四指并拢以中指横纹四指宽度为3寸。

[2] 理：取穴时需要看清皮肤纹理特点。

[3] 大饥大饱宜避忌，大风大雨亦须容：提示饿饥、饱食、天气不好时，针刺要多加留意。

[4] 升降开合：辨明气机升降之理，分别补泻开阖之法。

[5] 遏：阻止。

[6] 祟侵六脉浪翻飞：邪气侵袭六腑，来势凶猛。

[7] 乌乌稷稷：形容鸟飞之貌，比喻得气之感若隐若现。

[8] 真阳：指肾中真元，一身之根本。

[9] 九度嘘：九指多，嘘有吐出呼出之意。形容用泻法时，要多次反复才能泻出邪气。

[10] 四畔：指四边。

[11] 井泉要洗原针穴：灸百会后出现火燥冲目时，要刺百会四边出血，然后再用新取泉水冲洗以泻其火。

[12] 棱针出血头风愈，盐油揩根：治疗头风法，三棱针刺出血后，用盐油摩其穴上。

[13] 鼻鼾：睡眠时时出现的粗重呼吸声。

[14] 结喉：指喉结。

语译

针灸是非常奇妙的方法，而患者高矮肥瘦各不相同，可利用患者手指同身寸的长度作为尺寸，度量取穴后针灸。不同患者的形体胖瘦肌肤纹理各不相同，因此取穴时应因人而异。医生要明白这个道理，才能取准穴位。

取穴行针需要仔细分辨，不同的病人因为形体高矮肥瘦不同而取穴并不相同，形体肥胖宜深刺，消瘦宜浅刺，不胖不瘦则取中，针2、3分，既不深又不浅，便可取得疗效。大怒、过饱、饥饿时不宜针刺，风雨交加之时也不宜针刺。饥饿可伤及荣气，过饱可伤及脏腑，使机体损伤，故不宜针刺。

针刺的秘诀世上留存很少，很多医生不知道。其实人体上处处都有穴位，只要避开骨骼、筋脉即可取到。有筋骨处须在筋骨边上刺入，没有骨骼和筋脉处应采用透针深刺法。患者针刺治疗时要仔细考虑，必须明确疾病的轻重缓急，气血流注和穴位开阖时间，邪入五脏须早早遏止，病邪侵入六腑，经脉气血就有逆乱变化，脉象紊乱，似动中若隐若现，医生持针在手，如弩之扣机待发，必须专致精诚，不可稍事外顾。先补元阳之气，再泻出邪气。

百会、三阳、五会、天满均指头顶上的百会穴。百会距前顶穴1.5寸，能治疗多种疾病和中风病。如果灸百会穴发现火热、燥热上冲眼球，要先刺百会穴四边出血，然后再用新汲井泉水冲洗以泻其火。针刺百会无功效，灸法此时施用宜。

前顶在百会穴前1.5寸处，甄权曾认为是1寸。用三棱针点刺前顶穴出血，然后用盐油涂于穴上即可治疗头风。囟会在前顶前1.5寸，8岁以前的儿童不可用针刺方法，因为囟门未闭，同时也不能用灸法，这两点须牢牢记住。上星穴在前顶前1寸处，神庭穴在上星前发际处，诸风证应灸神庭穴，神庭和上星宜用灸法，不宜用针刺疗法。印堂穴在两眉头攒竹穴中间，素髎在鼻尖，此穴因靠近动脉所以禁灸，灸此穴可致夜间睡眠打鼾和流涕。鼻下水沟穴又名人中穴，上唇中点是兑端穴，龈交穴在口内上齿唇系带处，承浆在唇下颏部四陷中点处，用小的艾炷灸或悬灸，若艾炷壮数多则可致阳明脉萎缩不盛。喉结上四陷处是廉泉穴，又名舌本，重楼是悬雍垂。

同身寸取穴的方法须牢牢记住，认真应用，日后医名会传遍九州大地。

十八、行针指要歌

原文

或针风[1]，先向风府百会中。

或针水[2]，水分侠脐上边取。

或针结[3]，针着大肠泄水穴。

或针劳，须向膏肓及百劳。

或针虚，气海丹田委中奇。

或针气[4]，膻中一穴分明记。

或针嗽，肺俞风门须用灸。

或针痰，先针中脘三里间。

或针吐，中脘气海膻中补。

翻胃吐食一般医，针中有妙少人知。

注释

［1］风：指风淫，风邪是主要的致病原因，属外风。

［2］水：指水肿。

［3］结：指结胸证。

［4］气：指气病。

语译

针灸治疗内风病或外风病，首先取风府和百会穴（此二穴均在头部，为督脉要穴）。针灸治疗各种水肿和水湿之邪为患，可在脐上1寸取水分穴（水分有通利小便、宣泄水湿的作用）。针灸治疗气血郁结，大便不通，可针大肠俞或大肠经的荥穴二间（二间在五行属水，故云泻水穴可能是用泻法）。针灸治疗劳损虚弱，可取膏肓穴和奇穴百劳。针灸治疗气虚诸证，可取任脉的气海穴、脐下3寸的丹田部及配合委中穴有奇效。针灸治疗各种气滞、气郁、短气，针灸膻中最有效，应记牢。针灸治疗各种咳嗽，可灸肺俞和风门，以调理肺气，散风止嗽。针灸治疗各种痰证，要先针中脘和足三里穴（可以健脾胃、绝生痰之源）。针灸治疗呕吐，取中脘、气海、膻中，用补法（可以理气降逆止呕逆）。至于食入即吐的翻胃证，也可以采用上三穴，针法有奥妙，应当多体验。

十九、刺法启玄歌

原文

十二阴阳气血，凝滞全凭针炳[1]，

细推十干[2]五行，谨按四时八节。

出入要知先后，开合慎毋妄别，

左手按穴分明，右手持针亲切。

刺荣无伤卫气,刺卫无伤荣血,

循扪引导之因,呼吸调和寒热。

补即慢慢出针,泻即徐徐闭穴,

发明难素[3]玄微,俯仰歧黄秘诀。

若能劳心劳力,必定愈明愈哲,

譬如闭户造车,端正出门合辙。

倘逢志士细推,不是知音莫说,

了却个中规模,便是医中俊杰。

注释

[1] 烧:指灸法。

[2] 十干:即甲乙丙丁戊己庚辛壬癸十天干。

[3] 难素:指《难经》《素问》。

语译

十二条经脉的阴阳气血出现滞涩时,需要用针法灸法进行治疗,细心地推算十天干(甲乙丙丁戊己庚辛壬癸)和五行(木火土金水)的特点,谨慎地遵循四时(春夏秋冬)八节(立春立夏立秋立冬春分秋分夏至冬至)的时令特点。出针与入针要知道先和后,开与合要加以仔细辨别,左手辨别穴位的具体位置,右手持针准确施针。针刺荣气不能伤到卫气,针刺卫气不能伤到荣气,循按引导使之气至,呼吸用来调节寒热。补法即是调针的时候将针慢慢提出,慢出快进;泻法则是调针时要求慢慢进针,快出慢进。通晓古今医书,领悟行医的秘诀。如果能刻苦钻研,那么肯定能理解得越来越透彻。就好比按照统一规格,即使闭门造车,使用起来也能出门合辙。

如果遇到有志学医之人可以细心诉说,不向不愿了解医道之人仔细解释,若能洞悉其中的奥义,那便是杏林中的杰出人物了。

二十、针法歌

原文

先说平针法,含针口内温,

按揉令气散,掐穴[1]故教深。

持针安穴上,令他嗽一声,

随嗽归天部,停针再至人。

再停归地部,待气候针沉,

气若不来至,指甲切其经。
次提针向病,针退天地人[2],
补必随经刺,令他吹气频。
随吹随左转,逐归天地人,
待气停针久,三弹更熨温。
出针口吸气,急急闭其门,
泻欲迎经取,吸则内其针。
吸时须右转,依次进天人,
转针仍复吸,依法要停针。
出针吹口气,摇动大其门。

注释

[1] 揣穴:指揣穴方法。

[2] 天地人:穴位深度的分级,即浅中深分为天地人。

语译

先说平补平泻针法,将针含于口内温暖,首先用押手(左手)按揉穴位,使局部放松,然后以指重按进针部位,这样进针容易深而且不痛。可随病人咳嗽将针刺入浅部(天部),稍停再进较深的肉内(人部),再稍停刺入深部筋骨之间(地部)。针下有沉紧感即是得气,若针下未得气可以停针候气,或用指甲切循穴位所在之经,催气至,得气为佳。得气后可以将针再退至天部,针尖刺向病灶部位,有针感,或至病处为最佳。

针刺补法包括针尖顺向经脉循行的方向刺,呼气时进针,以及拇指向前针向左转,逐渐刺入深部得气为佳。若候气催气,还可以用手指轻弹针柄,或是配合艾灸、温针等。补法出针应在患者吸气时,拔针后迅速按压针孔。

针刺泻法包括针尖逆着经脉循行的方向进针法;在患者吸气时向穴位内进针;示指向前使针右转,逐渐进深部。注意捻转针时要在吸气过程中。当患者吸气时拔出针,并摇大针孔。

二十一、策

1. 诸家得失策

问:人的全身犹如天地。天地间的"气"却不能永远顺利地运转,必须限制在一定的范围;人身的"气"也不可能经常平和地运行,必须依赖于养生的方法。因为致病的原因大不相同,治疗的方法也就不可能是一样的,所以药和针灸都是不可缺少的！可是针灸的技术,过去的医家早已有各种著作,如《素问》、《铜人腧穴针灸图经》、《千金方》、《外台秘要》,以及补泻、艾灸诸法流传,为后人启示。到底什么是它的起源呢？这中间是否也有得失、去取可谈的呢？各位先生是这方面的名家,请详细谈谈吧!

答：天地间的原理不过就是阴阳；人的身体也是阴阳变化的。阴阳是天地创造和变化的枢纽,也是人之一身的根本。只有阴阳协调了"气"才能平和,"气"和谐了形体也跟着和谐了。假如违反了规律而出现逆乱情况,那么人们的养生保健,自然就成为不可缺少的一部分了。如果不是这样,对自然来说既不能为天地立心,而最终走向安息；对于人类来说也不能给百姓把握自身命运的机会,那怎么能达到长寿的目的呢？这是圣人参赞天地、化育万物的一个方面,怎么能认为是医家之事而小看它呢？

我曾经看了《易经》上说的："大哉乾元,万物资始；至哉坤元,万物滋生。"这是由于元气运行在宇宙之间,或闭或开,循环不止。分开来成就阴阳,布施而为五行,周转成为四时,所有生物都由此变化、生长,这就是天地表现出恩施、备藏的正常作用,不必依靠人们的协助而做到。可是阴阳的运转变化不可能没有差错,天晴、雨露、寒暑变换,不可能永远和谐,因此制衡的工作就不能不依靠圣人来完成。所以《易经》上说的："国君用以制约和成全自然界的发展规律,适应自然界的相宜情况,指导人民。"这样才能使人民没有损害,同样没有疾病,因而收到掌握命运之功了。

可我们人类同样是以天地之理为理,以天地之气为气。因其如此,那元气的运行在一身之中,无异于是元气运行在天地之中。但无可奈何喜怒哀乐、心思嗜欲从内部扰乱,寒暑风雨、温凉燥湿从外部侵犯,这样就有发生在腠理的病,有发生在血脉的病,有发生在肠胃的病。那些在肠胃方面的病,不用药物就不能有所功效；在血脉方面的病,不用针刺就不能触及；在腠理方面的病,不用热熨、艾灸就不能通达。因此,针、灸、药三种治法,医家是一样也不可缺少的呀。那怎么各家的治法光是用药,把针和灸却一起抛弃掉,这样靠什么来保全元气以实现古代医家愿人民长寿的一片好心呢？

可是针和灸也不是容易陈述的呀。孟子说过"像离娄那样好的视力,不用圆规、角尺,不可能画成正方正圆；像师旷那样好的听觉,不用"六律",不可能校正标准的五音。像古代传下的医书,当然就好比离娄所用的"规""矩"、师旷所用的"六律"一样重要。所以不追溯它的根源,就无从了解古代医家立法的用意；不穷尽它的流传,那怎能知道后世变法的弊病。现在就从古代的医书来谈,有《素问》、《难经》,有《灵枢》、《铜人图经》,有《千金方》,有《外台秘要》,有

《金兰循经》，有《针灸杂说》。可是《灵枢》的图，有人说它太繁而杂乱；对《金兰循经》，又有嫌它太简略的；对于《千金方》，有人诋毁它没有完整记载《伤寒论》的条文；对于《外台秘要》，有人议论它医理隐蔽不清；对于《针灸杂说》，有人说它没有说完针灸的精妙。追溯其本源来说，那只有《素问》、《难经》最为重要。因为《素问》、《难经》是医学著作的始祖，济世助人的心得、妙法，流传万世而无弊端！

这样既从《素问》、《难经》以追溯它的本源，又从各家的著述以了解它的流传。探讨经络，辨析营卫，分清表里，虚证用补法，实证用泻法，热证用凉法，寒证用温法。或是通调它的气血，或是维护它的元气。效法天时，例如春夏时气血浮浅，针刺要浅一些，秋冬时气血深沉，针刺要深一些；顺应地理，例如属寒湿的病证，安置到高地，燥热的病证则安置到风凉处。根据人的不同情况，则肥人要刺得深些，瘦人要刺得浅些。进而又给施行动、摇、进、退、搓、弹、摄、按等手法，并指出喜、怒、忧、惧、思、劳、醉、饱等禁忌，穷尽井、荥、输、经、合的本源，探究主客、标本的道理，迎随、开阖的补泻法。经过这样之后，阴阳协调，五脏之气顺理，营卫坚固，经络安和，那就没有阻滞、痿痹的疾病了。不是就像圣人对天地的调节、配合作用一样，让元气能周流于天地之间的情况么？

古代的儒者说过："我的心正，天地之心也就正；我的气顺，天地之气也就顺。"这当然是圣人帮助天地化育万物的最大功劳，而我对于医学中的针灸方法也是这样看待的。

2. 头不多灸策

问：灸法应当按经取穴，这样使气容易贯通，疾病也容易祛除。可是人的全身有三百六十五络，都是汇聚到头部，头部可以多用灸法吗？又有艾灸过去很久，但有的没有透发成灸疮，这应当用什么方法促使它透发呢？

平时曾经说过，人身上的穴位有许多名称，而我们应用灸法却要知道它统一的会聚所在。因为不了解其名称，那就杂乱得无法掌握，没法知道全身的机理；不看到其会聚所在，那就散漫得没有纲要，靠什么来达到相互贯通的本源呢？所以名称这东西，是用来搞清楚全身的穴位，当然不会失之于太繁；会聚这概念，是用来贯通全身的穴位，也不会失之于太简。人们懂得这个道理，那就执简可以驭繁，看到会聚所在，就能掌握其要领。这样在按经取穴的基础上，还有什么疾病治不好，不能使人民达到长寿呢？

执事先生发出策论，取穴要按照经络，头部不可多灸以及用来促使灸疮透发的方法来问学生，这的确是关切到人民的病痛的。我虽然很愚笨，岂敢不收集转达所听到的知识来回答。平时观察我们全身之气运行于四肢百节之间，统率这气的是它的总领；像宇宙中元气充满于天地之间，而会聚其气的有它的统领。所以仰起头看天，那星象的分布不知多少，如果掌握了它的要领，那只有北斗七星是它的"经"，其他星宿是它的"纬"；低下头看地，那山川的高耸和江河奔流不知多多少少，如果掌握了它的要领，那只有"五岳"是其统领，而"四渎"则是其统帅，对别的山川都可不必去过分追究。天地是这样，何况人的一身，内部有五脏六腑，外部有四肢百骸，表里相合，脉络相通，它所以能代谢不止，像天地间的万物一样的，难道在它们中间没有一个总领统率吗？所说的三百六十五络，这是属于细节方面，而不是总领。作为总领的，那就是人身之气有阴有阳，而阴阳气血的运行有赖于经络。沿着经络来考察，那气血就有所归属，取穴就没有不正确的，疾病没有不去除的。譬如庖丁解牛，用刀看准它的肌肉间隙，也看准它的空虚部位，不须借助斧劈，也不劳累，不多久就把牛全部解体了。这是什么道理呢？就是在于他掌握了要领啊！所以不掌握要领，虽然取穴很多，对病人也没有帮助；假如掌握了要领，虽然会合、通导的部位很简单，也能收到好效果。这道理只有善于灸治的人才会加以用心罢了。

从临床实际来看，像灸治风病取用风池、百会，灸治虚劳取用膏肓、百劳，灸气病则取用气海，灸水肿则取用水分；要治腹部疾病则灸足三里，要治头目病证则灸合谷，要治腰腿病则取环跳、风市，要治手臂部疾病则取肩髃、曲池等。其他，病证因人而异，治法又因病证而异，临床所以能做到得心应手，无非是有明白无误的经络理论在指导。能够掌握这个的就成为良医，否则就成为粗工，加以辨别的就在于这里呀！

至于头部是诸阳经所会集，各经络的总领，人们患头病的固然多，而我们应用灸法则应当区别。假如不诊察机理就加以多灸，不能避免头晕目眩、视力模糊的晕灸现象。不看部位而随便施灸，不能避免气血瘀滞不通，犯了肌肉单薄的禁忌。这说明各经络都会集到头，头部的穴位不可多灸，这尤其是按经取穴的人所应当注意的。

像那灸治之后应当发为灸疮的，发的时间虽然有早晚，这固然与病人的体质强弱有关，而我们作为治疗的人难道可以不为他们想方设法的吗？过去李东垣灸足三里七壮不发，后再加灸五壮就发了；徐秋夫灸中脘九壮不发，后来用露水搽，用热鞋底熨，用赤皮葱敷，那就没有不发之理。这是从《图经》、《玉枢》等书中看到的，可说是详细记载的，可通过考证而知道。我们能按照经络以追究其原理，又多方法以促使其透发，自然不用担心气的不通贯，疾病的不能治愈了。灸法的道理可说是已掌握一大半了。

而且我还另有说法，按经治病是基本大法，而将它运用得巧妙，还得靠心思。苏东坡曾经说过：有一人饮食活动同正常人一样，可是总表现得闷闷不乐。问他有什么不舒服，连自己也说不清。这种情况，庸医认为是不必忧虑的，而像扁鹊、仓公那样的高明医生看到却会吃惊。他们为什么会吃惊呢？因为疾病虽然无明显症状，而病人心中却有感觉，这的确不是一般人的智慧所能想到的。现在一些医家光是说：我能按照经络，我能取准穴位，而没有用心思去研究。这好比"刻舟求剑"、"胶柱鼓瑟"般执着固定，没有随着情况的变化而变化，那样能治疗别人所不能治的病，我看也是少有的。那么善于灸治的人应当怎样呢？静心修养以达到虚心，多方观察疾病变化以运用心神，广泛汲取知识以扩展这心思使自己的心思与自然界各方面相通。这样对于病情的或隐或显，都能明明白白无所遁形。由此进一步研究穴位的开合，由此而观察气行的快慢，由此而明了呼吸补泻的适用条件，由此而通晓迎随出入的机理，由此而斟酌补法"从卫取气"、泻法"从营置气"的要领，不要以手应心，要以心应手，不能得鱼忘筌。这个又是医家的秘诀，所谓百尺竿头更进一步达到更高的境界，不知执事先生认为怎么样？

3. 穴有奇正策

问：九针的用法，最早见于《内经》，它的"九"数一定是有道理的吧，而灸法是没有具体数字的。至于定穴，针法和灸法都要仔细考究。所讲的奇穴，又都是必须知道的。试谈谈这方面的问题，借以考查一下你们学习的程度。

平时曾经谈论过，针灸治病理论，有"数"有"法"，而只有精通"数""法"原理的人，才能够了解古代医家的思想方法；古代医家的取穴，有奇穴，有正穴，而只有通晓奇穴、正穴以外道理的人，才能够精通医疗技术。为什么呢？因为"法"是针灸所立的规矩，准则；而"数"是用来归纳概括这"法"，以便于不断运用的。穴，是针灸所定的方位，而奇穴是用来辅助主穴以备不时之需的。"数"和"法"都创始于古代医家，固然包含有"精"义，而取穴兼用正穴和奇穴，即是智慧和技巧的体现。善于针灸的人，如果真能在"法"的基础上又考究那"数"的道理，遵循正穴之外又通晓奇穴，对于深奥的医理的核心思想，蕴藏在数法奇正之中的，又都能领会明白，达到融会贯通的医家，还有什么医术不能精通，不能救济当今的人民呢？

执事先生发出考题，用针灸的数法、奇穴等问题来下问学生，这是期望我们考生成为专业的医生啊，可是我怎么能算得上那样的人呢？虽然这样，作为一个普通的医生，如果能有心爱护人民，对人们是一定会有所帮助的。我当然不能算是擅长医术的人，只是一颗想助人的心特别恳切。况且因为有了执事先生的发问，岂敢不回答。

那针灸的方法，究竟是从什么时候开始的呢？据考证，上古时候的人们，淳朴的本质还没有涣散，像醇酒没有被稀释一样，同各种草木一起，生长得很茂盛，同各种走兽一起，生活得很强健。忘怀于大自然之中，还有什么疾病可生，又有什么需要用针灸的呢？自从伏羲、神农以来，人们渐渐不同于上古时候了，朴实的本质涣散了，淳厚的质地淡薄了，内部由于七情的变动而受损，外部由于六气的侵袭而受害，这样各种疾病都交相发作起来了。岐伯他们忧虑这些情况，因此衡量人体的虚实、观察疾病的寒温，斟酌治疗的补泻，制服疾病用针刺的方法，接着又应用灸火的方法，至于定穴，则在正穴之外又增加了奇穴，不是故意把这些方法搞得复杂繁多啊，因为人们所患的疾病不同，所以施用的医术也要有所不同。总之，这是不得不如此，是出于事物发展的趋势。事物向前发展的趋势，即使是高明的人也必须顺其规律来安排。

可是，针刺总是有它的取法的，它的数字一定取九数是什么意义呢？这是因为，天地的数，阳数主生，阴数主杀，而九是老阳之数，即最大的阳数，那是希望使人生而不至于使人死，这就是圣人采用九数的意义呀！现在就九针来说：燥热侵袭于头身部的病证，则效法于"天"，制造镵针，头大而末端锐利（用于浅刺）；气满于肉分的病证，则效法于"地"，制造圆针，针身和末端圆浑（用于摩擦）；锋像黍米样尖锐的是𬭚针，主要用于按脉取气，这是取法于"人"；针刃有三棱的是锋针，主要用于泻导痈血，是取法于"四时"。铍针，取法于"五音"，它的末端像剑锋，不是用来破痈脓的吗？圆利针，取法于"六律"，它的针身像牛尾，不是用来调阴阳的吗？取法于"七星"的是毫针，尖端像蚊虻，可以用来调和经络，祛除各种疾患。取法于"八风"的是长针，形体锋利，可以用来祛除深部病邪，治疗痹证痿证。至于大针的应用，它的尖端像竹棒，主要用来治疗深重邪气留止于关节的，其数字主要是取法于"九州"罢了。所讲的九针的数字，这不是可以考证的吗？

然而灸法也是有取法的，为什么不详记它的数字呢？因为人的肌肉皮肤有厚有薄、有深有浅，灸法不可以一概使用，那就得随时变化而不可拘泥于规定的数字，这正是圣人为人们考虑的心意啊！现在就灸法来说，有手太阴经的少商穴，灸不可以太多，多了则不免犯肌肉单薄的禁忌；有足厥阴经的章门穴，灸不可以不足，不足则不免有气血壅滞的忧虑。至于任脉的承浆穴、督脉的脊中穴、手上的少冲穴、足下的涌泉穴，这些都像少商穴一样，灸得太多，就会导致损伤；脊背的膏肓穴、腹中的中脘穴、腿上的三里穴、手上的曲池穴，这些都像章门穴一样，灸得越多，效果越好。所讲的灸法的数，这不就是它的大概情况吗？

凡是要掌握针灸,那就必须汇集数和法的全部内容,掌握了数和法,还必须掌握所规定的穴位,其中的经外奇穴又是在正穴之外作了扩充,以备随时应变而治疗各种病证。它的数字是多少呢?我曾经考证了针灸图书,了解到它有七十九个。如鼻孔内有内迎香穴,鼻柱上有鼻准穴,耳上有耳尖穴,舌下有金津、玉液穴,眉中有鱼腰穴,眉后有太阳穴,手大指有大骨空穴,手中指有中魁穴,至于八邪、八风穴、十宣、五虎穴、二白、肘尖、独阴、囊底、鬼眼、髋骨、四缝、中泉、四关穴,这些都是奇穴所在。九针所刺的,刺在这些部位,灸法施行的,也施行在这些部位。如果能够就在这些方面谨慎仔细地研究,那么临证定穴,还有什么不得当的地方呢?

虽然这样,这些都不过是具体的规定,而不是用来阐明数法奇正之外的理论。古代医家的意思,借数来表示,而不是数所能限制;借法来显现,而不是法所能拘泥;用定穴来传教,而不是正穴奇穴所能全部包括。精通明了这些,只是在于人们自己罢了。所以,善于行医的人,如果能够互相贯通那数法的本原,领会奇穴正穴的奥秘,可以针的时候针,可以灸的时候灸,可以补的时候补,可以泻的时候泻,可以针灸同用的时候同用,可以补泻并行的时候并行。治法根据病人来定,不是根据数来定;变通随症而异,不是随法而异;定穴按照辨证思考的结果,而不是按照奇穴正穴的陈规。譬如老将用兵,筹划攻守、动静、进退,都是运用全部心思来进行的。凡是鸟占云祲,金版六韬一类兵书,那上面所具体记载的,策略方法都有不必拘泥的。因而兵马不发动就罢,发动了必能战胜敌人;医药不施行就罢,施行了必能治疗疾患。像这样,虽然说它无法也可以,无数也可以,无奇无正也可以,难道不足以称为天下神医吗?这些是我片面的、浅薄的见解,希望执事先生进一步给予教导。

4. 针有深浅策

问:有的病先见寒证后见热证,有的则先见热证后见寒证,如此,疾病各有不同,那么针刺的方法是否也有差异呢?可以谈谈这其中的道理吗?

答:疾病出现在人身上,有先寒后热,先热后寒的不同,而运用治疗方法的我们医生,则要注意同治、异治、先治、后治的区别。如果不分清寒热出现的先后,就会错误百出无从着手,那还怎么来弄清发病的原因;不知晓同治、异治、先治、后治的区别,就会散乱而不得要领,那还靠什么以达到因病施治呢?寒证热证,证候出现之所以有先有后,是因为外感的邪气,侵袭到了人体腠理之中;治疗寒热证候,要根据它病因的不同,随证采取补法或泻法。这样便不至于让寒证到了极寒,热证到了极热,疾病也就相应转归痊愈了。如此,对于大家,岂不是很有益处?请让我用通俗的见解来回答您深刻的问题的万分之一，如何？

我曾经研究过生物之所以能生存，大概是由于太极，太极一分为二，分别为阴阳二气。那主静而属于阴的一边又包含有阳，那主动而属于阳的一边又包含有阴。只因为阴中有阳，所以能运行不止，使得生长变化有了基础；只因为阳中有阴，所以显现和贮藏才能有其根柢，生长和变化才能发挥作用。可是气机的运行不可能没有正常和失常的变异，当人们感受病邪得病之后，不可能没有寒热证象的差别。所以有的出现先寒后热，有的出现先热后寒。先寒后热，是阳证隐藏于阴证之中，假如只从阴证去治，那就偏于治阴，热象会更加明显起来成为炽热。先热后寒是阴证隐藏于阳证之中，假如只从阳证去治，那就偏于治阳，寒象也会更加明显起来。热而又热，会变成三阳的重症；寒而又寒，会变成三阴的重症，其变化是说不定的。那么治疗的方法应当怎么样呢？

我曾经考查针灸图书，并向师长请教。对于先寒后热的病证，应当施用阳中隐阴的刺法：在用针的时候，先进入 5 分深度，行使紧按慢提九次，如果病人觉得有轻度热感，再进针到 1 寸深度，行使紧提慢按六次，以取得感应为准。经过这样治疗，那就先寒后热的病证可望消除了。对于先热后寒的病证，应当施用阴中隐阳的刺法：在用针的时候，先进入 1 寸的深度，行使紧提慢按六次，如果病人觉得有轻微凉感，就可退针到 5 寸深度，改用紧按慢提九次，也是以取得感应为准。经过这样治疗，那就先热后寒的病证可望痊愈了。那么证候之所以表现出有先有后，是因为病邪的侵犯部位有营分卫分的差别；有寒证热证，是因为感受的经络有阴经阳经的区分。假使对先热后寒的病证不施行阴中隐阳的刺法，那就违背了病因，拿什么来与先后的病证相适应呢？假如对先寒后热的病证不施行阳中隐阴的刺法，那就对不上病因，拿什么来做到掌握灵活变通的妙法呢？

再说寒热的原因，不是自然界伤害人们，主要是人们自己在损害自己罢了。《素问·评热病论》说的："邪之所凑，其气必虚。"自从人们放荡元真之气于情欲方面，造成真气损耗；把意志消磨于外界的繁华，淳朴的本质变成浅薄；心思眩惑于事物的牵累，充沛的精神趋于涣散；情趣沉没于食欲色欲，完备的体质出现亏损；劳神于操劳奔波，坚强的体格渐致脆弱。元阳丧失，正气消亡，寒气病邪就会乘虚侵袭。假如能够保养肾水在人刚成长的时候，契合"水火既济"的妙理，嗜欲淡薄而生机充沛，顺乎太极自然的机体建立了起来，寒热病邪的危害虽大也将会无隙可乘了。假使有铜墙铁壁，毛贼还能肆无忌惮吗？所以古人说过这么一句话：人们与其得病后治病，不如防患于未然。明白寒热的道理了么？

卷　四

一、背部俞穴歌　《医统》

原文

二节大椎，风门肺俞，
厥阴心督，膈肝胆脾，
胃俞三焦，肾俞气海，
大肠关元，小肠膀俞，
中膂白环，上次中下，
膏肓患门，四花六穴，
腰俞命门，穴皆可彻。

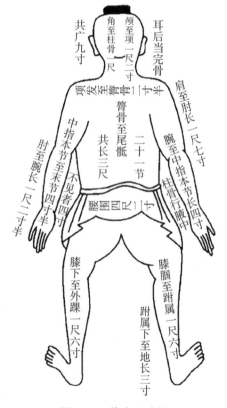

图 4-1　伏人尺寸图

【背部穴圖】

除脊三寸	除脊寸半		椎下	大椎		除脊寸半	除脊三寸
除脊三寸	大		一	陶道		杼	除脊三寸
附	風		二			門	分
魄	肺		三	身柱		俞	戶
膏	厥陰		四			俞	肓
神	心		五	神道		俞	堂
譩	督		六	靈臺		俞	譆
膈	膈		七	至陽		俞	關
			八				
魂	肝		九	筋縮		俞	門
陽	膽		十	中樞		俞	綱
意	脾		十一	脊中		俞	舍
胃	胃		十二			俞	倉
肓	三焦		十三	懸樞		俞	門
志	腎		十四	命門		俞	室
	氣海		十五			俞	
	大腸		十六	陽關		俞	
	關元		十七			俞	
	小腸	上	十八		髎	俞	
胞	膀胱	次	十九		髎	俞	肓
	中膂	中	二十		髎	俞	
秩	白環	下	二十一	腰俞	髎	俞	邊
				會陽			
				長強			

图 4 - 2　背部穴位图

语译

胸二肋骨平对大椎,风门、肺俞,厥阴、心、督,肝、膈、胆、脾,胃俞、三焦、肾俞、气海,大肠、关元,小肠、膀俞、中膂、白环,上、次、中、下髎,膏肓、患门、四花六穴,腰俞、命门,所有的穴位都可以通达。

二、腹部中穴歌

原文

天突璇玑,华盖紫宫,

玉堂膻中,中庭鸠尾,

巨阙上脘,中脘建里,

下脘水分,神阙交海,

石门关元,中极曲骨,

膀门二寸,夹脐天枢,

期章二门,不可不知。

150

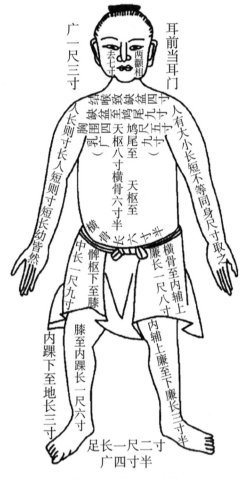

图4-3 仰人尺寸图

【腹部穴圖】

		六寸	四寸	二寸	天突	二寸	四寸	六寸		
肋下	寸六	雲	氣	俞	璇璣	府	戶	門	寸六	肋下
一	寸六	中	庫	彧	華蓋	中	房	府	寸六	一
二	寸六	周	屋	神	紫宮	藏	翳	榮	寸六	二
三	寸六	胸	膺	靈	玉堂	墟	窗	鄉	寸六	三
四	寸六	天	乳	神	膻中	封	中	谿	寸六	四
五	寸六	食	乳	步	中庭	廊	根	竇	寸六	五

歧骨下

四寸	二寸	一寸	一		寸	一寸	二寸	四寸
期	不	幽	一	鳩尾	寸	門	容	門
日	承	通	一	巨闕	寸	谷	滿	月
	梁	陰	一	上脘	寸	都	門	
腹	關	石	一	中脘	寸	關	門	哀
	太乙	商	一	建里	寸	曲		
	滑肉		一	下脘	寸		門	
			一	水分	寸			
大	天	肓	一	神闕	寸	俞	樞	橫
	外	中	半	陰交	寸	注	陵	
腹			半	氣海	寸			結
	大	四	一	石門	寸	滿	巨	
府	水	氣	一	關元	寸	穴	道	舍
	歸	大	一	中極	寸	赫	來	
衝	氣	橫	一	曲骨	寸	骨	衝	門

會陰

图 4－4　腹部穴位图

语译

腹部穴位有天突、璇玑,华盖,紫宫,玉堂,膻中、中庭、鸠尾,巨阙、上脘,中脘、建里,下脘、水分,神阙、阴交、气海,石门、关元,中极,曲骨,膀门 2 寸,肚脐旁开 2 寸是天枢穴,期、章二门。这些穴位必须全都明白。

1. 头部

头部:从前发际至后发际,折算作十二节,总共算作 1 尺 2 寸。前发际不清晰的患者,取眉心正上方 3 寸。后发际不清晰的患者,取大椎上行 3 寸。前后俱不清晰的患者,就算做 1 尺 8 寸。头部直寸,并且按照这个方法取穴。内眼角至外眼角为 1 寸,头部横穴,并按照这个取穴法取神庭穴至曲差穴、曲差穴至本神穴、本神穴至头维穴各 1 寸半,自神庭至头维共 4 寸半。

2. 背部

背部:大椎穴至尾骶骨穴,共计二十一椎体,统一算作 3 尺,所以说人是 3 尺之躯者,就是这个原因。上面的七椎,每个椎是 1 寸 4 分 1 厘,所以总共是 9 寸 8 分 7 厘。中间七椎,每椎 1 寸 6 分 1 厘,共 1 尺 1 寸 2 分 7 厘。下面的七椎,每椎 1 寸 2 分 6 厘,共 8 寸 8 分 2 厘。

第二行,夹脊穴腰椎棘突两边各 1 寸半,加上脊椎 1 寸,一共折作 4 寸,分布在脊椎两旁。

第三行,夹脊穴各 3 寸,除去脊椎 1 寸,一共折作 7 寸,分布在脊椎两旁。

3. 腹部

腹部:胸部腹部横寸,并且两乳头之间的距离算成是 8 寸。胸腹横寸取穴,全部按照上述的方法。直寸取穴,按照胸骨中间剑突部分下至脐,一共算作 8 寸。没有胸骨剑突的患者,取左右两肋弓与胸骨体相连所形成的胸骨下角处至脐心,一共算作是 9 寸,脐下至长阴毛部分的边缘部分,总共算作 5 寸,天突至膻中,算作 8 寸,再下行 1 寸 6 分是中庭,上取天突,下至中庭一共是 9 寸 6 分。手足部并背部横寸,都可以用中指寸取穴。

三、中指同身寸

男左女右,手指中指第二指节内侧,两个横纹头相距为 1 寸。取稻秆的芯量,或用薄的高粱秆皮量,都以容易弯折而不易伸缩作为准绳,用绳子的话,会伸缩,不是很方便,所以经常取穴不准。

四、《素问》九针论

岐伯说:古代圣贤发现了天地的数理,从一到九,据此划分了九州。九九相乘,得八十一,便得到了黄钟之数。九针便是与此数相应。

为什么这样说呢?

一对应于天,天属阳。五脏中与天相应的是肺脏,因肺在脏腑中的位置最高,覆盖着五脏六腑,犹如天覆盖万物一样。人体在外的皮肤,也是属于阳分的浅表部,针对这种浅表的病证,制造了镵针,其针头大,针尖锐如同箭头,利于浅刺而不致深入肌肉,仅取其通调肌表的阳气,排出邪气。

二对应于地,在人体与脾相应。脾属土而外主肌肉,为治疗肌肉的病证,制造了圆针,其针身硬直如圆柱,针尖椭圆如卵,用以治疗邪侵肌肉的病,而不致损伤肌肉，如果肌肉受伤过度，就会使脾气枯竭。

三对应于人。由于人的成长和生存依赖血脉的不断运行，所以为了治疗血脉的病证，制造了锃针，其针身大，针尖圆而微尖，可用来按摩脉络，而不致刺入皮肤、陷入肌肉，能使气血流通，充实正气，排出邪气。

表 4 - 1　风名归类

八方		东北	东	东南	南	西南	西	西北	北
各书风名	《吕氏春秋·有始》	炎风	滔风	熏风	巨风	凄风	飂风	厉风	寒风
	《说文》	融风	明庶风	清明风	景风	凉风	间阖风	不周风	广莫风
	《灵枢》九宫八风篇	凶风	婴儿风	弱风	大弱风	谋风	刚风	折风	大刚风

四数应于四时。四时八方的风邪，侵入人体的经脉中，会导致顽固的病证。为了治疗这种顽固的疾病，制造了锋针，其针身长直似圆柱，针尖锋利，可用来泄除热邪，刺络放血，从而消除痼疾。

五对应于五音。五音的五数，位于一和九两个数之间，在九宫数中，一代表冬至一阳初生之时，月建在子。九代表夏至阳气极盛之时，月建在午，五在二者中间。如果人体阴阳相离，寒热相争，两气搏聚，就会使气血滞而不散，发为痈脓。正是为了治疗这类病证，制造了铍针，其针尖扁而锋锐如剑，可用来刺破痈疽，排除脓血。

六对应于六律。六律高低有节，协调阴阳四时，与人体的十二经脉配合。当虚邪贼风侵袭人体的经络时，就会引起突发性的痹症。为治疗这类病证，制成了圆利针，其针尖如长毛，圆而且锐，针身略粗，用以治疗急性病证。

七对应于七星，与人体的七窍相应。若外邪侵入经脉，就会产生痛痹，使邪气潜藏于经络中。为治疗这类病证，制成了毫针。其针尖纤细如蚊虻的嘴，针刺时要静候其气，慢慢地进针，轻微地提插，留针时间要长，使正气得以充实，邪气得以消散。出针后还要注意调养身体。

八对应于八风，与人体上下肢的八节相应。如四时八节的虚邪贼风侵袭人体，并侵入人体的骨缝、腰脊关节及腠理之间，就会造成邪气深着的痹症，为治疗这类病证，制成了长针，这种针针身较长，针尖锋利，用来治疗邪深日久的痹症。

九对应于九野，人体的关节骨缝和皮肤之间相应，当邪气侵淫深入，流注充溢于人体时,就会出现风水浮肿、水液留滞、关节肿大的病证。为治疗这类病证,制成了大针,其针形如杖,针身粗大,针锋微圆,以通利关节、运转大气,排泄关节内积滞的水气。

一天、二地、三人、四时、五音、六律、七星、八风、九野,人的身形也是与之相对应。针有所相应的,所以称为九针。人皮对应天,人肉应地,人脉应人,人筋应时,人声应音,人阴阳合气应律,人齿面目应星,人出入气应风,人九窍三百六十五络应野。所以一针皮,二针肉,三针脉,四针五脏筋,五针骨,六针调阴阳,七针益精,八针除风,九针通九窍,除三百六十五节不正之气,这就叫作有所主治。

1. 九针式

黄帝问:针的长短,有一定的划分标准吗?

岐伯说:第一叫镵针,模仿巾针制成,其针头大,在距离针的末端半寸左右,就尖锐突出,状如箭头,针长1寸6分;第二圆针,模仿絮针样式,针身圆滑,针锋如卵形,长1寸6分;第三锓针,其针锋就像黍粟那样尖锐,长3寸5分;第四锋针,也是模仿絮针样式,针身如圆筒,针刃有三面,长1寸6分;第五铍针。模仿剑的样式,针末端像剑锋,宽2寸半,长4寸;第六圆利针,仿照氂针的样式,圆润而且锋利,末端比针身稍大,又有一种说法是针身中部稍稍膨大,长1寸6分;第七毫针,法象毫毛,尖的就像蚊子的嘴巴,长3寸6分;第八长针,仿照綦针样式,针尖锋利,针身扁薄,长7寸;第九大针,仿照锋针样式,长4寸。以上就是九针的标准。

镵针,模拟中针制成,针头大,末端尖锐,主治病邪在皮肤,治疗热邪为病。现称为箭头针。

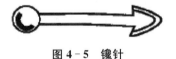

图 4-5　镵针

圆针,模仿絮针制成,其针身硬直且为圆形,针头椭圆如卵,长1寸6分,主治邪在分肉之间的疾病,可作按摩之用;

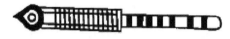

图 4-6　圆针

锟针，模仿黍粟制成，其针头圆而微尖，针长 3 寸半，主要用来按摩经脉，使气血流通，排出邪气；

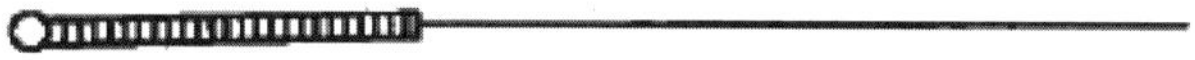

图 4-7　锟针

锋针，也是模仿絮针制成的，针身硬直为圆柱形，针尖锐利，长 1 寸 6 分，用于泻热、放血；

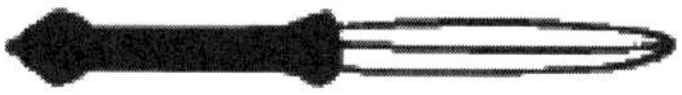

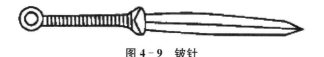

图 4-8　锋针

铍针，模仿宝剑的剑锋制成，宽 2 分半，长 4 寸，主治较大的痈脓，寒热相争的病证，用来切开痈肿排脓；

图 4-9　铍针

圆利针，针形细长如毛，针尖稍大，针身稍小，用于深刺，长 1 寸 6 分，主治痈症和痹症；

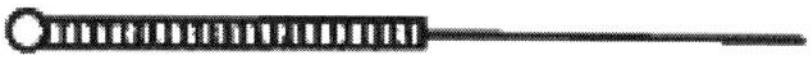

图 4-10　圆利针

毫针，针形纤细如毫毛，长 1 寸 6 分，主治邪在络的寒热痛痹等病；

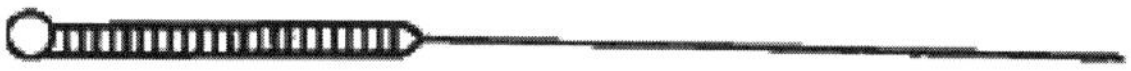

图 4-11　毫针

长针，模仿綦针制成，长 7 寸，主治邪深病久的痹症；

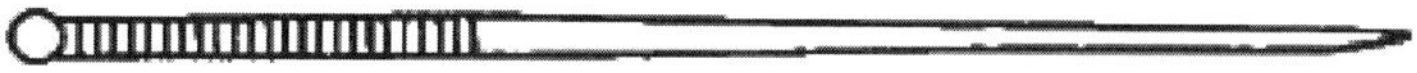

图 4-12　长针

大针，模仿锋针制成，但针锋微圆，针身粗大，长 4 寸，主治因关节间积水而浮肿的病证。

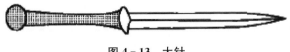

图 4-13　大针

以上所述，就是九针的形状及大小长短的尺度。

2. 制针法

《本草》中说：马衔铁没有毒。《日华子》云：古代喜欢冶炼金属的人，有的会为中医作针。

按（《聚英》为武按）：本草中，柔铁，也就是熟铁，有毒，所以用无毒的马衔。因为马属午，属火，火克金，解铁毒，所以用来作针。古人说："金针，是很昂贵的。"又因为金是总括的名字，铜、铁、金、银这些都属于此类。如果用金针更佳。

3. 煮针法

先把铁丝放在火中煅红，然后截断，2 寸、3 寸、5 寸都可以，长短不必拘泥，然后将蟾酥涂针上，仍然放入火中微煅，不可以让它变红，取出来，照之前涂蟾酥再煅二次，到第三次，乘热插入腊肉的皮肉之间。将后面列出的药先用水三碗煎沸，然后把针和肉都放进去，煮至水干。再把针和肉放入冷水中，等它冷却，将针拔出。之后，在黄土中插一百多次，色泽明亮，才除去了火毒。然后用铜丝缠上，它的针尖要磨圆，不可以用尖刃。

麝香五分，胆矾、石斛各一钱，川山甲、当归尾、朱砂、没药、郁金、川芎、细辛各三钱，甘草节、沉香各五钱，磁石一两，能引诸药入铁器之内。

还有一个方法：用乌头、巴豆各一两，硫黄、麻黄各五钱，木鳖子、乌梅各十个，和针一起放入水中，用瓷罐煮一天，然后清洗、选择，再用具有止痛功效的没药、乳香、当归、花乳石各半两，再按之前的方法水煮一日，取出，用皂角水清洗，再与狗肉一起煮一天，接着用瓦屑打磨干净矫正得端直，用松子油涂在表面，接近人的气息最好。

4. 暖针

《素问·遗篇》的注解说：用圆利针、长针，未刺的时候，先放在嘴里温针，使针变微暖了然后再使用。又说道：将毫针靠近人体，暖和它变温之后再刺。

按语：用嘴来温暖针，想要针入经络，气得温暖而容易行气。如今还可以把针放进热水中，也是同样的道理。口温与体温微有不同，口温者针头虽然热，而针柄还很寒，不如整个针身都温暖了，那么针通身都热了。

5. 火针

火针就是焠针,反复用麻油蘸其针,在灯上烧红,这样使用才有功用,如果不红的话非但没有功用,反而会对人体有所损伤。烧针的时候让针头低下,以免油热伤到手指。可以先让别人烧针,大夫临床时再使用,以避免手热。先用墨标记穴道,使得下针的时候没有差错。火针操作很难,必须有临阵的勇气,才可以施针。先用左手按穴,右手施针,切忌太深,否则会伤及经络,太浅的话就不能去除疾病,只能刺得不深不浅刚刚好。凡是施行火针,一定要先宽慰病人,让他不要害怕,跟一般的灸法相比,灸引起疼痛长久一些,火针就疼痛得短暂一些。一针之后,很快出针,不可以久留,立即用左手按压针孔,就可以止痛。人身上很多地方都可以施用火针,但是头面部则忌讳。火针不宜用于治疗脚气,反而加剧肿痛,可以用于破除痈疽发背,脓液积存在内,外表皮肤不见脓头者。按压肿胀之处柔软的地方,就知道脓液在里,则用火针排除脓液。范围较大的脓肿,按头、尾、中部用墨汁标记,要刺下三针,刺破皮肤引出脓液。一旦针刺刺破脓肿,不能用手直接去按,要用手指从两旁挤压,让脓液随着挤压流出,有时肿胀范围大、脓液较多,针刺时必须侧过身子回避,以免脓液射出弄脏了身体。

6. 温针

王节斋(名纶)说:近来有使用温针的,这是楚人的做法。这种做法是先用针刺在穴位上,再用香白芷作成圆饼状,套在针上,用艾叶灸,十分有效果。但是古时候的人们针刺就不艾灸,艾灸就不针刺。针刺的时候加艾灸,艾灸的时候加针刺,这是后人的通俗做法。这种方法一般多使用在山里或者野外乡下比较贫穷的人家,又或者是经络受风寒导致生病的人。偶尔病人病情好转,也只是温针使气机通畅,气血得以运行,对疾病本身并没有帮助。古代的针法最为精妙,但是并没有传承到今天,只怕技术不精湛的人,使用有误会容易使病人的病情突然加重。只有艾灸到正确的穴位,才会对病人的病情有所帮助而不会反而加重甚至导致伤害,所以应该在适合的情况下才可以使用。最近看见体质衰弱的人,这种人针刺艾灸一起用,也是可以的。

7. 治折针法

用磁石(即吸铁石)向断针所在的肌肉中吸引,断针就可以被吸出来了。

将象牙屑碾细,用水和匀涂在皮肤上,断针也能出来。

用车轴上的油垢做成膏状,摊在纸上如铜钱大小,敷于皮肤上,每天换三、五次,断针也能被引出。

用三、五支鸟儿的翎毛,用火烤焦成细末,再用质量好的醋调制成膏,涂在皮肤上,用纸盖住大约一、二次,断针自然引出。

用蝼蛄的脑子,捣烂涂在皮肤上,断针就能引出。

将硫黄研成细末,调好涂于皮肤上,用纸花贴好,感觉痒的时候,断针就出来了。

用两颗杏仁捣烂,用鲜油脂调匀,贴在针眼上,断针自然引出。如果经络有了损伤,不断流脓流血,用黄芪、当归、肉桂、木香、乳香、沉香,研末后用绿豆粉糊为丸子,每次五十丸,热水服下。

五、《内经》补泻

黄帝说:"我听说针刺的方法,邪气有余的要用泻法,正气不足的要用补法。"

岐伯说:"所有的疾病,都可以分成虚证和实证,分别用补法和泻法就可以医治。但是如果虚证的病证用了泻法,实证的病证用了补法,人的神气就会游离出去,导致邪气的增长,正气的丧失,真气没有办法稳定下来,这是不高明的医生的失误,会导致病人的意外死亡。虚证用补法,实证用泻法,人的神气就会回归自身,填充因疾病所导致的不足,这就是所谓的高明的医生的做法。"

但凡使用针刺的,顺着经气循行的方向的,是补法。迎着经气循行的方向的,是泻法。寸口部出现了虚脉,应当用补法。寸口出现了盛满的脉象,应当用泻法。经脉有郁积的病邪,应当用放血之法祛除。经脉有实邪时就应当用泻法,以使其邪气虚衰。慢进针而快出针是补法。快进针而慢出针是泻法。诊察疾病的虚实时,要注意观察病人的中气,中气足的多为实证,中气不足的多为虚证,中气若有若无的,则为虚实夹杂。诊察得气的先后,先得气的不留针,慢得气的则需要留针;施用补泻方法,要使虚者正气若有所存得,实者邪气若有所亡失。虚实补泻的要点,以九针最为奇妙。补或泻都可用针刺实现。所谓泻法,指的是要很快地持针刺入,得气后,摇大针孔,转而出针,排出表阳,以泄去邪气。如果出针时按闭针孔,就会使邪气闭于内,血气不得疏散,邪气也出不来!所谓补法,即是指顺着经脉循行的方向施针,仿佛若无其事,行针导气,按穴下针时的感觉,就像蚊虫叮在皮肤上。针入皮肤,候气之时,仿佛停留徘徊;得气之后,急速出针,如箭离弦,右手出针,左手急按针孔,经气会因此而留止,针孔已闭。中气仍然会充实,也不会有瘀血停留,若有瘀血,应及时除去。

针刺后而不得气的,不管刺了多少针,都不会有效果,需要再行针刺;针刺后随即就得气的,就可以出针,不需要再行针刺。

昭示天下的治病至理箴言共有五条：一是要精神专一，二是要了解养身之道，三是要熟悉药物的真正性能，四是要注意制取砭石的大小，五是要懂得脏腑气血的诊断方法。五法已确立，但要根据病情来掌握先后次序。近世运用五法治病时，一般的补法治虚，泻法治满，这是多数医生都知道的。若能按照天地阴阳的道理，随机应变，那么疗效就能更好，如响之应，如影随形，医学的道理并没有什么神秘，只要懂得这些道理，就能运用自如。

黄帝说："希望听你讲讲针刺的道理。"

岐伯说："凡用针的关键，必先集中精神，了解五脏的虚实，三部九候脉象的变化，然后下针。还要注意有没有真脏脉出现，五脏有没有败绝现象，外形与内脏是否协调，不能单独以外形为依据，更要熟悉经脉血气往来的情况，才可施针于病人。病人有虚实之分，见到五虚的，不可草率下针治疗，见到五实的，不可轻易放弃针刺治疗，应该要掌握针刺的时机，不然在瞬息之间就会错过机会。针刺要专一，捻针要均匀，平心静意，看适当的时间，好像鸟一样集合，气盛之时，好像稷一样繁茂。气之往来，正如见鸟之飞翔，而无从捉摸他形迹的起落。所以用针的方法，在气未至的时候，应该留针候气，正如横弩待发时一样，气应的时候，则应当迅速起针，正如弩箭之疾出。"

黄帝说："怎样治疗虚证？怎样治疗实证？"

岐伯说："刺虚证，须用补法。刺实证，须用泻法。当针下感到经气至的时候，应当慎重掌握，不失时机地运用补泻方法。针刺无论深浅，全在灵活掌握，取穴无论远近，候针取气的道理是一样的，针刺时必须精神专一，好像面临万丈深渊，小心谨慎，又好像手中捉着猛虎般坚定有力，全神贯注，不为外界其他事物所分心。"

小针治病，容易掌握，但要达到精妙的地步却很困难。低劣的医生死守形迹，高明的医生则能根据病情的变化来加以针治。神奇啊！气血循行于经脉，出入有一定的门户，病邪也可从这些门户侵入体内。没有认清疾病，怎么能了解产生疾病的原因呢？针刺的奥妙，在于针刺的快慢。医生仅仅死守四肢关节附近的固定穴位，而针刺高手却能观察经气的动静和气机变化，经气的循行，不离孔空，孔空里蕴涵的玄机，是极微妙的。当邪气充盛时，不可迎而补之，当邪气衰减时，不可追而泻之。懂得气机变化的机要而施治的，不会有毫发的差失，不懂得气机变化道理的，就如扣弦上的箭，不能及时准确地射出一样。所以必须掌握经气的往来顺逆之机，才能把握住针刺的正确时间。劣医愚昧无知，只有名医才能体察它的奥妙。正气去者叫作逆，正气来复叫作顺，明白逆顺之理，就可以大胆直刺而不必犹豫不决了。正气已虚，反用泻法，怎么会不更虚呢？邪气正盛，反用补法，怎么会不更实呢？迎其邪而泻，随其去而补，用心体察其中的奥妙，针刺之道也就到此而止了。

凡在针刺时，正气虚弱则应用补法，邪气盛实则用泻法，气血瘀结的给予破除，邪气胜的则用攻下法。《大要》说："持针的方法，紧握而有力最为贵。"对准腧穴，端正直刺，针体不可偏左偏右。持针者精神要集中到针端，并留意观察病人。同时仔细观察血脉的走向，并且进针时避开它，就不会发生危险了。将要针刺的时候，要注意病人的双目和面部神色的变化，以体察其神气的盛衰，不可稍有疏忽。如血脉横布在腧穴周围，看起来很清楚，用手指按切也感到坚实，刺时就应该避开它。

针治虚证用补法，针下应有热感，因为正气充实了，针下才会发热；邪气盛满用泻法，针下应有凉感，因为邪气衰退了，针下才会发凉。血液瘀积日久，要用放出恶血的方法来消除。邪盛用泻法治疗，就是出针后不要按闭针孔（使邪气得以外泄）。所谓徐而疾则实，就是慢慢出针，并在出针后迅速按闭针孔（使正气充实不泄）；所谓疾而徐则虚，就是快速出针，而在出针后不要立即按闭针孔（使邪气得以外泄），实与虚的根据，是指气至之时针下凉感与热感的多少。若有若无，是说下针后经气到来迅速而不易察觉。审察先后，是指辨别疾病变化的先后。辨别疾病的为虚为实，虚证用补法，实证用泻法。医生治病不可离开这个原则。若医生不能准确地把握，那么就会背离正确的治疗法则。虚实补泻的关键，在于巧妙地运用九针，因为九针各有不同的特点，适宜于不同的病证。针刺补泻的时间，应该与气的来去开阖相配合：气来时为开可以泻之，气去时为阖可以补之。九针的名称不同，形状也各有所异，根据治疗需要，充分发挥各自的补泻作用。

针刺实证须用泻法，下针后应留针，待针下出现明显的寒凉之感时，即可出针；针刺虚证要达到补气的目的，待针下出现明显的温热之感时，即可出针。经气已经到来，应谨慎守候不要失去，不要变更手法。决定针刺的深浅，就要先察明疾病部位的在内在外，针刺虽有深浅之分，但候气之法都是相同的。行针时，应似面临深渊、不敢跌落那样谨慎小心。持针时，就像握虎之势那样坚定有力。思想不要分散于其他事情，应该专心致志观察病人，不可左顾右盼。针刺手法要正确，端正直下，不可歪斜。下针后，务必注视病人的双目来控制其精神活动，使经气运行通畅。

所谓"易陈"，就是一般理论说来很容易的。"难入"，是说一般人很难明确理解其中的精微奥妙的。"粗守形"，是说一般的普通医生只知机械地拘守刺法。"上守神"，是说高明的医生能根据病人气血的虚实情况，灵活地运用补法或泻法。"神客",是说正气与邪气交争,共留于血脉中。"神"指正气,"客"指邪气。"在门",是说邪气能随正气出入的门户侵袭人体。"未睹其疾",是说没有先弄清病邪在哪一经络。"恶知其原",是说不能明确发病的原因和应取的腧穴。"刺之微在数迟",是说针刺的微妙,在于掌握进针出针的手法快慢。"粗守关",是说一般的庸医只知在四肢关节处作治疗,而不知血气正气的往来盛衰情况。"上守机",是说高明的医生能够洞察脉气的情况,随机运用补泻。"机之动不离其空",是说气机之至,皆在骨空(腧穴)之中,了解了气血的虚实变化,就可运用疾徐的补泻手法。"空中之机,清净而微",是说气机之至很精微,如针下已经得气,就要谨慎注意气之往来,不能失掉应补应泻的时机。"其来不可逢",是说气刚来为邪气正盛的时候,切不可用补法。"其往不可追",是说邪气已去正气将要恢复之时,切不可用泻法。"不可挂以发",是说应细致地观察气之往来,及时运用补泻,不能有丝毫的差错,否则气机易失就难达到预期的疗效。"扣之不发",是说不懂得补泻的意义,往往误用手法,导致血气竭绝,而不能祛除邪气。"知其往来",是说懂得气在运行中有逆有顺有盛有衰。"要与之期",是说掌握气至的时机,用针不失其时。"粗之暗者",是说庸医昏昧无知,不懂得气行的微妙作用。"妙哉工独有之",是说高明的医生却能完全掌握气机和用针的机制。"往者为逆",是说邪气已去时,脉虚而小,小就叫作逆。"来者为顺",是说正气渐来时,形气相称而脉见平和,平就叫顺。"明知逆顺,正行无问",是说能知血气的逆顺虚实,就能毫无疑问地选取腧穴进行针刺了。"迎而夺之",是说乘其气之方来以泻其邪,这就是泻法。"随而济之",是说随其气之刚去以补其虚,这就是补法。所谓"虚则实之",是说气口脉虚的当用补法。"满则泄之",是说气口脉盛的当用泻法。"宛陈则除之",是说血脉中如有蓄积瘀血,就应当刺破皮肤以排除它。"邪胜则虚之",是说经脉中邪气盛时,应采取泻法,以使邪气外泄。"徐而疾则实",是说慢进针而快出针的补法。"疾而徐则虚",是说快进针而慢出针的泻法。"言实与虚,若有若无",是说用补法会使正气来复,用泻法会使邪气消失。"察后与先,若亡若存",是说应诊明气的虚实,决定补泻手法的先后,并观察气的行与不行,以确定针的去留。"为虚与实,若得若失",是说用补法会使患者感觉充实而似有所得,用泻法会使患者感到轻爽而似有所失。

所以医生用针之时,应该知道经气的所在,在经气运转传输的门户去守候经气。同时还要明白调整气机的补泻方法,进针的快慢以及所宜取的穴位。用泻法时,操作要流利而又圆活,指切进穴,行捻转法,经气就可以通畅运行。这种泻法进针宜快,出针宜缓,以使邪气泻出,出针时宜用提插法缓慢出针,摇大针孔,以使邪气迅速泻出。进针用补法时,行针前要按循皮肤,使穴周围皮肤舒缓,再用左手撳捺其穴,右手推着皮肤,轻轻捻转,将针慢慢推入,持针要正,术者要聚精会神,坚持施术,直到气至,而后稍作留针,待经气疏通即迅速出针。出针后要用手揉按皮肤,扪闭针孔,以使真气内存而不致外泄。总之,用针的要领是控制针下气的动态变化。

在行泻法时,要掌握住"方",这个"方"字,可以解释为"正",是指其气正盛的时候,月廓正满的时候,日照正温的时候,病人身心正安定的时候,要在病人正吸气的时候进针,还要在病人正吸气的时候转针,再等病人正呼气的时候出针。所以说,用泻法须注意这个"方"字。这样,邪气才能得以外泄,正气才能得以运行。在行补法的时候,要掌握住"圆",这个"圆"字有"行"的意思。行就是指行气,使气移行于病所。针刺时必须刺中荣分。还要等到吸气时出针。这里述论的"方"与"圆"并不是指针的形状。

泻实邪,应当在邪气正盛之时,随病人吸气进针,以通利邪气外泄的门户。要在呼气时出针,使邪气和针一齐出来,这样既不伤精气,又能使邪气消散。针孔不闭,可以引出实邪,如果再摇大针孔,邪气的出路就更加通利了,这叫作大泻。出针的同时,必须加以切按,这样大邪之气才能被制服。以手持针,不要立即刺入,必须等病人安神定志之后再进针。气外出而针刺入,这样,针与四围紧密接触,精气就不会外泄,等到正气充实而乘其吸气时迅速出针,气入而出针,热邪就无法再入而消散于外,精气则得以独存。留针候气需要有一定的时间,使已得之气不要散失,远方之气也要使其集于针下,这就是追而补其气的补法。

吸气时进针,进针时不要使针与气相逆。入针后要静候其气,要较久地留针,以使邪气不能扩布。吸气时进行捻针,以得气为度。呼气时出针,一呼结束时将针拔出体外。这样大邪之气就能随针而出,所以叫作泻法。先用指揣、扪穴,然后以爪切穴,宣散气血,再继续用手在穴位局部推按,用指按弹穴位,然后就用爪切法下针,使针下经气流通,这样即可使经气易来,而又可使病人精神集中。要在呼气将尽时进针,进针后要较久的留针而不动,以得气为度。候气时要耐心、细心,要像等待尊贵的宾客一样。如果针下气已至,则应谨慎守候,不要使气逸失。当病人吸气时出针,出针时防止真气随针外出,因此一定要按闭针孔,以使神气内存。这种大经之气留于体外而不外泄之法就是补法。

补法和泻法两者相依而存,如同天和地相依而存一样。如果针下气已至,就应该十分谨慎,以使其勿失。针刺的浅深,要根据医者的判断来决定。深刺时所得之气就远,刺浅时所得之气就近。得气的远近虽然不同,但目的都是一样的。行针时要精神高度集中,就像面临深渊一样。持针时,就像手中提虎一样。还要专心致志地观察病人,不可左顾右盼。持针时必须遵循的原则是要有端正的态度,安静的心情。先观察病证是虚还是实,而后决定用补法还是泻法。进针时用左手持住病人的骨部,以固定其肢体,用右手循按腧穴,刺时不要用力过猛,以防止肌肉紧张而致滞针,行泻法时,必须将针直刺,要端正不偏。行补法时,必须按闭针孔。用转针方法导引经气。从而使邪气不能浸淫深入,真气便得以恢复。

黄帝问:撑皮肤、开腠理的刺法是怎样的?岐伯回答说:要用左手手指先按分肉上的穴位。然后以二指将腧穴部的皮肤拉开。刺针要轻微,下针要缓慢,针要端正直下。这种刺皮不伤肉的浅刺方法,可使病人不致紧张,而外邪又可除。

要想知道病气所在的部位,就要先了解经脉循行的道路。取穴要少而精,进针要稍深,留针时还要稍动其针。如果上部大热,就要用推而下行的针法,引火下泄;如病从下向上发展,则应引病下行,驱邪于体外。以前发生过疼痛的部位,要先取该处穴位治疗。表寒重的,要留针取热以补之。病邪入里的,取各经合穴以泻之。上气不足的病,要提举其上。对下气不足的病,要留针补气以充实其下。寒邪入里的,就要驱寒散邪。

实,是邪气入侵;虚,是正气外泄。邪气盛的实证,表现为热。正气不足的虚证,表现为寒。治疗实证时用左手开大针孔,治疗虚证时,用右手闭合针孔。

形体虚弱,病势亢进,是外邪在体内占有优势,要急用泻法。反之,身形尚健,而病势已微,这是阴阳俱虚的表现,这时不可针刺,刺时就会使之更虚,甚则导致阴阳两衰,气血耗尽,五脏精气空虚,筋、骨、髓全部枯竭,这时,如果是老年人就会死亡,壮年人也很难恢复。对形体一向健壮,偶患重病者,这是阴阳俱盛的表现,可急用泻法,泻其实邪,调整其正气。所以说邪有余的要泻,正不足的要补,就是这个道理。如果在行补法时不知逆顺,当机体的正气与外邪相搏时掌握不了正邪消长的情况。本来是实证应当泻而错用补,这就会导致阴阳两经的气血满溢,邪气满盈于胃肠,肝肺也发生胀满,阴阳气血就会运行失常。本来是虚证应当补而错用泻,就会导致经脉空虚,气血枯竭,胃肠软弱无力,日渐消瘦终至皮薄包骨,毛发焦脆,腠理干枯,这样死期也就不远了。

用针治病时,主要在于调整经气。饮食所化生的精微首先积聚于胃中,然后成为营气与卫气,分行在脉中与脉外而流布全身,宗气留于胸中而成为气之海。其下行者经过气冲,其上行者定在呼吸道中。所以足部发生厥逆时,宗气就不能循经下行,以致脉中之血滞留,而不能畅行。必须先用灸法调和其气血,然后才能取穴行针。

要想收住耗散的精气,消散积聚的邪气时,医生在行针时应像深居幽静之处一样,要精神集中,密切注意病人的情志活动,还要像关上门窗一样,心神专一,内敛其华,内养其精,不为人声所扰动,以使精神内守,把心用在针上。无论用浅刺而留针的方法,还是进行轻微的浮刺,以转移惧针者的注意力,都要以得气为度。针刺后要使阳气入内,使阴气外出,以调和阴阳之气,但要十分谨慎,勿使正气出于外,也勿使邪气入于内,这就叫得气。

刺针后不得气时,就要继续行手法不拘次数,直到得气之后,可以出针,就不必再针。九针,各有其自己的适应证。其形状亦不同,用途亦异。针刺的要领是气至就能有效,其效果之显著就如同风吹云散,顿时见到晴朗的天空一样。针能治病的道理,完全在于此。

用针治病时,必须首先观察经络的虚实,通过沿经的切、循、按、弹看局部的反应情况,来决定如何取穴行针。手足六经调和者,这是无病的征象,即或有病也是轻病,完全可以自愈。仅在某一经上出现上实下虚而不通时,这必然是横络之气壅盛,附加在正经之中,才使正经不通,这时应当找出病之所在,要用泻法治疗,这就是所说的"解结"的方法。腰以上感到寒冷,腰以下发热的,应当先针足太阳经在颈部的穴位,并要较长时间地留针。针刺之后还要立即温熨颈部及肩胛部,直到热气上下相合为止,这就是"推而上之"的方法。如果腰以上热而腰以下寒冷,在下部经络陷下的虚脉处取穴补之。直至阳气下行为止。这就是"引而下之"的方法。身体高热,热极发狂,并出现妄见、妄闻、妄言时,要在足阳明胃经或其大络上取穴,虚的用补法,有血瘀而属实证的用泻法。叫病人取仰卧体位,医生要在病人头部的前方,以两手的拇、示指挟按病人的人迎处,挟持的时间要长一些,并用卷而切推的手法,从上向下推到缺盆穴再如此反复施术,直到热退为止,这就是"推而散之"的方法。

黄帝问道:我听说刺法上讲,有余的要用泻法,不足的要用补法。什么叫有余,什么叫不足呢?岐伯回答说:有余有五种,不足的也有五种,你问的是哪一种?黄帝说:我都愿意听听。岐伯说:神,有有余和不足;气,有有余和不足;血,有有余和不足;形,有有余和不足;志,有有余和不足。这十种,其气各不相同。

黄帝问:人有精、气、津、液、四肢、九窍、五脏、十六部、三百五十六节,都能发生各种疾病,所生的各种疾病,皆有虚实,现在你说有余的有五种,不足的也有五种,它们是怎样发生的呢?岐伯回答说:这五种有余和不足都是生在五脏。如心藏神,肺藏气,肝藏血,脾藏肉,肾藏志,五脏各有所藏,这就组成了人的形体,有志意通调,又内与骨髓相连,从而使身形与五脏成为一个整体。五脏之间的通路,都是由运行气血的经脉来联系的。倘若气血失调,就要发生各种疾病。因此诊治疾病时必须以经脉为依据。

黄帝说:神的有余和不足都有什么症状? 岐伯回答说:神有余就会出现无休止的笑,神不足就会出现悲伤。当邪气还没有与血气相并时,五脏是平和的,此时,邪气仅仅是侵犯体表,客居于形体,因而仅有恶寒的症状,由于邪气还没有入经络之中,所以叫作轻微的神志病。

黄帝说:要怎样使用补泻方法? 岐伯回答说:对神有余的病人要从较小的络脉上泻血,刺时不要过深,针孔不必扩大,不要刺伤大的经脉,这样神气就可以平复如初了。对神不足的病人,要找到虚络所在之处,先行按摩,以使之气至,然后针刺以疏利其气血,既不要使之出血,也不要使其经气外泄,只要经脉得以疏通,神气也就可以平复了。

黄帝说:对轻症的神病怎样用针刺治疗? 岐伯说:按摩的时间要长一些,针刺不必过深,使经气移到不足的部位,神气就可以恢复如常了。

黄帝问道:气的有余和不足都有什么症状呢? 岐伯回答说:气有余就会出现喘、欬气上逆;气不足时呼吸是平和的但却有气短,此时邪气仅仅是轻微地侵犯了皮肤,所以叫作肺气微虚。

黄帝问道:要怎样使用补泻之法? 岐伯回答说:对气有余的病人,应当泻经隧中的邪气,但不要刺伤经脉,不可出血,也不可使正气外泄。对气不足的病人则应补其经隧中的正气,不可使正气外泄。

黄帝问道:对轻症的气病应怎样用针治疗? 岐伯回答说:要多做按摩,将针拿到手里之后,对病人说:"我准备深刺"(但实际是浅刺)。这样一说病人的精神就要集中,甚至会有些紧张,精神也必然贯注于内,而邪气就得散乱于表无处停留便从腠理外泄了,真气也就得以恢复。

黄帝问道:血的有余和不足,都有什么症状? 岐伯回答说:血有余就要发怒,血不足就会恐惧。当邪气还没有与气血相并时,五脏是平和的,如果孙络外溢,便会影响到经脉,经脉就会有留血现象。

黄帝问道:要怎样使用补泻之法? 岐伯回答说:血有余时就从其充盛之经脉泻血。血不足时就要查明是哪一经虚,然后在虚经上进针,要做较久的留针,同时注意病人的脉象,一旦转大,就迅速出针,出针时不要出血。

黄帝问道:怎样用针刺治疗停留的瘀血呢? 岐伯回答说:要查明有瘀血的络脉,然后刺之出血,以防止恶血进入经中,而引起其他的疾病。

黄帝问道：形的有余和不足，都有什么症状？岐伯回答说：形有余就会出现腹胀、大小便不利；形不足则四肢失去活动功能。当邪气还没有与气血相并时，五脏是平和的，仅有肌肉蠕动，这叫"微风"。

黄帝问道：要怎样使用补泻之法？岐伯说：形有余就泻阳经（胃经）之气，形不足就补阳经的络脉之气。

黄帝问道：怎样用针刺治疗微风？岐伯回答说：可以在分肉间针刺，不要刺中经，也不要伤及络，只要使卫气恢复，邪气就自然消散了。

黄帝问道：志有余和不足都有什么症状？岐伯回答说：志有余时，就会出现腹胀、飧泄；志不足时则出现四肢厥冷。当邪气还没有与气血相并时，五脏是平和的，仅四肢骨节微感颤动。

黄帝问道：要怎样使用补泻之法？岐伯说：志有余就泻然骨之前的络脉，使之出血；志不足时就补其复溜穴。

黄帝问道：在邪气与血气还没有相并时，如何用针刺治疗呢？岐伯回答说：就在有病的部位针刺治疗，但不要刺中经，这样，邪气就可以消散了。

对血清气滑的人，如果用疾泻的方法，就会使其真气耗竭，对血浊气涩的人如果用疾泻的针法时，就可以使经脉得到疏通。

六、《难经》补泻

《难经》说：虚证就要用补法，实证就要用泻法，不实不虚的病证，要在本经上取穴治疗，这是什么道理呢？

是这样的：虚证可以采用（按五行生克关系）补生我的（即其母）经或穴的方法来治疗；实证可以采用泻我所生（即其子）的经或穴的方法来治疗，要先行补法，后行泻法。不虚不实的病证，在本经上取穴治疗，这是因为病是由本经自生，没有中他经的邪气，因而当取本经。所以说"以经取之"。

医经上说：春、夏两季针刺的要浅，秋、冬两季则要深，这是什么道理？

是这样的：春季和夏季自然界的阳气向上，人的经气也在浅表部位，所以应当浅刺。秋季和冬季，自然界的阳气向下，人的经气也在深部，所以应当深刺。

春、夏两季各取一阴之气，秋、冬两季各取一阳之气，这指的是什么呢？

这是说：春夏两季气候温暖，所说的此时必致一阴之气，是指开始下针之时要将针深刺到肝（主筋）、肾（主骨）之部（也就是深达筋骨），得气之后，将针提到浅层，以便把深部的一阴之气引到浅表的心（主血脉）、肺（主皮毛）之部。秋、冬两季寒冷，所说的此时必致一阳之气，是指开始进针时要浅，刺至心肺之部,得气后再将阳气随针推入深部,以使阴阳之气调和。上面所说的就是春、夏必致一阴之气,秋、冬必致一阳之气的针法。

医经上说:针刺荣分不要伤了卫分;针刺卫分不要伤了荣分。这是什么意思呢?

这是说:在阳部(卫分)行针时要横刺;刺阴部(荣分)时,要先用左手循摄、指按欲针的腧穴,使腧穴附近的卫气宣散之后再行针,这就是所说的刺荣无伤卫,刺卫无伤荣。

医经上说:能够知道经脉循行时如何迎经夺气,又如何随经济气,就可以使经气调和,调和的方法,又必须明辨阴阳,这是指何而言?

是这样:要想懂得"迎"和"随",必须知道卫气和荣血的循行和经脉的往来,这才能随着经脉循行的逆和顺来取气,逆经而取是迎,顺经而取是随。要想使用调气的方法,必须首先明白阴阳虚实,了解表里内外,根据阴阳盛衰情况来调治,所以说调气的方法,必须在明辨阴阳的基础上,才能使用。

各井穴,肌肉浅薄,经气也少,是不好进行针刺的,如果需要在井穴上行针,应采取怎样的刺法呢?

是这样:五脏阴经各井穴都属木,而各荣穴都属火,火是木的子穴(木生火),所以在井穴上行泻法时,(本着实则泻其子的原则)可用泻荣穴的方法来替代。因此医经上说应当补的时候不可以泻,应当泻的时候不可以补,就是这个意思。

医经上说:属东方的木(肝经)常偏盛,属西方的金(肺经)却常偏虚,而在治疗时则要泻南方(属心)的火,补北方(属肾)的水,这是为什么呢?

这是因为金、木、水、火、土五行之间可以通过它们的生克制化关系保持着平衡。东方属木,西方属金,如果木要偏盛,金就克制它;火要偏盛,水就克制它;土要偏盛,木就克制它;金要偏盛,火就克制它;水要偏盛,土就克制它。东方属肝,这就是说东方实是指肝实,西方属肺,说西方虚是指肺虚,之所以用泻南方心火,补北方肾水来治疗,是因为南方属火,火是木之子,北方属水,水是木之母。以其水能克火的缘故。基于子能使母实,母能使子虚的原则,所以东实西虚,才用泻水(北)补火(南)的方法,简言之就是用肺金来克制肝木。医经上说:不懂得治疗虚证的道理,怎么还能治疗其他疾病呢,就是这个意思。

医经上说:高明的医生治病时能够预防尚未发生的疾病,而医术较差的医生只可治疗已经发生的疾病,这是什么道理呢?

是这样的:所说治未病是指当见到肝有病就知道肝病传于脾,而在尚未传脾之前就充实脾气,使它不受肝所传来之邪的侵袭,这就是治未病。而医术一般的医生只是看到肝病的本身,不知道肝要传脾的道理。因此,这样的医生只能治疗已发生的肝病,这就叫治已病。

什么是补泻?当用补法时,从何处取气?用泻法时,又要将气弃置于何处?

是这样的:在用补法时,则从深部的荣分排除其积滞之气。当其阳气不足,阴气有余时,应先补阴气,后泻阳气。从而使荣卫之气,得以正常运行。这就是补泻的根本所在。

在行针时有补法有泻法,都是什么意思呢?

是这样的:所说补泻的方法,不全是指伴随着呼吸出针进针的那种补泻。真正高明的针灸医生是非常强调左手的运用,而一般的医生就只知道使用右手。正确的方法是当刺针之前要先用左手按压所针的腧穴,以指轻弹穴位以使局部卫气充盈,用爪甲用力切穴,如果气至,就感到像动脉搏动那样的感觉,这时就要顺势把针刺入,等到得气后,再把针推向深部,这就叫补法。摇动针身,向上提针,以引邪气外出,这就叫泻法。如不得气,男子再从浅部卫气候气,女子再从深部荣分候气。仍不得气,那就是必死的不治之症。

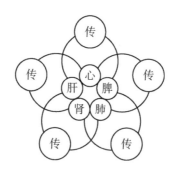

图 4 - 14　五脏传病图

医经上说:使用迎其经脉而夺之的泻法,邪气怎么能不被祛除呢?使用随其经脉而济之的补法,正气怎么会不充实呢?用针刺治疗虚证和实证时,患者是会感到如有所得或所失。针下得气时,医生指下感到沉紧;针下不得气时,则感到针下空虚无物,这是什么道理呢?

是这样的:迎而夺之是泻其子穴;随而济之是补其母穴。例如心有病,泻手厥阴心包经的腧穴,这就是迎而夺之的泻法;如果补手厥阴心包经井穴,就是随而济之的补法。所谓实和虚,是指感觉指下牢实,这就叫"得";如果感到指下空虚,这就叫"失"。所说用补法之后,正气感到充实,就像若有所得,用泻法之后,邪气已除,其病若有所失,就是这个意思。

医经上说:不要用补法去治疗实证,不要用泻法治疗虚证,使不足的更耗损,使有余的更充实,这指的是寸口脉呢? 还是指疾病本身的虚实呢? 这种损不足、益有余的错误做法造成的后果将会是怎样的?

是这样的:这指的是病,不是指的寸口脉,这是说疾病本身有其虚和实。假如肝实而肺虚的病,肝属木,肺属金,在正常情况下金与木是互相制约而保持着平衡的关系,但应当知道(按五行属五脏的法则)金(肺)能克木(肝),因此,用补肺(金)的方法就能泻肝(木)。假如反过来是肺实而肝虚的病,由于肝气已经处于衰微的状态,用针刺治疗时,必须补肝,如不去补已虚的肝(木),反而错误地去补已偏盛的肺(金),这就是错误地补了实而错误地泻了虚,这就是损害了不足,补益了有余,这是医术不高的人常出现的差错。

七、《神应经》补泻

1. 泻诀直说

陈会说:定准腧穴,左大指掐穴,右手置针穴上,让病人咳嗽一声,随咳进针至分寸,针刺完几个穴位之后,停少时,细细动摇,再行进退搓捻之法,好像手颤抖的样子,这就是催气手法。大概行针五、六次,针下有沉紧的感觉,就运用泻法。左侧行针泻法是,用右手持针,大指向前,示指向后,针尖轻提左转,示指搓针三下,轻提针左转,大约提针半分,这就是三飞一退的行针手法。运用此法行针五、六次,感觉到针下沉紧,这就是得气了,再轻提左转一、二次。右侧行针泻法是,用左手持针,大指向前,示指向后,按照左边泻法一样,针尖轻提右转。想要出针时,就让病人咳嗽一声,同时出针,这讲的就是泻法。

2. 补诀直说

人有疾病,都是因为有邪气,即使病人瘦弱,也不可以只用补法。医经上说:有邪气,正气必然虚弱。例如患红眼病等疾病,表面上看是邪热所致,可以只用泻法。其他的疾病,只适合平补平泻,必须先用泻法后用补法,这就是先泻邪气,再补正气,这是我老师不传的秘诀。如果人有疾病,根据前面的手法催取正气,泻法运用完毕后,再用补法,让病人吸一口气,同时捻转针。补左侧时,右手持针,捻针头转向右边,示指向前,大指向后,捻针深入一二分,让真气进入到肌肉的深层。补右侧时,左手持针,捻针头转向左边,示指向前,大指向后,捻针深入一二分。数穴针毕,停少时,用指一次轻弹针三下,弹三次,左大指搓针三下（飞），针刺入一二分，针尖向左，此为一进三飞。行针五六次，针下有沉紧或者热的感觉，就是得气了。让病人吸气一口，随着病人吸气的时候出针，出针后立即用手按住针孔，这说的就是补法。

八、南丰李氏补泻 《医学入门》

《图注难经》说：手阳明经、手少阳经和手太阳经循行路线是从手部到头部，针尖向上是顺着经脉，向下是逆着经脉。足阳明经、足少阳经和足太阳经循行路线是从头部到足部，针尖向下是顺着经脉，向上是逆着经脉。足少阴经、足太阴经和足厥阴经的循行路线是从足部到腹部，针尖向上是顺着经脉，向下是逆着经脉。手少阴经、手太阴经和手厥阴经的循行路线是从胸部到手部，针尖向下是顺着经脉，向上是逆着经脉。根据子午流注法，左边为阳，右边为阴，手为阳，足为阴。左手上的阳经，是阳中之阳。左手臂上的阴经，是阳中之阴。右手臂上的阳经，是阴中之阳。右手臂上的阴经是阴中之阴。右腿上的阴经，是阴中之阴，右腿上的阳经是阴中之阳。左腿上的阴经是阳中之阴，左腿上的阳经是阴中之阳。现在详细地分一下，病人得病的部位是左手臂上的阳经，医生用右手大拇指向前捻进，伴随病人呼气，这是顺着经络循行，大拇指向后捻退，伴随病人吸气，这是逆着经络循行。病人得病的部位是左手臂上的阴经，医生用右手大拇指向后捻退，伴随病人吸气，这是顺着经络循行，医生用右手大拇指向前捻进，伴随病人呼气，这是逆着经络循行。病人得病的部位是右手臂上的阳经，医生用右手大拇指向后捻退，伴随病人吸气，这是顺着经络循行，医生用右手大拇指向前捻进，伴随病人呼气，这是逆着经络循行。病人得病的部位是右手臂上的阴经，医生用右手大拇指向前捻进，伴随病人呼气，这是顺着经络循行，大拇指向后捻退，伴随病人吸气，这是逆着经络循行。病人得病的部位是右腿上的阳经，医生用右手大拇指向前捻进，伴随病人呼气，这是顺着经络循行，大拇指向后捻退，伴随病人吸气，这是逆着经络循行。病人得病的部位是右腿上的阴经，大拇指向后捻退，伴随病人吸气，这是顺着经络循行，医生用右手大拇指向前捻进，伴随病人呼气，这是逆着经络循行。病人得病的部位是左腿上的阳经，大拇指向后捻退，伴随病人吸气，这是顺着经络循行，医生用右手大拇指向前捻进，伴随病人呼气，这是逆着经络循行。病人得病的部位是左腿上的阴经，医生用右手大拇指向前捻进，伴随病人呼气，这是顺着经络循行，大拇指向后捻退，伴随病人吸气，这是逆着经络循行。男子的生理病理情况在一天的中午之前都是这样，在中午之后就和女子相反。

表 4 - 2　呼吸捻转补泻

	所用经脉	补	泻
迎随补泻	手三阳经	针尖从外往上为随	针尖从内往下为迎
	足三阳经	针尖从内往下为随	针尖从外往上为迎
	足三阴经	针尖从外往上为随	针尖从内往下为迎
	手三阴经	针尖从内往下为随	针尖从外往上为迎
呼吸捻转补泻	病人左手阳经	右手大指向前,示指向后,呼气为随	大指退后,示指向前,吸气为迎。
	病人左手阴经	右手大指向后,示指向前,吸气为随	大指向前,示指向后,呼气为迎
	病人右手阳经	右手大指向后,示指向前,吸气为随	大指向前,示指向后,呼气为迎
	病人右手阴经	右手大指向前,示指向后,呼气为随	大指向后,示指向前,吸气为迎
	病人右足阳经	右手大指向前,示指向后,呼气为随	大指向后,示指向前,吸气为迎
	病人右足阴经	右手大指向后,示指向前,吸气为随	大指向前,示指向后,呼气为迎
	病人左足阳经	右手大指向后,示指向前,吸气为随	大指向前,示指向后,呼气为迎
	病人左足阴经	右手大指向前,示指向后,呼气为随	大指向后,示指向前,吸气为迎

　　补泻的方法,不仅仅只有呼吸补泻法。也有按照针刺的深浅来分,有经文说:春天和夏天应该浅刺,秋天和冬天应该深刺。

　　也有按照荣卫来分的,有经文说:补则从卫取气,宜轻浅而针,从其卫气随之于后,而济益其虚也。泻则从荣,弃置其气,宜重深而刺,取其荣气迎之于前,而泻夺其实也。然补之不可使太实,泻之不可使反虚,皆欲以平为期耳。又男子轻按其穴,而浅刺之,以候卫气之分。女子重按其穴,而深刺之,以候荣气之分。

　　也有按照虚实来分的,有经文说:虚证就要补它的母经,实证就要泻它的子经。这就是迎随补泻法。

表 4-3　补泻区分

	针刺要求	补泻区分	注意事项
从卫取气	轻浅	随而济其虚	补之不可过实
从荣置气	重深	迎而夺其实	泻之不可反虚

飞经走气的行针方法,也是按照子午流注迎随补泻的方法进行的。

大凡说到"九",即是"子阳"。说到"六",即是"午阴"。九六数有多少不同,补泻提插也是这样。说"初九"数的,即是一个"九"次,过一会儿又行"九"次,过一会儿又行"九"次,三次共二十七次,或四九三十六次。说"少阳"数的,七七四十九数,也是每次行"七"数,中间间歇一会儿。说"老阳"数的,九九八十一数,每次二十七数,中间间歇一会儿,共行二次。说"初六"数的,即是一个"六",过一会儿又行"六"次,三次共一十八数。说"少阴"数的,六六三十六数,每次一十八数,间歇一会儿再行一次。说"老阴"数的,八八六十四数,每次八数,中间间歇一会儿。有人说:过了子时之后,宜用九数来补阳,午时之后宜六数来补阴。阴日刺阳经,多用六数补阴。阳日刺阴经,多用九数补阳。这就是一般的道理,热症就用泻法,见到冷症就用补益的针刺方法。阴阳权衡,才是灵活的方法。

经文说:懂得针灸的人,更重视左手的感觉。不懂得针灸的人只知道运用右手。针灸时,先用同身寸法找穴位,用墨笔标记。然后让患者摆出吃饭时的姿态或者是仰卧的姿态,对待病情没有那么紧急的病可等到天气晴朗,气容易运行的时候针刺。对于情况紧急的病证遇到大雷雨的天气,也不能够进行针刺。夜晚如果不是急病也不能针刺,如果是空腹的时候针刺,一定会出现晕针的情况。针刺之时,一定要先用左手按压针刺处的荣俞之处。阳穴,在骨头旁侧的凹陷处,按下去是酸麻发疼的就是按对了。阴穴,按下去手有感受到脉搏跳动就对了。切的手法用于按压,爪的手法用于下之:切的手法,用手掐按所针刺的穴位,穴位旁的上下左右四处,让气血散开,爪的手法,先用左手的大指来做爪的手法,重重的按压在穴位上,也可以让气血消散。然后用右手退后顶住针尾,用中指、大指按住针腰,用环指碰触针头,然后让病患咳嗽一声,咳嗽同时下针,刺入皮内,将手撤开针可以停住在十个呼吸以内,是天才;一会再进针,刺入肉内,停针十个呼吸,是人才;再进针刺入筋骨之间,是一般的地才。这个就是针刺的极点了,在此处停稍久些,然后让病患吸一口气,随着呼吸退至皮内浅层,查看是否得气。如果针下的感觉是沉重紧满的是得气。如果患者觉得疼痛则为实证,觉得麻木则为虚证。如果是针下的感觉是轻浮虚活的,就是没有得气,然后用弹努按压来引气,这样也不得气的话,针刺如同插入豆腐一般是死针。但凡是寒热病,应该在皮内浅层进行行针手法。经络的病变,应该在肌肉中层进行行针手法。麻痹疼痛时,应该在筋骨之间的深层进行行针手法。

用手指弹努针体,用手按压针孔和引导气的循行。弹针属于补益的手法,用拇指和示指,相交轮流交换,病位在上,拇指向上轻弹,病位在下,用示指向下轻弹,让气的运行加速,那么气就更容易到达。努法,用拇指和示指拈针,接连搓动三下,像手颤动的样子,叫作飞的手法,补的时候入针用飞法,让患者闭一口气,用力弹拨。泻的时候提针用飞法,让患者呼气,不必使太大力气。一种手法两种用途,气可以自行通达的人,不必用这个弹努的手法。扪的手法就是按着一下一下地移行,如果痛没有消除,就在痛处按摩,使疼痛消散。然后以飞针的手法引导,消除他的疼痛。在拔针之时,用手按压穴位,也叫扪。循,用手在针刺的部位,随着经络上下按压,使气来往通畅,推动气的行进,引导气的到来。

向上提针的同时要伴随小幅度适宜地旋转,在向下插针的同时要伴随着小幅度地适宜地捻转。动就是转动着针身向上提,推就是推着针身边转边向下按,如果转动针太急患者则会疼痛,转动太慢则导致疾病不能去除,所谓推动,就是要分清阴阳左转右转的方法。伸是向上提,按是向下插,如果用补泻手法感觉不到得气之时,将针提起像豆子一般的高度,或者弹针两三下来补益。紧张颤抖的患者,接连使用飞法三次,如果针下的感觉紧致胀满,则容易得气,应该用通法。如果是邪盛气滞,就用上提下插的方法,先除去病邪,然后通导其真气。提就是从地部提至人部再到天部,插就是从天部插至人部再到地部。病轻提插九次,病重者提插六十四次或八十一次,越多越好。有的人问:治疗疾病全在于上提下插,既然说,提插时急提,慢慢按压如冰寒冷,提插时慢提,快速按压,如火烧身。又说男子午时前提针是热,插针为寒,午时后提针为寒,插针为热,女子则反过来,这是什么道理呢?大概提插补泻,无非就是顺应阴阳。午时前顺从阳性,提到天部就热。午时后顺应阴性,插到地部就热,奇效良方,用时自能见效。

提插补泻的方法:但凡补益的针法先浅入然后深入,泻泄的针法先深入然后浅提。但凡提插时(慢插)急提,慢慢按压(针孔),(触感)如冰寒冷,是泻法;(急插)慢提,快速按压(针孔),(触感)如火烧身,是补益法,或者先提插然后进行补泻,有的先补泻而后进行提插,也可以。或者补泻提插同用也可以。

比如治疗时间很久的瘫痪，顽固性的麻木冷痛，全身游走性疼痛和顽固性的风病及因寒而致的疟症，一切（表现为）冷的症状，入针时浅入，然后慢慢深入，都要补九六之数，气行至针下（医者）觉得紧致充足，患者觉得身热待补，慢提快速按压（针孔）以九九八十一数，或者直接行三九之数即二十七，马上用通法，扳倒针头，让患者吸五口气，使气向上走，阳气回复阴气退散，称进气法，又叫作烧山火。

治疗风痰壅盛，中风、喉风、癫狂、疟疾、单热，所有的热症，都先将针深入，然后慢慢地浅退针，都泻六六三十六次，得气后觉得凉用泻法，紧提慢按六次，或三六十八次，还要泻的话就要继续提针，马上用通法，慢慢地提针，直到病痛消除才停止，称作透天凉。治疗先受寒后感热的疟疾，所有有上实下虚症状的病证，先浅入针，行针三十六次，得气之后觉得热，将针深入行针十八次。如果是先感热后受寒的疟疾，所有有半实半虚症状的疾病，先深入针，行针三十六次，得气后觉得寒冷慢慢退却，行针八十一次，这叫作龙虎交战，使阳中有阴，阴中有阳。大概邪气常随着正气在周身运行，两者不交战，那么正气不能战胜邪气，导致疾病反复发作。

治疗脐腹偏侧或胁肋部时有筋脉攻撑急痛的病证或是气块。先进针7分，行针八十一次，得气后再深入1寸，稍微向上提针，然后将针退至原处，不得气，就按照前面的方法再做几次，这叫作留气法。治疗水肿膈下胀满，进针之后，用补泻法调节气机平衡，提针插针，九入六出，左右转动，很多次之后就好了，叫作子午捣臼。治疗损伤邪气上逆引起的赤眼，疮痈肿痛初发，用拇指向前捻入左边。然后用拇指向后捻入右边，一左一右，捻转二十七次，得气后向前，一边进针一边捻转，用拇指弹针的末端，引行阳气，按着然后提针，自然就得气了，气未至再继续施针，这就是龙虎交腾法。杂病一针一穴，既可以得气然后行之，起针的时候行气也可以。通而取之，通就是使患者的气机通达的意思，提插之后用这种方法。如果病在病人的左手阳经，用医生的右手拇指向前转九次，然后扳倒针头，加上拇指用努法的力量，使针尖朝向病处，或者针尖向前或者向后，或者左或者右，按住，直到病人觉得热后再停止。如果这样气机还不通，就用龙虎龟凤、飞经接气的方法，驱动气机的运行。如果病处在病人左手阴经，用医生的右手的拇指向后转九次。然后扳倒针头。加上拇指用努法的力量，针尖朝向病处，拿住，直到病人觉得热后再停。右手的阳经，和左手阴经同样的方法。右手的阴经，与左手的阳经同样的方法。左脚的阳经，与右手的阳经的方法相同。左脚阴经，与右手阴经的方法相同。右脚阳经，与左手阳经的方法相同。右脚阳经，与左手阴经同样的方法。就像退潮，每次先补六次，后泻九次，不用拘泥于次数，直到潮退了为度。止痛同样也用该法。痒麻及虚证用补法，疼痛及实证用泻法，这都是前人推演的《内经》使气道通利的方法，还有取气、斗气、接气的方法。取穴的方法，左侧病取右侧的穴位，右侧病取左侧的穴位，手部的病取足部的穴位，脚部的病取头部的穴位，头部病变取手足三阳经的穴位，胸腹部的病变取手足三阴经的穴位，以远离病痛部位为主，邻近病痛部位为应。比如两手挛缩，那两脚就是应。两足挛缩，那两手就是应。进针时先进主针，然后再进应针，等主针已经得气的时候，再进针应针，左边左手，左脚也和手的方法一样，右边也是这样的。先斗气、接气，然后取气，手补脚泻，脚补手泻，就像搓麻绳一样。对于长期患有中风偏瘫手脚痉挛的人，在提插补泻后必须用这个方法。徐氏说：通气、接气的方法，已经有进针几寸呼吸几次的固定方法，手足三阳经，上肢呼吸九次下肢呼吸十四次，在经脉上进针 4 寸。手足三阴经，上肢呼吸七次下肢呼吸十二次，在经脉上进针 5 寸。重点在于进出针时，要配合呼吸，使上下之气通达，马上就能看到成效。所说的用来制订呼吸的寸数长短，手三阴经，从胸部走行到手部，总长 3 尺 5 寸；手三阳经，从手部走行到头部，总长 5 尺；足三阳经，从头部走行到足部，总长 8 尺；足三阴经，从足部走行到腹部，总长 6 尺 5 寸；阴跷阳跷脉，从足部走行到目系，总长 7 尺 5 寸；督脉总长 4 尺 5 寸；任脉总长 4 尺 5 寸，人呼气一次，气就行进 3 寸，吸气一次气也行进 3 寸，一呼一吸，称作一息。进针时随着其经脉的长短，以得气的感觉到达病变之处为度。

第一种叫作青龙摆尾：用两个手指扳倒针柄使针尖朝向病所，就像扶着船舵，握住针别让针转动，一左一右，慢慢地摆动九次或者是二十七次，得气的感觉遍布全身。第二种叫作白虎摇头，用两指扶起针尾，在肌肉内将针头轻轻转动，就像水中摇动船的桨一样，将针头摇动六次或十八次，如果想要使气往前传导，那么就把针柄向后按压，如果想要使气往后传导，那么就把针柄向前按压，两种方法对于症状较轻的疾病也可以运用，摆动血气。大概龙为行气，虎为活血，双日先行气而后活血，单日先活血而后行气。第三种叫作苍龟探穴：用两个手指扳倒针尾，得气后将针退至浅层，按先上后下、先左后右的顺序向各个方向分浅中深三层透刺，就像乌龟钻到土里一样。

将针摇动然后出之，按闭针孔，不让正气外泄。摇针也就是退针。用两个手指拿住针尾，向上下左右各摇动三十五次，提十四次，能够驱散所有的风邪，出针时等到针微微松动，就可以出像豆子一样大的距离。如果病邪吸针，正气没能恢复，还需要补泻停止等待一下；如果还是难出针，多用几次刮法与切法，刮后连续用泻法三次；然后用搜法，不论数横搜，像龙虎交战一样，一左一右，但手法要更快,直搜一上一下,像捻法一样但是却不转动,刮泻和前面的一样;然后用盘法,向左转九次,向右转六次,刮泻和前面的一样;然后用子午捣臼,子时后慢慢提针,午时后略快些,缓慢地提插,摇大针孔先出应针,然后出主针,如果用补的针法针是吸进去的,马上出针,要用左手大拇指,按闭针孔及针孔外的皮肤,使针孔闭合,气血存于内而不泄于外,也就不会导致出血。用泻法的患者让其呼气,慢慢地出针,别让真气外泄,不用按闭针孔。但凡是出针快速,得气迅速不用久等的患者,疾病马上就能治愈。

第一,凡是晕针的人,气血亏虚,不可出针,马上在别穴针用补法,用衣袖按在患者口鼻让其呼吸,内服热汤,马上恢复,过一会再出针。还有的人,针刺手膊上段,筋骨的凹陷之中,即夺命穴,或足三里穴,马上恢复。如果立即出针,对患者有损。

第二,但凡是针刺时疼痛的人,只是手粗,应该用左手扶住针腰,右手从容地使用补泻的手法。如果这样还是痛,不可以出针,让病人吸气一口,在呼吸的同时捻转针身,将针提起来一个豆子高低的距离就不痛了,如果提起后又痛,再提起又痛,必须要再进针,便可以止痛。

第三,如果是断针的情况,再一次在原针穴旁边再进一针,用补法断针就出来了,或者用磁石吸出断针,或者用药涂在断针处。

啊! 神针起始于上古年间,岐伯已经感叹其失传了,更何况后世呢? 全凭窦、徐二人,可以用遗留下来的文章来探明大意,自从学习以来有所感悟,大概了解其梗概,概括为四段,权且成为初学者拯救病危的方法,请天下有识之士指导断裁(此处补泻的一段,杂病穴法的一段,见第三卷。十四经穴歌的一段,见第六、七卷。治病要穴的一段,见第七卷)!

补泻的那一段,是庐陵欧阳先生后面所传授的,与我现在的老师想法不同。但考证《素问》,不谈及针法,只是说针道,说针道就是使往来气血通畅。又说:但凡针刺,必先分清阴阳,又考证《难经图注》和徐氏的说法:左和右不同,胸和背不一样,然后知道其是有源流的。大概是因为左是阳,是升、是呼、是出、是提、是午前、是男子的背部;右是阴,是降、是吸、是入、是插、是午后、是男子的腹部。所以女人和这个不一样,是因为女属阴,男属阳,女子背部是阴腹部是阳,男子背部是阳腹部是阴,天地之间男女阴阳的妙处,自然是如此。

九、四明高氏补泻

《素问》补肾俞注解说:用圆利针,要进针是念咒说:五帝上真,六甲玄灵,气符至阴,百邪闭理。念三遍,先进针深 2 分,留针呼气六次,然后进针深入到

3 分,感觉到气至后慢慢出针,用手按闭针孔,让患者咽气三次,可以安定神魂。泻脾俞注解说:要进针是念咒说:帝扶天形,护命神灵。念三遍,进针深入 3 分,留针呼气七次,感应到气至然后快速出针。按:念咒非《素问》本意,但医者进针时念咒则使其注意力都在针上面。《拔萃》说:泻法时先用左手揣按找到穴位,然后用右手持针在穴位上方,先让病人咳嗽一声,进针到腠理,然后让病人呼气一口,随着病人呼气进针深入到 6 分,觉得针沉涩,又将针退至 3 分,如果还觉得沉涩,就退针一豆的距离,仰手转动针头刺向病邪之处,用手循按经络,按循到病邪患处,用合手回针,引导得气的感觉直过进针处的 3 寸,随着呼气慢慢出针,不要封闭穴位,命之曰泻。补法先用左手揣按找到穴位,用右手持针于穴位上方,让病人咳嗽一声,拈针进入腠理,让病人呼气一口,进针深入 8 分,觉得针沉紧,就退针 1 分,如果觉得更沉紧,仰手转针头刺向病邪所在的地方,按照前面的方法按压寻找,找到病邪之处,气至则病除,随呼气然后出针,快速按闭针孔,叫作补法。《明堂》注解说:寒热的补泻,如果是补虚寒,先让病人咳嗽一声,进针入腠理,然后又让病人呼气一口,随着呼气进针到六七分深,渐渐地深入到肾肝的部位,停针等一会儿,过会又退针一个豆子的距离,捻转针身问病人是否觉得热? 然后进针深入到三四分,到达心肺的部位,又让病人吸气然后向内捻转针身,使得气的感觉下行到病灶所在,然后向外捻转针身,使得气的感觉向上行,直过所针穴位的一二寸远,等到吸气时向外捻转针身然后出针,用手快速的按闭针孔,这是补法。

　　感受实热的人,用寒凉的方法治疗,这是为什么? 对于寒凉的患者,先进针到阳分,等到得气后深入到阴分,然后让病人阴分的时候吸气阳分的时候呼气,谨记按生成之息数足够,然后病人自己感觉到清凉。

　　不喜欢寒冷的病证,要用温热的方法治疗,这是为什么? 对于温热的患者,先进针刺入阴分,等到得气,慢慢退针到阳分,然后让病人阳分的时候吸气阴分的时候呼气,也要详细严谨的按生成之息数足够,然后病人自己感觉到暖和。

　　呼吸《素问》注解说:按照经典的意思,要是先补真气的话,就会泻掉病人的邪气,怎么这样说呢? 用补法的时候呼气时进针,久留针等待气的到来。用泻法时吸气的时候进针,也是久留针等待气的到来。但是呼气的时候不能吸气,吸气的时候不能呼气,进针的时候也一样,长久的留针候气的道理也是一样,先用补法的意思,已经很明白了。《拔萃》说:呼气不超过三次,吸气不超过五次。《明堂》说:需要用补法的时候,留针等待得气的感觉到达病所,同时用生成的呼吸数,让病人鼻中吸气,口中呼气,身体里自然地感觉到热。需要用泻法的时候,留针等待得气的感觉到达病所,同时用生成的呼吸数,让病人鼻中呼气,口中吸气,循按脏腑有病变的地方,身体里自然感觉到清凉。

运用神针八法的时候,要心无旁骛,向招待贵客一样,心主神明。医生的心,病人的心,要与针的插拔保持一致,先考虑针具是否有缺损,然后将针尖含在口内,让其微温。像抓着老虎一样,用左手按摩有疾病表现的穴位,像持有无力之刃一样,右手捻转针身,是用针的第一要法。向左捻九次向右捻六次,这是止痛的第二种办法。进针的时候,让病人咳嗽然后进针,这是进针的第三种方法。进针很久,等到胀满的感觉消失,得气的感觉也消失,就照前面的办法施行,如果得气后针身紧致,就是实证,应该向左捻转针身以泻实,如果实证没有消散,让病人呼气三口,医生用手抓针实证已散;如果进针时无滞无胀,就是虚证,让病人吸气,针向右捻转然后补其虚,这是补泻的第四法。泻的方法有凤凰展翅:用右手大拇指、示指捻转针身,像要飞一样,捻一次放一次,这是泻的第五法。补法有饿马摇铃:用右手大拇指、示指捻转针身,像没有力气的饿马一样,以大拇指缓缓向前转动为主,后退为辅,这是补的第六法。如果病人晕针,用袖子遮掩口鼻,内服热汤就会醒过来,这是补的第七法。如果针刺过深,进针不能,拔针不能,表皮上面有像皱纹一样的褶皱,针就像长在肉里面一样,这是因为气太实的缘故,像苍蝇围着咬过一样,四处蔓延,用左手示指,向皱纹皮肤的地方,离针不远四围的地方向前循按三下,向后循按一下,这是泻法第八。拔针时,马上按闭针孔,这是补法的要诀。

十、三衢杨氏补泻 《玄机秘要》

原文

一爪切者:凡下针,用左手大指爪甲,重切其针之穴,令气血宣散,然后下针,不伤于荣卫也。取穴先将爪切深,须教毋外慕其心,致令荣卫无伤碍,医者方堪入妙针。

二指持者:凡下针,以右手持针,于穴上着力旋插,直至腠理,吸气三口,提于天部,依前口气,徐徐而用。正谓持针者手如握虎,势若擒龙,心无他慕,若待贵人之说也。持针之士要心雄,势如握虎与擒龙,欲识机关三部奥,须将此理再推穷。

三口温者:凡下针,入口中必须温热,方可与刺,使血气调和,冷热不相争斗也。温针一理最为良,口内调和纳穴场,毋令冷热相争搏,荣卫宣通始得祥。

四进针者:凡下针,要病人神气定,息数匀,医者亦如之,切不可太忙。又须审穴在何部分,如在阳部,必取筋骨之间陷下为真;如在阴分,郄腘之内,动脉相应,以爪重切经络,少待方可下手。进针理法取关机,失经失穴岂堪施,阳经取陷阴经脉,三思已定再思之。

五指循者:凡下针,若气不至,用指于所属部分经络之路,上下左右循之,使气血往来,上下均匀,针下自然气至沉紧,得气即泻之故也。循其部分理何明,只为针头不紧沉,推则行之引则止,调和血气两来临。

六爪摄者:凡下针,如针下邪气滞涩不行者,随经络上下,用大指爪甲切之,其气自通行也。摄法应知气滞经,须令爪切勿交轻,上下通行随经络,故教学者要穷精。

七针退者:凡退针,必在六阴之数,分明三部之用,斟酌不可不诚心着意,混乱差讹,以泻为补,以补为泻,欲退之际,一部一部以针缓缓而退也。退针手法理谁知,三才诀内总玄机,一部六阴三气吸,须臾疾病愈如飞。

八指搓者:凡转针如搓线之状,勿转太紧,随其气而用之。若转太紧,令人肉缠针,则有大痛之患。若气滞涩,即以第六摄法切之,方可施也。搓针泄气最为奇,气至针缠莫急移,浑如搓线攸攸转,急转缠针肉不离。

九指捻者:凡下针之际,治上大指向外捻,治下大指向内捻。外捻者,令气向上而治病;内捻者,令气至下而治病。如出至人部,内捻者为之补,转针头向病所,令取真气以至病所。如出至人部,外捻者为之泻,转针头向病所,令夹邪气退至针下出也。此乃针中之秘旨也。捻针指法不相同,一般在手两般穷,内外转移行上下,邪气逢之疾岂容。

十指留者:如出针至于天部之际,须在皮肤之间留一豆许,少时方出针也。留针取气候沉浮,出容一豆入容侔,致令荣卫纵横散,巧妙玄机在指头。

十一针摇者:凡出针三部,欲泻之际,每一部摇一次,计六摇而已。以指捻针,如扶人头摇之状,庶使孔穴开大也。摇针三部六摇之,依次推排指上施,孔穴大开无窒碍,致令邪气出如飞。

十二指拔者:凡持针欲出之时,待针下气缓不沉紧,便觉轻滑,用指捻针,如拔虎尾之状也。拔针一法最为良,浮沉涩滑任推详,势犹取虎身中尾,此诀谁知蕴锦囊。

总歌曰:针法玄机口诀多,手法虽多亦不过,切穴持针温口内,进针循摄退针搓,指捻泻气针留豆,摇令穴大拔如梭,医师穴法叮咛说,记此便为十二歌。

语译

第一种手法爪切法:但凡进针,用左手大拇指指爪,重重按切要进针的穴位,让气血宣布散开,然后进针,不伤荣卫之气。取穴的时候先用手指甲重重切按，让病人集中心思，才不会伤到荣卫，医者进针才能得心应手。

第二种手法指持法：进针的时候，以右手持针在穴位上，在穴上用力旋插，直到膝理，让病人吸气三口，然后提针于天部，依前面的方法，徐徐而用。正所谓持针者的手如同握住老虎，气势像要擒住龙一样，心无他想，像等待贵人一样。持针之人要内心雄猛，气势像要握虎与擒龙一样，进针时要懂得天地人三部的机巧，才能研究进针时的原理。

第三种手法口温法：但凡是进针，先将所用之针放入口中使其温热，才能够用来针刺，可以使血气调和，才能使病人的冷热之气不相博斗。用口来使针温热的道理最为优良，在口内调和诸般气血，就不会让冷热之气相互博斗，荣卫之气通达才是最好的。

第四种手法进针法：但凡进针，要让病人神气安定，呼吸均匀，医者也是如此，切记不能太过忙乱。又需要确认穴位在什么地方，阳经取骨和肉分界的陷下之处；阴经取有动脉应手的地方，以指甲重重循切经络，等一会才可以进针。进针道理和方法重之又重，失经失穴怎么能进针呢，阳经取穴于陷中阴经取穴于动脉处，再三思虑才能决定。

第五种手法指循法，下针之时，如果气不至，这时要用手指在经络循行的部位，上下左右循摩，使气血往来均匀，针下自然会有沉紧的感觉，这就是得气的缘故。在经络循行部位循摩的道理何在呢，因为针下没有沉紧的感觉，推就可以使气行引就可以使气止，使气血调和。

第六种手法抓摄法：下针之后，如果邪气滞涩不行，此时用大指甲随经络的上下掐切，使正气流行，则针下自觉活动通畅。抓摄法应该知道邪气滞涩经络，必须用指甲在经络循行上下掐切，使正气通行顺畅，这个要告诉那些学这个的人让他们刻苦钻研。

第七种手法针退法：退针的时候必须符合六阴之数，分天地人三部而退针，仔细斟酌退针手法不能不诚心着意，混淆错乱差池，把泻法当作补法，把补法当作泻法，想要退针的时候，天地人三部一部一部把针徐徐地退出来。退针手法的道理谁知道呢，天地人三个阶段是玄机所在，每一部行六针之数在吸气的时候退针，疾病一下子就痊愈了。

第八种手法指搓法：转针的时候就像搓线团一样，不要转得太紧，通过催气来泻邪气，如果转得太紧，就会使肌肉纤维缠住针头，病人会感觉到疼痛。如果气滞涩不行，就用第六种手法的抓摄法掐切它，然后才能施行这个手法。搓针来泻气最为神奇，得气后针被肌肉纤维缠住不要急着拔出针，就像搓线团一样慢慢地转动针，转动太急会使肌肉缠住针。

第九种手法指捻法：下针之后，治疗经络上半段的疾病就用大拇指用力向外捻针，治疗经络下半段的疾病就用大拇指用力向内捻针。向外捻针时，气往上行从而达到治病的效果；向内捻针时，使气往下行从而达到治病的效果。如果把针退至人部，向内捻是补法，转动针头向着疾病的部位，使得正气到达疾病的部位。如果退针至人部，向外捻是泻法，转动针头向着疾病的部位，使邪气顺着针退出的方向退出体内。这是针刺补泻的要旨。指捻法的捻针方向是不相同的，手指两种捻针方向决定了两种手法，向内向外转移使气往上往下运行，邪气碰到之后疾病还能怎样存活。

第十种手法指留法：出针至天部的时候，需要在皮肤之下大约一个豆子大小深度的地方停留一些时间，然后再出针。留针使气有沉有浮，出针到一个容得下豆子的深度进针的深度也是一样的，如此可使荣卫分散，手法巧妙玄机的地方就在指头上。

第十一种手法针摇法：出针天地人三部，想要泻的时候，在每一部摇针两次，总共摇针六次，用手指捻针，就像是扶着别人的头摇动一样，使针孔开大。针摇法在天地人三部一共摇六次，用手指依次在各部施行，把针孔摇大使邪气从人体出去没有障碍。

第十二种手法指拔法：在出针的时候，须要等待针下气缓不沉不紧，感觉针下很轻盈滑利，再用手指捻针，像拔虎尾一样快速地将针拔出。拔针这种方法是最好的，浮沉涩滑各种都可以，态势就像是取老虎的尾巴一样，记住了这个口诀就像口袋里有锦囊一样。

总歌诀：针刺手法玄机的口诀很多，虽然手法很多但也不过这些，下针手法切穴法口内调和使针进入穴位，进针手法循法摄法，退针手法搓法指捻法，泻气手法针留豆，摇法使针孔开大，拔法就像梭一样。医生在穴法上的叮嘱，便是十二字分次第手法及歌。

原文

（口诀）

烧山火，能除寒，三进一退热涌涌，鼻吸气一口，呵五口。

烧山之火能除寒，一退三飞病自安，始是五分终一寸，三番出入慢提看。

凡用针之时，须捻运入五分之中，行九阳之数，其一寸者，即先浅后深也。若得气，便行运针之道。运者男左女右，渐渐运入一寸之内，三出三入，慢提紧按，若觉针头沉紧，其针插之时，热气复生，冷气自除；未效，依前再施也。

四肢似水最难禁，憎寒不住便来临，医师运起烧山火，患人时下得安宁。

语译

烧山火能除寒邪,三进一退之后感觉到皮肤之下热涌涌的感觉,随吸气出针,呼气进针。烧山火能除去寒邪,一退三进病自然就好了,进针进5分退针退1寸,三次进退要慢慢提插观察。进针的时候,须要捻针进入穴位5分,然后在1寸的地方行九阳之数,即是先浅部后深部。如果得气,就运用行针手法。运行手法遵循男左女右,慢慢地使针进入1寸以内,三次出针三次进针,慢慢提起快速按下,如果觉得针下沉紧的感觉,针插下的时候,热气又回来了,冷气自然就没了,没有效果,依照之前的步骤再施行一次。

寒邪侵袭四肢就像水一样最难承受得住,抵挡不住便会感受寒邪,医生运用烧山火手法可以使病人感到安稳宁静。

原文

(口诀)

透天凉,能除热,三退一进冷冰冰,口吸气一口,鼻出五口。

凡用针时,进一寸内,行六阴之数,其五分者,即先深后浅也。若得气,便退而伸之,退至五分之中,三入三出,紧提慢按,觉针头沉紧,徐徐举之,则凉气自生,热病自除;如不效,依前法再施。

一身浑似火来烧,不住之时热上潮,若能加入清凉法,须臾热毒自然消。

语译

透天凉,能够除热,三次退针一次进针能感到皮肤下冰冷的感觉,随吸气进针,呼气出针。进针时,进入穴位1寸以内,退针至5分处行六阴之数,即是先深部后浅部。如果得气,就退针再进针,退针到5分处,三次进三次出,快速出针慢慢插针,感觉到针下沉紧,慢慢拔出感觉到皮下凉气自然出现,热气自然消失,如果没有效果,依照之前的步骤再施行一次。感觉到浑身就像有火在燃烧一样,不时地往上涌来,如果能用这个清凉之法,一会儿体内热毒就消失了。

原文

(口诀)

阳中隐阴,能治先寒后热,浅而深。

阳中隐个阴,先寒后热人,五分阳九数,一寸六阴行。

凡用针之时,先运入五分,乃行九阳之数,如觉微热,便运一寸之内,却行六阴之数以得气,此乃阳中隐阴,可治先寒后热之症,先补后泻也。

先寒后热身如疟,医师不晓实和弱,叮咛针要阴阳刺,祛除寒热免灾恶。

语译

阳中隐阴手法,能够治疗先寒后热之症,进针先浅后深。阳中隐阴,治疗先寒后热,在 5 分处行九阳之数,在 1 寸处行六阴之数。扎针时,先进针至 5 分处,行九阳之数,觉得微微发热,就进针至 1 寸以内,然后施行六阴之数,使之得气,这就是阳中隐阴,可以治疗先寒后热之症,这就是先补后泻。先寒后热之症,就像身患疟疾,医生不知道虚还是实,针刺运用阴阳刺法,可以除去寒热症。

原文

(口诀)

阴中隐阳,能治先热后寒,深而浅。

凡用针之时,先运一寸,乃行六阴之数,如觉病微凉,即退至五分之中,却行九阳之数以得气,此乃阴中隐阳,可治先热后寒之症,先泻后补也。

先热后寒如疟疾,先阴后阳号通天,针师运起云雨泽,荣卫调和病自痊。

补者直须热至,泻者直待寒侵,犹如搓线,慢慢转针,法在浅则当浅,法在深则当深,二者不可兼而紊乱也。

语译

阴中隐阳,能治疗先热后寒之症,先刺深部再刺浅部。扎针时,先进针至 1 寸,行六阴之数,如果感觉皮肤微凉就退针至 5 分处,然后施行九阳之数,使之得气,这就是阴中隐阳,可治疗先热后寒之症,这就是先泻后补。先热后寒之症,运用先阴后阳之法,扎针运行可以调和荣卫病自然痊愈。补法须要热的到来,泻法就是等待寒侵,就像搓线一样,慢慢转动针,要在浅部就在浅部,要在深部就在深部,两个不能同时存在导致紊乱了。

原文

(口诀)

留气法,能破气,伸九提六。

留气运针先七分,纯阳[1]得气十分深,

伸时用九提时六,癥瘕消溶气块匀。

凡用针之时,先运入七分之中,行纯阳之数,

若得气,便深刺一寸中,
微伸提之,却退至原处;
若未得气,依前法再行,可治癥瘕气块之疾。
疟癖[2]癥瘕疾宜休,却在医师志意求,
指头手法为留气,身除疾痛再无忧。

注释

[1] 纯阳:此处指九阳之数。

[2] 癖:颐野王《玉篇》生于腹腔内弦索状的痞块。疟癖,见《外台秘要》是脐腹部或胁肋部患有癖块的泛称。癥瘕:见《金匮要略·疟病脉证并治》指腹腔内痞块,坚硬不移,痛有定处者为癥,聚散无常,推之游移不定,痛无定处者为瘕。

语译

留气法能够破气,先进针九分再退六分。留气法在运针时,先针入七分,针刺十分行九阳之数得气,进针时用九分,退针时用六分,癥瘕疟癖可消除。扎针时,先进针七分,行九阳之数,如果得气,再深刺一寸,微伸提行数,退至原处,如果没有得气,依照前面的方法再施针,可用于治疗癥瘕疟癖。身患癥瘕疟癖应该休息,却在医生那里请求治疗,针刺手法用留气法,身体病痛去除再没有忧虑了。

原文

(口诀)

运气法,能泻,先直后卧。
运气用纯阴[1],气来便倒针,
令人吸五口,疼痛病除根。
凡用针之时,先行纯阴之数,
若觉针下气满,便倒其针,
令患人吸气五口,使针力至病所,
此乃运气之法,可治疼痛之病。
运气行针好用工,遍身疼痛忽无踪,
此法密传堪济世,论金宜值万千钟。

注释

[1] 纯阴:此处指六阴之数。

语译

　　运气法能泻,用针时先直后卧。运气用六阴之数,气来了就退针,让患者吸五口气,病痛就会根除。运气法在运针时,先针入行六阴数,慢按紧提六次,得气;再扳倒针头朝向病所,令病人吸气五口,使气至病所,临床可用于治疗疼痛。运气针法很好用,遍身病痛能根除,这个方法秘密流传下来为了能够救济世人,要谈论它的价值能值万千钟。

原文

　　提气法,提气从阴微捻提,冷麻之症一时除。

　　凡用针之时,先从阴数,以觉气至,微捻轻提其针,使针下经络气聚,可治冷麻之症。

　　提气从阴六数同,堪除顽痹有奇功,欲知奥妙先师诀,取次机关一掌中。

语译

　　提气法,紧提慢按,行六阴数,冷麻的症状一会就能去除。

　　提气法在运针时,先入针行六阴数,紧提慢按六次,得气;微捻轻提其针,使针下气聚。临床可用于治疗冷麻病证。

　　提气法行六阴数,去除顽固痹症有奇效,想要知道前人秘诀中的奥秘,关键就在于这微小间的次序。

原文

　　(口诀)

　　中气法,能除积,先直后卧,泻之。

　　凡用针之时,先行运气之法,或阳或阴,便卧其针,向外至痛疼,立起其针,不与内气回也[1]。

　　中气须知运气同,一般造化两般功,手中运气叮咛使,妙理玄机起疲癃[2]。

　　若关节阻涩,气不通者,以龙虎大段之法,通经接气,驱而运之,仍以循摄切摩,无不应矣。又按扪摩屈伸,导引之法而行。

注释

　　[1]不与内气回也:不使进入之气随针而出。
　　[2]癃:小便不利。

语译

　　中气法,能够除积聚,用先直后卧的针法,让积聚倾泻。中气法在运针时，应先行运气法，或阳（紧按慢提九次先补），或阴（慢按紧提六次先泻）；卧针使气至病所，再扶起针身直刺，留针片刻，不使进入之气随针泻出，反复操作。

中气法要知道和运气法一起，同样的造化却有两种的功用，掌握的运气法要仔细运用，精微奥妙的道理能够除去苦难。

如果关节滞涩、经气不通，就施龙虎大段法，疏通经脉引导经气，驱使经气运行，再用循摄切摩的手法施治，没有不奏效的。接下来则按照扣摩屈伸的导引法来治疗。

原文

（口诀）

苍龙摆尾手法，补。

苍龙摆尾行关节，回拨将针慢慢扶，一似江中舡[1]上舵，周身遍体气流普。

或用补法而就得气，则纯补；补法而未得气，则用泻，此亦人之活变也。

凡欲下针之时，飞气至关节去处，便使回拨者，将针慢慢扶之，如舡之舵，左右随其气而拨之，其气自然交感，左右慢慢拨动，周身遍体，夺流不失其所矣。

苍龙摆尾气交流，气血夺来遍体周，

任君体有千般症，一插须教疾病休。

注释

[1] 舡：船也。

语译

苍龙摆尾手法，是补法。

苍龙摆尾手法让关节活动，将针回拨再慢慢扶起，好像在江中行驶的船上的舵一样，气流就会在全身游走。

如果使用补法可以得气，就只用补法；如果用了补法没能得气，就先用泻法散泄实邪再行补法，这是人的灵活变通之处。运针得气之后，运气至关节，然后将针扳倒，犹如水中行舟的摇橹，一左一右慢慢拨动，则经气自然相互感应，左右波动，催发经气游走于周身，使气流冲出而又不失去。

苍龙摆尾手法让经气相互来往，气血冲出来在全身中游走。就算你身体有再多的疾病，针一插入，病证也就休止了。

原文

赤凤摇头^[1]手法,泻。

凡下针得气,如要使之上,须关^[2]其下,要下须关其上,连连进针,从辰^[3]至巳^[4],退针,从巳至午^[5],拨左而左点,拨右而右点,其实只在左右动^[6],似手摇铃,退方进圆,兼之左右摇而振之。

针似舡中之橹^[7],犹如赤凤摇头,

辨别迎随逆顺,不可违理胡求。

注释

〔1〕赤凤摇头:这一手法是摇针以泻气的泻法,因为古书著作的时间有早晚不同,所以又有"白虎摇头"的名词,摇大其孔以利其道作用是相同的。

〔2〕关:据徐文伯氏的解释:得时谓之开,失时谓之阖,指用穴在时间上之有所宜忌。

〔3〕辰:7~9点钟。

〔4〕巳:9~11点钟。

〔5〕午:11~13点钟。

〔6〕左右动,似手摇铃,退方进圆,兼之左右摇而振之:是说右手大次指拿着针柄,向相对侧摇摆,有似白虎摇头之状。惟当注意进针或退针之际,须候患者吸气时行之。

〔7〕舡中之橹:船上的桨。

语译

赤凤摆头手法,是泻法。

进针后须得气,并控制针感方向。若使针感上行,则用左手指按压关闭下方。反之,使针感下行,则用左手指按压关闭上方。将针柄向右拨,则针尖向左下方,此方向为辰位。再将针柄拨向左方则针尖向正下方,此方向为巳位,这种拨针为进,即从辰至巳。之后将针柄拨向左方则针尖向右下方,此方向为午位,这种拨针为退,即从巳至午。靠左,把针柄拨向左,靠右则拨向右,事实上针尖只在左右间摆动,就好像用手摇铃,以行退进圆的手法,并且左右摇动。

针尖像船中橹的摇动,又如赤凤左右摇头,要辨别逆顺的方向,不能违背规律胡乱选择。

原文

(口诀)

龙虎交战手法,三部俱一补一泻。

龙虎交争战,虎龙左右施,

阴阳互相隐,九六住疼时。

凡用针时,先行左龙则左捻,凡得九数,阳奇零也。却行右虎则右捻,凡得六数,阴偶对也[1]。乃先龙后虎而战之,以得气补之,故阳中隐阴[2],阴中隐阳[3],左捻九而右捻六,是亦住痛之针,乃得返复之道,号曰龙虎交战,以得邪尽,方知其所,此乃进退阴阳也。

青龙左转九阳宫,白虎右旋六阴通,

返复玄机随法取,消息阴阳九六中。

注释

[1]凡用针时,先行左龙则左捻,凡得九数,阳奇零也。却行右虎则右捻,凡得六数,阴偶对也:此为龙虎交战的手法过程。九六数之要点,着重在行针捻转提按之次数,有多少之别,补针多用九阳数,泻针多用六阴数。本法多与其他补泻法配合应用(指九六数补泻与其他补泻法的配合)。其来源乃根据《易经》,结合阴阳奇偶之关系而创造者,按九为奇数属阳,六为偶数属阴,行针之际,因捻运之次数有多少之不同,其所生之刺激力量亦有强弱之别也。

[2]阳中隐阴:先针入5分,捻九转,针下觉热,再进至1寸,捻六转,得气,出针。

[3]阴中隐阳:先深入1寸,捻六转,针下觉寒,提出5分,捻九转,得气,出针。

语译

龙虎交战手法,三部全都一补一泻。

苍龙白虎相互斗争,白虎苍龙分别在右边左边运用,阴阳相互藏匿,行九六数能止疼痛。

在行针时,先行左龙,向左捻转,总共九数,九为奇数属阳。再行右虎,向右捻转,总共六数,六为偶数属阴,于是龙在先虎在后相互争斗,用补法得气,因此,阳中藏有阴,阴中藏有阳,左捻转九数,右捻转六数,这也是止痛的针法,于是得到重复多次的规律,命名为龙虎交战,病邪得以竭尽,才知道它的所在,这就是阴阳进退。

青龙左转围绕九阳,白虎右旋沟通六阴,返复的玄机按照方法得到,阴阳的盛衰在九六数中。

原文

(口诀)

龙虎升降[1]手法。

凡用针之法,先以右手大指向前捻之,入穴后,以左手大指向前捻,经络得气行,转其针向左向右,引起阳气,按而提之,其气自行,如气未满,更依前法再施。

龙虎升腾捻妙法，气行上下合交迁，

依师口诀分明说，目下教君疾病痊。

注释

[1]龙虎升降：针刺手法名。《针灸问对》亦称龙虎升腾。龙虎指左右盘旋的动作，升腾指经气运行。

语译

行针时，先用右手大指向左捻进穴位，入穴后，用左手大指向右捻，经络得气通行，将针一左一右捻转，引阳气出，将针慢按紧提，阳气自行，如果阳气不足够，依照上述方法重复施行。

龙虎升腾的捻法巧妙，阳气上下行走聚合逃散，依照先师口诀明确的观点，立即能让你疾病痊愈。

原文

（口诀）

五脏交经[1]。

五脏交经须气溢，候他气血散宣时，

苍龙摆尾东西拨，定穴五行君记之。

凡下针之时，气行至溢，须要候气血宣散，乃施苍龙左右拨之可也。

五行定穴分经络，如船解缆[2]自通亨，

必在针头分造化，须交气血自纵横[3]。

注释

[1]五脏交经：使各器官之功能无大过或不及的平衡疗法，适用于一般违和。

[2]缆：此指拴船的缆绳。

[3]纵横：本处指横向、纵向运行的气血。

语译

五脏交经需要经气满溢，并等待它气血宣散时使用，运用苍龙摆尾手法将针左右摇摆，您要记得用五行法定穴。

当行针中，经气游走到满溢的时候，需要等候气血宣散后，才能施行苍龙摆尾左右摇拨的针法。

用五行定穴的方法分经络，就好像解开被缆绳拴住的船一样顺利，在针头上一定要分清造化，气血必然主动在纵向横向运行。

原文

（口诀）

通关交经[1]。

通关交经苍龙摆尾赤凤摇头，补泻得理。

先用苍龙摆尾[2]，后用赤凤摇头，

运入关节之中，后以补则用补中手法，泻则用泻中手法，使气于其经便交。

注释

[1]通关交经：使神经性流体能在关节部来往畅通，以治愈关节疾患的疗法。

[2]苍龙摆尾：在下针后，没有针感，这是刺不中穴位下面的经络（一般叫刺不中神经），就将针提出一些，向左右、前后再刺进，探索到有针感的地方为止。任何术者懂这样做的，古人是用"苍龙摆尾"或"苍龟探穴"名称来形容的。

语译

通关交经，苍龙摆尾，赤凤摇头，补法泻法有条理。

先用苍龙摆尾手法，再用赤凤摇头手法，行针时，将经气运入关节中，然后当补则用补法行针，当泻则用泻法行针，使经气在经脉中来往畅通。

先用苍龙摆尾，后用赤凤摇头，再用上下八指手法，关节气血宣通。

原文

（口诀）

隔角交经，相克相生[1]。

凡用针之时，欲得气相生相克者，或先补后泻，或先泻后补，随其疾之虚实，病之寒热，其邪气自泻除，真气自补生。

隔角要相生，水火在君能，

有症直任取，无病手中行，

仰卧须停稳，法得气调均，

飞经疗入角，便是一提金[2]。

注释

[1]相克相生：使补与泻起交互作用的疗法。

[2]一提金：指一定数量的金子。提，一种舀取液体的用器。此指收到较佳的疗效而言。

语译

隔角交经，补法泻法交互作用。

当行针中,想得气,使补与泻起交互作用,或是先补法后泻法,又或是先泻法后补法,要依照疾病的寒热虚实选择,来使邪气泻除,真气补充。

隔角交经要用五行生克关系定补泻,病人需要仰卧停稳,气急调匀,隔角针下气与经相交,治疗效果佳。

原文

(口诀)

关节交经。关节交经,气至关节,立起针来,施中气法[1]。

凡下针之时,走气至关节去处,立起针,与施中气法纳之可也。

关节交经莫大功,必令气走纳经中,

手法运之三五度,须知其气自然通。

注释

[1]中气法:鼓舞生活功能的疗法。

语译

关节交经,使气到关节处,将针立起,行中气法。

在下针时,使气走到此关节处,将针立起,并且行中气法进入即可。

关节交经功效大,让气在经脉中走行,用此手法运针三到五次,气血自然畅通。

原文

(口诀)

子午补泻总歌。

补则须弹针,爪甲切宜轻,

泻时甚切忌,休交疾再侵。

凡用针者,若刺针时,先用口温针,次用左手压穴,其下针之处,弹而努之,爪而下之,扪而循之,通而取之,却令病人咳嗽一声,右手持针而刺之,春夏二十四息,秋冬三十六息,徐出徐入,气来如动脉之状,针下微紧,留待气至后,宜用补泻之法若前也。

动与摇一例,其中不一般,

动为补之气,摇为泻即安。

语译

补法要速进针(以防伤及气血),用手指指甲切按穴位时应该轻柔和缓,泻法不要切按太用力，以免外邪再次侵犯人体。

医师在用针时，先用口唇（含针）让针变热，然后用左手按压穴位，在针刺的部位进行"弹而努之"、"爪而下之"、"扪而循之"、"通而取之"的手法操作，令病人咳嗽一声，右手持针进行针刺，春夏之季就数二十四次呼吸，值秋冬之季则数三十六次呼吸，（使针）缓出缓入，经气来到的时候像脉那样跳动，此时（医者）针下感觉微微绷紧，等到经气到达后，应该再行补泻的手法。

动法与摇法各一例，两者却不相同，动法为补法，摇法为泻法。

原文

（口诀）

子午捣臼法，水蛊膈气。

子午捣臼，上下针行，

九入六出，左右不停。

且如下针之时，调气得均，以针行上下，九入六出，左右转之不已，必按阴阳之道，其症即愈。

子午捣臼是神机，九入六出会者稀，

万病自然合大数，要教患者笑嘻嘻。

语译

子午捣臼法，治疗腹部水肿等水气瘀积人体的疾病。

子午捣臼法，使针上下运动，用九入六出的提插方法，同时在进针时左转针，在出针时右转针。

在进针时，得气后，使针上下运动，用九入六出的提插方法，左右不停转动，使用子午捣臼法，要根据阴阳的盛衰进行，病人的症状就会好转。

子午捣臼法是治病的关键手法，掌握九入六出提插法的人很少，很多疾病只要根据它的阴阳盛衰进行治疗，就能解决患者的病证让他们高兴地离开。

原文

（口诀）

子午前后交经换气歌。

子后要知寒与热，左转为补右为泻，

提针为热插针寒，女人反此要分别；

午后要知寒与热，右转为补左为泻，

顺则为左逆为右,此是神仙真妙诀。

语译

子时以后要了解病人的阴阳寒热情况,左转进针为补治疗寒证,右转提针为泻治疗热证,要注意女子依此法进行时补泻相反;午时以后要了解病人的阴阳寒热情况,右转针顺从经脉流注为补,左转针逆其经脉的流注为泻法,这是针刺疗效奥妙的要诀。

原文

（口诀）

子午补泻歌。

每日午前皮上揭,有似滚汤煎冷雪,

若要寒时皮内寻,不枉教君皮破裂。

阴阳返复怎生知? 虚实辨别临时诀,

针头如弩似发机,等闲休与非人说。

语译

每天午时之前用针浅刺行补法,直让人觉得好像用热水把冰雪融化了一样;如果想要泻热则需深刺入皮肉,其疗效让人觉得肌肤破损也是值得的。阴阳反复不定的时候要怎么知道行何种针法呢? 只能即时辨别寒热虚实再决断了。针刺浅深就像弓弩发机一样关键,（里面的细微差异）很难用言语让人明白。

原文

（口诀）

子午倾针。

子午倾针,要识脉经,

病在何脏,补泻法行。

凡欲下针之时,先取六指之诀,须知经络,病在何脏,用针依前补泻,出入内外,如有不应者何也? 答曰:"一日之内,有阴有阳,有阳中隐阴,有阴中隐阳,有日为阳,夜为阴,子一刻一阳生,午一刻一阴生,从子至午,故曰:子午之法也。"

左转为男补之气,右转却为泻之记,

女人反此不为真,此是阴阳补泻义。

热病不瘥泻之须,冷病缠身补是奇,

哮吼气来为补泻,气不至时莫急施。

补:随其经脉纳而按之,左手闭针穴,徐出针而疾按之。泻:迎其经脉动而伸之,左手开针穴,疾出针而徐入之。经曰:"随而济之,是为之补。迎而夺之,是为之泻。"《素问》云:"刺实须其虚者,留针待阴气至,乃去针也。刺虚须其实者,留针待阳气备,乃去针也。"

语译

子午针法,首先要辨别经脉经气的运行,是哪个脏腑的疾病,然后依法进行补泻。

在针刺之前,先要让病人按照"嘘、呵、呼、呬、吹、嘻"六字诀进行练习,便于知道病在哪个脏腑、哪条经脉,再依前法来行补泻使邪气外出使正气进入体内,如果不奏效是什么原因呢?回答说:一天当中白天为阳夜晚为阴,白天有阴的一面夜晚有阳的一面,子时一刻阳气开始生发,午时一刻阳气开始减退,从子时到午时阴阳一直在变动,所以说子时午时各有相应的补泻方法。

在男子,左转为补气右转退针为泻法,女子补泻与此相反,这才是阴阳补泻的真实含义。热性病不愈用泻法,寒性病用补法,依据呼吸调整气血运行得气后进行补泻,没有得气不要急着进行手法补泻。

补法,针尖顺着经脉运行的方向进针,医师左手按压穴位周边,缓慢出针然后迅速按压针孔。

泻法,针尖逆着经脉运行的方向进针,医师左手舒张穴位周边,疾速退针缓慢进针。古籍中记载:顺着经脉推动经气运行是补法,逆着经脉阻碍经气运行是泻法。《素问》记载:刺实证要等邪气衰惫的时候,留针等待脉气到来再出针。刺虚证要等脉气充实,留针等待阳气充沛再出针。

原文

(口诀)

十二经络之病,欲针之时,实则泻之,虚则补之,热则疾之,寒则留之,陷则灸之,不虚不实,以经取之。经云:"虚则补其母而不足,实则泻其子而有余,当先补而后泻。"假令人气在足太阳膀胱经,虚则补其阳,所出为井,属金,下针得气,随而济之,右手取针,徐出而疾扪之,是谓补也。实则泻其阳,所注为俞,属木,下针得气,迎而夺之,左手开针穴,疾出针而徐扪之,是谓之泻也。

外捻随呼补脏虚,吸来里转泻实肥,

六腑病加颠倒用,但依呼吸病还除。

女人补虚呵内转,吸来外转泻实肥,

依经三度调病气,但令呼吸莫令疏。

男子补虚呵外转⊕,吸来内转泻实肥⊕,

女人补虚呵内转⊕,吸来外转泻实肥⊕。

语译

十二经络上的病证在行针时(应该明白相应的治则),有实证的就用泻法,有虚证的就用补法,有热证的就速刺,有寒证的就留针,有陷证的就灸法,没有明显的虚实就用平补平泻法。古籍中记载:(依据五行补泻法)虚证是正气不足要补其母,实证是邪气盛要泻其子之气,补泻应先补后泻。假使患者气在足太阳膀胱经,有虚证要补其阳气,就要针他属金的井穴,下针得气之后,用随法助气,右手取针,慢慢拔出并迅速按闭针孔,这就是补法。有实证要泻其阳气,就要针属木的俞穴,待下针得气,用迎法夺气,用左手拨开针穴,迅速拔针并慢慢按闭针孔,这就是泻法。

虚证时用补法,实证时用泻法,六腑病证要反复地用,依照一呼一吸,病证就能够去除。在女子,右转为补气治虚证,左转退针为泻法治实证,依照经气来调理病邪之气,在男子,左转为补气治虚证,右转退针为泻法治实证。

原文

进火补,初进针一分,呼气一口,退三退,进三进,令病人鼻中吸气,口中呼气三次,把针摇动,自然热矣。如不应,依前导引。

语译

进火,用针之时,先浅后深。如须刺入1寸者,先捻入5分之中,行九阳之数,若得气,觉针下沉紧,即渐渐运入1寸之中,三出三入,慢提紧按,按提之时,三进一退,即慢慢将针退至皮内,再分作三次迅速插进,此时患者,即产生热度,冷气自除,未效者,依前法再施。

原文

进水泻。初进针一分,吸气一口,进三进,退三退,令病人鼻中出气,口中吸气三次,把针摇动,自然冷矣。如不应,依前导引之;再不应,依生成息数,按所病脏腑之数,自觉冷热应手。

语译

进水,用针之时,先深后浅。先刺进1寸,行六阴之数,若得气,觉针沉紧,便退针至5分之中,三入三出,紧提慢按,提按之时,三退一进,即将针一次慢慢刺至应进之深度,然后分作三次,迅速提至皮肉,徐徐举之,患者即产生冷感,热病自除,如未效,依前法再施。

原文

(口诀)

下手八法。

揣:揣而寻之。凡点穴,以手揣摸其处,在阳部筋骨之侧,陷者为真。在阴部郄腘之间,动脉相应。其肉厚薄,或伸或屈,或平或直,以法取之,按而正之,以大指爪切掐其穴,于中庶得进退,方有准也。《难经》曰:"刺荣毋伤卫,刺卫毋伤荣。"又曰:"刺荣无伤卫者,乃掐按其穴,令气散,以针而刺,是不伤其卫气也。刺卫无伤荣者,乃撮起其穴,以针卧而刺之,是不伤其荣血也。"此乃阴阳补泻之大法也。

爪:爪而下之,此则《针赋》曰:"左手重而切按,欲令气血得以宣散,是不伤于荣卫也。右手轻而徐入,欲不痛之因,此乃下针之秘法也。"

搓:搓而转者,如搓线之貌,勿转太紧,转者左补右泻,以大指次指相合,大指往上,进为之左,大指往下,退为之右,此则迎随之法也。故经曰:"迎夺右而泻凉,随济左而补暖。"此则左右补泻之大法也。

弹:弹而努之,此则先弹针头,待气至,却退一豆许,先浅而后深,自外推内,补针之法也。

摇:摇而伸之,此乃先摇动针头,待气至,却退一豆许,乃先深而后浅,自内引外,泻针之法也。故曰:"针头补泻。"

扪:扪而闭之。经曰:"凡补必扪而出之。"故补欲出针时,就扪闭其穴,不令气出,使血气不泄,乃为真补。

循:循而通之。经曰:"凡泻针,必以手指于穴上四旁循之,使令气血宣散,方可下针,故出针时,不闭其穴,乃为真泻。"此提按补泻之法,男女补泻,左右反用。

捻:捻者,治上大指向外捻,治下大指向内捻。外捻者令气向上而治病,内捻者令气向下而治病。如出针,内捻者令气行至病所,外捻者令邪气至针下而出也。此下手八法口诀也。

语译

揣：揣法用于寻找。在寻穴定位时，用手揣摸该处，在阳部筋骨的一旁穴位，凹陷处便是。在阴部郄腘之间的穴位，有动脉与之呼应。皮肉的厚薄，肢体伸展或是弯曲，平躺或是直立，都用这方法取穴，按住该穴位，用大指指甲切掐，在穴位中进退，就能够取准穴位了。《难经》中说"针刺荣时不要伤及卫，针刺卫时不要伤及荣。"又说道："针刺荣不伤及卫，要掐按穴位，让卫气宣散，才进针刺入，这样就不会伤及卫气了。针刺卫气而不伤及荣血，要将穴位聚拢提起，将针横着刺入，这样就不会伤及荣血了。"这就是阴阳补泻的基本法则。

爪：爪法用于进针。《针赋》中说道："左手重切腧穴，让气血得到宣散，为了不伤及荣卫。右手轻微缓慢的进针，这样就不会有痛感，这就是进针的诀窍。"

搓：搓法用于转针，就好像搓绳子一样，不要猛烈急促地转，左转为补法，右转为泻法，用大指和次指夹着针，大指向上进针为左，大指向下退针为右，这就是迎随手法。因此古籍说："用迎法夺气来取凉，用随法助气来取暖。"这就是左右补泻的基本法则。

弹：先弹针头，得气后退一豆左右，由浅而深，自外推内，这是针法中的补法。

摇：先摇动针头，得气后退一豆左右，先深后浅，自内引外，这是针法中的泻法。因此道："补法泻法在针头上施行。"

扪：用手扪闭腧穴。古籍上说："施行补法在出针时要用手扪闭腧穴。"因此，在行补法即将出针时，手扪闭腧穴，不让气出，使气血不外泄，这才是真正的补法。

循：循法使气血宣通。古籍上说："在泻针时，要用手指在穴位上的四旁循按，让气血宣散开，才能进针，因而，出针时不闭腧穴，这才是真正的泻法。"这是提按补泻的针法，男女施行补法泻法时，左右相反。

捻：捻法，治上时，大指向外捻，让气向上游走治疗疾病，治下时，大指向内捻，让气往下游走治疗疾病。如果出针时，大指内捻，能让气游走到病证的所在，大指外捻，能让病邪之气到达针下而散出。以上这些就是下手八法口诀。

十一、生成数 《针灸聚英》

天地之气各有五，按顺序是天一、地二、天三、地四、天五、地六、天七、地八、天九、地十。与五行之配属一为水（天数）、二为火（地数）、三为木（天数）、四为金（地数）、五为土（天数），这些都是生数；六、七、八、九、十则为成数。将六与一相合就是天一生水，地六成之；依同样方法，地二生火，天七成之；天三生木，地八成之；地四生金，天九成之；天五生土，地十成之。这是一个天数配一个地数，一个生数配一个成数，一个奇数配一个偶数的配合方法。

十二、经络迎随设为问答 《杨氏》

提问：经脉中的奇经八脉是什么？

《难经》说：经脉中有叫奇经八脉的，并不拘束于十二经脉，都是什么呢？确实，阳维脉、阴维脉、阳跷脉、阴跷脉、冲脉、任脉、督脉、带脉这八条经脉都有别于十二经脉，所以统称为奇经八脉。经脉有十二条，络脉有十五条，这二十七条经络中，经气上下畅游，为何独独奇经八脉不归入十二经脉呢？这就好比古时圣贤之人设计沟渠、通调水道以防不测，但是当下雨之后沟渠满溢、洪水泛滥时，设计者就没有办法重新构架。此时络脉满溢，十二经脉都不能再对其约束，而奇经八脉可以接收溢出正经"管辖"范围的气血，所以奇经八脉的循行不受十二经脉约束。

提问：迎随之法是什么？

《难经》说：顺应经脉推动经气运转是补法，逆着经脉阻碍经气运转是泻法。医者，在针刺之时，用铜币大小的兽皮擦热针体，再用嘴去温热针体，先用左手按寻穴位，按照将要针刺补泻穴位顺序，左手行弹努、爪、下、扪、循、通、取手法，让病人咳嗽一声，右手持针进行针刺。春夏数二十四次呼吸，先深刺后浅刺为泻法，秋冬数三十六次呼吸，先浅刺后深刺，进针后慢慢由浅到深为补法，得气时针刺部位像寸口脉那样跳动，针下感觉轻快滑利。没有得气，就像钓鱼而鱼没有咬饵，如果有鱼吞饵的感觉就是得气，就可以用补泻手法了。补法，顺着经脉运行向内进针稍停片刻再进针至人部，再进针至地部，留针，出针时左手按压针刺局部，慢慢出针迅速按压针孔。泻法，逆着经脉运行直入下部，向上提针退到上部，稍稍留针，出针时舒张针刺局部，迅速出针慢慢按压针孔。补法针体左转大指向前捻动，泻法针体右转大指向后捻动。补法呼气进针吸气出针，泻法吸气进针呼气出针。针感疼痛是泻法，痒麻是补法。

提问：针刺补法要领是怎样的？

回答：针刺补法，医师用左手指甲在针穴部位用力划一个"十"字，右手持针位于针穴上方，再让病人咳嗽一声，在咳嗽的同时进针，然后长呼一口气，此时针入穴位 3 分。针刺手部经络，效仿春夏阳气的规律行针 24 次呼吸的时间。针刺足部经络效仿冬季阳气规律行针 36 次呼吸的时间。插针催动经气运行，行九阳数补法，针成 45°角捻动 9 次顺着针下气传出的方向将针尖朝向病所，然后向后扳针柄 9 次，这是在天才的行针手法。稍稍停留把针刺入肉内 3 分，重复上述操作，如果感觉针下沉紧，仍以奇数行针。这是在人才的行针手法。稍稍停留把针刺入筋骨 3 分，重复上述操作，又感觉针下沉涩，再进行奇数次手法，这是在地才的行针手法。再进针约一粒大豆的距离，叫作按，是截是顺从的意思。这是针刺进针的最大深度，在这里久留针，针感消失后把针退到人部，再次等到人部的针感到来，把针尖对准疾病所在部位，病人会感觉到针下发热，空虚充实痒麻等感觉，病势减弱，针下沉紧感变弱后，将针尖转上，进针一粒豆子的距离，有针感后就停止行针，随着病人吸气出针，慢慢进针慢慢出针，出针后迅速按压针孔。岐伯说过：针刺时进针要缓慢，太快会伤正气，出针的时候也要缓慢，太急也会伤气。这就是针刺不能伤及荣卫之气。像这样进针退针提插，飞经走气等手法就是补法的全部了。

提问：针刺泻法要领是怎样的？

运针行泻法时，先用左手重重地在穴位划三次的"十"字纵纹，右手持针对准穴位，然后让患者咳嗽一声，随着咳嗽进针，插入 3 分，刺进天部，稍微停顿之后直插进地部，提针退出一豆的距离，此时若得气，则针下沉紧、搓捻不动，如果前息数完了，就行六阴数，捻六撅六，吸气三口后回针，向上提出到人部，这叫"地才"。等到气至，针下沉紧时，像之前一样数完前息，再行成数，吸两口气后回针，提出到天部，这叫"人才"。再等到气至，针下沉紧了，就把前息数完，行成数，吸气回针，把针提出到皮间，这叫"天才"。退针一豆的距离，叫作"提"，也是"担"、"迎"。这是极处，静待久留后，再推进到人部，等到针下沉紧气至，就调转针头朝向病所，这时患者应觉针下发冷、寒热痛痒交杂，病势各退，针下略有松弛时，提针约一豆，摇动后停针，待到患者呼叫就拔针，入针迅速而出针缓慢，针穴敞开不闭以泻邪气。

用针行泻法的要领，也是注重得气和息数。要用三部行针，捻六、撅六、配合呼吸，侧重于提针，要求气至病所和针下出现冷感。

提问：经络是什么？

回答：经脉有十二条，络脉有十五条，分布于周身，是气血通行的道路。经络的根源来自于肾，是生命的本源。根源深藏体内而经络散布于外，其关系就像树木的根和枝叶：如果树根受损，枝叶也会生病；如果邪气从外部侵袭，伤害枝叶，就会连带损坏它的根。有时疾病是起源于体内的，就势必损害气血经脉，所以说五脏之道都出自于精髓，通行于气血，经脉为正经，络脉为支络，如若气血不和，就会滋生百病。但只要一条经脉的精气不足，气血就不和了。所以古籍上说：外邪犯阳时，邪气就会侵入阳经，从面部到颈部就下阳明经，从项部到背部就下太阳经，从颊部到胁部就下少阳经。外邪犯阴时，邪气就会侵入腑，从四肢肢端开始侵入三阴经，脏气充实而不能容纳邪气，就反流回腑。腑指的就是胆、胃、膀胱、大小肠，在刺法上各有其方式。下针后观察邪正虚实来采取补法或泻法，随其经脉的荣卫变化来采取迎法或随法，这些固有规律是不可违背的。但凡外邪犯病，都开始于皮肤，从血脉传入，向内通连脏腑，因此四肢九窍都将壅塞不通。内邪犯病时，会使经气盛衰失衡，向外连接经络，就使荣卫倾移，上下左右，虚实顿生。古籍上说：风寒等外邪容易损伤人的形体，忧愁恐惧大怒气愤等情感会损害人体气机，气机影响脏腑功能导致脏腑生病，寒邪伤形体就会得形体疾病，风邪伤筋就会得筋脉的疾病这就是形体气机在人体相应的表现。皮肉筋骨分阴阳，筋骨属阴，皮肤属阳，内脏分阴阳，五脏属阴，六腑属阳。

提问：子午补泻是怎么样的？

回答：这是宣行荣卫的方法。因此向左转从子，能够在外行于诸阳，向右转从午，能够在内行于诸阴，在人身上那么阳气聚于四肢，阴气聚于内脏，也就是外阳内阴。左转从外为天，右转从内为地，中提从中为人，一左一右以中，就能使阴阳内外的气，出入和上下相往来，并且荣卫自己能够流通。男子在寅时生，寅时，是属阳，以阳为主，因此左转顺着阳是补法，右转逆着阳是泻法。女子在申时生，申时，属阴，以阴为主，因此右转顺着阴是补法，左转逆阴则为泻法，这是常规手法。然而疾病有阴阳寒热的不同，那么针刺后转的方向，应当适宜。如果是热病，就刺阳经，向右是泻法，向左是补法；如果是寒病就刺阴经，向右是补法，向左是泻法。这大概就是用阴和阳，用阳和阴，变通的方法。大凡转针逆顺的道理，应当是在这里阐明的。

子（合）穴：尺脉盛用补法，顺着其入。午（荣）穴：寸脉盛用泻法，顺着其出。

提问：针头补泻是怎样的？

回答：这是补泻的常规手法。不在呼吸而在于手指上，在针刺时，必须先用左手按压所针刺的俞穴处，用弹、努之法，抓住它向下，其气来如动脉的形态，顺针刺得气后向内推，这是补法。取得感应后，将针转动并向上抽提，称为泻。实者气入多，虚者气出多。因为阳生在外所以进入，阴生于内所以外出。这是阴阳水火出入之气表现的不同，应该详细观察它。此外有针刺补法和导气之法，所谓扪而循之，就是在所刺的经络部分上下循之，因此使气血舒缓，易于往来。切而散之者，就是用拇指甲在穴位上左右切之，切痕成"十"字，使腠理开舒，然后进针。推而按之者，就是用右手指捻针后按住，近处的气不丢失，等候远处的气来。弹而努之者，就是用指甲弹针，令脉气满，速至病所。爪而下之者，是用左指按定针穴，使气血宣散，置针有准。通而取之者，就是或持针进退，或转针或留针，使气血往来，远近相通，然后根据疾病选取。外引其门以闭其神者，就是先用左手指收合针，在收合中出针，使经气不泄。

提问：候气的方法是怎样的？

回答：下针之后，进至一定之深度，须停针以候气至。须用左指，按住穴门，平心静气，像对待贵人般，下针如横弩，起针如发机；如果未得气，或者虽然得气但是很慢，然后就调针取气。调针方法是使患者吸气，先向左调针，不得气，左右提针。还不得气的，遵男内女外的方法，男的就用手轻按穴位，谨记守气不使其内入；女的就用手重按穴位，坚拒不使其外出。之所以这样，持针向内是阴部，持针向外是阳部，深浅不同，左手按穴，必须分明。要得气有度，如果针下始终不得气，病就不能针治。如果针下得气，应当分辨出是邪气还是正气，分清虚实。医经说：邪气来时又紧又快，正气来时徐缓而平和。但凡迟滞的就是虚气，但凡牢实的才是实气，这就是诀窍。

提问：呼吸的道理是什么？

回答：呼吸的道理是调和阴阳之法。因此《难经》指出：呼者因阳出，吸者随阴入。呼吸虽然分阴阳，实际是由一气作为整体，气在内传于五脏，在外随于三焦，分布在全身，随经络环行，在气孔穴位间流出注入，顺着气的形状，然后有不同作用。因此气在五脏间出入，来适应四季。气在三焦中升降，成为荣气和卫气。气在经脉中循环，来符合天度。然而气随呼吸的出入，是自然界发展变化的中心环节，是人体生命活动的关键，也是针灸医家所必须运用的。诸阳较浅在经络，诸阴较深在脏腑，补法和泻法都利用呼吸之气，令针出入。因为呼让气出，吸让气入。想用补法的时候，呼气时进针，吸气时出针。想用泻法的时候，吸气时进针，呼气时出针。呼气不超过三口，因为在外顺从三焦之阳气。吸气不超过五口,因为在内迎接五脏之阴气。先呼气而后吸气,是阳中之阴;先吸气而后呼气,是阴中之阳,于是各自依照它的病邪之气,在阴阳寒热时都能用它,这是灵活的用法,不可以错误地使用。三阴经:先吸气后呼气。三阳经:先呼气后吸气。

提问:迎随的道理是什么呢?

回答:这是针刺时补泻予夺的道理。

第一要知道荣卫之气的循行途径。所有的阳经,循行于血脉的外侧,所有的阳络,循行于血脉的内侧;所有阴经,循行于血脉内侧,所有阴络,循行于血脉的外侧,都有各自的深浅。针刺时,刺入 1 分是调理荣气,刺入 2 分是调理卫气,上下调针,上下交互停针,这样来等针刺部位得气,感觉到得气了,就迅速提针将气引出,这就是"迎"。感觉到得气感没了,就进针以求得气,这就是"随"。《刺法》也说:提针退针,迎气以夺气,右捻,以此来泻寒凉之邪;进针,兼以捻转的手法,随气来补气,左捻,以此来补温阳之气。

第二要知道经脉循行的方式。正所谓:足的三条阳经,从头循行到脚;足的三条阴经,从脚循行到腹部;手的三条阴经,从胸部循行到手;手的三条阳经,从手循行到头部。得气后,将针头对向经脉循行所来的方向,将气拉过来,提出,这就是"迎"。将针头对向经脉循行所去的方向,将气推开助其循行,就是"随"。所以脉经说:病邪之气在内,成实证,就阻挡它循行,正气虚者,成虚证,就引导它助其循行。

针刺的手法如下:先将左手找准穴位,用手指按,让肌肉气血放松疏达,才可以进针。如果针刺部位附近要出血了,就不要用手指按了。右手持针,让患者咳嗽一声,捻针,一左一右,刺入皮下。《刺法要诀》说:刺入 1 分调理荣气。又说:刚刺入的时候,要感受针所受到的气,跟随患者的呼吸频率,慢慢地进针,直到肌肉,到达分寸之深。《刺法要诀》说:刺入 2 分是调理卫气,刺入的时候,要感受悬阳(针受到的气),随着患者一呼一吸入针,要集中注意力,判断病邪的存亡情况。用左手按住穴位,紧紧按住而不动,右手持针,施以手法。如果得气了,就用左手适当重按,右手要留意捻针,给予补泻。有些血脉有血脉旁行,要清楚留意到它们,刺前用力按来确定血脉的位置,凡是要刺血脉的情况,要顺着血脉流动的方向刺入,如果不出血的话,就快速地刺进去。刺的深浅,以晕针为限度。一般补泻一下中气就够了。

提问:徐疾的道理是什么?

回答：这是针刺时进针出针的法则。《难经》说：刺虚实者，徐而疾则实，疾而徐则虚。但是这里有两种解释：所谓徐而疾者，一种是说慢慢进针，快速拔出；一种是说慢慢出针，马上按住。所谓疾而徐者，一种说是快速进针，慢慢拔出；一种是说快速拔针，过一段时间再按住。疾徐这两个字，一种当作快慢来理解，一种当立刻待会来理解。如果不虚不实，进针出针时就不慢不快，中等速度就可以了。

提问：什么是补泻得宜？

回答：大概来说，补泻不外乎以下三种方法。

第一是切脉知其动静虚实。如果脉象急的人，深刺且长时间留针；脉象缓的人，浅刺且快速进针；脉象大的人，稍微泻一下气；脉象滑的人，快速进针且浅刺；脉象涩的人，一定要找到它的血脉，针顺着血流方向，长时间留针，一定要指按照它的循行路径，快速进针，按住穴位，让它不出血；脉象小的人，给他服药。

第二是依据病情的寒热。如果是恶寒的患者，为了得阳气，先针刺阴分穴位，待得阳气后再针刺阳分，让患者鼻子吸气，嘴巴呼气，数清他呼吸的数目，针下得气感阴盛，针刺时感到针寒冷，患者也转为清凉。又有一些患者远道而来，一定要等他的气顺了，再刺。针刺入患处，感到寒气就再进针，感到热气就稍微退针，然后用生成息数的方式治疗。

第三则是要依据病人的虚实。人的身体有肥有瘦，身体有感到痛有感到麻痒，病程有盛有衰，穴位刺下后有紧有滑，这些都是诊断虚实的依据。病患处，用别的方法来治疗，调针向上则气向上，调下则气下，调左则左，调右则右，慢入针则得气感入内，微微提针，则得气感出外，正所谓推它则助它运行，引它外出则病邪止，用徐往微来的方法治病，这些手法都是起攻邪之用。

提问：什么是自取其经？

回答：针刺虚实见证的患者，应当用"迎随"法，补充它的源头，泻其子，如果不虚不实，就应当取经脉来治，是因为经脉自身得病，而不患他邪，所以自取其经。方法如下：右手留意持针，左手等待穴位中的气，如果气像动脉一般到来，就进针，要持续入针，慢慢地试探，进入荣卫分，直到感到像鱼上钩的得气感，那就是病邪了。此时就要根据本经中气血的多少，适当泻去病邪，稍微等待一会，感到得气感消失了，就出针；如果没有消失，就将针留在皮下腠理处，之后出针。《难经》说：有见如入，有见如出，即左手见气来至，乃内针，针入，见气尽，乃出针。说的就是如此啊。

提问：补者从卫取气，泻者从荣取气，是什么意思？

回答：十二经脉，都是以荣气为根本，以卫气为枝叶，所以想要治疗经脉，就要调和荣卫，想要调和荣卫，就要借助呼吸。《难经》说：卫属阳，荣属阴。呼气属阳，吸气属阴。气呼尽时入针，长时间留针，是因为卫气在此时到的缘故。吸气时入针，是因为荣气在此时到的缘故。

提问：什么是皮肉筋骨脉病？

回答：大多数疾病，都是开始于荣卫，然后传到皮肉筋骨，所以《难经》说：鼓动血脉的是气，生病的是血。先是气分受到影响，然后才生病。由此可知，皮肉经脉也是在卫分之后生病的。所以针刺时只调和荣卫之气，所以着手于荣卫的反常与正常（顺证、逆证），那么骨肉筋骨的病也顺带可以治疗。由此思考知道，人身体各个部位有深浅之分，但针刺时却没超过甚至不到患处，这就是荣卫为本的治疗妙处。

提问：针刺时间为什么有时长有时短？

回答：这是根据病情程度来决定的，病情轻的人，施予一补一泻就足够了，病情重的就要两次三次不等。如果有患者生病，施予补泻，但他的病还是没有痊愈，就还需要停针，等待得气感（病气）又到，再施予补泻。《难经》说：泻的手法应用于病证实的患者，补的手法应用于病证虚的患者。

提问：历代诸家的针刺观点的异同点有哪些呢？

回答：《灵枢》说：一开始浅刺，驱逐邪气，而来血气（这是说破皮让阳邪出来）。再深刺，到了阴气之邪（也就是说阴邪出得比较少，针刺更深，到了肌肉和分肉之间）。最后刺到极深的部位，来调理谷气（这是说针已经进入到了分肉之间，谷气出来了），这是该书的要旨。我读《难经》，曾经见到针灸祖师丁德写注说：人的肌肉，都有深浅不同层次，皮下最上层属于心肺，阳气行走的地方；肌肉的下面，属于肝肾，是阴气行走的地方。这个理论是由《灵枢》的要旨中推演过来的，但却十分详细明了。孙思邈的《千金方》说：针入 1 分，就知道天地之气（也和《灵枢》的说法："一开始浅刺，驱逐邪气，而来血气"相吻合）。针入 2 分，则知呼吸出入，上下水火之气（也和"再深刺，到了阴气之邪"说法一致）。针入 3 分，就知道四时五行，五脏六腑逆顺之气（也和"最后刺到极深的部位，来调理谷气"相吻合，意指根本）。《玄珠密语》说：入皮下 3 分，属于心肺，是阳气所循行的地方。进入皮下 5 分，属于肝肾，是阴气所循行的地方。这种说法可以说是详细明了的。到了后世，医贤的观点中又有从 1 分到 10 分不等的说法，这种分法更加详细紧密。不同观点简练复杂程度不同，互相发挥演绎，都不必去废除。

用针深浅，贵乎适度，不可有深浅过度之弊。

提问：阴阳居易的道理是什么？

回答：这是阴阳相乘的意思。如果阳气入了阴分，阴气从阳分中出来，阴阳不调合，相互不利，如此则得病。追本溯源，有时是因为荣气虚少，导致体内的守卫之气匮乏；有的是因为守卫之气不足，导致荣气外溢。因此导致血气不在其应在的部位，某部分气聚，则那里形成实证，某部分气散，则那里形成虚证。实证表现为痛，虚证表现为痒。痛属于阴，用手按了之后又不痛的，也属于阴，应该深刺。痒属于阳，应当浅刺。在人体上部的病属于阳，在人体下部的病属于阴。疾病先起于阴分，那就应当先治疗阴分，之后再治疗阳分。疾病先起于阳分，那就应当先治疗阳分，之后再治疗阴分。

提问：顺逆相反是什么缘由？

回答：卫气不能够循着正常的路径循行而导致的病，叫厥。不同的厥证，刺法也不尽相同。针刺热厥患者，如果留针反而转化成寒证；针刺寒厥患者，如果留针反而转化成热证。大概是气机逆反导致的。如此看来，针刺热厥患者，应当取三分阴，一分阳。刺寒厥患者，应当取三分阳，一分阴。唯独病程拖长的病人，邪气陷深，就应当深刺，留针时间长，还要隔几天再刺，注意要左右调匀，将病邪从血脉中去除。

提问：虚实寒热的治疗又如何呢？

回答：先检查人迎气口，以此来知道阴阳是多是少，审查上下经络，找到局部的寒热之相，切三部九候，检查其变化损伤，按经络表现异常的地方，观察血脉的颜色形态，和其他地方相同则正常，有明显不同，则机体失调。脉搏急意味着气在游走，脉大意味着气弱，这种情况则需患者静养，不劳累筋骨。凡是气在上有余，就疏导它向下。上方气不足时，应助力使它宣扬。《难经》说：稽留的气，应当用"迎"法；气不足的，应当积蓄气且助行。人上部有大热的，引导它下行。在下部停滞的，助力来泻掉它。上部寒下部热的，助力使气机上行。上热下寒的，引导气机下行。寒热往来的，疏导它。长时间停留而结成瘀血的,针刺来去除它。

提问:什么是"补者从卫取气,泻者从荣置气"?

回答:卫气,是浮气,主要分布作用于表。荣气,是精气,主要分布作用于里。《黄帝内经》说:荣,是水谷精微,在五脏与血气调和,洒在六腑消化吸收,进入血脉,上下游走,贯彻五脏,络属六腑。卫,是水谷所生的、彪悍疾行滑利的气,不能入血脉,在皮肤,分肉之中游走,熏蒸横膈,散布于胸腹,气逆则病,气顺则愈。这样看来,荣卫在内外占有重要地位。怎能不从它们下手来补泻呢?

提问:为什么针刺阳证患者要横刺,刺阴证患者要让他阳气散了再进针?

回答:针刺阳部,要刺其浅部,浅部属于心肺。针刺阴部,要刺其深部,深部属于肝肾。凡是要针刺阳证,要浅刺,横刺,循经轻按,让其舒缓,弹针让穴位凸起,气旺盛之后就出针,气自然就布散了,因为阳部以动为主。凡是要针刺阴经,一定要先指按,让阳气散去,进针直下深入,得气了就提,气机自然就调畅了,是因为阴部以静为主。

提问:如果知道气的迎随,就可以加以调节了。

回答:迎随之法,是因为人体有中外上下各部,专门为病与穴位相距远的情况设的。只要知道荣卫之气内外出入,经脉上下循行的路径,就可以施展此法。荣卫,就是阴阳,《针经》说:卫在四肢末端得气,荣在五脏处得气。所以行泻法要先在深部泻,后在浅部泻,从里面引气出来。补法要先在浅层补,后在深层补,从外推内使气进去。这是根据其阴阳的特点来进针退针。说到经脉循行的路径,手三阳经,从手上头,足三阳经,从头走足,足三阴经,从足走腹,手三阴经,从胸走手。所以,给手三阳经行泻法时,要针尖向外,逆着经脉循行方向,施行"迎"法。施行补法时针尖朝内,顺着循行方向,行"随"法,其余经脉跟这里都一样。是因为气血来来往往,所以要逆或顺着经脉循行方向刺。大概地说,荣卫就是内外的气出入,经脉就是上下的气来来往往。各自根据所在位置的不同,施以或顺或逆的刺法。这就是随迎。

提问:针刺补泻的时机,和气机的开阖是否互相对应?

回答:上述的方法不仅仅适用于人体的穴位。只要针进了皮肤,阳气疏发的时候,称之为开。针到了肌肉分肉之间,阴气封固收紧的时候,称之为阖。

然而,开里面蕴藏着阖,阖之中蕴含着开,这一开一阖的气机,都在针扎的孔穴之中,要上下交互停针,根据它气的开阖行补泻之法。《千金方》说:卫气在表,为阳部,荣气在内,为阴部。

提问:"方刺之时,必在悬阳,及与两卫,神属勿去,治病存亡"是什么意思?

回答:"悬阳"是针在腠理皮表时受到的气。"两卫"是指施"随迎"之法时患者呼吸进出的气。"神属勿去,知病存亡"是指左手候脉,收集病情气机资料,根据此来施行补泻。这是古人立下的方法,妙处多多。

提问:"容针空豆许"是什么意思?

回答:这种方法专门为"迎随"设立的。说的是感到气到了针下,一定要先提针,上提的空间能容下一颗豆子为宜。等到又有得气感了,再去施以"迎""随"手法。《难经》说:附近的气没消失,远端的气就会过来。

提问:针刺补泻的程度有哪些?

回答:有平补平泻:患者本来阴阳不平,施与此法,阴阳调和。在阳部(外)向下刺就是补,在阴部(内)向上提针就是泻。一旦等到内外的气机通调了,就停止。也有大补大泻之法,只用在阴阳都非常旺盛或者虚衰,入针到穴位内外,都施以大补大泻的手法,如此经脉内外的气机相同,上下相接壤,盛气就衰减了。这就叫调阴换阳,又叫接气通经,也叫从本引末。根据经脉循行方向来施补,慢慢进针出针来施泻,其实是相同的意思,都是使阴阳调和之意。

提问:如果穴位在骨头处要怎么办?

回答:刚入针达皮下腠理,入针,达穴位之时,根据穴位吸引针的方向入针,就可以深刺了,要记住。不然的话,气(骨头)与针碰撞,不能入针。并且,凡是肥的人,一般都内虚,要先补后泻;瘦的人,一般都内实,要先泻后补。

提问:如何才能补泻得宜(二)?

回答:凡是病邪在某一部位,内有素疾,外感病邪,此时用子午法来补泻,就会左右转针。如果病邪侵犯三阴三阳之经脉,就应用流注法来补泻,因为荣输二穴是气机出入的通道。以上两者是不同的。至于"弹""爪""提""按"这类的,都是相同的,关键是要知道气血的状况。

提问:说到"迎夺随济",就是说补泻,这是为什么呢?

回答："迎"，意思是在气来的地方迎接它，正如寅时气注入肺，卯时气注入大肠，这时肺和大肠的气盛，此时来用"迎"法夺泻它。"随"，意思是向气去的方向跟随它，正如卯时气离开大肠，辰时气离开胃肺与大肠，此时正是其气虚的时候，这时用"随"法济补它。其余的和这类似。

提问：针要刺入多深，留多久？

回答：不要像这样拘泥。肌肉有深有浅，病愈有快有慢，肌肉厚实的地方，就深扎，浅薄的地方，就浅扎。病好了就立刻出针，病邪滞留就留针久些也没关系。

提问：补泻的穴位中，有很多不在井荥输经合之中，这又何解？

回答：举些例子，像睛明、瞳子髎治疗眼睛痛；听宫、丝竹空、听会治疗耳聋；迎香治疗鼻子；地仓治疗面瘫；风池、头维治疗头项。这些穴位古人都不列入井荥输经合当中。病在哪里，就在哪里取穴。

提问：经穴流注，要根据时辰来施以补泻，现在各个经络都病了，是否能依时辰来治病呢？

回答：经脉上有病，该经自然会呈现出虚实。补虚泻实，病自然就好了。有些病一针就好了，有些病要扎多次针。因为病有新旧浅深的区别。新病浅病，一针就好了，顽固又深陷的病，一定要扎多次针才能好。丹溪、东垣有时候一剂药就治好病人，有时候要几十剂药。现在的人，扎一次针，看到病没有好，就不再用针刺了。并且病往往不仅仅累及一经一络，发病的人也一定感受了六气之邪，标与本往往不同，有时一针就治好了"标"，但"本"却没有完全治好；有时只治"本"，但"标"却还在发作。一定要多几针才能根除。依据疾病的轻重虚实，给予一针或数十针方能根治。

提问：针这么微小的东西，怎么能补泻治病呢？

回答：就像气球，没气的时候，塌瘪不胜踢，等有气吹进去气孔了，气球就变得饱满，这就是"虚则补之"的含义。去除气孔的阻塞物，气就从孔出来，又变得塌瘪，这就是"实则泻之"的含义。

提问：为什么《黄帝内经》记述治病，少用汤药，多用针灸？

回答：《黄帝内经》是很古老的书籍。古时候的人，适宜劳作，不至疲惫，适宜休息,不至放纵,吃不会过于肥腻以伤五脏六腑,穿不会过于热不透风而感受外邪,起居有节律,规避寒暑天气,恬淡无所想所念,精神内守,病从哪里来呢?即使有病邪,也不能深入,侵犯的地方也不过是皮肤肌表,经脉气滞而郁结罢了。用针来行气,用灸来散郁,病就好了,哪里还需要汤药呢?反观现在,道德日益沦丧,把酒当水喝,把胡乱妄为当作常态,纵欲过度耗竭了精气,忧虑烦多消散了真气,不懂得保持精气充沛,不放下俗事修养身心,一心想着寻欢作乐,过于安逸快乐,起居没有规律,寒暑不知规避,所以很多病是由内而生的,外邪也侵犯人体深处。《难经》说:针刺治疗外邪表邪,汤药治疗里病,病既然属于内,就不能不用汤药来治疗。此后,方药就盛行,而针灸当作辅助治疗,是因为世人失去了古时的作风,那些医者不能和过去相比,也是因为学习针法不精,学知识没有学到要点。并不是古人用针灸多,现在用针少,也并非汤药适合今时,不适合过去啊。学者们应当反思、思考。

提问:八法流注的要诀是什么?

原文

口诀固多,未能悉录,今先撮[1]其最要者而言之。

上古流传真口诀,八法原行只八穴。

口吸生数热变寒,口呼成数寒变热。

先呼后吸补自真,先吸后呼泻自捷。

徐进疾退曰泻寒,疾进徐退曰补热。

紧提慢按似冰寒,慢提紧按如火热。

脉外阳行是卫气,脉内阴行是荣血。

虚者徐而进之机,实者疾而退之说。

补其母者随而济,泻其子者迎夺挈[2]。

但分迎夺与济随,实泻虚补不妄说。

天部皮肤肌肉人,地部筋骨分三截。

卫气逆行荣顺转,夏浅冬深肥瘦别。

毋伤筋膜用意求,行针犹当辨骨节。

拇指前进左补虚,拇指后退右泻实。

牢濡得失定浮沉,牢者为得濡为失。

泻用方而补为圆,自然荣卫相交接。

右泻先吸退针呼，左补先呼出针吸。

莫将此法作寻常，弹努循扪指按切。

分筋离骨陷中来[3]，却将机关[4]都漏泄。

行人载道欲宣扬，湍水风林没休歇。

感谢三皇万世恩，阐尽针经真口诀。

注释

［1］撮（cuō 蹉）：即摘取、摄取之意。如《汉书》艺文志："撮其旨意"。

［2］挈（qì 契）：作"缺"解。《史记·司马相如列传》："挈三神之欢"，《集解》行韦昭云："缺也"。与上句协韵而用此字。上句"随济"为补；此句"夺挈"为泻。

［3］分筋离骨陷中来：指在针刺时，分开筋、躲开骨而在凹陷处取穴。

［4］机关：周密而巧妙的计谋或计策叫机关。在此指针术的要领而言。

十三、禁针穴歌

原文

脑户[1]囟会[2]及神庭，玉枕络却到承灵，

颅息角孙承泣穴，神道灵台膻中明。

水分神阙会阴上，横骨气冲针莫行，

箕门承筋手五里，三阳络穴到青灵。

孕妇不宜针合谷，三阴交[3]内亦通论。

石门针灸应须忌，女子终生孕不成。

外有云门并鸠尾，缺盆主客深晕生，

肩井深时亦晕倒[4]。急补三里人还平，

刺中五脏胆皆死，冲阳血出投幽冥，

海泉颧髎乳头上，脊间中髓伛偻形。

手鱼腹陷阴股内，膝膑筋会及肾经，

腋股之下各三寸，目眶关节皆通评。

注释

［1］脑户：针具粗糙或操作不当可能损伤枕大神经分支，引起周围组织瘢痕增生，压迫神经形成所谓"卡压"。出现严重的头疼。

［2］囟会：此穴位现在看来应该比较安全。

［3］孕妇的合谷、三阴交都不宜针刺。

［4］云门、鸠尾、缺盆、肩井四穴针刺过深可能刺中肺脏造成气胸，所以要浅刺，尤其是较瘦的患者更应注意。

十四、禁灸穴歌

原文

哑门风府[1]天柱擎,承光临泣头维平,
丝竹攒竹睛明穴,素髎禾髎迎香程[2],
颧髎下关人迎[3]去,天牖天府到周荣[4]。
渊液乳中[5]鸠尾下,腹哀臂后寻肩贞。
阳池中冲少商穴[6],鱼际经渠一顺行,
地五阳关脊中主,隐白[7]漏谷通阴陵。
条口犊鼻上阴市,伏兔髀关申脉迎,
委中股门承扶上,白环心俞同一经。
灸而勿针针勿灸,针经为此尝叮咛。
庸医针灸一齐用,徒施患者炮烙刑。

注释

［1］哑门风府:风府、哑门穴深部为延髓和脊髓。

［2］素髎禾髎迎香程:古代以产生瘢痕的直接灸作为灸疗的主要方式,面部肌肤娇嫩易受损伤,同时因为易产生瘢痕而影响美容,可能是禁灸的主要原因。

［3］颧髎下关人迎:深部有重要血管。

［4］天府到周荣:深部有重要的内脏。

［5］渊液乳中:针灸皆禁忌。

［6］阳池中冲少商穴:施灸时较疼痛。

［7］隐白:施灸时较疼痛。

十五、太乙歌

原文

立春[1]艮[2]上起天留,戊寅己丑左足求。
春分左胁仓门震,乙卯日见定为仇。
立夏戊辰已巳巽,阴络宫中左手愁。
夏至[3]上天丙午日,正值膺喉离首头。
立秋玄委宫右手,戊申己未坤上游。
秋分仓果西方兑,辛酉还寻右胁谋。
立冬右足加新络,戊戌己亥乾位收,

冬至^[4]坎方临叶蛰,壬子^[5]腰尻下窍流。

五脏六腑并脐腹,招遥诸戊己中州。

溃治痈疽当须避,犯其天忌疾难瘳。

注释

［1］立春:阳历二月四日至五日。

［2］艮:八卦之一。

［3］夏至:阳历六月二十一日或二十二日。

［4］冬至:阳历十二月二十二日或二十三日。

［5］壬子:天干配地支之计日方法。

十六、九宫尻神禁忌歌

原文

坤踝震腨^[1]指牙上,巽属头分乳口中,

面背目干手膊^[2]兑,项腰艮膝肋离从,

坎肘脚肚轮流数,惟有肩尻^[3]在中宫。

此神农所制。其法一岁起坤,二岁起震,逐年顺飞九宫,周而复始,行年到处,所主伤体,切忌针灸;若误犯之,轻发痈疽,重则丧命,戒之戒之!

注释

［1］腨:腓肠肌部。

［2］膊:上肢部的统称。

［3］尻:尾骶部的统称。

语译

坤对应踝,震对应腨指牙上,巽属于头乳口中,兑对应着面背目干手膊,艮对应项腰膝肋,坎对应着肘脚肚,中宫对应肩尻。

这是神农所指定的。规律是:第一年起于坤,第二年起于震,依照九宫图的顺序变动,周而复始,到了九宫指定的那年,主形体有损,忌讳针灸;如果不小心施予,轻则发痈疽,重则丧命,一定要遵守。

十七、人神禁忌歌

原文

一脐二心三到肘,四咽五口六在首,

七脊八膝九在足,轮流顺数忌针灸^[1]。

注释

［1］轮流顺数忌针灸：在特定的年份不可针灸特定的部位。

语译

第一年在脐,第二年在心,第三年到肘,第四年到咽,第五年到口,第六年在首,第七年到脊,第八年在膝,第九年在足。依照这个顺序数,在特定的年份不可针灸特定的部位。

数图的方法：第一年起于肚脐,第二年起于心,周而复始,按顺序数。

十八、十干人神

原文

甲不治头,乙喉,丙肩,丁心,戊腹[1],己脾,庚腰,辛膝,壬肾,癸足。

注释

［1］腹：胸部以下,脐以上为大腹,脐以下为小腹。

语译

甲年不治头,乙年不治喉,丙年不治肩,丁年不治心,戊年不治腹,己年不治脾,庚年不治腰,辛年不治膝,壬年不治肾,癸年不治足。

十九、十二支人神

原文

子目,丑耳,寅胸,卯齿,辰腰,巳手,午心,未足,申头,酉膝,戌阴,亥颈。

语译

子时对应目,丑时对应耳,寅对应胸,卯对应齿,辰对应腰,巳对应手,午对应心,未对应足,申对应头,酉对应膝,戌对应阴,亥对应颈。

二十、十二部人神禁忌歌

原文

一心二喉三到头,四肩五背六腰求,
七腹八项九足(十)膝,十一阴(十二)股是一周。

语译

一对应心,二对应喉,三对应头,四对应肩,五对应背,六对应腰,七对应腹,八对应项,九对应足,十对应膝,十一对应下阴,十二对应大腿,如此是一个循环。

二十一、十二部人神禁忌图

其法:一岁起心,二岁起喉,周而复始,数之。

数的方法:第一年对应心,第二年对应喉,依此循环。

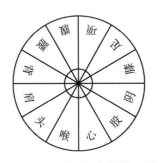

图4-15 十二部人神禁忌图

二十二、四季人神歌

原文

春秋左右胁,冬夏在腰脐,

四季人神处,针灸莫妄施。

语译

春季秋季不要针灸左右胁,冬夏季不要针灸腰脐,一年四季不要针灸人神所对应的地方。

二十三、逐日人神歌

原文

初一十一廿一起,足拇鼻柱手小指;

初二十二二十二,外踝发际外踝位;

初三十三二十三,股内牙齿足及肝;

初四十四廿四又,腰间胃脘阳阴手;

初五十五廿五并,口内遍身足阳明;

初六十六廿六同,手掌胸前又在胸;

初七十七二十七,内踝气冲及在膝;

初八十八廿八辰,腕内股内又在阴;

初九十九二十九,在尻在足膝胫后;

初十二三三十日,腰背内踝足蹠觅。

语译

初一十一廿一分别对应足拇、鼻柱、手小指;初二十二二十二分别对应外踝、发际、外踝;初三十三二十三分别对应股内、牙齿、足及肝;初四十四廿四对应腰间、胃脘、阳明手;初五十五廿五都对应口内、遍身、足阳明;初六十六廿六都对应手掌、胸前、胸;初七十七二十七分别对应内踝、气冲、膝;初八十八廿八辰时分别对应腕内、股内又在阴;初九十九二十九分别对应尻、足膝、胫后;初十二三三十日分别对应腰背、内踝、足蹠。

二十四、逐时人神

原文

子时踝,丑时腰,寅时目,卯时面,辰时头,巳手;

午时胸,未时腹,申时心,酉时背,戌时项,亥股。

语译

子时对应踝,丑时对应腰,寅时对应目,卯时对应面,辰时对应头,巳时对应手;午时对应胸,未时对应腹,申时对应心,酉时对应背,戌时对应项,亥时对应股。

二十五、逐月血忌歌

原文

行针须要明血忌,正丑二寅三之末,

四申五卯六酉宫,七辰八戌九居巳,

十亥十一月午当,腊子更加逢日闭。

语译

每个月对应的"血忌",正月丑时禁针,二月寅时禁针,三月未时禁针,四月申时禁针,五月卯时禁针,六月酉时禁针,七月辰时禁针,八月戌时禁针,九月巳时禁针,十月亥时禁针,十一月午时禁针,腊月在各忌日禁针。

◎ **逐月血支忌歌**

原文

血支针灸仍须忌，正丑二寅三卯位，
四辰五巳六午中，七未八申九酉部，
十月在戌十一亥，十二月于子上议。

语译

针灸还要明白血支禁忌，正月丑时禁针，二月寅时禁针，三月卯时禁针，四月辰时禁针，五月巳时禁针，六月午时禁针，七月未时禁针，八月申时禁针，九月酉时禁针，十月戌时禁针，十一月亥时禁针，十二月在子时禁针。

◎ **四季避忌日**

原文

春甲乙　夏丙丁　四季戊己　秋庚辛　冬壬癸

语译

春天在甲乙日，夏在丙丁，戊己日四季都禁，秋在庚辛，冬在壬癸。

◎ **男避忌日**

原文

壬辰　甲辰　乙巳　丙午　丁未　辛未　除日　戊日

语译

壬辰、甲辰、乙巳、丙午、丁未、辛未，除日（黄道吉日）、戊日。

◎ **女避忌日**

原文

甲寅　乙卯　乙酉　乙巳　丁巳　辛未　破日　亥日

语译

甲寅、乙卯、乙酉、乙巳、丁巳、辛未，破日（黄道吉日）、亥日。

◎ **针灸服药吉日**

原文

丁卯　庚午　甲戌　丙子　壬午　甲申　丁亥　辛卯　壬辰　丙申　戊

戌　己亥　己未　庚子　辛丑　甲辰　乙巳　丙午　戊申　壬子　癸丑　乙
卯　丙辰　壬戌　丙戌　开日　天医　要安

语译

丁卯、庚午、甲戌、丙子、壬午、甲申、丁亥、辛卯、壬辰、丙申、戊戌、己亥、己未、庚子、辛丑、甲辰、乙巳、丙午、戊申、壬子、癸丑、乙卯、丙辰、壬戌、丙戌，开日天医要安。

◎ 针灸忌日

原文

辛未　乃扁鹊死日　白虎　月厌　月杀　月刑

语译

辛未是扁鹊死日，白虎（中国神话或星相家所说的凶神）、月厌、月杀、月刑等日子。

◎ 十干日不治病

原文

甲不治头，乙不治喉，丙不治肩，丁不治心，戊巳日不治腹，庚不治腰，辛不治膝，壬不治胫，癸不治足。

语译

甲年不治头，乙年不治喉，丙年不治肩，丁年不治心，戊年不治腹，巳年不治脾，庚年不治腰，辛年不治膝，壬年不治肾，癸年不治足。

卷 五

一、十二经井穴　杨氏

手太阴井：少商

人生病，膨胀，气喘咳嗽，缺盆疼痛，内心烦躁，掌心发热，肩背疼痛，咽喉肿痛。这是（邪气）从经脉循行向上到膈肺中，横过腋关，穿过尺泽入少商，因此邪气停留在手太阴经络，因此生病。可以刺手太阴肺经的井穴少商，在大拇指侧。刺同身寸的 1 分，行六阴之数各一次，左取右，右取左，相当于吃了一顿饭的时间，症状消失。灸三壮。

手阳明井：商阳

人生病，气满，胸中紧痛，内心烦热，气喘而不能停止。这是（邪气）通过经脉从肩端到缺盆，络肺；它的支脉从缺盆中间径直向上到颈，因此邪气停留在手阳明经络，因此生病。可以刺手阳明大肠的井穴商阳，在示指指甲角处。针刺入 1 分，行六阴之数，左取右，右取左，相当于吃了一顿饭的时间，症状消失。灸三壮。

足阳明井：厉兑

人生病，心腹沉闷，恶人火，听到声响内心警惕，鼻子出血嘴唇歪斜，疟狂，脚痛，气愤，疮疥，牙齿发寒。这是（邪气）通过经脉从鼻交頞中开始，向下循行于鼻外，向上进入齿中穴，再从侠口穴出环绕嘴唇循行，下交于承浆。然后循行腮后的下边，从大迎出，循行颊车，向上到耳前，因此邪气停留在足阳明经络，因此生病。可以刺足阳明胃经的井穴厉兑，在第二脚趾的指甲上与肉相交像韭叶宽的地方。入针 1 分，行六阴数，左取右，相当于吃了一顿饭的时间，症状消失。

足太阴井：隐白

人生病，突然昏倒不省人事，脉象仍然像常人一样跳动，然而阴气盛行在上，则邪气重上，而邪气逆行，阳气紊乱，五络闭塞，结滞不通，因此如昏死状，身脉跳动，不知人事，邪气侵入手足少阴、太阴、足阳明经脉络，这五络，关联着生命。可先刺足太阴脾经的隐白穴，然后刺足少阴肾经的涌泉穴，再刺足阳明胃厉兑，再刺手太阴肺少商，最后刺手少阴心少冲，五井穴各二分，左右皆六阴数。没有痊愈，刺神门；还是没有痊愈，用竹管吹两耳，用手指掩住管口，不要泄气，必须极吹蔍，才能使脉络通畅，每极三度。（病情）严重的人灸百会穴三次。针前后各 2 分，泻二度，然后再灸。

手少阴井：少冲

人生病心痛烦躁口渴，手臂麻木，胁肋疼痛，心里热闷，呆痴忘事，癫狂。这是因为（邪气）通过经脉从心开始，支脉从心系侠喉咙走行，出来向后到腕骨之下，直接从肺循行到腋下上臂内，再走行在肘的内边到达下臂，从外边走行到达腕部，直过神门脉，进入少冲。可以刺手少阴心经的井穴少冲，在小拇指内侧与肉相接如韭叶宽地方。入针 1 分，行六阴数，右取左，如果灸三炷，（取）如麦粒一样大，没有痊愈，再针刺神门穴。

手太阳井：少泽

人生病，面颊肿痛，脖颈僵难以回头，肩部像被拔掉一样，上臂像被折断了一样，肘臂疼痛，外侧疼痛。这是因为（邪气）通过经脉从小指开始，从少泽经过前谷，向上循行于臂内到达肩部进入缺盆、包络心间，循咽喉下行至膈，（最终）到达胃；侧支从缺盆向上到颈颊，从外眼角进入耳，又顺着脸颊入鼻颎，斜贯于颧骨，所以邪气侵袭到太阳络，因此生了这个病。可以针刺手太阳小肠的井穴少泽，在小指外侧与肉相交如韭叶的宽度处。入针 1 分，六阴数各刺一针，左侧病刺右边。如果施灸，像小麦炷，灸三壮后停止。

足太阳井：至阴

人生病，头项肩背腰目都疼，脊痛，痔疟，癫狂，眼睛发黄而流泪，鼻流血。这是因为（邪气）通过正经，从脑出，支脉下行到项部；支脉，从上臂内左右下，又它的络脉从上行走，顺着眼角上额，所以邪气侵入足太阳经络，才有这种病。可以针刺足太阳膀胱的井穴至阴，在小指外侧面如韭叶的宽度处。行六阴数，没有痊愈，针刺金门 5 分，灸三壮；没有痊愈，刺申脉 3 分，如人行十里愈。有东西坠下,瘀血停留在腹内,满胀不得通行,先用泻药,然后针刺然谷穴前脉出血马上停止。没有痊愈,刺冲阳 3 分(胃之原),在大敦穴见到血出(肝之井)。

足少阴井:涌泉

人生病,突然心痛,急剧膨胀,胸胁支满。这是(邪气)通过经脉上行穿过肝膈,走在心内,所以邪气侵入足少阴经的络脉,而有这种病。可以针刺足少阴肾的井穴涌泉,足心中。入针 3 分,行六阴数,见到血出,并且让人立刻饥饿想吃,左取右,一直都有这种病,新发作,针刺五天就能痊愈,灸三壮。

手厥阴井:中冲

人生病,突然心痛,掌心发热,胸中满膨,手指痉挛手臂疼痛,不能伸展屈曲,腋下肿平,面红目黄,喜欢笑,心胸热,耳聋响。这是(邪气)通过包络的经脉,循行胸胁过腋下,经过上臂内侧,至间使入劳宫,循经直接进入中冲穴;分支从掌沿小手指,经过第二指关冲,所以邪气侵入手厥阴络,所以生这种病。可以针刺手厥阴心包的井穴中冲,在中指内端离指甲韭叶的宽度处。入针 1分,行六阴数,左侧病则取右边,一顿饭的时间,症状消失。如果施灸,小麦艾炷,灸三壮。

手少阳井:关冲

人生病,耳聋疼痛,耳鸣浑浑,眼睛疼痛,手肘疼痛,脊间心后疼得更厉害。这是因为(邪气)通过经脉循行上到手臂,贯上臂外面再循行肩上,相交出少阳的缺盆、膻中、膈内;支脉从颈项耳后出,直接进入耳中;走遍目内眦,因此邪气停留在少阳之络,所以生这种病。可以针刺手少阳三焦的井穴关冲,在手环指指甲离肉如韭叶的宽度处。入针 1 分,各一次,右取左,一顿饭的时间,症状消失。如果灸三壮还没痊愈,再次针刺少阳俞中渚穴。

足少阳井:足窍阴

人生病时,胸胁足疼痛,面滞,头目疼痛,缺盆腋下肿起,汗多,颈项瘰疬强硬,症生寒热。是因为(邪气)通过支脉,从外眼角下行到大迎,与手少阳抵达项,下行颊车穴,下至颈缺盆再下至胸部,交中贯膈,包络肝胆,循行于胁,所以邪气侵入足少阳经的络脉,因此有这种病。可以针刺足少阳胆的井穴足窍阴,在第二脚趾指甲与肉距如韭叶的宽度。入针 1 分,行六阴数,各一次,左病右取,一顿饭的时间,症状消失。可以灸三壮。

足厥阴井：大敦

人生病，睾丸突然肿大并且剧烈疼痛，并且腹部环绕肚脐上下剧烈疼痛。这是因为肝络离内踝上 5 寸，支脉走行在少阳；它的支脉，循小腿上至睾丸，归结在阴茎部位，所以邪气侵入足厥阴经的络脉，所以生了这种病。可以针刺足厥阴肝经的井穴大敦，在大拇指端。行六阴数，左取右，一直有这个病，再次发作，针刺三日就能痊愈。如果灸，五次就可痊愈。

二、井荥输原经合歌 《医经小学》

原文

少商鱼际与太渊，经渠尺泽肺相连。
商阳二三间合谷，阳溪曲池大肠牵。
隐白大都太白脾，商丘阴陵泉要知。
厉兑内庭陷谷胃，冲阳解溪三里随。
少冲少府属于心，神门灵道少海寻。
少泽前谷后溪腕，阳谷小海小肠经。
涌泉然谷与太溪，复溜阴谷肾所宜。
至阴通谷束京骨，昆仑委中膀胱知。
中冲劳宫心包络，大陵间使传曲泽。
关冲液门中渚焦，阳池支沟天井索。
大敦行间太冲看，中封曲泉属于肝。
窍阴侠溪临泣胆，丘墟阳辅阳陵泉。

表 5－1　五输穴、原穴

经络	井	荥	俞	原	经	合
肺	少商	鱼际	太渊	（太渊）	经渠	尺泽
大肠	商阳	二间	三间	合谷	阳溪	曲池
胃	厉兑	内庭	陷谷	冲阳	解溪	足三里
脾	隐白	大都	太白	（太白）	商丘	阴陵泉
心	少冲	少府	神门	（神门）	灵道	少海
小肠	少泽	前谷	后溪	腕骨	阳谷	小海
膀胱	至阴	通谷	束骨	京骨	昆仑	委中

（续表）

经络	井	荥	俞	原	经	合
肾	涌泉	然谷	太溪	（太溪）	复溜	阴谷
心包	中冲	劳宫	大陵	（大陵）	间使	曲泽
三焦	关冲	液门	中渚	阳池	支沟	天井
胆	窍阴	侠溪	临泣	丘墟	阳辅	阳陵泉
肝	大敦	行间	太冲	（太冲）	中封	曲泉

三、井荥输经合横图　《聚英》

井荥输原经合横图　　　　　《聚英》

	肺	脾	心	肾	心包络	肝	
井（木）	少商	隐白	少冲	涌泉	中冲	大敦	春刺
荥（火）	鱼际	大都	少府	然谷	劳宫	行间	夏刺
俞（土）	太渊	太白	神门	太溪	大陵	太冲	季夏刺
经（金）	经渠	商丘	灵道	复溜	间使	中封	秋刺
合（水）	尺泽	阴陵泉	少海	阴谷	曲泽	曲泉	冬刺

	大肠	胃	小肠	膀胱	三焦	胆	
井（金）	商阳	厉兑	少泽	至阴	关冲	窍阴	所出
荥（水）	二间	内庭	前谷	通谷	液门	侠溪	所溜
俞（木）	三间	陷谷	后溪	束骨	中渚	临泣	所注
原	合谷	冲阳	腕骨	京骨	阳池	丘墟	所过
经（火）	阳溪	解溪	阳谷	昆仑	支沟	阳辅	所行
合（土）	曲池	三里	小海	委中	天井	阳陵泉	所入

图 5-1　井荥输原经合穴

项氏（平菴先生）说：经气所发出的地方叫井，如同水的源泉；经气发出后的短暂停留状态叫荥，如同少量水聚集在一起的陂池；经气输运过程中的传输状态叫输，如同水在流通过程中的跨越；经气所通过的地方叫经，如同水的急流；经气与他经汇合的地方叫合，如同水归大海。这些都是用水流来形容经气的传输状态。

又说：春天刺井穴，井穴象征着东方和春天，春天是万物开始升发的季节，所以把经气发出的地方叫作井穴。冬天刺合穴，合穴象征着北方和冬天，阳气也汇藏在体内，所以把经气汇合的地方叫合穴。仅列举井穴和合穴的意义，其他荥穴、输穴、和经穴的意义也就比较容易理解了。

又说：井穴的部位，肌肉浅薄，应当针刺泻井穴时，可以同时泻荥穴。

滑氏（名寿）说：应当针刺补井穴时，必同时补合穴。

岐伯说：春天的邪气停留于肝，所以针刺时宜取井穴；夏天邪气停留于心，所以针治时宜取荥穴；季夏邪气停留于脾，所以针治时宜取输穴；秋天邪气停留于肺，所以针治时宜取经穴；冬天邪气停留于肾，所以针治时宜取合穴。

黄帝说：如何知道五脏与四时季节相联系呢？

岐伯说：五脏中一脏有病，总会相应出现五种临床表现，例如肝脏有病时，就会出现面色变青，散发臊臭的气味，喜欢吃酸味的饮食，常发出呼叫的声音以及精神上的不愉快或哭泣等。其他症状还很多，就不去逐项列举了，脏器病变的临床表现是与四时季节紧密联系的。针刺的要领就在于掌握这些微细的变化。

四明陈氏说：春季机体的阳气上浮于毛，夏季阳气在皮，秋季阳气下沉在分肉间，冬季阳气潜入骨髓。针刺是要考虑到这种规律，决定针刺的深浅。

四、徐氏子午流注逐日按时定穴歌

原文

甲日戌时胆窍阴[1]，丙子时中前谷荥，
戊寅陷谷阳明俞，返本丘墟木在寅，
庚辰经注阳溪穴，壬午膀胱委中寻，
甲申时纳三焦水，荥合天干取液门[2]。
乙日酉时肝大敦，丁亥时荥少府心，
己丑太白太冲穴，辛卯经渠[3]是肺经，
癸巳肾宫阴谷合，乙未劳宫火穴荥。
丙日申时少泽当，戊戌内庭治胀康，
庚子时在三间[4]俞，本原腕骨可祛黄，

壬寅经火昆仑上，甲辰阳陵泉合长，
丙午时受三焦木，中渚之中仔细详。
丁日未时心少冲，己酉大都脾土逢，
辛亥太渊神门穴，癸丑复溜肾水通，
乙卯肝经曲泉合，丁巳包络大陵中。
戊日午时厉兑先，庚申荥穴二间迁，
壬戌膀胱寻束骨，冲阳土穴必还原，
甲子胆经阳辅是，丙寅小海穴安然，
戊辰气纳三焦脉，经穴支沟刺必痊。
己日巳时隐白始，辛未时中鱼际取，
癸酉太溪太白原，乙亥中封内踝比，
丁丑时合少海心，己卯间使包络止。
庚日辰时商阳居，壬午膀胱通谷之，
甲申临泣为俞木，合谷金原返本归，
丙戌小肠阳谷火，戊子时居三里宜，
庚寅气纳三焦合，天井之中不用疑。
辛日卯时少商本，癸巳然谷何须忖，
乙未太冲原太渊，丁酉心经灵道引，
己亥脾合阴陵泉，辛丑曲泽包络[5]准。
壬日寅时起至阴，甲辰胆脉侠溪荥，
丙午小肠后溪俞，返求京骨本原寻，
三焦寄有阳池穴，返本还原似嫡亲，
戊申时注解溪胃，大肠庚戌曲池真，
壬子气纳三焦寄，井穴关冲一片金，
关冲属金壬属水，子母相生恩义深。
癸日亥时井涌泉，乙丑行间穴必然，
丁卯俞穴神门是，本寻肾水太溪原，
包络大陵原并过，己巳商丘[6]内踝边，
辛未肺经合尺泽，癸酉中冲包络连，
子午截时安定穴，留传后学莫忘言。

注释

[1] 窍阴：足窍阴穴，胆经井穴。
[2] 液门：液门穴，三焦经荥穴。

〔3〕经渠：经渠穴，肺经经穴。

〔4〕三间：三间穴，大肠经输穴。

〔5〕包络：心包经。

〔6〕商丘：商丘穴，脾经经穴。

五、十二经纳干支歌

◎ 十二经纳天干歌

原文

甲胆乙肝丙小肠，丁心戊胃己脾乡，

庚属大肠辛属肺，壬[1]属膀胱癸[2]肾脏，

三焦亦向壬中寄，包络同归入癸方。

注释

〔1〕壬：壬是第五个阳日，阳数之大者。

〔2〕癸：癸是第五个阴日，阴数之大者。

◎ 十二经纳地支歌

原文

肺寅大卯胃辰宫，脾巳心午小未中，

申胱酉肾心包戌，亥焦子胆丑肝通。

◎ 脚不过膝手不过肘歌（也称"日时阴阳针转左右歌"）

原文

阳日阳时气在前，血在后兮脉在边，

阴日阴时血在前，气在后兮脉归原，

阳日阳时针左转，先取阳经腑病看，

阴日阴时针右转，行属阴经脏腑痊。

注释

〔1〕针左转：指顺时针方向。

〔2〕针右转：指逆时针方向。

六、流注图

足少阳胆经，主甲，和己相合，胆引导气行走。在甲戌时候，胆宣通为井，

属金。在丙子时候，小肠为荥，属水。戊寅时，胃为俞属木，并且过胆原丘墟，木原在寅。庚辰时，大肠为经，属火。壬午时，膀胱为合，属土。甲申时，气包纳三焦的荥水，甲属木，所以说水生木，子母相生。

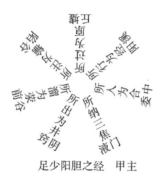

足少阳胆之经　甲主

图 5 - 2　胆经开穴

足厥阴肝经，主乙，和庚相合，肝引导血行走。在乙酉时候，肝宣通为井，属木。在丁亥时候，心为荥，属火。己丑时，脾为输属土，并且过肝的本原。辛卯时，肺为经，属金。癸巳时，肾为合，属水。乙未时，血包纳包络的荥火，乙属木，所以说木生火。

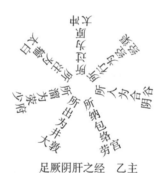

足厥阴肝之经　乙主

图 5 - 3　肝经开穴

手太阳小肠经，主丙，与辛合，小肠引导气的走行。在丙申时候，小肠宣通为井，属金。戊戌时，胃为荥，属水。庚子时，大肠为输，属木，并且过小肠原。壬寅时，膀胱为经，属火。甲辰时，胆为合，属土。丙午时，气容纳三焦的俞木，丙属火，所以说木生火。

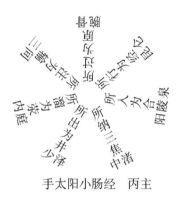

手太阳小肠经　丙主

图5-4　小肠经开穴

手少阴心经，主丁，和壬相合，心引导血的走行。在丁未时候，心宣通为井，属木。己酉时，脾为荥，属火。辛亥时，肺为输，属土，并且过心原。癸丑时，肾为经，属金。乙卯时，肝为合，属水。丁巳时，血容纳包络的俞土，丁属火，所以说火生土。

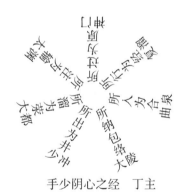

手少阴心之经　丁主

图5-5　心经开穴

足阳明胃经，主戊，和癸相合，胃引导气的走行。在戊午时候，胃宣通为井，属金。庚申时，大肠为荥，属水。壬戌时，膀胱为输，属木，并且过胃原。甲子时，胆为经，属火。丙寅时，小肠为合，属土。戊辰时，气容纳三焦的经火，戊属土，所以说火生土。

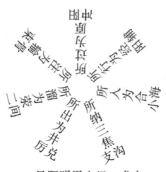

足阳明胃之经　戊主

图 5-6　胃经开穴

足太阴脾经，主己，和甲相合，脾引导血的走行。在己巳时候，脾宣通为井，属木。辛未时，肺为荥，属火。癸酉时，肾为输，属土，并且过脾原。乙亥时，肝为经，属金。丁丑时，心为合，属水。己卯时，血容纳包络的经金，己属土，所以说土生金。

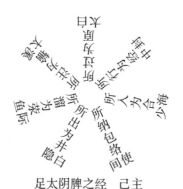

足太阴脾之经　己主

图 5-7　脾经开穴

手阳明大肠经，主庚，和乙相合，大肠引导气的走行。在庚辰时候，大肠宣通为井，属金。壬午时，膀胱为荥，属水。甲申时，胆为输，属木，并且过大肠原。丙戌时，小肠为经，属火。戊子时，胃为合，属土。庚寅时，气容纳三焦的合土，庚属金，所以说土生金。

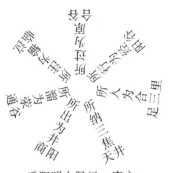

手阳明大肠经　庚主

图 5 - 8　大肠经开穴

　　手太阴肺经,主辛,和丙相合,肺气引导血的运行。在辛日辛卯的时候,肺宣通为井,属木。在癸巳时,肾为荥,属火。乙未时,肝为输属土,并且过肺原。丁酉时,心为经,属金。己亥时,脾为合,属水。辛丑时,血被包纳在心络中,为合,属水。辛属于金,所以说是金生水。

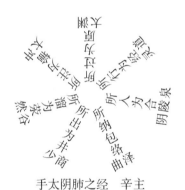

手太阴肺之经　辛主

图 5 - 9　肺经开穴

　　足太阳膀胱经,主壬,与丁相合,膀胱引导气的走行。在壬日壬寅时,膀胱宣通为井,属金。甲辰时,胆为荥,属水。甲午时,小肠为输,属木。所经过的本原京骨,木的本原在午时,水进入火,所以壬丙子午相交,而且还过三焦的本原——阳池。戊申时,胃为经,属火。庚戌时,大肠为合,属土。壬子时,气纳入三焦为井,属金。

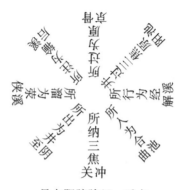

足太阳膀胱经　壬主

图 5－10　膀胱经开穴

　　足少阴肾经，主癸，和戊相合，肾指引血的走行。癸日癸亥时，肾宣通为井，属木。乙丑时，肝为荥，属火。丁卯时，心为输，属土，并且过肾的本原太溪，又过心包络的本原大陵。己巳时，脾为经，属金。辛未时，肺为合，属水。癸酉时，血纳入包络，为井，属木，这就是所谓的水生木。

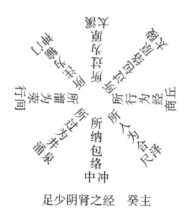

足少阴肾之经　癸主

图 5－11　肾经开穴

七、论子午流注法　（徐氏）

　　所谓的子午流注，说的是刚和柔相互配合，阴阳相互融合，气血循环，穴位宣通闭合。为什么要用子午来说呢？

　　回答：子时一刻的时候，阳气生发；到了午时一刻的时候，阴气生发，所以就用子午来分，来取其中间部分。流就是来来往往的东西，注就是停止不动的东西。

有十天干,十二经,分别是甲胆,乙肝,丙小肠,丁心,戊胃,己脾,庚大肠,辛肺,壬膀胱,癸肾,余两经,三焦,包络。阳气来源于三焦,阴血来源于包络,这二者虽然寄住在壬癸,可是也分布在十干,每条经中,有井、荥、输、经、合来配合金、木、水、火、土,这就是为什么井木阴而井金阳,荥火阴而荥水阳,输土阴而输木阳,经金阴而经火阳,合水阴而合土阳。

经中有返回还原的东西,就是十二经出入的门户。阳经有本原,遇到输穴就经过它,阴经没有本原,用输穴来代替。是用甲出丘墟,以太冲来举例说明。又根据《千金方》里面说的:六阴经是有本原穴的,就是乙中都,丁通里,己公孙,辛列缺,癸水泉,包络内关。

所以在阳气盛行的时候,血随气走。阴气盛行的时候,气随血走。得到合适的时机就宣通,失去合适的时机就闭合。阳气的主干注入腑,甲、丙、戊、庚、壬,而且可以多次见到的人,他的气纳入三焦;阴气的主干注入脏,乙、丁、己、辛、癸,而且可以多次见到的人,他的血纳入包络。如果在甲日甲戌的时候,宣通胆井,到戊寅时胃正好处于输穴,而且有经过胆原,再次见到甲申的时候,气纳入三焦,荥穴属水,甲属木,是用水生木,这就是所谓的归入本元。如果在乙日乙酉的时候,宣通肝井,到了乙丑时当脾正处于输穴时,并且经过肝的本原,再次见到乙未时,血纳入包络,荥穴属火,乙属木,这就是用木生火。其余都模仿这个。都是根据子午相生,阴阳相济这个道理。

阳气盛的时候没有阴气,阴气盛的时候没有阳气,所以甲与己相合,乙和庚相合,丙与辛相合,丁与壬相合,戊与癸相合。什么叫作甲与己合?答:在中央的戊己属土,畏惧在东方的属木的甲乙的克制,戊属阳是兄长,己属阴是妹妹,戊这个兄长想把自己妹妹嫁给木,让她成为甲的妻子,从而达到阴阳和睦相处,互不伤害的目的,所以甲就和乙和睦了。其余的规律也都是这样的啊。子午流注的道理,都在此啊。

八、流注开阖 《医学入门》

人每天一身之气循环一周会流经六十六个穴位,每时流经五个穴(除了六原穴,因为它是经的所过之处)。

相互生长和睦的就是开,就刺。相互克制的就是闭,不能刺。阳气生阴气死,阴气生阳气死,就像甲木在午时消失,亥时出现。乙木在亥时消失,午时出现。丙火在寅时出现,酉时消失。丁火在酉时出现,寅时消失。戊土在寅时出现,酉时消失,己土在酉时出现,寅时消失。庚金在巳时出现,子时消失。辛金在子时出现,巳时消失。壬水在申时出现,卯时消失。癸水在卯时出现,申时消失。凡是值得生我的我就生它,这就是相合者,所以在气血旺盛的时候,就可以辨别虚实来刺。克制我的我就克制他,就是合闭时的穴位,气血正好处于衰弱的时候,不是气没有到达,是气行的太过了,刺错了引来邪气,打乱了真气,实虚夹杂在一起,害处不小。

九、流注时日

阳气盛的时候阳穴宣通,阴气盛的时候阴穴宣通,阳气因为阴气的到来而闭合,阴气因为阳气的到来而闭合,闭合就是关闭的意思。某个穴位如果闭合了,就根据它的本时和天干,用针刺与它相合的那个穴位。

阳气盛的时候遇到阴气,阴气盛的时候遇到阳气,那么前者就会闭合,就取与它相合的那个穴位针刺。相合的穴位,甲和己相合生化为土,乙和庚相合生化为金,丙和辛相合生化为水,丁和壬相合生化为木,戊和癸相合生化为火,这就叫作五门十变。

这就是为什么这样:阳气盛的时候注入腑,那么气先到然后血循行;阴气盛的时候注入脏,那么血先到然后气再循行。顺应阴阳,那么就是顺应气血。阳气盛的时候正好六腑值日时适合引气,阴气盛的时候正好六脏值日时适合引血。

有人问:如果阳日阳时已经过去,阴日和阴时也过去了,遇到很急的病,该怎么办呢?

回答说:丈夫妻子母亲儿子互为相用,必定会有适合治病的方法。

妻穴闭合就针刺夫穴,夫穴闭合就针刺妻穴,子穴闭合就针刺母穴,母穴闭合就针刺子穴。一定要穴位和病情相适宜,才可以针刺。

哎!用穴应该先是主穴再是客穴,用时应该先放弃主穴而从客穴。(如果甲日胆经为主穴,其他的穴为客穴,针刺时应该先刺主穴再刺客穴,等到甲戌时主穴不开,就针刺客穴)。

按照日子找时间,根据经脉找穴位,时间上有穴位,穴位上有时间,分清弄明白它实际上的位置,不用一遍又一遍的数,这就是为什么宁愿守着子午,而放弃灵龟。

灵龟八法,专门为奇经八脉而设置,它的图谱让后人很惧怕。但是子午法则,道理很容易明白,穴位都是肘和膝的内侧穴位,怎么能够逃脱子午流注的法则呢!

十、脏腑井荥输经合主治 《聚英》

如果有弦脉,病人喜欢洁净,面色发青容易发怒,这就是胆病。如果心下感到胀满,应该刺窍阴,如果感到身热就刺侠溪,感到身体沉重就刺临泣,如果咳嗽气喘就刺阳辅,如果气逆上行就刺阳陵泉,全部的要刺丘墟。

如果有弦脉,病人小便淋漓不尽,有馊味,大便难,经脉挛急,四肢胀满,脐左边感觉有气在动,这就是肝病。如果心下痞满就刺大敦,如果感到身体热,就刺行间,感到肢体沉重,就刺太冲,如果咳嗽气喘就刺中封,如果感到气逆上行,就刺曲泉来泻。

如果有浮洪脉,病人面色发红,口干爱笑,这是小肠有病的征兆。如果心下痞满就刺少泽,感到身体热就刺前谷,感到肢体沉重就刺后溪,如果咳嗽气喘寒热往来就刺阳谷,如果感到气逆上行就刺小海来泻,前面所提的症状都要刺腕骨。

如果有洪脉,病人觉得心烦心痛,手掌心热而且干呕,脐上有气在动,这是心病。如果心下痞满就刺少冲,感到身热就刺少府,感到身体沉重肢节痛就刺神门,如果咳嗽气喘寒热往来就刺灵道,感到气逆上行就刺少海来泻。

如果有浮缓脉,病人面色发黄,肥胖,喜欢沉思,喜欢咏叹,这是胃病。如果心下痞满就刺厉兑,感到身体热就刺内庭,感到身体沉重就刺陷谷,如果咳嗽气喘寒热往来就刺解溪,如果感到气逆上行就刺三里来泻,得了这些症状都要刺冲阳。

如果有浮缓脉,病人腹部胀满,不消化,身体沉重肢节疼痛,身体倦怠郁郁寡欢,喜欢躺着,四肢僵硬不能灵活屈伸,感觉脐部有运动的气,用手按感觉很牢固,隐隐的痛,这是脾病。如果心下痞满就刺隐白,如果感到身体热就刺大都,感到身体沉重肢节疼痛就刺太白,如果咳嗽气喘寒热往来就刺商丘,如果感到气逆上行就刺阴陵泉来泻。

如果有浮脉,病人面色发白,喜欢打喷嚏,悲伤愁闷不开心想哭,这是大肠的病。如果心下痞满就刺商阳,如果感到身热就刺二间,如果感到身体沉重肢节疼痛就刺三间,如果咳嗽气喘寒热往来就刺阳溪,如果感到气逆上行就刺曲池来泻,这些病证都需要刺合谷。

如果有浮脉,病人气喘咳嗽,有轻微的寒热往来,脐的右边感觉有动气,用手按觉的牢固,疼痛,这是肺病。如果心下痞满就刺少商,如果感到身热就刺鱼际,如果感到身体沉重肢节疼痛就刺太渊,如果咳嗽气喘寒热往来就刺经渠,如果感到气逆上行就刺尺泽来泻。

如果有沉迟脉象，病人面色发黑，经常感到害怕，这是膀胱病证。如果心下痞满就刺至阴，如果感到身热就刺通谷，如果感到身体沉重肢节疼痛就刺束骨，如果咳嗽气喘寒热往来就刺昆仑，如果感到气逆上行就刺委中来泻，这些病证都需要刺京骨。

如果有沉迟脉象，病人感到气逆，小腹有急性的疼痛，里急下重，小腿觉得寒气上逆，脐下感觉有运动的气，用手按觉得牢固，隐隐痛，这是肾病。如果心下痞满就刺涌泉，如果感到身热就刺然谷，如果感到身体沉重肢节疼痛就刺太溪，如果咳嗽气喘寒热往来就刺复溜，如果感到气逆上行就刺阴谷来泻。

纪氏（名天锡）说：井穴所治之病，不是五脏六腑，都是心下痞满的病证。荥穴所治之病，不是五脏六腑，都是身热的病。输穴所治之病，不是五脏六腑，都是身体沉重肢节疼痛的病证。经穴所治之病，不是五脏六腑，都是咳嗽气喘寒热往来的病证。合穴所治的病，不是五脏六腑，都是气逆需要泻。

十一、十二经是动所生病补泻迎随 《聚英》

《内经》说：对十二经的病，属实证者要用泻法，属虚证要用补法，属热证者需要速刺针法，属寒证者需要留针法针刺。不实不虚者需取本经进行治疗。又说：迎着经气来的方向进行针刺时，是一种泻法；随着经气去的方向进行针刺时，是一种补法。又说：治疗脏腑虚证时，可补它的母脏、母经或母穴；治疗脏腑实证时，可泻它的子脏、子经或子穴。《难经》说：人体经脉的功能是运行气血、通调阴阳，以营养周身。经气的运行，于早晨从中焦开始，寅时流注到手太阴肺经，卯时到手阳明大肠经；从手阳明大肠经继续流注，在辰时到达足阳明胃经，巳时到足太阴脾经；从足太阴脾经继续向前流注，于午时到达手少阴心经，未时到达手太阳小肠经；又从手太阳小肠经继续流注，于申时到达足太阳膀胱经，酉时到达足少阴肾经；接着从足少阴肾经向前流注，于戌时到达手厥阴心包经，亥时到达手少阳三焦经；然后又从手少阳三焦经继续向前，于子时流注到足少阳胆经，丑时到达足厥阴肝经；最后从足厥阴肝经于翌日寅时又还流回手太阴肺经。好像沿圆圈运行一样，循环不止，运输气血以灌溉周身。又说：所谓迎随，就是根据荣卫的运行规律，以及经脉的循行方向，以采用逆刺或顺刺的一种针刺手法。

十二、十二经之原歌

原文

甲出丘墟乙太冲，丙居腕骨是原中，

丁出神门原内过,戊胃冲阳气可通,

己出太白庚合谷,辛原本出太渊同,

壬归京骨阳池穴,癸出太溪大陵中。

表5-2　原穴表

甲	乙	丙	丁	戊	己	庚	辛	壬	癸
丘墟	太冲	腕骨	神门	冲阳	太白	合谷	太渊	京骨、阳池	太溪、大陵

（三焦之气在阳经之间循行,所以六腑多了一个穴位,叫原穴。又说:三焦,是水谷运行的道路,原气的分支。主要通行三气,经过五脏六腑。原者是三焦的尊号,所以它停止的地方就是本原。）

《难经》说:五脏六腑有病的人,都可以取其原穴进行针刺补泻。王海藏（王好古）说:如果要补益肝经,就在肝经原穴太冲的地方刺一针行补法,如果要泻下肝经,就在肝经原穴太冲地方刺一针行泻法。其余也模仿着这样。

十三、十二经病井荥输经合补虚泻实

手太阴肺经,其天干属辛,五行属金。起自中府穴,终于少商穴。属于多气少血的经脉,于寅时气血流注至此经。

主治发生异动的病证:肺部胀闷,膨膨气喘,咳嗽,"缺盆"中间（喉咙部）疼痛;严重的则交捧着两手,感到胸部烦闷,视觉模糊。还可发生前臂部的气血阻逆如厥冷、麻木、疼痛等症。

主治"肺"所发生的病证,如咳嗽,气急,喘息,心烦,胸闷,上臂、前臂的内侧前边（经脉所过处）酸痛或厥冷,或掌心发热。

本经气盛有余的实证,多见肩背酸痛,感受风寒而汗出,伤风,小便频数,张口嘘气;本经气虚不足的虚证,多见肩背部酸痛而怕冷,气短,呼吸急促,小便颜色异常。其寸口脉的脉象比人迎脉的脉象大三倍,气虚就会感到肩背痛,有寒气,少气不能够支持呼吸,小便的颜色就会异常,所以就会遗失很多的津液,寸口脉的脉象反而会小于人迎脉的脉象。

补:在卯时的时候刺太渊穴,为输穴属土,土生金,为母。《内经》说:"虚则补其母。"

泻:在寅时的时候刺尺泽,为合穴属水,金生水,为子,《内经》说:"实则泻其子。"

手阳明大肠经,其天干属庚,五行属金。起自商阳穴,终于迎香穴。属气血俱多的经脉,于卯时气血流注此经。

主治发生异动的病证:牙齿痛,周身水肿。

主治"津"所生的病证:眼色发黄,口干,鼻子出血,喉咙肿痛,肩膀前面的肌肉痛,大拇指和示指不能屈伸,气有余则当脉经过的时候就会产生热和肿胀,人迎的脉象就会比寸口的脉象大三倍。如果寒冷打颤,人迎的脉象反而会小于寸口的脉象。

补:在辰时的时候刺曲池,为合属土。土生金,虚则补其母。

泻:在卯时的时候刺二间,为荥属水。金生水,实则泻其子。

足阳明胃经,其天干属于戊,五行属土,起自头维穴,终于厉兑穴。属气血俱多的经脉,于辰时气血流注至此经。

主治发生异动的病证:就会出现全身一阵阵发冷战栗,就像被冷水淋洒过一样,以及频频呻吟,经常张口呼气,额部暗黑。发病的时候偶怕见光和人,听到木器撞击所发出的声音就会神慌惊恐,心中跳动不安,病人喜欢关闭门窗独处室内。在病情严重的时候,就会出现病人想要爬到高处去唱歌,脱了衣服乱跑,以及肠鸣腹胀等症状,这叫作骭厥病。

主治"血"所生的疾病:高热神昏疟疾,大汗出,鼻塞或鼻出血,口角歪斜,口唇生疮,颈部肿大,喉部闭塞,腹部水肿,膝部和髌部肿痛。沿着的胸膺、乳头、气街、大腿前缘、伏兔、胫部外缘、足背等处的部位都发生疼痛,足中趾不能活动自如。经气有余时,会出现胸腹部发热,若气盛而充于胃,就会使胃之气有余,就会出现谷食易消,容易饿,以及小便发黄等症状。人迎的脉象比寸口的脉象大三倍,经气不足,就会出现胸腹部发冷而战栗,若胃中有寒则胀满,人迎的脉象反而会小于寸口的脉象。

补:在巳时的时候刺解溪,为经属火。火生土,虚则补其母。

泻:在辰时刺厉兑,为井属金。土生金,实则泻其子。

足太阴脾经,其天干属己,五行属土。起自隐白穴,终于大包穴。属少气多血的经脉,于巳时气血流注至此经。

主治发生异动的病证:舌根僵直,食则呕吐,胃脘疼痛,腹部胀满,时时嗳气。在排出大便和矢气后就会感到脘腹轻快,就好像病已经祛除了一样,还会出现身体沉重的现象。

主治"脾"所生的疾病：舌根疼痛，身体不能活动，食物不能下咽，心烦，心下疼痛，大便薄溏，痢疾，水闭以致小便不通，皮肤发黄，不能睡觉，勉强站立时，就会出现股膝内侧经脉所过之处肿胀而厥冷，足大脚趾不能动的病象。经气盛的人，寸口的脉象就会比人迎的脉象大三倍。经气虚的人，寸口反而小于人迎的脉象。

补：在午时刺大都，为荥属火。火生土，虚则补其母。

泻：在巳时刺商丘，为经属金。土生金，实则泻其子。

手少阴心经，其天干属丁，五行属火。起自极泉穴，终于少冲穴。属多气少血的经脉，于午时气血流注此经。

主治发生异动的病证：咽喉干燥，口渴想要喝水，叫作臂厥证。

主治"心"所生的病证：眼睛发黄，胁肋疼痛，手臂内后麻木疼痛，手掌心发热疼痛。属于本经经气亢盛的，其寸口脉的脉象要比人迎脉的脉象大一倍，而属于本经经气虚弱的，其寸口脉的脉象反而要比人迎脉的脉象小。

补：在未时刺少冲，为井属木。木生火，虚则补其母。

泻：在午时刺神门，为输属土。火生土，实则泻其子。

手太阳小肠经，其天干属丙，五行属火。起自少泽穴，终于听宫穴。属多血少气的经脉，于未时气血流注至此经。

主治发生异动的病证：咽喉痛，下颌肿，不可以转头回看，肩膀好像被拔、被折过。

主治"液"所生的病证：耳聋眼睛发黄，脸颊发肿，颈部、下颌、肩膀、手肘、手臂外后侧连续疼痛。属于本经经气亢盛的，其人迎脉的脉象要比寸口脉的脉象大两倍，而属于本经经气虚弱的，其人迎脉的脉象反而要比寸口脉的脉象小。

补：在申时刺后溪，为输属木。木生火，虚则补其母。

泻：在未时刺小海，为合属土。火生土，实则泻其子。

足太阳膀胱经，其天干属壬，五行属水。起自睛明穴，终于至阴穴。属多血少气的经脉，于申时气血流注至此经。

主治发生异动的病证：头痛，眼睛像是要脱出眼眶，脖子僵直，脊背痛，腰像是折断了，大腿不可以弯曲，僵硬，像断裂了一样疼痛。

主治"筋"所生的病证：痔，疟，狂，癫疾，头囟脖子痛，眼睛发黄，眼泪流出，鼻子出血，项、背、腰、尻、脚都疼痛，小拇指不能用。属于本经经气亢盛的，其人迎脉的脉象要比寸口脉的脉象大两倍，而属于本经经气虚弱的，其人迎脉的脉象反而要比寸口脉的脉象小。

补：在酉时刺至阴，为井属金。金生水，虚则补其母。

泻：在申时刺束骨，为输属木。水生木，实则泻其子。

足少阴肾经，其天干属癸，五行属水。起自涌泉穴，终于俞府穴。属多气少血的经脉，于酉时气血流注至此经。

主治发生异动的病证：就会出现饥饿没有食欲，面色黑的像炭的颜色，咳的唾液中有血，气喘嘘嘘，坐着想要站起，眼睛定定地看着就像没看到，心高高悬起像是饥饿的状态，气不足甚至经常恐慌，心中警惕像有人将要来抓他，这经脉病叫作骨厥。

主治"肾"所生的病证：口热，舌干，咽喉肿，上气，咽喉干燥和疼痛，心烦，心痛，黄疸，肠澼，脊、大腿内侧后廉痛，痿厥好睡眠，脚下热而疼痛。属于本经经气亢盛的，其寸口脉的脉象要比人迎脉的脉象大两倍，而属于本经经气虚弱的，其寸口脉的脉象反而要比人迎脉的脉象小。

补：在戌时刺复溜，为经属金。金生水，虚则补其母。

泻：在酉时刺涌泉，为井属木。水生木，实则泻其子。

手厥阴心包经，配肾，属相火。起自天池穴，终于中冲穴。属多血少气的经脉，于戌时气血流注此经。

主治发生异动的病证：就会出现手心发热，肘臂抽筋，腋下肿。严重的人胸胁支满，心中微动，或大动，面赤，眼睛发黄，喜欢笑且不停止。

主治"脉"所生的病证：烦心，心痛，手心发热。属于本经经气亢盛的，其寸口脉的脉象要比人迎脉的脉象大一倍，而属于本经经气虚弱的，其寸口脉的脉象反而要比人迎脉的脉象小。

补：在亥时刺中冲，为井属木。木生火，虚则补其母。

泻：在戌时刺大陵，为输属土。火生土，实则泻其子。

手少阳三焦经，配心包络，属相火。起于关冲穴，终于耳门穴，属多气少血的经脉，于亥时气血流注至此经。

主治发生异动的病证：就会出现耳聋，头晕目眩，咽喉肿痛麻痹。

主治"气"所生的病证：汗出，目锐痛，面颊痛，耳后、肩、肘、臂外都痛，小指示指不能用。属于本经经气亢盛的，其人迎脉的脉象要比寸口脉的脉象大一倍，而属于本经经气虚弱的，其人迎脉的脉象反而要比寸口脉的脉象小。

补：在子时刺中渚，为输属木。木生火，虚则补其母。

泻：在亥时刺天井，为合属土。火生土，实则泻其子。

足少阳胆经，其天干属甲，五行属木。起自瞳子髎穴，终于窍阴穴。属多气少血的经脉，于子时气血流注至此经。

主治发生异动的病证：就会出现口中苦，常叹息，心下胁下疼痛，不能翻身，严重的脸上微有尘土的黄色，肌肤没有光泽，脚外反热，这是阳厥。

主治"骨"所生的病证：头角下巴疼痛，目睛锐痛，缺盆中脓肿疼痛，腋窝肿，马刀挟瘿，出汗振寒，疟疾，胸部、肋骨、大腿、膝盖到小腿外绝骨、外踝前及各关节疼痛，小指次指不能用。属于本经经气亢盛的，其人迎脉的脉象要比寸口脉的脉象大一倍，而属于本经经气虚弱的，其人迎脉的脉象反而要比寸口脉的脉象小。

补：在丑时刺侠溪，为荥属水。水生木，虚则补其母。丘墟是原穴，也选用。

泻：在子时刺阳辅，为经属火。木生火，实则泻其子。

足厥阴肝经，其天干属乙，五行属木。起自大敦穴，终于期门穴。属多血少气的经脉，于丑时气血流注至此经。

主治发生异动的病证：腰痛不可以弯下挺直，男人有疝，妇女小腹胀肿，更有甚者咽喉干燥，脸上像蒙了一层尘土失了红润的面色。

主治"肝"所生的病证：胸中胀满，呕吐气逆，洞泄，狐疝，遗尿，尿闭。属于本经经气亢盛的，其寸口脉的脉象要比人迎脉的脉象大一倍，而属于本经经气虚弱的，其寸口脉的脉象反而要比人迎脉的脉象小。

补：在寅时刺曲泉，为合属水。水生木，虚则补其母。

泻：在丑时刺行间，为荥属火。木生火，实则泻其子。

表5-3　十二经病井荥输经合补虚泻实表

经脉	天干	五行	循行		气血	
			起点	终点	多少	流注时辰
肺经	辛	金	中府	少商	多气少血	寅时
大肠经	庚	金	商阳	迎香	气血俱多	卯时
胃经	戊	土	头维	厉兑	气血俱多	辰时
脾经	己	土	隐白	大包	多气少血	巳时
心经	丁	火	极泉	少冲	多气少血	午时
小肠经	丙	火	少泽	听宫	多血少气	未时
膀胱经	壬	水	睛明	至阴	多血少气	申时
肾经	癸	水	涌泉	俞府	多气少血	酉时
心包经	配肾,癸	相火	天池	中冲	多血少气	戌时
三焦经	配心包络,癸	相火	关冲	耳门	多气少血	亥时
胆经	甲	木	瞳子髎	足窍阴	多气少血	子时
肝经	乙	木	大敦	期门	多血少气	丑时

表5-4　十二经是动病、所生病

经脉	症状		脉诊		治疗	
	是动病	是主所生病	气盛	气虚	虚证	实证
手太阴肺经	肺胀满膨膨而喘咳,缺盆中痛,甚则交两手而瞀,是谓臂厥。	咳嗽上气,喘渴烦心,胸满,臑臂内前廉痛厥,掌中热。	气盛有余,则肩背痛,风寒汗出中风,小便数而欠。寸口大三倍于人迎。	虚则肩背痛寒,少气不足以息,溺色变,卒遗矢无度,寸口反小于人迎也。	补用卯时,太渊,为输土,土生金,为母。	泻用寅时,尺泽,为合水,金生水,为子,实则泻其子。
手阳明大肠经	齿痛,颈肿。	目黄,口干,鼽衄,喉痹,肩前臑痛,大指次指不用。	气有余则当脉所过者热肿,人迎大三倍于寸口。	虚则寒栗不复,人迎反小于寸口也。	补用辰时,曲池,为合土。土生金,虚则补其母。	泻用卯时,二间,为荥水,金生水,实则泻其子。

经脉	症状		脉诊		治疗	
	是动病	是主所生病	气盛	气虚	虚证	实证
足阳明胃经	洒洒然振寒，善呻数欠，颜黑。病至恶人与火，闻木音则惕然而惊，心欲动，独闭户牖而处。甚则欲登高而歌，弃衣而走，贲响腹胀，是谓骭厥。	狂疟温淫，汗出鼽衄，口歪唇疹，颈肿，喉痹，大腹水肿，膝膑肿痛。循膺乳、气街、伏兔、胻外廉、足跗上皆痛。中指不用。	气盛则身以前皆热，其有余于胃，则消谷善饥，溺色黄。人迎大三倍于寸口。	气不足，则身以前皆寒栗，胃中寒则胀满，人迎反小于寸口也。	补用巳时，解溪，为经火。火生土，虚则补其母。	泻用辰时，厉兑，为井金。土生金，实则泻其子。
足太阴脾经	舌本强，食则呕，胃脘痛，腹胀善噫，得后出与气则快然如衰，身体皆重。	舌本痛，体不能动摇，食不下，烦心，心下急痛，寒疟，溏瘕泄，水闭黄疸不能卧，强立股膝内肿、厥，足大趾不用。	寸口大三倍于人迎。	寸口反小于人迎也。	补用午时，大都，为荥火。火生土，虚则补其母。	泻用巳时，商丘，为经金。土生金，实则泻其子。
手少阴心经	嗌干心痛，渴而欲饮，是为臂厥。	目黄胁痛，臑臂内后廉痛、厥，掌中热痛。	寸口大再倍于人迎。	寸口反小于人迎也。	补用未时，少冲，为井木。木生火，虚则补其母。	泻用午时，神门，为输土。火生土，实则泻其子。
手太阳小肠经	嗌痛，颔肿，不可回顾，肩似拔，臑似折。	耳聋目黄，颊肿，颈、颔、肩、臑、肘、臂外后廉痛。	人迎大再倍于寸口。	人迎反小于寸口也。	补用申时，后溪，为输木。木生火，虚则补其母。	泻用未时，小海，为合土。火生土，实则泻其子。

（续表）

经脉	症状		脉诊		治疗	
	是动病	是主所生病	气盛	气虚	虚证	实证
足太阳膀胱经	头痛,目似脱,项似拔,脊痛,腰似折,髀不可以曲,腘如结,腨似裂,是为踝厥。	痔,疟,狂,癫疾,头囟项痛,目黄,泪出,鼽衄,项、背、腰、尻、腘、腨、脚皆痛,小指不用。	人迎大再倍于寸口。	虚者,人迎反小于寸口也。	补用酉时,至阴,为井金。金生水,虚则补其母。	泻用申时,束骨,为输木。水生木,实则泻其子。
足少阴肾经	饥不欲食,面黑如炭色,咳唾则有血,喝喝而喘,坐而欲起,目眈眈然如无所见,心悬如饥状,气不足则善恐,心惕然如人将捕之,是谓骨厥	口热,舌干,咽肿,上气,嗌干及痛,烦心,心痛,黄疸,肠澼(痢疾),脊、股内廉痛,痿厥嗜卧,足下热而痛	寸口大再倍于人迎。	虚者,寸口反小于人迎也	补用戌时,复溜,为经金。金生水,虚则补其母。	泻用酉时,涌泉,为井木。水生木,实则泻其子。
手厥阴心包络经	手心热,肘臂挛急,腋肿。甚则胸胁支满,心中澹澹,或大动,面赤,目黄,喜笑不休	烦心,心痛,掌中热	寸口大一倍于人迎	寸口反小于人迎也	补用亥时,中冲,为井木。木生火,虚则补其母	泻用戌时,大陵,为输土。火生土,实则泻其子
手少阳三焦经	耳聋,浑浑焞焞,咽肿喉痹	汗出,目锐眦痛,颊痛,耳后、肩、臑、肘、臂外皆痛,小指次指不用	人迎大一倍于寸口	人迎反小于寸口也	补用子时,中渚,为输木。木生火,虚则补其母	泻用子时,阳辅,为经火。木生火,实则泻其子

经脉	症状		脉诊		治疗	
	是动病	是主所生病	气盛	气虚	虚证	实证
足少阳胆经	口苦,善太息,心胁痛,不能转侧,甚则面微有尘,体无膏泽,足外反热,是为阳厥	头角颔痛,目锐眦痛,缺盆中肿痛,腋下肿,马刀挟瘿,汗出振寒,疟,胸胁、肋、髀、膝外至胫绝骨、外踝前及诸节皆痛,小指次指不用	人迎大一倍于寸口	人迎反小于寸口也	补用丑时,侠溪,为荥水。水生木,虚则补其母。丘墟为原,皆取之	泻用丑时,行间,为荥火。木生火,实则泻其子。
足厥阴肝经	腰痛不可俯仰,丈夫㿉疝,妇人小腹肿,甚则咽干,面尘脱色	胸满,呕逆,洞泄,狐疝,遗溺,癃闭	寸口脉大一倍于人迎	寸口脉反小于人迎也	补用寅时,曲泉,为合水。水生木,虚则补其母	泻用丑时,行间,为荥火。木生火,实则泻其子

十四、十二经气血多少歌

原文

多气多血经须记,大肠手经足经胃。

少血多气有六经,三焦胆肾心脾肺。

多血少气心包络,膀胱小肠肝所异。

语译

多气多血经须记,大肠手经足经胃。少血多气的经有六经,三焦经、胆经、肾经、心经、脾经、肺经。多血少气的经脉有心包经、膀胱经、小肠经、肝经各有不同。

表 5-5　十二经气血多少不同古籍记述

书名	太阳		太阴		少阴		厥阴		备注
	气	血	气	血	气	血	气	血	
素问	少	多	多	少	多	少	少	多	血气形志篇
类经	少	多	多	少	多	少	少	多	十二经气血表里
灵枢	少	多	少	多	多	少	少	多	九针论篇
	少	多	少	多	少	多	多	少	五音五味篇
	少	多	多	多	少	多	多	少	刘衡如校勘本
太素	少	多	多	多	多	少	多	少	任脉
	少	多	多	多	多	少	少	多	知形志所宜
针灸大成	少	多	多	少	多	少	少	多	卷五、六、七
针灸甲乙经	少	多	少	多	少	多	多	少	阴阳二十五人形性血气不同
	多	少	少	多	多	少	少		十二经水
甲乙经校释	少	多	多	少	多	少	少	多	
丹溪心法	少	多	多	少	多	少	少	多	
外科启玄	少	多	多	少	多	少	少	多	
外科准绳	少	多	多	少	多	少	少	多	
医宗金鉴·外科心法	少	多	多	少	多	少	少	多	
杨敬斋针灸全书	少	多	多	少	多	少	少	多	

十五、十二经治症主客原络（杨氏）

原文

肺之主大肠客

太阴多气而少血，心胸气胀掌发热，

喘咳缺盆痛莫禁,咽肿喉干身汗越,

肩内前廉两乳疼,痰结膈中气如缺,

所生病者何穴求,太渊偏历与君说。

可刺手太阴肺经原(原者,太渊穴,肺脉所过为原。掌后内侧横纹头,动脉相应寸口是),复刺手阳明大肠络(络者,偏历穴,去腕三寸,别走太阴)。

语译

肺主大肠客的症候是:太阴经属多气少血,胸内胀闷,掌心发热、喘咳、缺盆痛、咽肿、喉干、身汗、肩前侧痛、两乳痛、痰多和气短等。遇这种症候,可先刺肺经原穴太渊(原穴,太渊穴,肺脉所过之处为原。掌后内侧横纹头,动脉相应寸口),再刺大肠经的络穴偏历(络穴,偏历穴,腕横纹上3寸,络脉别出走向太阴经)。

原文

大肠主肺之客

阳明大肠夹鼻孔,面痛齿疼腮颊肿,

生疾目黄口亦干,鼻流清涕及血涌,

喉痹肩前痛莫当,大指次指为一统,

合谷列缺取为奇,二穴针之居病总。

可刺手阳明大肠原(原者,合谷穴,大肠脉所过为原,歧骨间),复刺手太阴肺经络(络者,列缺穴,去腕侧上寸半,交叉盐指尽是,别走阳明)。

语译

大肠主肺客的症候是:面齿痛、腮颊痛、目黄、口干、鼻流清涕、鼻出血、喉痹和肩前侧痛等。遇这些证候,可先刺大肠经原穴合谷(原穴,合谷穴,大肠经脉所过之处为原,第一、二掌骨之间),再刺肺经络穴列缺(络穴,列缺穴,距腕横纹上1寸半,两手交叉,示指尖下是穴,络脉别出走向阳明经)。

原文

脾主胃客

脾经为病舌本强,呕吐胃翻疼腹脏,

阴气上冲噫难瘳,体重不摇心事妄,

疟生振栗兼体羸,秘结疸黄手执杖,

股膝内肿厥而疼,太白丰隆取为尚。

可刺足太阴脾经原(原者,太白穴,脾脉所过为原,足大趾内踝前,核骨下隐中),复刺足阳明胃经络(络者,丰隆穴,去踝八寸,别走太阴)。

语译

脾主胃客的症候是:舌强、翻胃、呕吐、腹胀、噫气、身重、疟疾、便秘、黄疸、体弱无力、下肢内侧肿胀疼痛等。遇这组症候,可先刺脾经原穴太白(原穴,太白穴,脾脉所过之处为原,足大趾内侧脚踝前,核骨下隐中),再刺胃经络穴丰隆(络穴,丰隆穴,踝上8寸,络脉别出走向太阴经)。

原文

胃主脾客

腹䐜心闷意凄怆,恶人恶火恶灯光,

耳闻响动心中惕,鼻衄唇㖞疟又伤,

弃衣骤步身中热,痰多足痛与疮疡,

气蛊胸腿疼难止,冲阳公孙一刺康。

可刺足阳明胃经原(原者,冲阳穴,胃脉所过为原,足跗上五寸,骨间动脉),复刺足太阴脾经络(络者,公孙穴,去足大趾本节后一寸,内踝前,别走阳明)。

语译

胃主脾客的症候是:腹部胀满、心胸发闷、衄血、口眼歪斜、疟疾、痰多、足痛、疮疡、气蛊、腿痛等。此外还有一些精神症状,如恶人恶火恶光、耳闻响动、弃衣疾走、心惕意怆等。遇这些症候,可先刺胃经原穴冲阳(原穴,冲阳穴,胃的经脉所过为原,足跗上5寸,骨间动脉),再刺脾经络穴公孙(络穴,公孙穴,去足大趾本节最后1寸,足内踝前下,络脉别出走向阳明经)。

原文

真心主小肠客

少阴心痛并干噫,渴欲饮兮为臂厥,

生病目黄口亦干,胁臂疼兮掌发热,

若人欲治勿差求,专在医人心审察,

惊悸呕血及怔忡,神门支正何堪缺。

可刺手少阴心经原(原者,神门穴,心脉所过为原,手掌后锐骨端陷中),复刺手太阳小肠络(络者,支正穴,腕上五寸,别走少阴)。

语译

心主小肠客的症候是：心痛、咽干、渴欲饮、臂厥、目黄、口干、胁臂痛、掌发热、惊悸、呕血、怔忡等。遇这些证候，可先刺心经原穴神门穴（原穴，神门穴，心脉所过之处为原，双手掌后锐骨端陷中），再刺小肠经络穴支正（络穴，支正穴，手腕上5寸，络脉别出走向少阴经）。

原文

小肠主真心客

小肠之病岂为良，颊肿肩疼两臂旁，

项颈强疼难转侧，嗌颔肿痛甚非常，

肩似拔兮臑似折，生病耳聋及目黄，

臑肘臂外后廉痛，腕骨通里取为详。

可刺手太阳小肠原（原者，腕骨穴，小肠脉所过为原，手外侧腕前起骨下陷中），复刺手少阴心经络（络者，通里穴，去腕一寸，别走太阳）。

语译

小肠主心客的症候是：颊肿、咽颔肿痛、肩痛、臂痛、颈项强痛难转侧、耳聋目黄、上肢外后侧痛等。遇这些证候，可先刺小肠经原穴腕骨（原穴，腕骨穴，小肠经脉所过为原，手外侧腕前钩骨下陷中），再刺心经络穴通里（络穴，通里穴，离开手腕1寸，络脉别出走向太阳经）。

原文

肾之主膀胱客

脸黑嗜卧不欲粮，目不明兮发热狂，

腰痛足疼步难履，若人捕获难躲藏，

心胆战兢气不足，更兼胸结与身黄，

若欲除之无更法，太溪飞扬取最良。

可刺足少阴肾经原（原者，太溪穴，肾脉所过为原，内踝下后跟骨上，动脉陷中，屈五指乃得穴），复刺足太阳膀胱络（络者，飞扬穴，外踝上七寸，别走少阴）。

语译

肾主膀胱客的症候是：面色黑、嗜卧、不欲饮食、视力减退、发热、腰痛、下肢无力、心胆战兢、气短、结胸、身黄等。遇这些症候，可先刺肾经原穴太溪（原穴,太溪穴,肾脉所过之处为原,内脚踝下后脚跟骨上,动脉陷中,屈曲五趾就找到该穴),再刺膀胱经络穴飞扬(络穴,飞扬穴,外踝上7寸,络脉别出走向少阴经)。

原文

　　膀胱主肾之客
　　膀胱颈病目中疼,项腰足腿痛难行,
　　痫疟狂癫心胆热,背弓反手额眉棱,
　　鼻衄目黄筋骨缩,脱肛痔漏腹心膨,
　　若要除之无别法,京骨大钟任显能。
　　可刺足太阳膀胱原(原者,京骨穴,膀胱脉所过为原,足小趾大骨下,赤白肉际陷中),复刺足少阴肾经络(络者,大钟穴,当踝后绕跟,别走太阳)。

语译

　　膀胱主肾客的症候是:眼痛,颈痛,项部腰部及下肢疼痛、下痢、疟疾、狂证、癫痫、角弓反张、额眉棱部疼痛、鼻出血、目黄、筋骨挛缩、脱肛、痔漏、腹胀等。遇这些证候,可先刺膀胱经原穴京骨(原穴,京骨穴,膀胱经脉所过之处为原,足小趾大骨下,赤白肉际陷中),再刺肾经络穴大钟(络穴,大钟穴,当内踝后绕足跟,络脉别出走向太阳经)。

原文

　　三焦主包络客
　　三焦为病耳中聋,喉痹咽干目肿红,
　　耳后肘疼并出汗,脊间心后痛相从,
　　肩背风生连膊肘,大便坚闭及遗癃,
　　前病治之何穴愈,阳池内关法理同。
　　可刺手少阳三焦经原(原者,阳池穴,三焦脉所过为原,手表腕上横断处陷中),复刺手厥阴心包经络(络者,内关穴,去掌二寸两筋间,别走少阳)。

语译

　　三焦主包络客的症候是:耳聋、喉痹、咽干、目红肿、耳后痛、出汗、脊间疼痛、肘臂痛、便秘遗尿、癃闭等。遇到这些症候,可先刺三焦原穴阳池(原穴,阳池穴,三焦脉所过之处为原,手腕外侧横纹凹陷中),再刺心包络穴内关(络穴,内关穴,掌上2寸两筋之间,络脉别出走向少阳经)。

原文

包络主三焦客

包络为病手挛急,臂不能伸痛如屈,

胸膺胁满腋肿平,心中淡淡面色赤,

目黄善笑不肯休,心烦心痛掌热极,

良医达士细推详,大陵外关病消释。

可刺手厥阴心包经原(原者,大陵穴,包络脉所过为原,掌后横纹中),复刺手少阳三焦经络(络者,外关穴,去腕二寸,别走厥阴)。

语译

包络主三焦客的症候:手指痉挛,臂痛不能伸,胸膺胁满、腋肿、心悸、面赤、目黄、喜笑不休、心烦、心痛、掌心发热等。遇到这些症候,可先针刺心包经的原穴大陵穴(原穴,大陵穴,包络脉所过之处为原,掌横纹中),再针刺三焦经络穴外关穴(络穴,外关穴,腕横纹上2寸,络脉别出走向厥阴经)。

原文

肝主胆客

气少血多肝之经,丈夫癀疝苦腰疼,

妇人腹膨小腹肿,甚则嗌干面脱尘。

所生病者胸满呕,腹中泄泻痛无停,

癃闭遗溺疝瘕痛,太光二穴即安宁。

可刺足厥阴肝经原(原者,太冲穴,肝脉所过为原,足大趾节后二寸,动脉陷是),复刺足少阳胆经络(络者,光明穴,去外踝五寸,别走厥阴)。

语译

肝经属于少气多血的经脉,肝主胆客的症候是:疝气疼痛、腰痛、腹胀、小腹肿、咽干、胸满、呕吐、腹痛、泄泻、癃闭、遗尿等。遇到这些症候,可先针刺肝经原穴太冲穴(原穴,太冲穴,肝脉所过之处为原,足大趾关节后2寸,脉搏跳动陷凹中),再刺胆经络穴光明穴(络穴,光明穴,外踝上5寸,络脉别出走向厥阴经)。

原文

胆主肝客

胆经之穴何病主？胸胁肋疼足不举，

面体不泽头目疼，缺盆腋肿汗如雨，

颈项瘿瘤坚似铁，疟生寒热连骨髓，

以上病证欲除之，须向丘墟蠡沟取。

可刺足少阳胆经原（原者，丘墟穴，胆脉所过为原，足外踝下从前陷中，去临泣三寸），复刺足厥阴肝经络（络者，蠡沟穴，去内踝五寸，别走少阳）。

语译

胆主肝客的症候是：胸胁疼痛，足不能举，面色呈灰暗、头痛、目痛、缺盆肿满、腋窝肿满、汗出如雨、瘿瘤、疟疾寒热等。遇到这些症候，可先针刺胆经原穴丘墟穴（原穴，丘墟穴，胆脉所过之处为原，足外踝前下凹陷中，与足临泣相隔3寸），再针刺肝经络穴蠡沟穴（络穴，蠡沟穴，内踝上5寸，络脉别出走向少阳经）。

表5-6 十二经治症主客原络

	症状症候	治疗方法
肺主大肠客	胸内胀闷,掌心发热、喘咳、缺盆痛、咽肿、喉干、身汗、肩前侧痛、两乳痛、痰多和气短等	先刺肺经原穴太渊,再刺大肠经的络穴偏历。
大肠主肺客	面齿痛、腮颊痛、目黄、口干、鼻流清涕、鼻出血、喉痹和肩前侧痛等	先刺大肠经原穴合谷,再刺肺经络穴列缺
脾主胃客	舌强、翻胃、呕吐、腹胀、噫气、身重、疟疾、便秘、黄疸、体弱无力、下肢内侧肿胀疼痛等	先刺脾经原穴太白,再刺胃经络穴丰隆
胃主脾客	腹部胀满、心胸发闷、衄血、口眼歪斜、疟疾、痰多、足痛、疮疡、气蛊、腿痛等。此外还有一些精神症状,如恶人恶火恶光、耳闻响动、弃衣疾走、心惕意怆等	先刺胃经原穴冲阳,再刺脾经络穴公孙
真心主小肠客	心痛、咽干、渴欲饮、臂厥、目黄、口干、胁臂痛、掌发热、惊悸、呕血、怔忡等	先刺心经原穴神门穴,再刺小肠经络穴支正
小肠主真心客	颊肿、咽颔肿痛、肩痛、臂痛、颈项强痛难转侧、耳聋目黄、上肢外后侧痛等	先刺小肠经原穴腕骨,再刺心经络穴通里
肾主膀胱客	面色黑、嗜卧、不欲饮食、视力减退、发热、腰痛、下肢无力、心胆战兢、气短、结胸、身黄等	先刺肾经原穴太溪,再刺膀胱经络穴飞扬。
膀胱主肾客	眼痛、颈痛、项部腰部及下肢疼痛、下痢、疟疾、狂证、癫痫、角弓反张、额眉棱部疼痛、鼻出血、目黄、筋骨挛缩、脱肛、痔漏、腹胀等	先刺膀胱经原穴京骨,再刺肾经络穴大钟

	症状症候	治疗方法
三焦主包络客	耳聋、喉痹、咽干、目红肿、耳后痛、出汗、脊间疼痛、肘臂痛、便秘遗尿、癃闭等	先刺三焦原穴阳池,再刺心包络穴内关
包络主三焦客	手指痉挛,臂痛不能伸、胸膺胁满、腋肿,心悸、面赤、目黄、喜笑不休,心烦,心痛,掌心发热等	先针刺心包经的原穴大陵穴,再针刺三焦经络穴外关穴
肝主胆客	疝气疼痛、腰痛、腹胀、小腹肿、咽干、胸满、呕吐、腹痛、泄泻、癃闭、遗尿等	先针刺肝经原穴太冲穴,再刺胆经络穴光明穴
胆主肝客	胸胁疼痛、足不能举、面色呈灰暗、头痛、目痛、缺盆肿满、腋窝肿满、汗出如雨、瘿瘤、疟疾寒热等	先针刺胆经原穴丘墟穴,再针刺肝经络穴蠡沟穴

十六、灵龟取法飞腾针图

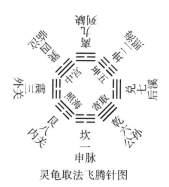

灵龟取法飞腾针图

图 5-12 灵龟八法

十七、九宫歌[1]

原文

戴九履一,左三右七,

二四为肩,八六为足,

五十居中[2],寄于坤局[3]。

注释

[1]即洛书。

[2]叙述九宫分别的位置。

[3]九宫之五居中，中央属土而坤为土，故以五居中宫称寄于坤局。数学九宫：纵横斜线上的数字之和都是十五。就是说一二三四五六七八九这九个数字分三行，九、一分别在第一行和第三行的中央，七、三分别在中间行的左边和右边，二、四分别在第一行的左边和右边，六、八分别在第三行的左右两边，五在正中。

十八、八法歌[1]

原文

坎一联申脉，照海坤二五，
震三属外关，巽四临泣数，
乾六是公孙，兑七后溪府，
艮八系内关，离九列缺主。

按灵龟飞腾图有二，人莫适从，今取其效验者录之耳。

注释

[1]八法：将八穴配于九宫谓之八法，且八穴分属八脉，即将八脉与九宫连属。

语译

前面的"灵龟取法飞腾图针"是以八卦方位图的形式，列出八卦、九宫与八脉八穴三者之间的配属关系。由于每一卦都配合一个固定的九宫数，所以每个穴也相应地配合一个九宫数，如申脉穴的八卦属坎，九宫属一；外关穴的八卦属震，九宫属三等。但由于腧穴只有八个，而九宫有九个数字，所以规定"五居于中，寄于坤局"，即将两个九宫数（二、五）同时配合在一个腧穴照海上，因此照海穴的八卦属坤，九宫属二和五。

十九、八法交会八脉[1]

原文

公孙二穴[2]，父，通冲脉[3]内关二穴[4]，母，通阴维脉[5]。合于心胸胃[6]。

后溪二穴[7]，夫，通督脉申脉二穴，妻，通阳跷脉。合于目内眦颈项耳肩膊小肠膀胱。

临泣二穴，男，通带脉外关二穴，女，通阳维脉。合于目锐眦耳后颊颈肩。

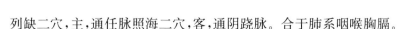

列缺二穴,主,通任脉照海二穴,客,通阴跷脉。合于肺系咽喉胸膈。

注释

〔1〕八脉配穴再与九宫、八卦配属,按日各时,逐个推算他的开穴做治疗点,又名"奇经纳卦法"。

〔2〕与奇经八脉中的冲脉相贯通,在八卦上属干卦,活动方位是西北,在九宫数字方面是六数,在卦中称呼为父卦。它主治胃、心、胸地带的病变。它配合的穴是内关。

〔3〕指公孙穴属脾经,与冲脉相贯通。

〔4〕与阴维脉相贯通。它与公孙穴为配穴,皆主心胸胃病变。

〔5〕指内关穴属心包经,与阴维脉相通。

〔6〕指脾、心包、冲、阴维四经在循行路线中部分相合的部位以及这四经所主治的病证。公孙、内关两穴的主治范围虽然很广,但可重点概括为心、胸、胃三部分的疾病。

〔7〕和督脉联系。它的主治是目内眦、颈项、耳、肩膊、小肠、膀胱经疾病,配穴为申脉。

二十、八法交会歌

原文

内关相应是公孙,外关临泣总相同,

列缺交经通照海,后溪申脉亦相从。

二十一、八法交会八穴歌

原文

公孙冲脉胃心胸,内关阴维下总同,

临泣胆经连带脉,阳维目锐外关逢,

后溪督脉内眦颈,申脉阳跷络亦通,

列缺任脉行肺系,阴跷照海膈喉咙。

二十二、八脉配八卦歌

原文

乾属公孙艮内关,巽临震位外关还,

离居列缺坤照海,后溪兑坎申脉联。

补泻浮沉[1]分逆顺[2],随时[3]呼吸[4]不为难,

仙传秘诀神针法,万病如拈立便安。

注释

　　[1] 浮沉：指根据人体经气的浮沉以定针刺的浅深。

　　[2] 逆顺：逆，就是迎着经络循行的方向进行针刺，也叫迎；顺，就是随着经脉循行的方向进行针刺，也叫随。

　　[3] 随时：指根据时间季节的不同而采用不同的针刺方法。

　　[4] 呼吸：此指呼吸补泻而言。

　　本段歌诀叙述八穴与八卦之关系并阐明施针应以卦以时作为补泻之依据。

二十三、八穴配合歌

原文

　　公孙偏与内关合，列缺能消照海疴，

　　临泣外关分主客[1]，后溪申脉正相和。

　　左针右病知高下[2]，以意通经广按摩[3]，

　　补泻迎随分逆顺，五门八法[4]是真科。

注释

　　[1] 此指奇经八穴在治疗中互相配合应用的一种配穴方法。

　　[2] 谓右病针左，左病针右乃针法之高妙处。

　　[3] 是要求针灸医生在临证时要集中其神志，运用医经中的知识，广开思路，按病证的线索去细心研究。

　　[4] 前者是指子午流注，后者是指灵龟八法。

表 5-7　八穴配合

主穴	所属经	所通脉	主治	客穴
公孙	脾经	冲脉	心腹五脏病	内关
内关	心包经	阴维脉	心胸脾胃病	公孙
后溪	小肠经	督脉	头面项颈病	申脉
申脉	膀胱经	阳跷脉	四肢风邪及痈毒病	后溪
临泣	胆经	带脉	四肢病	外关
外关	三焦经	阳维脉	风寒筋络皮肤病	临泣
列缺	肺经	任脉	心腹胁肋五脏病	照海
照海	肾经	阴跷脉	脏腑病	列缺

二十四、刺法启玄歌

原文

八法神针妙,飞腾法[1]最奇,

砭针内联外[2],水火就中推[3]。

上下交经走,疾如应手驱,

往来依进退,补泻逐迎随[4]。

用似船推舵[5],应如弩发机[6]。

气聚时间散,身疼指下移[7]。

这般玄妙诀,料得少人知。

注释

[1] 所谓飞腾,不是循经取穴,而是取治病那天的天干为主,以针刺时时辰上的天干为取穴点,这一时辰上的穴位就是开穴。

[2] 砭针内联外,水火就中推:用水火比喻阴阳,说明砭针的作用能使气血内外通达,使机体达到阴平阳秘。

[3] 用水火比喻阴阳,说明砭针的作用能使气血内外通达,使机体达到阴平阳秘。

[4] 指在行针中要注意运用进退、迎随等各种补泻手法。

[5] 是形容手法操作时,如推船般,左右交替,慢慢拨动。

[6] 比喻在准确认证后,迅速施针,必能收到捷效。

[7] 指依时依穴行针后则疼痛自可消除。

二十五、八法五虎建元日时歌

原文

甲己之辰起丙寅,乙庚之日戊寅行,

丙辛便起庚寅始,丁卯壬寅亦顺寻,

戊癸甲寅定时候,五门得合是元因。

二十六、八法逐日干支歌

原文

甲己辰戌丑未十,乙庚申酉九为期,

丁壬寅卯八成数,戊癸巳午七相宜,

丙辛亥子亦七数,逐日支干即得知。

表 5-8　八法逐日干支

代表数值	10	9	8	7
天干	甲己	乙庚	丁壬	戊癸丙辛
地支	辰戌丑未	申酉	寅卯	巳午亥子

二十七、八法临时干支歌[1]

原文

　　甲己子午九宜用，乙庚丑未八无疑，丙辛寅申七作数，丁壬卯酉六顺知，戊癸辰戌各有五，巳亥单加四共齐，阳日除九阴除六，不及零余穴下推。

　　其法如甲丙戊庚壬为阳日，乙丁己辛癸为阴日，以日时干支算计何数，阳日除九数，阴日除六数，阳日多，或一九二九三九四九；阴日多，或二六三六四六五六，剩下若干，同配卦数日时[2]，得何卦，即知何穴开矣。

　　假如甲子日戊辰时，以日上甲得十数，子得七数，以时上戊得五数，辰得五数，共成二十七数[3]，此是阳日。以九除去，二九一十八，余有九数，合离卦，即列缺穴开也。假如乙丑日壬午时，以日上乙为九，丑为十，以时上壬为六，午为九，共成三十四数。此是阴日，以六除去，五六三十数，零下四数[4]，合巽四，即临泣穴开也。余仿此。

注释

　　[1] 此乃叙述时干支歌诀，而后段则说明如何以"八法逐日干支歌"和本段合用选穴。
　　[2] 例如余九，则为离卦，则列缺为开穴。
　　[3] 甲数十，子数七，戊辰皆五，总和二十七。
　　[4] 即余下四数也。

说明

　　推算灵龟八法开穴方法是：首先将日干、日支、时干、时支四个数值相加，得一和数。阳日时将和数用九除；阴日时将和数用六除。所得的余数就是九宫格。如果恰能除尽，则阳日的九宫数就是九，阴日的九宫数就是六。按本卷中上述《八法歌》的内容。即可查出这个九宫数所代表的卦数和穴位，找出这个时间灵龟八法的开穴。

二十八、推定六十甲子日时穴开图例

表 5 - 9　六十甲子日时穴开图例

甲子日	丙寅临卯照 戊辰列巳外 庚午后未照 壬申外酉申	乙丑日	戊寅申卯临 庚辰照巳公 壬午临未照 甲申照酉外	丙寅日	庚寅外卯申 壬辰内巳公 甲午公未临 丙申照酉列	丁卯日	壬寅照卯外 甲辰公巳临 丙午照未公 戊申临酉申
戊辰日	甲寅公卯临 丙辰照巳列 戊午临未后 庚申照酉外	己巳日	丙寅申卯照 戊辰外巳公 庚午临未照 壬申公酉临	庚午日	戊寅申卯临 庚辰照巳列 壬午临未照 甲申照酉外	辛未日	庚寅照卯公 壬辰临巳照 甲午照未外 丙申申酉照
壬申日	壬寅外卯申 甲辰临巳照 丙午公未临 戊申照酉照	癸酉日	甲寅照卯公 丙辰临巳照 戊午公未外 庚申申酉照	甲戌日	丙寅后卯照 戊辰外巳公 庚午申未内 壬申公酉临	乙亥日	戊寅临卯申 庚辰照巳外 壬午申未照 甲申照酉公
丙子日	庚寅照卯列 壬辰后巳照 甲午照未外 丙申申酉内	丁丑日	壬寅申卯照 甲辰照巳公 丙午临未照 戊申公酉外	戊寅日	甲寅临卯照 丙辰列巳后 戊午照未照 庚申外酉申	己卯日	丙寅照卯公 戊辰临巳申 庚午照未外 壬申申酉照
庚辰日	戊寅临卯后 庚辰照巳外 壬午后未照 甲申内酉公	辛巳日	庚寅照卯外 壬辰申巳照 甲午照未公 丙申照酉照	壬午日	壬寅申卯内 甲辰照巳列 丙午临未照 戊申列酉外	癸未日	甲寅外卯申 丙辰照巳外 戊午申未临 庚申照酉公
甲申日	丙寅公卯临 戊辰照巳照 庚午列未后 壬申照酉外	乙酉日	戊寅公卯外 庚辰申巳照 壬午外未申 甲申临酉照	丙戌日	庚寅照卯外 壬辰申巳后 甲午内未公 丙申临酉照	丁亥日	壬寅临卯照 甲辰照巳外 丙午申未照 戊申外酉公
戊子日	甲寅外卯申 丙辰内巳公 戊午申未临 庚申照酉列	己丑日	丙寅临卯照 戊辰公巳外 庚午临未照 壬申外酉申	庚寅日	戊寅照卯照 庚辰外巳申 壬午照未外 甲申公酉临	辛卯日	庚寅公卯临 壬辰照巳公 甲午外未申 丙申照酉外
壬辰日	壬寅临卯照 甲辰照巳外 丙午后未照 戊申申酉公	癸巳日	甲寅公卯临 丙辰照巳公 戊午临未申 庚申照酉外	甲午日	丙寅临卯照 戊辰列巳外 庚午照未临 壬申外酉申	乙未日	戊寅申卯临 庚辰照巳公 壬午临未照 甲申照酉外

丙申日	庚寅临卯照 壬辰列巳后 甲午后未照 丙申外酉申	丁酉日	壬寅公卯临 甲辰申巳照 丙午外未申 戊申照酉照	戊戌日	甲寅公卯临 丙辰照巳列 戊午临未后 庚申照酉外	己亥日	丙寅申卯照 戊辰外巳公 庚午临未照 壬申公酉临
庚子日	戊寅申卯临 庚辰照巳列 壬午临未照 甲申照酉外	辛丑日	庚寅照卯公 壬辰临巳照 甲午临未外 丙申申酉照	壬寅日	壬寅照巳列 甲辰外巳申 丙午照未外 戊申申酉临	癸卯日	甲寅申卯照 丙辰外巳申 戊午照未照 庚申公酉临
甲辰日	丙寅后卯照 戊辰外巳公 庚午申未内 壬申公酉临	乙巳日	戊寅临卯申 庚辰照巳外 壬午申未照 甲申照酉公	丙午日	庚寅照卯列 壬辰后巳照 甲午照未外 丙申照酉内	丁未日	壬寅申卯照 甲辰照巳公 丙午临未照 戊申公酉外
戊申日	甲寅照卯外 丙辰申巳内 戊午外未公 庚申临酉照	己酉日	丙寅外卯申 戊辰照巳照 庚午公未临 壬申照酉公	庚戌日	戊寅临卯后 庚辰照巳外 壬午后未照 甲申内酉公	辛亥日	庚寅照卯外 壬辰申巳照 甲午申未公 丙申临酉照
壬子日	壬寅申卯内 甲辰照巳列 丙午临未照 戊申列酉外	癸丑日	甲寅外卯申 丙辰照巳外 戊午申未临 庚申照酉公	甲寅日	丙寅照卯外 戊辰申巳临 庚午内未公 壬申临酉照	乙卯日	戊寅照卯照 庚辰公巳临 壬午照未公 甲申外酉申
丙辰日	庚寅照卯外 壬辰申巳内 甲午内未公 丙申临酉照	丁巳日	壬寅临卯照 甲辰照巳外 丙午申未照 戊申外酉公	戊午日	甲寅外卯申 丙辰内巳公 戊午申未临 庚申照酉列	己未日	丙寅临卯照 戊辰公巳外 庚午后未照 壬申外酉申
庚申日	戊寅外卯公 庚辰临巳照 壬午公未临 甲申后酉照	辛酉日	庚寅申卯照 壬辰外巳申 甲午临未照 丙申公酉临	壬戌日	壬寅临卯照 甲辰照巳外 丙午后未照 戊申外酉公	癸亥日	甲寅公卯临 丙辰照巳公 戊午临未申 庚申照酉外

二十九、八脉图并治症穴

冲脉

考穴：公孙，属足太阴脾经。脚大踇指的内侧，跖趾关节后 1 寸凹陷中。抬高足部，两个脚掌相对取穴。针刺 1 寸，主要治疗胸腹五脏疾病。与内关主客相对应。

治病：

原文

(西江月)九种心疼延闷,结胸翻胃难停,

酒食积聚胃肠鸣,水食气疾膈病。

脐痛腹疼胁胀,肠风疟疾心疼,

胎衣不下血迷心,泄泻公孙立应。

语译

(西江月)九种心疼集结在胸中,胃里乱翻腾,酒食积聚在胃中导致胃肠鸣叫,水食物因为气难以行畅所以停滞导致膈病。肚脐周围疼痛,腹疼胁胀,腹痛里急心疼,胞衣不下血气迷乱心智,泄泻等病用公孙穴就会马上生效。

○ 凡是有后面的各种症状的,必须以先取公孙穴为主,然后再取各自相应的穴位进行治疗(徐氏):

九种心疼,一切冷气:大陵 中脘 隐白

痰膈涎闷[1],胸中隐痛:劳宫 膻中 间使

气膈五噎[2],饮食不下:膻中 三里 太白

脐腹胀满,食不消化:天枢 水分 内庭

胁肋下痛,起止艰难:支沟 章门 阳陵泉

泄泻不止,里急后重[3]:下脘 天枢 照海

胸中刺痛,隐隐不乐:内关 大陵 彧中

两胁胀满,气攻疼痛:绝骨 章门 阳陵泉

中满不快,翻胃吐食:中脘 太白 中魁

胃脘停痰,口吐清水:巨阙 中脘 厉兑

胃脘停食,疼刺不已:中脘 三里 解溪

呕吐痰涎,眩晕不已:膻中 中魁 丰隆

心疟[4],令人心内怔忡:神门 心俞 百劳

脾疟,令人怕寒腹痛:商丘 脾俞 三里

肝疟[5],令人气色苍,恶寒发热:中封 肝俞 绝骨

肺疟[6],令人心寒怕惊:列缺 肺俞 合谷

肾疟[7],令人洒热[8](洒热:发热伴有寒栗的一种症状)腰脊强痛:大钟
肾俞 申脉

疟疾[9]大热不退:间使 百劳 绝骨

疟疾先寒后热:后溪 曲池 劳宫

疟疾先热后寒:曲池 百劳 绝骨

疟疾心胸疼痛：内关　上脘　大陵

疟疾头痛眩晕,吐痰不已：合谷　中脘　列缺

疟疾骨节酸痛：魄户　百劳　然谷

疟疾口渴不已：关冲　人中　间使

胃疟[10],令人善饥,不能食：厉兑　胃俞　大都

胆疟,令人恶寒怕惊,睡卧不安：临泣　胆俞　期门

黄疸[11],四肢俱肿,汗出染衣：至阳　百劳　腕骨　中脘　三里

黄疸,遍身皮肤面目小便俱黄：脾俞　隐白　百劳　至阳　三里　腕骨

谷疸[12],食毕则心眩,心中拂郁,遍体发黄：胃俞　内庭　至阳　三里　腕骨　阴谷

酒疸,身目俱黄,心中痛,面发赤斑,小便赤黄：胆俞　至阳　委中　腕骨

女痨疸[13],身目俱黄,发热恶寒,小便不利：关元　肾俞　至阳　然谷

○ 杨氏治症：

月事不调：关元　气海　天枢　三阴交

胸中满痛：劳宫　通里　大陵　膻中

痰热结胸：列缺　大陵　涌泉

四肢风痛：曲池　风市　外关　阳陵泉　三阴交　手三里

咽喉闭塞：少商　风池　照海　颊车

注释

[1] 涎闷：涎,口液也。闷,欲出不出。

[2] 气膈五噎：使人烦满食不下,时呕沫。病得之则少忧数忆食饮。

[3] 里急后重：痢疾的主要症状之一,未大便前腹痛,欲大便时迫不及待,叫里急,大便时窘迫,但排出不畅,肛门有重坠的感觉,叫后重。

[4] 令人烦心甚。

[5] 肝疟者,令人色苍苍然,太息,其状若死者。

[6] 肺疟,令人心寒,寒甚热,热间善惊,如有所见者。

[7] 肾疟：肾疟者,令人洒洒然,腰脊痛,宛转大便难,手足寒。

[8] 洒热：发热伴有寒栗的一种症状。

[9] 疟疾：以寒战、壮热、出汗、定期发作为特征。

[10] 胃疟：《素问・刺虐篇》："胃疟者,令人旦病也,善饥而不能食,食而支满腹大,刺足阳明太阳横脉出血。"

[11] 黄疸：以身黄、目黄、小便黄为主症,病因是由于脾胃湿邪内蕴,肠胃失调,胆液外溢所引起。

[12] 谷疸：语出《金匮要略》因于饱食失节,饥饱不均匀,湿热、食滞阻遏中焦而引起,

主要症状有食即头晕目眩,烦闷,胃中不适,腹满大便泄泻,小便不利,身面发黄等。

[13] 女劳疸:认为本证得之房劳醉饱。证见身黄,额上微黑,膀胱急,少腹满,小便通利,大便色黑,傍晚手足心发热而反觉恶寒。

阴维脉

考穴:内关属手厥阴心包经。腕横纹上 2 寸两肌腱(掌长肌腱与桡侧腕屈肌腱)之间,紧握拳取穴。进针 1 寸 2 分,主要治疗与心胆脾胃有关的疾病,与公孙穴主客相应。

治病:

原文

(西江月)中满心胸痞胀,肠鸣泄泻脱肛,

食难下膈酒来伤,积块坚横胁抢。

妇女胁疼心痛,结胸里急难当,

伤寒不解结胸膛,疟疾内关独当。

语译

(西江月)中焦痞满心胸痞胀,肠鸣泄泻脱肛,食物难以下到膈的位置,若再加上饮酒就会加重病情,导致沉积成坚硬的块状横在胁肋之间。女子胁疼心痛,集结在胸中上不去下不来相当难受,就像寒气不散集结在胸膛,疟疾等疾病可用内关治疗

○ 凡是治疗后面的症,必须以先取内关为主,然后再取各自相对应的穴来治疗(徐氏):

中满不快,胃脘伤寒:中脘　大陵　三里　膻中

中焦痞满[1],两胁刺痛:支沟　章门　膻中

脾胃虚冷,呕吐不已:内庭　中脘　气海　公孙

脾胃气虚,心腹胀满:太白　三里　气海　水分

胁肋下疼,心脘刺痛:气海　行间　阳陵泉

痞块不散,心中闷痛:大陵　中脘　三阴交

食癥不散[2],人渐羸瘦:腕骨　脾俞　公孙

食积[3]血瘕,腹中隐痛:胃俞　行间　气海

五积气块,血积血癖[4]:膈俞　肝俞　大敦　照海

脏腑虚冷,两胁痛疼:支沟　通里　章门　阳陵泉

风壅气滞,心腹刺痛:风门　膻中　劳宫　三里

大肠虚冷,脱肛不收:百会　命门　长强　承山

大便艰难,用力脱肛:照海　百会　支沟

脏毒[5]肿痛,便血不止:承山　肝俞　膈俞　长强

五种痔疾[6],攻痛不已:合阳　长强　承山

五痫[7]等症,口中吐沫:后溪　神门　心俞　鬼眼

心性呆痴,悲泣不已:通里　后溪　神门　大钟

心惊发狂,不识亲疏:少冲　心俞　中脘　十宣

健忘易失,言语不纪:心俞　通里　少冲

心气虚损,或歌或笑:灵道　心俞　通里

心中惊悸,言语错乱:少海　少府　心俞　后溪

心中虚惕,神思不安:乳根　通里　胆俞　心俞

心惊中风,不省人事:中冲　百会　大敦

心脏诸虚,怔忡惊悸:阴郄　心俞　通里

心虚胆寒,四体颤掉[9]:胆俞　通里　临泣

注释

[1] 中焦痞满:由于脾胃功能失调,升降失司,胃气壅塞,出现以脘腹满闷不舒为主症的病证。以自觉胀满、触之无形、按之柔软、压之无痛为临床特点。

[2] 食癥不散:食积成癥。是因脾胃虚弱时食入难以消化的食物,并与血气相搏,日久积聚成疾,腹部肿块日渐增大,位置固定不移。

[3] 食积:由于饮食过饱,难以消化,即伤食所引起的一种病证。

[4] 癖:古病名,是生于两胁的痞块。

[5] 脏毒:是以肛门症状为主的一种病证。

[6] 五种痔疾:是以肛门症状为主的一种病证。

[7] 五痫:1)按五脏分属命名。出《小儿药证直诀》。又名五脏痫。即肝痫、心痫、脾痫、肺痫、肾痫。详各条。2)按五畜叫声及发病时体态命名。《小儿药证直诀》作犬痫、羊痫、牛痫、鸡痫、猪痫,而《名医别录》则作马痫、牛痫、鸡痫、猪痫、牛痫。《丹溪心法》、《古今医鉴》等均认为痫病发作时的似猪羊叫声,为痰涎阻塞诸窍所致,治法不需细分。

[9] 颤掉:肢体震颤的一种症状。

督脉

考穴:后溪属手太阳小肠经。小指的本节后外侧的骨缝当中,紧握拳后尖部。进针1寸,主要治疗头面和颈部的疾病,与申脉主客相对应。

治病:

原文

（西江月）手足拘挛战掉，中风不语痫癫，

头疼眼肿泪涟涟，腿膝背腰痛遍。

项强伤寒不解，牙齿腮肿喉咽，

手麻足麻破伤牵，盗汗后溪先砭。

语译

（西江月）手脚抽搐震颤，中风癫痫不能说话，头疼眼肿眼泪汪汪，腿膝腰都疼痛。脖子僵硬伤寒症状不能得到有效的缓解，见牙齿腮腺喉咙肿胀，手脚发麻伤口不愈，盗汗等症状应先针刺后溪穴。

○　凡是治疗以下症，必须以先取后溪为主，然后再取各自相对应的穴位治疗（徐氏）：

手足挛急，屈伸艰难[1]：三里　曲池　尺泽　合谷　行间　阳陵泉

手足俱颤，不能行步握物：阳溪　曲池　腕骨　太冲　绝骨　公孙　阳陵泉

颈项强痛，不能回顾：承浆　风池　风府

两腮颊痛红肿：大迎　颊车　合谷

咽喉闭塞，水粒不下：天突　商阳　照海　十宣

双蛾风[2]，喉闭不通：少商　金津　玉液　十宣

单蛾风，喉中肿痛：关冲　天突　合谷

偏正头风[3]及两额角痛：列缺　合谷　太阳紫脉　头临泣　丝竹空

两眉角痛不已：攒竹　阳白　印堂　合谷　头维

头目昏沉，太阳痛：合谷　太阳紫脉　头缝

头项拘急，引肩背痛：承浆　百会　肩井[4]　中渚

醉头风[5]，呕吐不止，恶闻人言：涌泉　列缺　百劳　合谷

眼赤肿，冲风泪下不已：攒竹　合谷　小骨空　临泣

破伤风[6]，因他事搐发，浑身发热颠强：大敦　合谷　行间　十宣　太阳紫脉（宜锋针出血）

○　杨氏治症：

咳嗽寒痰：列缺　涌泉　申脉　肺俞　天突　丝竹空

头目眩晕：风池　命门　合谷

头项强硬：承浆　风府　风池　合谷

牙齿疼痛：列缺　人中　颊车　吕细　太渊　合谷

耳不闻声：听会　商阳　少冲　中冲

破伤风症：承浆　合谷　八邪　后溪　外关　四关

注释

［1］手足挛急，屈伸艰难：指四肢拘急挛缩、伸展困难的症状。

［2］双蛾风：是由肺胃感受风寒所引发的扁桃体肿大，两侧肿大叫双蛾风。

［3］偏正头风：头风是指头痛作止不常，有触即发的发作性头痛，一侧头痛叫偏头风，头顶痛者叫正头风。

［4］头缝：据《针灸大全》卷四原注，其部位"在额角发尖处"。于《针灸大全》卷四所载"窦文真公流注八法"中，只有不常见的经外奇穴加注，故头缝穴当系经外奇穴。

［5］醉头风：即痰饮眩晕。《循经考穴编·足少阳之经》："痰饮头晕，呕吐不已，恶闻人声，名曰醉头风。"

［6］破伤风：是指先有破伤，风毒之邪由创口侵入而引起惊风的一种疾病。其临床特点是，有皮肉破损史，有一定潜伏期，全身肌肉强直性痉挛、阵发性抽搐，抽搐间歇期全身肌肉仍紧张强直，伴有发热，但神志清醒，多因并发症而死亡。破伤风病名首见于宋代《太平圣惠方》，云："身体强直，口噤不能开，四肢颤抖，骨体疼痛，面目歪斜，此皆损伤之处中于风邪，故名破伤风"。

阳跷脉

考穴：申脉穴属足太阳膀胱经。脚外侧部，外踝下缘凹陷处，黑白肉交接的位置，站立位取此穴。针刺1寸，主要治疗四肢风邪和痈毒病，与后溪穴主客相对应。

治病：

原文

（西江月）腰背屈强腿肿，恶风自汗头疼，

雷头赤目痛眉棱，手足麻挛臂冷。

吹乳耳聋鼻衄，痫癫肢节烦憎，

遍身肿满汗头淋，申脉先针有应。

语译

（西江月）腰背僵硬下肢肿胀难以屈伸，恶风自汗头疼，头部嗡嗡作响，眼睛色红眉棱骨疼痛，手脚麻木蜷曲不能伸开，四肢厥冷。乳痈耳聋鼻子出血，癫痫发作时肢节烦憎，遍身肿胀头部汗出淋淋，针刺申脉穴有明显疗效。

○ 凡是治疗后面的症状，必须先以申脉为主，然后再取其他相对应的穴位(徐氏)：

腰背强[1]不可俯仰：腰俞　膏肓　委中（刺紫脉出血）

肢节烦痛，牵引腰脚疼：肩髃　曲池　昆仑　阳陵

中风不省人事：中冲　百会　大敦　印堂　合谷

中风不语：少商　前顶　人中　膻中　合谷　哑门

中风半身瘫痪：手三里　腕骨　合谷　绝骨　行间　风市　三阴交

中风偏枯[2]，疼痛无时：绝骨　太渊　曲池　肩髃　三里　昆仑

中风四肢麻痹不仁：肘髎　上廉　鱼际　风市　膝关　三阴交

中风手足瘙痒，不能握物：臑会　腕骨　合谷　行间　风市　阳陵泉

中风口眼歪斜，牵连不已：人中　合谷　太渊　十宣瞳子髎　颊车（此穴针入一分，沿皮向下透地仓穴。歪左泻右，歪右泻左，灸可二七壮）

中风角弓反张[3]，眼目盲视：百会　百劳　合谷　曲池　行间　十宣　阳陵泉

中风口噤不开，言语謇涩：地仓（宜针透）　颊车　人中　合谷

腰脊项背疼痛：肾俞　人中　肩井　委中

腰痛，起止艰难：然谷　膏肓　委中　肾俞

足背生毒[4]，名曰发背：内庭　侠溪　行间　委中

手背生毒，名附筋发背：液门　中渚　合谷　外关

手臂背生毒，名曰附骨疽：天府　曲池　委中

◎ 杨氏治症：

背胛生痈[5]：委中　侠溪　十宣　曲池　液门　内关　外关

遍体疼痛：太渊　三里　曲池

鬓髭发毒[6]：太阳　申脉　太溪　合谷　外关

项脑攻疮：百劳　合谷　申脉　强间　委中

头痛难低：申脉　金门　承浆

颈项难转：后溪　合谷　承浆

注释

［1］腰背强：项背强直，甚时如角弓反张。

［2］偏枯：指半身偏废无用和肢体肌肉萎缩的偏瘫症。

［3］中风角弓反张：此证由风邪乘虚而入诸阳经所引起，表现为腰背反折，牵急呈角弓形状的一种持续性项背疼挛状态。

［4］足背生毒：是发生在足背部的急性化脓性疾病。其特点是全足背高肿掀红疼痛，足心不肿。本病多因湿热下注，或外伤感染毒邪所致。

［5］背胛生痈：指发生于背部的感染性疾患，因患者用手反搭，可触摸到病灶，故名

"搭背",俗称"背花",又称"搭手",现代医学统称化脓性感染。典型症状是未溃者背部病灶处红肿高大、质地较硬、边缘清楚、疼痛剧烈、壮热畏寒、口渴、心烦、恶心呕吐、神志恍惚、软弱无力、食后即吐、咳嗽、胸痛。已溃者先渗黄白稠脓,次流桃花色脓,再出淡红色水液,有热象,疼痛随脓出而减,四周硬块渐消,腐肉日脱,新肉渐出。

〔6〕鬓髭发毒:鬓指耳际的头发,髭指口唇上方的胡须。本症是由阳明经气虚、风毒上壅所引起,发生于鬓髭毛发部位的一种疮症。

带脉

考穴:足临泣穴属足少阳胆经。位于第四脚趾的外侧,本节的筋骨缝隙中,向上1寸。针刺5分,放水随皮过1寸,主要治疗四肢的疾病,与外关穴主客相对应。

治病:

原文

(西江月)手足中风不举,痛麻发热拘挛,

头风痛肿项腮连,眼肿赤疼头旋。

齿痛耳聋咽肿,浮风搔痒筋牵,

腿疼胁胀肋肢偏,临泣针时有验。

语译

(西江月)手脚中风不能活动,痛麻发热肌肉收缩,不能自如伸展,头部连接脖子和腮腺疼痛肿胀。眼睛红肿热痛头晕目眩。齿痛耳聋咽肿,荨麻疹瘙痒,筋像被牵拉一样,腿部疼痛胁肋胀痛偏向一侧,针刺足临泣穴有效果。

○ 凡是治疗以下的症,必须先以取临泣为主,然后再取各穴进行治疗(徐氏):

足跗肿痛,久不能消:行间　申脉

手足麻痹,不知痒痛:太冲　曲池　大陵　合谷　三里　中渚

两足颤掉,不能移步:太冲　昆仑　阳陵泉

两手颤掉,不能握物:曲泽　腕骨　合谷　中渚

足趾拘挛,筋紧不开:足十趾节　握拳指尖(小麦炷,灸五壮)　丘墟　公孙　阳陵泉

手指拘挛,伸缩疼痛:手十指节　握拳指尖(小麦炷,灸五壮)　尺泽　阳溪　中渚　五虎

足底发热,名曰湿热:涌泉　京骨　合谷

足外踝红肿,名曰穿踝风:昆仑　丘墟　照海

足跗发热,五指节痛:冲阳　侠溪　足十宣

两手发热,五指疼痛:阳池　液门　合谷

两膝红肿疼痛,名曰鹤膝风:膝关　行间　风市　阳陵泉

手腕起骨痛,名曰绕踝风:太渊　腕骨　大陵

腰胯疼痛,名曰寒疝:五枢　委中　三阴交

臂膊痛连肩背:肩井　曲池　中渚

腿胯疼痛,名曰腿叉风:环跳　委中　阳陵泉

白虎历节风[1],疼痛:肩井　三里　曲池　委中　合谷　行间　天应(遇痛处针,强针出血)

走注风[2]游走,四肢疼痛:天应　曲池　三里　委中

浮风,浑身搔痒:百会　百劳　命门　太阳紫脉　风市　绝骨　水分　气海　血海　委中　曲池

头项红肿强痛:承浆　风池　肩井　风府

肾虚腰痛,举动艰难:肾俞　脊中　委中

闪挫腰痛,起止艰难:脊中　腰俞　肾俞　委中

虚损湿滞腰痛,行动无力:脊中　腰俞　肾俞　委中

诸虚百损,四肢无力:百劳　心俞　三里　关元　膏肓

胁下肝积[3],气块刺痛:章门　支沟　中脘　大陵　阳陵泉

○ 杨氏治症:

手足拘挛:中渚　尺泽　绝骨　八邪　阳溪　阳陵泉

四肢走注[4]:三里　委中　命门　天应　曲池　外关

膝胫酸痛:行间　绝骨　太冲　膝眼　三里　阳陵泉

腿寒痹痛:四关　绝骨　风市　环跳　三阴交

臂冷痹痛:肩井　曲池　外关　三里

百节[5]酸痛:魂门　绝骨　命门　外关

注释

[1]白虎历节风:为痹证的一种,由风寒湿邪侵入经脉,流注至关节所引起,表现为关节肿痛,游走不定。

[2]走注风:是风痹的别名,属于痹证的一种。症见关节疼痛,游走不定。

[3]肝积:多由肝气郁结,瘀血停聚所引起。表现为左胁下有肿块突起,伴有咳嗽呕逆等症状。

[4]四肢走注:游行上下,随其虚处,风邪与正气相搏,聚于关节筋弛,脉缓,痛无定处,古名"走注",今名"流火"。

[5]百节：指周身关节。

阳维脉

考穴：外关属手少阳三焦经。腕背侧横纹上2寸，尺骨与桡骨间隙中点，手掌向下取穴。针刺1寸2分，主治风寒表证，闭阻经络，皮肤病等，与足临泣主客相应。

治病：

原文

（西江月）肢节肿疼膝冷，四肢不遂头风，

背胯内外骨筋攻，头项眉棱皆痛。

手足热麻盗汗，破伤眼肿睛红，

伤寒自汗表烘烘，独会外关为重。

语译

（西江月）肢体关节红肿疼痛，膝盖冷痛。四肢活动不便，头痛，背部胯部内外骨筋疼痛，头项眉棱骨都痛。手足发热麻木，盗汗，破伤风，眼睛红肿，伤寒表证，自汗，高热，可独取外关这一重要穴位。

○ 凡是治疗阳维脉的病证，必须先取外关这个主要穴位，然后辨证再选取其他的穴位（徐氏）

臂膊红肿，肢节疼痛：肘髎　肩髃　腕骨

足内踝红肿痛，名曰绕踝风：太溪　丘墟　临泣　昆仑

手指节痛，不能伸屈：阳谷　五虎　腕骨　合谷

足趾节痛，不能行步：内庭　太冲　昆仑

五脏结热，吐血不已，取五脏俞穴，并血会治之：心俞　肺俞　脾俞　肝俞　肾俞　膈俞

六腑结热，血妄行不已，取六腑俞，并血会治之：胆俞　胃俞　小肠俞　大肠俞　膀胱俞　三焦俞　膈俞

鼻衄[1]不止，名血妄行：少泽　心俞　膈俞　涌泉

吐血昏晕，不省人事：肝俞　膈俞　通里　大敦

虚损气逆，吐血不已：膏肓　膈俞　丹田　肝俞

吐血衄血，阳乘于阴，血热妄行：中冲　肝俞　膈俞　三里　三阴交

血寒亦吐，阴乘于阳，名心肺二经呕血：少商　心俞　神门　肺俞　膈俞　三阴交

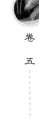

舌强难言[2]及生白苔：关冲　中冲　承浆　聚泉

重舌肿胀，热极难言：十宣　海泉　金津、玉液

口内生疮，名枯槽风：兑端　支沟　承浆　十宣

舌吐不收，名曰阳强：涌泉　兑端　少冲　神门

舌缩难言，名曰阴强：心俞　膻中　海泉

唇吻裂破，血出干痛：承浆　少商　关冲

项生瘰疬，绕颈起核，名曰蟠蛇疬：天井　风池　肘尖　缺盆　十宣

瘰疬生胸前，连腋下者，名曰瓜藤疬：肩井　膻中　大陵　支沟　阳陵泉

左耳根肿核者，名曰惠袋疬：翳风　后溪　肘尖

右耳根肿核者，名曰蜂窝疬：翳风　颊车　后溪　合谷

耳根红肿痛：合谷　翳风　颊车

颈项红肿不消，名曰项疽：风府　肩井　承浆

目生翳膜，隐涩难开：睛明　合谷　肝俞　鱼尾

风沿烂眼[3]，迎风冷泪：攒竹　丝竹　二间　小骨空

目风肿痛，胬肉攀睛[4]：睛明　攒竹　肝俞　委中　合谷　肘尖　照海　列缺

牙齿两颔肿痛：人中　合谷　吕细

上片牙痛及牙关不开：太渊　颊车　合谷　吕细

下片牙疼颊项红肿痛：阳溪　承浆　颊车　太溪

耳聋，气痞[5]疼痛：听会　肾俞　三里　翳风

耳内或鸣或痒或痛：客主人　合谷　听会

雷头风[6]晕，呕吐痰涎：百会　中脘　太渊　风门

肾虚头痛，头重不举：肾俞　百会　太溪　列缺

痰厥[7]头晕，头目昏沉：大敦　肝俞　百会

头顶痛，名曰正头风：上星　百会　脑空　涌泉　合谷

目暴赤肿疼痛：攒竹　合谷　迎香

○ 杨氏治症：

中风拘挛：中渚　阳池　曲池　八邪

注释

［1］鼻衄：俗称鼻出血。可由鼻部疾病引起，也可由全身疾病所致。鼻出血多为单侧，少数情况下可出现双侧鼻出血；出血量多少不一，轻者仅为涕中带血，重者可引起失血性休克，反复鼻出血可导致贫血。

［2］舌强难言：舌体伸缩不利的症象。见于外感热病热入心包，内伤杂病之中风症，

亦可由热盛伤津或痰浊壅阻所致。《诸病源候论·风舌强不得语候》:"今心脾二脏受风邪,故舌强不得语也。"《医林绳墨》卷七:"涎痰壅盛,则舌强而难吞。"《杂病源流犀烛·口齿唇舌源流》:"痰迷而舌强者,宜防己、僵蚕、木通、菖蒲、竹沥、山栀、南星、半夏、荆芥、陈皮。亦有中风病而舌强、舌卷、不能言者,宜大秦艽汤,若天热加知母五分。"

〔3〕风沿烂眼:上膈有积热,自饮食中挟怒气而成,顽痰痞塞,浊气不降,清气不升,由是火益炽而水益降,积而久也,眼沿因脓积而肿,于中生细小虫丝,遂年久不愈,而多痒者是也,服柴胡饮子,点蕤仁膏。

〔4〕胬肉攀睛:系指眦部血脉丛生横贯白睛,渐侵黑睛甚至掩及瞳神,自觉碜涩不适的病证。

〔5〕气痞:由气滞引起,表现为痞胀的一种病证。

〔6〕雷头风:临床颇为少见,其头痛特点与一般头痛不同,初起时恶寒壮热,继之头痛头胀,脑内雷鸣,头面起核,或肿痛红赤。

〔7〕痰厥:由痰引起阴阳失调、气息上逆的一种病证。临床表现为四肢寒冷,重则不省人事。

任脉

考穴:列缺属肺经。桡骨茎突上方,腕横纹上 1 寸 5 分。两手平直交叉,示指指尖下凹陷是穴。针刺 8 分,主治心腹胁肋五脏病,与照海主客相应。

治病:

原文

(西江月)痔疟便肿泄痢,唾红溺血咳痰,

牙疼喉肿小便难,心胸腹疼噎咽。

产后发强不语,腰痛血疾脐寒,

死胎不下膈中寒,列缺乳痈多散。

语译

(西江月)痔疮,疟疾,水肿,泄泻,痢疾,吐血咳痰,牙疼喉咙肿,小便困难,心胸腹痛吞咽不适。妇女生产后舌强不语(产后虚弱,多致停积败血,闭于心窍,神志不能明了。又心气通于舌,心气闭塞,则舌亦强矣,故令不语),腰痛血疾脐寒(小儿多因断脐失护,风冷乘入,传于大肠,遂成寒泻之证,其候粪色青白,腹痛肠鸣),死胎不下,寒膈(寒膈之为病,心脾胀满,咳逆,腹上苦冷,雷鸣,绕脐痛,食不消,不能食肥),这些疾病都可选用列缺,而且针刺列缺可以散乳痈。

○ 凡是治疗任脉的病证,必须先取列缺这个主要穴位,然后辨证再选取

其他的穴位（徐氏）

　　鼻流涕臭，名曰鼻渊：曲差　上星　百会　风门　迎香

　　鼻生息肉，闭塞不通：印堂　迎香　上星　风门

　　伤风面赤，发热头痛：通里　曲池　绝骨　合谷

　　伤风感寒，咳嗽咳满：膻中　风门　合谷　风府

　　伤风，四肢烦热头痛：经渠　曲池　合谷　委中

　　腹中肠痛，下利不已：内庭　天枢　三阴交

　　赤白痢疾[1]，腹中冷痛：水道　气海　外陵　天枢　三阴交　三里

　　胸前两乳红肿痛：少泽　大陵　膻中

　　乳痈肿痛，小儿吹乳[2]：中府　膻中　少泽　大敦

　　腹中寒痛，泄泻不止：天枢　中脘　关元　三阴交

　　妇血积痛，败血不止：肝俞　肾俞　膈俞　三阴交

　　咳嗽寒痰，胸膈闭痛：肺俞　膻中　三里

　　久嗽不愈，咳唾血痰：风门　太渊　膻中

　　哮喘气促，痰气壅盛：丰隆　俞府　膻中　三里

　　吼喘胸膈急痛：　彧中　天突　肺俞　三里

　　吼喘气满，肺胀不得卧：俞府　风门　太渊　中府　三里　膻中

　　鼻塞不知香臭：迎香　上星　风门

　　鼻流清涕，腠理不密，喷嚏不止：神庭　肺俞　太渊　三里

　　妇人血沥，乳汁不通：少泽　大陵　膻中　关冲

　　乳头生疮，名曰妒乳[3]：乳根　少泽　肩井　膻中

　　胸中噎塞痛：大陵　内关　膻中　三里

　　五瘿等症。项瘿之症有五：一曰石瘿，如石之硬；二曰气瘿，如绵之软；三曰血瘿，如赤脉细丝；四曰筋瘿，乃无骨；五曰肉瘿，如袋之状，此乃五瘿之形也。扶突　天突　天窗　缺盆　俞府　膺俞（喉上）　膻中　合谷　十宣（出血）

　　口内生疮，臭秽不可近：十宣　人中　金津、玉液　承浆　合谷

　　三焦极热，舌上生疮：关冲　外关　人中　迎香　金津、玉液　地仓

　　口气冲人，臭不可近：少冲　通里　人中　十宣　金津、玉液

　　冒暑大热，霍乱吐泻：委中　百劳　中脘　曲池　十宣　三里　合谷

　　中暑自热，小便不利：阴谷　百劳　中脘　委中　气海　阴陵泉

　　小儿急惊风，手足搐搦：印堂　百会　人中　中冲　大敦　太冲　合谷

　　小儿慢脾风，目直视，手足搐，口吐沫：大敦　脾俞　百会　上星　人中

消渴等症[4]：人中　公孙　脾俞　中脘　关冲　照海（治饮不止渴）太溪（治房不称心）　三里（治食不充饥）

黑痧[5]，腹痛头疼，发热恶寒，腰背强痛，不能睡卧：百劳　天府　委中　十宣

白痧[6]，腹痛吐泻，四肢厥冷，十指甲黑，不得睡卧：大陵　百劳　大敦　十宣

黑白痧，头疼发汗，口渴，大肠泄泻，恶寒，四肢厥冷，不能睡卧，名曰绞肠痧。或肠鸣腹响：委中　膻中　百会　丹田　大敦　窍阴　十宣

〇　杨氏治症：

血迷血晕：人中

胸膈痞结：涌泉　少商　膻中　内关

脐腹疼痛：膻中　大敦　中府　少泽　太渊　三阴交

心中烦闷：阴陵　内关

耳内蝉鸣：少冲　听会　中冲　商阳

鼻流浊污：上星　内关　列缺　曲池　合谷

伤寒发热：曲差　内关　列缺　经渠　合谷

注释

[1] 赤白痢疾：是痢疾的一种，属"湿热痢"的一个证型。湿热痢系由脾胃内蕴湿热而失运，外夹湿热毒邪所引起。当湿热毒邪伤及血分时，则下痢纯血，叫赤痢；当湿热毒邪伤及气血，则便中出现脓血相混，赤白相兼，并伴有腹痛、里急后重以及排便次数增多等症状者，叫赤白痢疾。

[2] 小儿吹乳：也叫"吹乳痈"，为胎前及产后乳痈的统称。

[3] 乳头生疮，名曰妒乳：此症因产后乳多不能排尽，蓄积乳汁与气血相搏而引起，临床表现为乳房肿胀或乳头生疮。

[4] 消渴等症：三消其症不同，消脾、消中、消肾。《素问》云：胃府虚，食斗不能充饥。肾脏渴，饮百杯不能止渴；及房劳不称心意，此为三消也。乃土燥承渴，不能克化，故成此病。

[5] 黑痧：俗名满痧。患者立时昏倒，微觉肚疼，面色黑胀，不呼不叫，甚者过两三时即不救。

[6] 白痧：伤暑受热，霍乱痧胀，绞肠腹痛，胸闷呕吐，头晕鼻塞，瘟疫秽气，中风昏厥，不省人事。

阴跷脉

考穴：照海属肾经。足内踝尖直下1寸处，病人正坐，两足掌心对合取穴。

针刺1寸2分,主治脏腑病。与列缺主客相应。

原文

(西江月)喉塞小便淋涩,膀胱气痛肠鸣,

食黄酒积腹脐并,呕泻胃翻便紧。

难产昏迷积块,肠风下血常频,

膈中快气气疬侵,照海有功必定。

语译

(西江月)咽喉肿痛,小便淋涩,膀胱气化功能障碍引起小便不畅的病变或饮酒后肚腹胀满而发生呕吐泄泻。或难产或因肠胃受风而致大便出血,膈中气攻胸痛等,以扎照海为主要的穴道。

○ 凡是治疗阴跷脉的病证,必须先取照海这个主要穴位,然后辨证再选取其他的穴位(徐氏)

小便淋涩[1]不通:阴陵泉 三阴交 关冲 合谷

小腹冷痛,小便频数:气海 关元 肾俞 三阴交

膀胱七疝,贲豚[2]等症:大敦 阑门 丹田 三阴交 涌泉 章门 大陵

偏坠水肾[3],肿大如升:大敦 曲泉 然谷 三阴交 归来 阑门 膀胱俞 肾俞(横纹可灸七壮)

乳疬[4]疝气[5],发时冲心痛:带脉 涌泉 太溪 大敦

小便淋血不止,阴器痛[6]:阴谷 涌泉 三阴交

遗精白浊,小便频数:关元 白环俞 太溪 三阴交

夜梦鬼交[7],遗精不禁:中极 膏肓 心俞 然谷 肾俞

妇人难产,子掬母心不能下,胎衣不去[8]:巨阙 合谷 三阴交 至阴(灸效)

女人大便不通:申脉 阴陵泉 三阴交 太溪

妇人产后脐腹痛,恶露[9]不已:水分 关元 膏肓 三阴交

妇人脾气[10]血蛊水蛊气蛊石蛊[11]:膻中 水分(治水) 关元 气海 三里 行间(治血) 公孙(治气) 内庭(治石) 支沟 三阴交

女人血分单腹[12]气喘:下脘 膻中 气海 三里 行间

女人血气劳倦,五心烦热[13],肢体皆痛,头目昏沉:肾俞 百会 膏肓 曲池 合谷 绝骨

老人虚损,手足转筋[14],不能举动:承山 阳陵泉 临泣 太冲 尺泽 合谷

霍乱吐泻,手足转筋:京骨 三里 承山 曲池 腕骨 尺泽 阳陵泉

寒湿脚气[15]，发热大痛：太冲　委中　三阴交

肾虚脚气红肿，大热不退：气冲　太溪　公孙　三阴交　血海　委中

干脚气，膝头并内踝及五指疼痛：膝关　昆仑　绝骨　委中　阳陵泉　三阴交

浑身胀满，浮肿生水[16]：气海　三里　曲池　合谷　内庭　行间　三阴交

单腹蛊胀[17]，气喘不息：膻中　气海　水分　三里　行间　三阴交

心腹胀大如盆：中脘　膻中　水分　三阴交

四肢面目浮肿大不退：人中　合谷　三里　临泣　曲池　三阴交

妇人虚损形瘦，赤白带[18]下：百劳　肾俞　关元　三阴交

女人子宫久冷，不受胎孕：中极　三阴交　子宫

女人经水正行，头晕，小腹痛：阴交、内庭、合谷

室女月水不调，脐腹痛疼：肾俞　三阴交　关元

妇人产难，不能分娩：合谷　三阴交　独阴

○ 杨氏治症：

气血两蛊：行间　关元　水分　公孙　气海　临泣

五心烦热：内关　涌泉　十宣　大陵　合谷　四花

气攻胸痛：通里　大陵

心内怔忡：心俞　内关　神门

咽喉闭塞：少商　风池　照海

虚阳自脱：心俞　然谷　肾俞　中极　三阴交

注释

［1］淋涩：淋漓不尽，小便困难，不流利，不爽快。

［2］贲豚：又作"奔豚""贲豚气"，属于五积中的肾积。出自《灵枢·邪气脏腑病形篇》。症见有气从少腹上冲胸脘、喉咙，或有腹痛，或往来寒热。

［3］偏坠水肾：指一侧阴囊肿大，内容为水，疼痛下坠，相当于睾丸鞘膜积液。

［4］乳疬：产后两乳细小下垂，疼痛。

［5］疝气：泛指体腔内容物向外突出的病证。多伴有气痛的症状，故称疝气。

［6］阴器：指外生殖器。

［7］鬼交：被鬼缠身，并与之发生性交。

［8］胎衣不去：胎盘不能排出。

［9］恶露：指产后阴道排出瘀浊败血之物。

［10］脾气：指脾的运化和统摄血液的功能。

［11］血蛊、水蛊、气蛊、石蛊：《证治要诀》："蛊与鼓同，以言其急实如鼓，非蛊毒之蛊也"。蛊即鼓胀，指以腹部膨大为主的一种病证。根据病因和临床表现的不同，本病又可以

分为血蛊、水蛊、气蛊及石蛊等多种病理。

[12] 单腹：即单腹胀或者鼓胀，临床表现为腹部胀大，肤皮青筋显露，四肢不肿或者微肿。

[13] 五心烦热：证名。指两手两足心发热，并自觉心胸烦热。

[14] 转筋：俗名抽筋。

[15] 脚气：古名缓风。又称脚弱。因外感湿邪风毒，或饮食厚味所伤，积湿生热，流注于脚而成。其症先起于腿脚。麻木、酸痛、软弱无力、或挛急或肿胀、或萎枯或胫红肿、发热，进而入腹攻心，小腹不仁、呕吐不食、心悸、胸闷、气喘、神志恍惚、言语错乱。

[16] 浮肿生水：水肿。

[17] 蛊胀：膨胀。

[18] 赤白带：指妇女从阴道淋漓不尽地流出色红而且黏浊是血非血的分泌物。

依据八种治疗的方法，需要先针刺主要治疗的穴位，然后依据病情的需要取身体上下、左右的穴位补充主穴的不足，用循和扪的方法，以导引经气，除去病邪。如果病还没好就必须随机应变，不可以拘泥于专用针来治病。

三十、八法手诀歌 《聚英》

原文

春夏先深而后浅，秋冬先浅而后深[1]，
随处按之呼吸轻[2]，迎而吸之[3]寻内关，
补虚泻实公孙是，列缺次当照海深，
临泣外关和上下[4]，后溪申脉用金针。
先深后浅行阴数，前三后二却是阴[5]，
先浅后深阳数法，前二后三阳数定。
临泣公孙肠中病，脊头腰背申脉攻，
照海咽喉并小腹，内关行处治心疼。
后溪前上外肩背，列缺针频率气通。
急按慢提阴气升，急提慢按阳气降，
取阳取阴皆六数[6]，达人刺处有奇功。

注释

[1] 春夏先深而后浅，秋冬先浅而后深：这是根据《难经·七十难》"春夏各致一阴，秋冬各致一阳"而来。溯源而上，它是源于《素问·四气调神大论篇》的"春夏养阳，秋冬养阴"。其具体操作方法是：首先深刺，得气后，再将针上提，以引导深部的肝肾之气上达至

阳分,这就是先深后浅;若先浅刺,得气后再深刺,以便将浅部的肺气送至筋骨部分,这就是先浅后深。

〔2〕随处按之呼吸轻:指呼吸与开阖相配合的一种补泻方法。应用补时,要在呼气时进针,吸气时出针,出针后要迅速闭合针孔;应用泻法时,要在吸气时进针,呼气时出针,出针后缓按或不按针孔。

〔3〕迎而夺之:也是指呼吸时进出针而言。吸气时进针,呼气时出针为迎,为泻;呼气时进针,吸气时出针为随,为补。

〔4〕和上下:奇经八脉有八个,相互配合(即八法交会)时可分为四组,即上肢的内关和下肢的公孙为一组;上肢的外关和下肢的临泣为一组;上肢的列缺和下肢的照海为一组;上肢的后溪和下肢的申脉为一组。八法交会的规律是上下相合。

〔5〕前三后二却是阴:此指"指飞"手法。拇指向前飞针三次,再向后两次为阴数;拇指向前两次再向后三次为阳数。

〔6〕取阳取阴皆六数:"皆"疑为"九"之误,这句话是指"九六"补泻而言。

语译

春夏针刺应先深刺到地部,然后将针提到天部,以引导阴气外出;秋冬应该先浅刺到天部后将针深刺到地部,以引导阳气内交。针刺时可应用呼吸补泻,操作方法是:呼气时进针,吸气时出针,出针后要迅速按闭针孔为补法;吸气时进针,呼气时出针,在出针后缓按针孔或不按为泻法。

补虚泻实刺公孙,列缺浅刺照海深刺,上下相合的外关、临泣、后溪跟申脉用金针刺。进针后先刺至地部,得气后将针上提至天部,以引导一阴之气,然后行六阴数手法,亦可行拇指向前飞针三次(拇示指一捻一松为一次),再向后两次为阴数为泻;进针后先刺至天部,得气后再将针刺至地部,以便将天部的阳气送至地部,然后行九阳数手法,拇指向前两次再向后三次为阳数,为补。

临泣、公孙两穴主治胃肠病;申脉穴主治头脊腰背部疾病;照海穴主治咽喉和小腹疾病;内关穴主治心疼;后溪穴主治肩背部疾病;列缺穴主治气脉瘀滞疾病。进针后在天地人三部各向前捻九次为阳,为补;每部各向后捻六次为阴,为泻。这种九六补泻由于反复操作次数不同,还可以分成老阳、少阳与老阴、少阴之数,达到该针刺的部位可以有奇特的疗效。

卷 六

一、五脏六腑

五脏：脏有藏之意。神藏在心；魄藏在肺；魂藏在肝；意和智藏在脾；精和志藏在肾。因此而称五脏。

六腑：腑，有府库之意。胆、胃、大肠、小肠、三焦、膀胱，能受纳五脏的浊气，泻而不藏，有运化之功，以传化之腑为名，因此而称为六腑。

五脏主藏精气而不宜输泻，所以精气虽然饱满，也不像胃肠那样水谷充实；六腑主输泻水谷而不贮藏，所以水谷虽充实，但不能使之满。例如饮食经口进入胃后，则胃充实而肠尚空虚。饮食由胃入肠后，则肠实而胃又空虚，所以说六腑实而不满。

肺重三斤三两，由六叶两耳组成，四边下垂如盖，靠近脊背第三椎。其中有二十四孔，排列整齐，各脏清浊之气均分布于此，因此肺为五脏华盖。

心重十二两，其中七孔三毛。其形状像尚未绽开的莲花，位于肺下膈上，靠近脊柱第五椎。

心包络在心下横膜上，竖膜下。与横膜相粘连的黄色薄脂膜裹着的是心，其外有像丝一样的细筋膜与心肺相连，这是心包络。

三焦是水谷传化的道路，是营卫之气运行的终始。上焦居于心胃之间，其病可取直两乳间陷中的膻中穴治之。中焦居于胃中脘，正当脐上 4 寸，其病可取脐旁的(天枢)穴治之。

肝重三斤四两，左侧三叶，右侧四叶。肝在右胁部，位于肾脏之前，与胃并列，靠近脊柱第九椎，但治疗取穴时要在左侧。

胆在肝的短叶之间，其重量为三两三铢，其中储藏胆汁三合。

膈膜前与鸠尾骨平齐，后与脊柱的第十一椎相平，周围附着于脊。以阻膈膜以下的污浊之气，不使其向上熏蒸心肺。

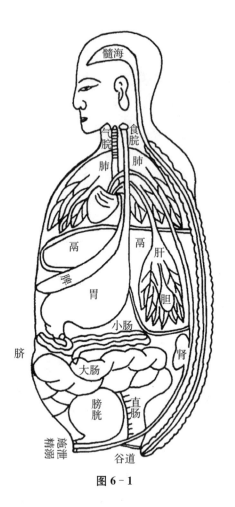

图 6 - 1

　　脾重二斤三两,宽 3 寸,长 5 寸,覆盖在胃的上面,靠近脊椎第十一椎。

　　胃重二斤一两,其周长 1 尺 5 寸,横径 5 寸,胃形弯曲,如伸直时,其长 2 尺 6 寸。

　　小肠重二斤十四两,其长 3 丈 2 尺,向左往返重叠十六曲,小肠上口即胃的下口,在脐上 2 寸处。再向下 1 寸处,即为水分穴的位置,则相当于小肠下口。饮食到这里滤过清浊,水液渗入膀胱,糟粕则进入大肠。

　　大肠重二斤十二两,长 2 丈 1 尺,宽 4 寸,在脐下向右往返重叠十六曲,约当脐中心,大肠的上口就是小肠的下口。

　　肾有两枚,重一斤一两。其形状像卵石,呈黄紫色。在膈下脊柱的两侧并进入脊膂部,且靠近脊柱的第十四椎,其高度与脐相平。

　　膀胱重九两二铢,宽 9 寸,位于肾的前下方,大肠之旁。膀胱上际是小肠下口。水液从这里渗入膀胱。

　　脊椎骨总共二十一节。取穴的方法是首先找到与肩同高的大椎穴,也就是百劳穴。

二、十四经脉长短尺寸

原文

　　手之六阳经脉,从手至头,长五尺,共计五六合[1]三丈。

　　手之六阴经脉,从胸走手,长三尺五寸,共计三六一丈八尺,五六合三尺,合二丈一尺。

　　足之六阳经脉,从头走至足,长八尺,共计六八四丈八尺。

　　足之六阴经脉,从足走入腹中,长六尺五寸,共计六六三十六,五六当三尺,合三丈九尺。

　　督脉、任脉,各长四尺五寸,共合九尺。

　　两跷脉,从足至目,各长七尺五寸,共合一丈五尺。

　　十四脉部,合一十六丈二尺,此气之大经隧也[2]。

注释

　　[1]五六合:5尺乘以6共计3丈,下文类似。

　　[2]此气之大经隧也:这就是人体营气流行的主要道路。

语译

　　手之六阳经脉,从手走头,各长5尺,5尺乘6共得3丈。

　　手之六阴经脉,从胸走手,各长3尺5寸,3尺乘6共得1丈8尺,5寸乘6共得3尺,合共2丈1尺。

　　足之六阳经脉,从头走足,各长8尺,8尺乘6共得4丈8尺。

　　足之六阴经脉,从足走腹,各长6尺5寸,6尺乘6共得36尺,5寸乘6共得3尺,合计3丈9尺。

　　督脉、任脉,各长4尺5寸,共得9尺。

　　阴跷、阳跷脉,从足到目,各长7尺5寸,共计1丈5尺。

　　十四经脉共长16丈2尺,是人体营气流行的主要道路。

三、脏腑十二经穴起止歌

原文

　　手肺少商中府起,大肠商阳迎香二,

足胃头维厉兑三,脾部隐白大包四,
手心极泉少冲来,小肠少泽听宫去,
膀胱睛明至阴间,肾经涌泉俞府位,
心包天池中冲随,三焦关冲耳门继,
胆家瞳子髎窍阴,厥肝大敦期门至,
十二经穴始终歌,学者铭于肺腑记。

仰人经穴图

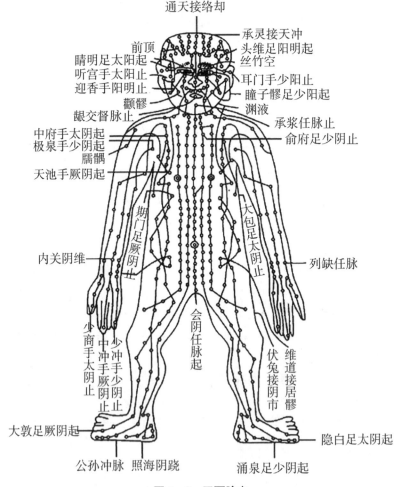

图6-2 正面腧穴

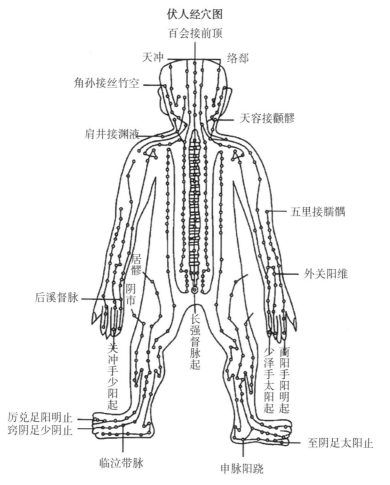

伏人经穴图

百会接前顶

天冲　　　　络郄

角孙接丝竹空

天容接颧髎

肩井接渊液

五里接臑髃

居髎

阴市

后溪督脉

外关阳维

长强督脉起

关冲手少阳起

商阳手阳明起

少泽手太阳起

厉兑足阳明止
窍阴足少阴止

至阴足太阳止

临泣带脉

申脉阳跷

图 6 - 3　背面腧穴

四、手太阴经穴主治

《内经》说：肺就像宰相治理国家一样，治理、调节着全身。

肺为诸气的根本，是藏魄的地方。其华表现于毫毛，功用充实于肤表，按阴阳划分，肺为阳中之太阴，在时令中与秋气相应。

西方的白色之气与肺气相通，肺开窍于鼻，藏精气于肺，病变常常发生在背部。五味中为辛味、五行中为金、五畜中为马、五谷中为稻。与四时相应，上为太白星，肺主皮毛，肺病则表现于皮毛上。五音中为商音，五行生成数为九，五嗅中为腥味，五液中为眼泪。

西方生燥气,燥能炼金,金可发散辛味,辛味可滋润肺气,肺气可濡养皮毛,皮毛则可生肾,肺气上辖于鼻。它的表现在天为燥气,在肺为金气,在人体为皮毛,在五脏为肺,在五声为哭,在病为咳,在五志为忧。忧能伤肺,但喜可胜忧。热能伤皮毛,寒能胜热。辛味能伤皮毛,苦味能胜辛味。

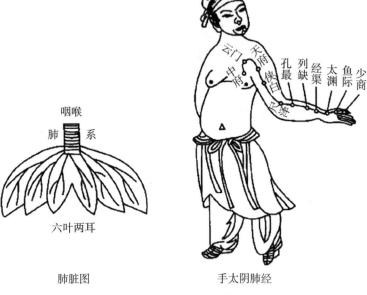

图 6 - 4　肺及肺经

1. 手太阴肺经穴歌　《医学入门》

原文

　　手太阴肺十一穴,中府云门天府诀,
　　侠白尺泽孔最存,列缺经渠太渊涉,
　　鱼际少商如韭叶(左右二十二穴)。
　　手太阴肺经起于中府穴,终于少商穴,分别取少商、鱼际、太渊、经渠、尺泽为井穴、荥穴、输穴、经穴、合穴,左右共二十二个穴。
　　手太阴肺经,起始于中焦,向下联络大肠,再返回来沿着胃上口,上行穿过横隔,入属于肺。从肺系(气管)横行到腋下,沿着上臂内侧,下行于手少阴经和手厥阴经之前,进入肘窝中,又沿着前臂内侧(桡骨前缘),下入寸口,经过鱼际并沿着鱼际边缘,出于拇指内侧端(少商)。其分支脉,从腕后(列缺)分出,直至示指内侧端(商阳),与手阳明大肠经相接。本经多气少血,寅时为气血流注于本经的旺盛之时。

肺为辛金之脏,脉气在右手寸位。肺有实证时,右手寸位脉按有力,上焦热盛,气粗而喘兼有鼻塞,此时泻肺必须用辛凉药;肺有虚证时,脉虚无力,少气不足,懒言,呼吸微弱,此时补肺必须用酸热的药物。橘甘汤为清下痰气的神方,姜陈汤为止气虚咳嗽的圣药。七情郁结于内而喘须用沉香、乌药、人参、槟榔;胸口痞满且彻痛伴有气喘吁吁,须用半夏、瓜蒌、桔梗;鼻塞不通,荆芥、芥穗、荜澄茄、薄荷共成丸剂;鼻渊不止,冰片、苍术、白芷、辛夷共成细末;百花散治疗红痰,二母丸治疗热盛咳嗽;黄连、赤茯苓配阿胶,抑制心火且泻肺实;诃子、杏仁配木通草,有利于久咳之人发出声音;在肌肉深部转移性疼痛是体内痰饮停滞的缘故,用半夏朴硝且半夏的量为朴硝的几倍;皮肤有瘾疹、痒痛常是由风热所致,用苦参、皂荚且苦参的量比皂荚少;喘而喉中有哮鸣声,用兜铃、蝉蜕、杏仁(除皮尖)、砒霜(少量加入);再有邪热壅肺,咽喉肿痛,用鸡苏、荆芥、桔梗、防风成剂。人参、牛膝配甘草消退酒食不节而产生的黄疸,轻粉硫磺去除鼻息肉。白矾、甘遂、白砒霜性质沉重,和豆豉一起入药能治疗哮喘;百草霜性味轻盈,和海盐一起入药能消舌肿。甜葶苈善于治疗肺痈,苦熊胆性味寒凉能治疗痔疮。琼玉膏理气止咳还能调理元气,流金丹可祛痰降火。人参若不是大剂量不能补益身体,量少则导致气机凝滞,量大则能使气血流通;黄芩非干薄片不能发挥泻下作用,薄能清大肠之火,干枯则能清肺。李东垣曾说升麻白芷可以作为使药;张仲景常常用葱白麻黄作为引经药。紫菀和五味子能滋阴敛阴,桑白皮和防风善于祛湿(疏通有形之邪)。根据病情寒热温凉来辨别选择不同的名方,病情轻重缓急,指下脉象详细明了。愈加参透一字的意思,其中价值值千金之重,若领会到其中要旨便万物皆空。

《导引本经》:肺为五脏的华盖,声音从肺所出,皮肤有赖于肺而能润泽。人唯独会内伤七情,外感六淫而使呼出吸入不稳定,于是肺浑浊不清。然而想要清肺,必定要先调整气息,气息调整之后便能使疾病不能生长,心火得以控制,一来下一子达安心之效,二来宽胃,三来想气遍历毛孔出入,没有障碍地流动和发挥功用,而用心细细体会,令气息微弱而均匀,这便是气功家调匀的气息了。所以气息从心而生起,心平静气调匀,使每一息归根于内丹生发之母。《心印经》说道:回旋呼吸,使神气自然混合为一,百日便能内悟外通。《内经》说:秋季的三个月,谓之荣平,自然界景象因万物成熟而平定收敛。此时,天高风急,地气清肃,早睡早起,起居规律与鸡的起居时间一致,使自己的意志保持安宁平静,以缓解秋凉之气对身体的束缚,神气内敛,使秋天肃杀之气得以平和。不外散精气神,使肺气清润。违背秋天气机则会伤肺,如果过多食用瓜果,适宜稍微地行走,静养休息两日,用薤白粥加空心羊肾润肺;如果没有羊肾,则用猪腰代替之,胜过服用补剂。秋天应当凉头温足,当时清肃之气与人体神气收敛相应。从夏至以来,阴气逐渐旺盛,居住条件不可过于奢华,以培育长寿的根基。如果在夏天被暑气所伤,到秋天则发病为痎疟,阳气上升阴气下降,相互争扰为寒气,阳气下降阴气上升,相互争扰为热气,寒热交杂,都使肺得病。如果两边少阳脉微弦,便是夏天过食用生冷,积滞在体内,到秋天转化为痢疾。如果足阳明、太阴脉微弦濡而紧,则是违反时节气机的脉象,恐怕病情危急。秋天的脉象应当像毫毛,治疗方法与前面所提及一致。《素问》道:秋天伤于湿邪,冬天便会咳嗽,纯一的阳气归空了。《秘法》道:行走坐卧常常闭口不言,呼吸调匀气息,稳定说话的声音,常常咽下甘津玉液。无一不润肺,使邪火下降,从而清肃肺金。

2. 考正穴法

中府(又名膺俞):云门穴下1寸,乳头上第三肋间隙,按之有凹陷,动脉应手,离前中线6寸。肺经的募穴(募是结幕的意思,经气聚集在这里),手足太阴二脉交会于此。

针刺3分,留针五次呼吸周期,艾灸五壮。

主治腹胀,四肢肿胀,食不下,喘气胸闷,肩背痛,干呕,气逆喘急,呼吸困难,肺与气道之病,外感寒邪而致肺热,胸痛并影响呼吸,胆有火,呕逆酸水,咳嗽有痰,流浊涕,遇风汗出,皮痛面肿,呼吸微弱短促不得卧,外感寒邪发病胸中发热,痨瘵病,瘿瘤。

云门:锁骨下气户穴旁2寸凹陷处,按之动脉应手,举臂取穴,距离前正中线6寸。

《素注》说针刺7分,《铜人》说针刺3分,艾灸五壮。

主治伤寒四肢热盛,咳嗽,喘而不能呼吸,胸胁部呼吸短促不连续,气逆冲心,胸中烦闷,胸痛彻背,咽喉肿痛,吞咽不利,肩痛,臂不举,瘿气。

天府:腋横纹下3寸,肘横纹上5寸,处于动脉中,臂前举,用鼻尖点墨,鼻尖碰到处便是该穴。

禁止艾灸,针刺4分,留针七次呼吸周期。

主治痹证,流鼻血,口腔出血,中风邪,哭笑失常,健忘,肺痿,神昏谵语,气喘,疟疾往来寒热,目眩,远视视物不清,瘿瘤。

侠白：天府穴下，距离肘横纹 5 寸桡侧副动脉中。

针刺 3 分，艾灸五壮。

主治胃脘部疼痛，呼吸急促，气机上逆引起的干呕，胸胁烦闷痞满。

尺泽：肘横纹上桡侧副动脉中，屈肘，肘横纹上筋骨旁缝隙凹陷中。尺泽为手太阴肺脉的合穴，五行属水，肺若有实证则泻尺泽。

针刺 3 分，留针三次呼吸周期，艾灸五壮。

主治肩臂痛，汗出中风，小便频数，打喷嚏，悲痛状号哭，寒热错杂，行痹，臑肘痉挛，手臂不举，喉痹，气机上逆引起的呕吐，口干，咳嗽痰浊，疟疾，四肢肿胀，胃脘或心前区疼痛，手臂发冷，气短，肺膨胀，心烦痞闷，呼吸微弱，虚热，喘满，腰脊强痛，小儿慢惊风。

孔最：距离腕横纹上 7 寸，手侧位取穴。

艾灸五壮，针刺 3 分。

主治暑病不出汗，咳喘，肘臂冷痛难屈伸，手上举不能过头，手指不能握，吐血，失音，咽喉肿痛，头痛。

列缺：手太阴肺经络穴，从这里出去后，走向手阳明经。手侧距离腕横纹上 1 寸 5 分，两手交叉，示指到达的地方，两筋骨的缝隙中。

针刺 2 分，留针五次呼吸周期，行五次泻法，艾灸七壮。

主治中风口眼歪斜，手腕无力，半身不遂，掌心发热，口闭紧不开，疟疾（具有寒热往来等症状的疾病），呕吐泡沫，咳嗽，喜欢笑，纵唇口，健忘，尿血，遗精，阴茎痛，小便热痛，痫惊妄想，面目四肢浮肿，肩痹，胸背寒栗，呼吸微弱短促难以呼吸，突然昏倒，不省人事且寒热错杂，两臂交叉且瞀眩。实证则为胸背发热，出汗，四肢浮肿。虚证则胸背寒栗，呼吸微弱短促难以呼吸。

《灵枢》说：实证则手的锐骨（尺骨小头）部和手掌部发热，泻之。虚则张口呵欠，尿频遗尿，补之。直行的谓之经，旁出的谓之络，手太阴肺经的支脉，从腕后直出示指内侧后从指端走出，由此列缺作为手太阴肺经别走手阳明大肠经的络穴。有些人不见寸、关、尺三部脉，反而从列缺穴至阳溪穴见有脉，俗称为反关脉。此经脉虚弱而络脉饱满，《千金翼方》称为阳脉逆，反过来大于寸口三倍，可惜王叔和尚未谈及这点，更何况高阳生呢！

经渠：寸口动脉凹陷中。肺经脉气所行而至的地方，为经穴，在五行中属金。

针刺2分,留针三次呼吸周期,禁止艾灸,灸了会影响人的思维和精神。

主治疟疾寒热错杂。胸背拘急,胸痞满膨胀,掌心发热,咳嗽气喘,伤寒,热病却汗不出,痹证呼吸喘促,胃痛呕吐。

太渊(又名太泉):手掌后内侧横纹头出,在动脉中。肺经脉气所注入的地方,为输穴,五行属土,肺有虚证时,于此穴行补法。《难经》道:太渊为脉会。此书注释道:肺经有病用此穴治疗。清晨3—5时,气血从此穴开始流注,故称为寸口,脉气的大会总,是手太阴肺经的脉气搏动处。

艾灸三壮,针刺2分,留针三次呼吸周期。

主治胸部窒塞疼痛,肺气上逆之证,爱叹气,呕吐食物,咳嗽,烦闷不得以安眠,肺气壅滞,手臂内侧边缘疼痛,眼睛出现白翳,赤痛,忽寒忽热,锁骨上窝隐隐作痛,掌心发热,频繁呵欠,肩背部冷痛,咳喘难以呼吸,膈气上逆,心痛,脉涩,咳血呕血,全身颤动且感发冷,咽干,狂言、口角歪斜,尿色清白或者发黄,突然大便次数骤增并失禁。

鱼际:手拇指第一掌骨后,内侧赤白肉际凹陷处。又说:脉的散行者。脉气所溜之处,为荥穴,五行属火。

针刺2分,留针二次呼吸周期,禁止艾灸。

主治饮酒后,感受风寒之邪,怕冷恶风之症,虚热(阴虚发热),舌黄,身热头痛,咳嗽爱叹气,伤寒又不出汗,胸背痹证而疼痛不得安息,目眩,心烦且呼吸短促,腹痛不食,肘臂胀满,肢体拘挛,喉咙干燥,恶寒发抖,咳嗽时牵引到尾骨疼痛,尿血呕血,心痹而时常悲伤恐惧,乳痛。

李东垣说:中气下陷,脏腑、经脉之气逆,互相干扰,导致五脏气机紊乱,对于肺的病证,取手太阴肺经的鱼际穴,和足少阴肾经的输穴。

少商:在手拇指内侧,距离指甲角如韭叶宽的距离。肺经脉气所出的地方,为井穴,五行属木。

应当用三棱针刺此穴,使微微出血,可泻各脏腑的热,不宜用灸法。

主治下颌部肿胀且喉咙紧闭,心烦善叹气,心下满,出汗但是自感发冷,咳嗽气逆,疟疾全身颤动且感发冷,腹部胀满,唾液多,唇干喜饮水,吃不下饭,全身鼓胀,手痉挛指痛,掌心发热,恶寒战栗,喉中有鸣音,小儿喉蛾。

唐朝刺史成君绰,忽然下颌肿胀,如升器般大小,喉咙闭阻,三天不进水谷。甄权用三棱针刺少商穴,使微微出血,立刻痊愈。《素注》说留针一次呼吸周期,《明堂》说艾灸三壮,《甲乙》说艾灸一壮。

五、手阳明经穴主治

《内经》说:大肠是输送水谷的器官。它能把散发精微后的水谷变化成糟粕。又说,大肠叫作白肠。

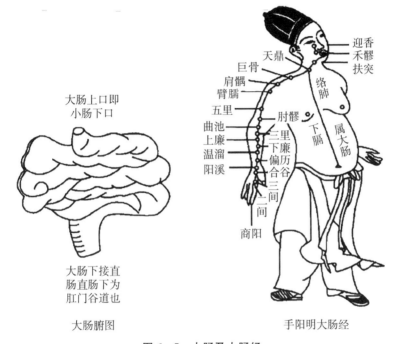

图 6 - 5　大肠及大肠经

1. 手阳明大肠经穴歌

原文

手阳明穴起商阳,二间三间合谷藏。

阳溪偏历温溜长,下廉上廉手三里。

曲池肘髎五里近,臂臑肩髃巨骨当。

天鼎扶突禾髎接,鼻旁五分号迎香(左右四十穴)。

手阳明大肠经起于商阳穴,终止于迎香穴,分别取商阳、二间、三间、合谷、阳溪、曲池为井穴、荥穴、输穴、原穴、经穴、合穴,左右共四十个穴。

手阳明大肠经,从示指末端(商阳)开始,沿示指内侧往上走行,经过第一、二掌骨之间的合谷穴,向上进入伸拇短肌腱和伸拇长肌腱之间,再沿前臂上边上行到手肘外侧,沿上臂外侧的前方,走向肩端,顺着肩胛骨肩峰的前方,向上从柱骨(颈椎)的六阳经会合之处(大椎)出来。再往下从缺盆(锁骨上窝)进入,与肺脏联络,穿过横膈,入属大肠。它的支脉从缺盆往上走于颈部,从颊部进去到达下齿龈中,然后围绕上唇,交叉于人中,左脉向右,右脉向左,同行走在鼻孔的两侧(迎香),与足阳明胃经相交接。这经脉多气血,卯时为气血流注于本经的旺盛之时。

庚金之腑,脉气详满于右手寸位。大肠实证时,右手寸位脉按有力,伤热而肠满腹胀,大便不通,辛温药可泻之。大肠虚证时,右手寸位按而无力,伤寒而肠鸣腹痛泄泻,用酸凉药补之。蒸黄连能解酒毒,炒厚朴能治大便出血。肠风便血,川乌、荆芥有妙效,脏中积毒,寄希望于卷柏和黄芪。痢疾用六神丸,能理气导积;带下用百中散,能止带。润肠通便,麻子仁丸有神效;行滞推坚,六磨汤怎么会没有奇功。痔疮热痛,脑麝(龙脑与麝香)少许研粉入药蜗牛一钱,用熊胆、片脑各研细,用井水调匀敷上,痢疾腹痛,姜茶煎服有奇效,生梅汁、蜜水各半煎服,治疗痢疾立效。肠内生痈,返魂汤,药物加减随病情而定,十宣散药物加减适量。曾经听说食石饮水,可作为充饥的饮食;吃松食柏,亦可成清腑的方法。来治疗饥饿的人不需要用贵重珍奇的食物,调理肠胃又怎么不用奇异的方法,能通针理调阴阳,就能获得特殊的临床疗效。

2. 考正穴法

商阳(又名绝阳):手示指末节内侧,距离指甲角大概韭叶宽。手阳明大肠经脉气所出之处,为井穴,五行属金。

《铜人》说艾灸三壮,针刺1分,留针一次呼吸周期。

主治胸中气胀痞满,咳喘四肢肿胀,热病但不出汗,耳鸣耳聋,寒热错杂疟疾,口干,颐颔肿胀,牙齿疼痛,恶寒,肩背相互拘紧致锁骨上窝疼痛,青光眼。艾灸三壮,左侧疼痛取右手穴位,右侧疼痛取左手穴位,立马见效。

二间(又名间谷):示指本节前内侧凹陷中。手阳明大肠经脉气所留之处,为荥穴,五行属水,大肠实证泻之。

《铜人》说针刺3分,留针六次呼吸周期,艾灸三壮。

主治喉痹,下颌肿,肩背疼痛,全身颤动且感发冷,鼻衄鼻蚵,多惊,牙齿疼痛,目黄,口干,口角歪斜,急食消化不良,伤寒,水饮停胸。

三间(又名少谷):手示指本节后内侧凹陷中。手阳明大肠经脉气所注入的地方,为输穴,五行属木。

《铜人》说针刺3分,留针三次呼吸周期,艾灸三壮。

主治喉痹;咽中如有骨鲠;下齿龋痛;嗜睡;胸腹疼痛;肠鸣泻下如水;寒热错杂疟疾;唇焦口干;气喘;目眦忽然疼痛;吐舌;颈部忽然疼痛,活动受限;善惊,口水多;急食消化不良;伤寒气分热盛;身体发冷,水饮停胸。

李东垣说:"气乱于手臂,先通畅四肢气血,然后取手阳明的荥穴二间,输穴三间。"

合谷(又名虎口):手第一掌骨和第二掌骨之间的凹陷中。手阳明大肠经脉气所过的地方,为原穴,大肠有虚证实证都可以针刺此穴。

《铜人》说针刺3分,留针六次呼吸周期,艾灸三壮。

主治伤寒,十分口渴,脉浮,发热恶寒,头痛腰背疼痛,无汗,寒热错杂疟疾,鼻衄不止,热病汗不出,视物不清,白翳,下齿龋痛,耳聋,喉痹,面肿,唇吻不收,喑哑,口噤,中风半身不遂,风疹,痂疥,偏、正头痛,腰痛连脊,小儿喉蛾。

按语:合谷,妇人妊娠期间,此穴可泻不可补,补则会造成妇人堕胎,详细见足太阴脾经三阴交穴论述。

阳溪(又名中魁):腕中上侧两筋(拇长伸肌腱和拇短伸肌腱)之间凹陷中。手阳明大肠经脉气所行的地方,为经穴,五行属火。

《铜人》说针刺3分,留针七次呼吸周期,艾灸三壮。

主治狂言,喜笑,出现幻觉,热病心烦,风邪犯目,眼赤羞明,视物不清,生白翳,头痛造成四肢厥冷,胸部痞满不能呼吸,寒热错杂疟疾,寒嗽,痰色白而带泡沫,喉痹,耳鸣耳聋,惊吓引起抽搐,手臂不能抬高,痂疥。

偏历:腕背横纹上3寸。手阳明大肠经的络穴,自此别出而走向手太阴肺经。

《铜人》说针刺3分,留针七次呼吸周期,艾灸三壮。《明下》说艾灸五壮。

主治肩髆、肘部、腕部酸痛;眼睛微合而视物不清;牙齿疼痛;鼻衄;寒热错杂疟疾;精神抑郁,喃喃独语;咽喉干燥;喉痹;耳鸣;感受风邪,发热而不自汗;通利小便。大肠实证则齿龋耳聋,采用泻法;虚证则牙齿颤栗、闭膈,采用补法。

温溜(又名逆注、池头):腕背横纹上,身高较高者,取5寸,身高较矮小者,取6寸。《明堂》说此穴在腕背横纹上五六寸之间。

《铜人》说针刺 3 分,艾灸三壮。

主治肠鸣腹痛;伤寒,喜叹气,噫气上逆;闭膈;寒热错杂兼有头痛;喜笑,狂言,出现幻觉;口吐涎水、泡沫;外感风邪而气内逆,四肢浮肿;吐舌,口舌僵痛;喉痹。

下廉:辅骨(桡骨)下,距离上廉 1 寸,臂辅骨上隆起的肌肉(桡侧伸腕短肌)外斜缝中。

《铜人》说斜刺 5 分,留针五次呼吸周期,艾灸三壮。

主治完谷不化之泄泻;劳瘵病;小腹满;小便黄;便血;狂言;中风,风湿相搏成热;寒痹,半身不遂;小肠气不足;面色无华;脐旁有条索壮隆起,两胁部有积块,痛时触之可及,痛止则隐于两胁;腹痛犹如刀刺不能忍受;腹胁痛胀;狂走;脐旁痛;食谷不化;气喘气短不能行走;唇干流涎;乳痈。

上廉:手三里下 1 寸,其分支单独抵达阳明经交会外侧。

《铜人》说斜刺 5 分,艾灸五壮。

主治小便困难,尿黄尿赤;肠鸣;胸痛;中风半身不遂;骨髓冷痛;手足麻木无知觉;喘息;大肠胀气;脑户冷痛,项背怯寒兼头痛。

手三里:曲池下 2 寸,按此穴有肉隆起,锐骨(尺骨小头)肌肉的边缘。

《铜人》说艾灸三壮,针刺 2 分。

主治霍乱,大便失禁;失音;脸颊、下颌部浮肿;瘰疬;手臂麻木无知觉;肘部痉挛不能伸直;突然昏倒,不省人事,口歪斜;手足不遂。

曲池:屈肘时,肘部辅骨(肱骨外上髁与桡骨小头构成的肘关节)与肘横纹尽头中点的凹陷中,把手抱胸取穴。手阳明大肠经脉气所入的地方,为合穴,五行属土。

《素注》说针刺 5 分,留针七次呼吸周期。《铜人》说针刺 7 分,得气后先泻后补,艾灸三壮。《明堂》说每天艾灸七壮,至灸二百壮后停灸十余天,再灸至二百壮。

主治踝关节周围肿胀,时发时止;手臂红肿;肘部周围疼痛;中风半身不遂,恶风,易感;喜哭泣、善忘;风疹、隐疹;喉痹不能说话;胸部痞满烦闷;臂膊疼痛;筋脉迟缓不能捉物,拉不开弓,肘部难屈伸;风痹;肘细无力;伤寒,持续发热,皮肤干燥;手足伸缩交错抽动不止,精神失常;全身痛痒像有虫子在啃食皮肉;脱皮、痤疮,皮肤痂疥;妇人月经不调。

肘髎：臂大骨（肱骨）外侧边凹陷中。

《铜人》说艾灸三壮，针刺3分。

主治风寒之邪入经脉，致痹痛不仁，嗜睡；肘关节风痹；手臂疼痛无法抬高；手臂屈伸忽然痉挛；手臂麻木无知觉。

手五里：在手肘上3寸，向里面大脉中央循行。

《铜人》说艾灸十壮，《素问》说要禁止针刺。

主治虚劳者复受风邪，惊恐，吐血咳嗽，肘臂痛，喜欢卧位，四肢不能动，心下胀满，肺气上逆，呼多吸少，气息急促，身黄，时常有微微发热，瘰疬，目视浑浊，眼神呆滞，疟疾。

臂臑：手肘上7寸，手臂凸起肌肉一端，肩髃下1寸，举起手臂，在两筋两骨前面的凹陷中。是手阳明经络脉与手足太阳、阳维交会的穴位。

《铜人》说艾灸臂臑要灸三个艾炷，针刺3分。《明堂》说臂臑适宜艾灸不宜针刺，每天艾灸七个艾炷到二百个艾炷，如果针刺，不能过3分到5分。

主治寒热臂痛，不能抬高，瘰疬，颈项拘急。

肩髃（又名中肩井，偏肩）：在胳膊肩端上，举起手臂，在两筋两骨前面的凹陷中。肩髃是手阳明经脉与阳维交会的穴位。

《铜人》说艾灸七个到十四个艾炷，直至痊愈为止，如果要用艾灸治疗偏风，则灸四十九个艾炷，不适宜过多，伤及手臂气血使手臂细软。若治疗风病筋骨无力久久不能痊愈，则艾灸不畏惧手臂细软；针刺即可泄肩臂热气。《明堂》说针刺8分，留针三个呼吸周期，泻法则留针五个呼吸周期；艾灸不及针刺的效果好，手臂平举取其穴位，艾灸七个艾炷，增加至十四个，《素注》说针刺1寸，艾灸五个艾炷，又说针刺6分，留针六次呼吸周期。

主治中风手脚不灵活协调，偏风，各种风所致的瘫痪，各种风邪所致痿证，风病，半身不遂，热风，肩中热，头不能回头看，肩臂疼痛无力，手不能往头的方向屈伸，挛急，四肢发热，各种瘿气。

唐朝鲁州刺史库狄钦患有风痹，不能挽弓，甄权为他针刺肩髃，针刺进去即可射箭。

巨骨：沿着肩尖端上行，在肩胛骨和锁骨交接处的凹陷处，是手阳明，阳跷交会穴。

《铜人》说艾灸五个艾炷,针刺 1 寸半。《明堂》说艾灸三个到七个艾炷。《素注》说禁止针刺,针刺则有倒悬感,一顿饭的功夫后才能下针,针刺 4 分,泻不能补,出针后才能平卧。《明下》说艾灸三个艾炷。

主治惊痫,大量吐血,臂膊痛,胸中有瘀血,肩臂不能屈伸。

天鼎:颈部锁骨上凹陷处,直下扶突后 1 寸。

《素注》说针刺 4 分。《铜人》说艾灸三个艾炷,针刺 3 分,《明堂》说艾灸七个艾炷。

主治突然发作的失音气哽,喉痹嗌肿,呼吸不顺畅,饮食不得下,喉咙中有鸣音。

扶突(又名水穴):气舍穴上 1 寸 5 分,在颈部下颌骨角下 1 寸,人迎穴后 1 寸 5 分,仰头取之。

《铜人》说艾灸三个艾炷,针刺 3 分。《素注》说针刺 4 分。

主治咳嗽,多唾液,肺气上逆,呼多吸少,呼吸急促,咽紧引起喘息,喉中就好像有水鸡在叫,突然发作的失音气哽。

口禾髎(又名长频;频:拼音 huì。口禾髎为经穴名。出《针灸甲乙经》。属手阳明大肠经。口:指口部;禾:指谷物;髎:骨隙。谷物从口入胃,穴在口旁骨隙中,故名):在鼻孔下,旁开人中沟 5 分。手阳明脉气所发的地方。

《铜人》说针刺 3 分,禁止艾灸。

主治尸厥以及口不能开,鼻疮息肉,鼻塞不分香臭,衄血不止。

迎香:口禾髎上 1 寸,鼻下孔旁开 5 分。手足阳明交会穴。

针刺 3 分,留针三次呼吸周期,禁止艾灸。

主治鼻塞不能闻香臭,偏风,口歪,面痒浮肿,面痒状如虫在爬行,唇肿痛,喘息不利,鼻㖞斜,多涕,衄血骨疮,鼻有息肉。

六、足阳明经穴主治

《内经》说:胃是贮藏水谷的,所以叫作仓廪之官。五味都是在这里产生的。《难经》又说:(按照脾主黄色,脏腑相表里的原理)胃是黄肠。

《内经》说:水谷入口后贮藏在胃里,通过脾的传输,用来滋养五脏之气。

胃为水谷之海,是六腑的源泉。所以,五脏六腑的气和味,都是在胃里产生的。

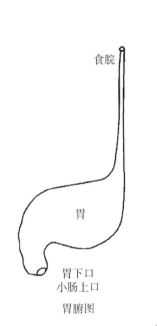

胃脘图

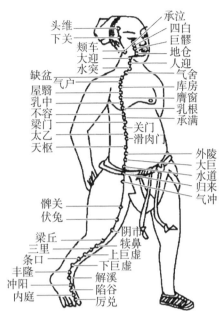

足阳明胃经

图 6-6　胃及胃经

1. 足阳明胃经穴歌

原文

四十五穴足阳明,头维下关颊车停,
承泣四白巨髎经,地仓大迎对人迎,
水突气舍连缺盆,气户库房屋翳屯,
膺窗乳中延乳根,不容承满梁门起,
关门太乙滑肉门,天枢外陵大巨存,
水道归来气冲次,髀关伏兔走阴市,
梁丘犊鼻足三里,上巨虚连条口位,
下巨虚跳上丰隆,解溪冲阳陷谷中,
内庭厉兑经穴终。(左右九十六)

此一经起于头维,终于厉兑,取厉兑、内庭、陷谷、冲阳、解溪、三里,与井荥
俞原经合也。

语译

这一条经起于头维,终于厉兑,取厉兑、内庭、陷谷、冲阳、解溪、三里为井穴、荥穴、输穴、原穴、经穴、合穴。共四十五穴。

足阳明胃经,起于鼻,上行交于鼻根凹陷处,旁纳足太阳经,向下循行于鼻的外侧,进入上齿龈内,又返回环绕口唇,相交于唇下的承浆穴,向后沿着口腮后下方,出于大迎穴,经过颊车穴,再向上通过耳前的客主人穴(上关穴),沿着发际,到达前额上部。其面部的支脉,从大迎前面下至人迎穴,经颈动脉部,沿着喉咙进入缺盆,向下通过横膈,入属于胃,联络于脾脏。

其直行经脉,从缺盆向下,经乳中向下并行于脐的两侧,直至阴毛两侧的气冲部。其胃下口支脉,从胃下口向下,沿腹里,至腹股沟动脉部与前外行主干汇合,由此下行,经髋关节前,到股四头肌隆起处,下向膝髌中,胫骨外侧前缘,下行足背,进入中趾内侧趾缝,出中趾内侧端(厉兑)。其胫部支脉,从膝下3寸(足三里)处分出,向下进入中趾外侧趾缝,出足中趾外侧端。其足跗部支脉,从足背部分出,进入大趾趾缝间,出大趾内侧端(隐白),与足太阴脾经相接。本经多血多气,故辰时是气血旺盛之时。

胃与脾相表里,脾为己土,腑为阳,戊为阳土,胃为戊土之腑,诊右关脉。胃气平调,则五脏平安和谐。若是实证,则脉实,口唇干而且腋下肿痛,宜泻胃土;若是虚证,则脉虚,腹痛有鸣音而且面目虚浮,宜温补;若是实热,必定有口内阻滞、干燥,则以泻黄散清实热;若是虚寒,必定会有骨头关节疼痛,则以人参散主之;若是热渴而呕哕,则以橘皮竹茹汤治疗;若寒痛而日日皱眉,则以乌药沉香散治疗;人参治疗反胃效好,豆蔻消冷积气;若是粥药不停,则用藿叶人参橘皮;若心脾刺痛,用砂仁香附乌沉;若胃冷生痰,主以半夏干姜煎生附子;中寒停水,用曲丸苍术陈皮;芫花和朱砂做成丸可消癥瘕痞块;黄芪和甘草同煎可疗渴饮多尿之症并补虚。硫汞痊吐逆;人参茱萸用枣姜煎,可治疗吐酸;木瓜盐炒吴茱萸,可治疗霍乱、转筋、肢体逆冷;莪术三棱用醋煎煮,可治疗饮食所致癥瘕胁胸疼。胃虚咳嗽喘逆,人参甘草加倍用陈皮;胃实痰喘,藿香丁香陈皮加上半夏。补虚降火,用竹茹甘草橘皮红,或加枳实白术;扶弱驱寒,用橘皮高良姜丁半夏,人参甘草干姜茯苓。上部有脉,下部无脉者为食寒,用盐汤探吐使其宽舒;倘或三部脉象都急,人迎脉数为内有壅滞,服灵丸泻利即可。由此可知,调脾助胃的药最难配伍,药性过热则消损肌肉,须用中和饮子;变通加减之法更不容易,药性过寒则不欲饮食,要施用仁义丹。如果心不在焉,食不知味,要用正心药剂;口不能正常闭合,饮水则外漏,可用缄口的良方。但重要的,莫过于防患于未然,因为古有明训"预防重于治疗"。

2. 考正穴法

头维：在额角发际，本神穴旁开1寸5分，神庭旁开4寸5分，足阳明、少阳、阳维交会穴。

《铜人》说针刺3分，《素注》说针刺5分，禁止艾灸。

主治头痛就好像要裂开一样，目痛好像要挣脱出来一样，目眶跳动，迎风流泪，偏风，视物不明。

下关：上关穴下耳前动脉处，闭口则能取穴，张开口穴位就不能取。侧卧闭口取穴，是足阳明、少阳交会穴。

《素注》说针刺3分，留针七次呼吸周期，艾灸三个艾炷，《铜人》说针刺4分，得气即泻，禁止艾灸。

主治聤耳(泛指耳窍化脓性疾病)有脓汁流出，偏风，口目歪斜，下颌关节脱臼，牙齿痛，牙龈肿胀处，张口用三棱针刺出脓血，经常多含盐水，即可不畏风。

颊车(又名机关，曲牙)：耳下8分，曲颊端近前凹陷中，侧卧开口取其凹陷处。

《铜人》说针刺4分，得气即泻，每日灸七个艾炷，直至四十九个，艾炷如麦般大小。《明堂》说艾灸三个艾炷，《素注》说针刺3分。

主治中风，牙关不开，口噤不语，失音，牙床疼痛，下颌面颊肿，牙齿不能嚼物，颈强不能回头看，口眼歪斜。

承泣：眼睛下7分，瞳孔直下，是足阳明、阳跷、任脉交会穴。

《铜人》说艾灸三个艾炷，禁止针刺，针刺该穴位会引起眼部的皮下或结膜下出血之症，《明堂》说针刺4分半，不适宜艾灸，艾灸后令人局部肿胀，逐渐增大至桃子一般，三十日后就不能视物了。《资生》说：应该不艾灸不针刺。

东垣说：魏邦廖夫人患有目翳绿色(眼前房储脓症)，从下方向上方入侵，是来自阳明经。

主治目冷泪出，向上看，瞳孔痒，远视目光浑浊，停滞，黄昏夜晚看不见眼睛跳动，与项口相引，口眼歪斜，口不能说话，面部抽搐、颤动，如同树的枝叶相互牵动。

四白：眼睛下1寸，直下瞳孔，病人正视取穴。

《素注》说针刺4分，《甲乙》《铜人》说针刺3分，艾灸七个艾炷，但凡用针稳定操作得当，才可以进行针刺，刺太深会引起眼部出血。

主治头痛目眩，目赤痛，流泪视物不明，目痒，目生薄翳，口眼歪斜，语言障碍。

巨髎：鼻孔旁开 8 分,瞳孔之下,平对人中沟,是足阳明、阳跷脉交会穴。

《铜人》说针刺 3 分,得气即泻;艾灸七个艾炷。《明堂》说艾灸四十九个艾炷。

主治筋脉痉挛抽搐,嘴唇、面颊肿痛,目歪㖞,视物障碍,远视目光浑浊呆滞,目生薄翳,直侵瞳孔,两颊、鼻旁肿痛,眼睛视物动摇不清,脚气,膝盖肿。

地仓：在口角旁开 4 分而稍向下,可触摸到脉搏微微跳动。是足阳明、阳跷脉交会穴。

《铜人》说针刺 3 分,《明堂》说针刺 3 分半,留针五次呼吸周期,得气即泻,一天可灸十四个艾炷,病重者可灸四十九个艾炷,艾炷粗细如钗中最粗的一端。口歪,则灸承浆穴四十九个艾炷,即可痊愈。

主治偏风口歪,眼睛不能闭上,脚肿,失音不能说话,饮水不收,水浆漏落,眼睛不停地跳动,眼睛发痒,远视目光浑浊、呆滞,黄昏黑夜视物不明。左边病则在右边治疗,右边病则在左边治疗,应该经常针刺艾灸,得以赶尽风邪;口眼歪斜的人,以不偏不倚正常为治好的标准。

大迎：下颌骨前 1 寸 2 分,骨缝凹陷中脉搏跳动处。将头侧扭,使下颌与肩接触,触及处即相当于大迎穴部位。

《素注》说针刺 3 分,留针七次呼吸周期,艾灸三个艾炷。

主治风痉有关病证,口噤不开,口唇𥉉动,面颊肿,牙齿痛,寒热,颈痛,瘰疬,口歪,龋齿痛,频频打哈欠、恶寒,舌头强直不能说话,风壅颜面浮肿,眼睛疼痛不能闭上。

人迎(又名五会)：在颈部,颈总动脉搏动处,在喉结两旁旁开 1 寸 5 分,仰头而取,用来了解五脏之气,是足阳明、少阳交会穴。

滑氏说：古代以在喉结两旁的为气口、人迎。至晋代王叔和直接以左右手寸口为人迎、气口。

《铜人》说禁止针刺,《明堂》说针刺 4 分。《素注》说针刺太深会致死。

主治呕吐上逆,霍乱,胸中满,喘呼不得息,咽喉痈肿,瘰疬。

水突(又名水门)：在颈部,胸锁乳突肌前缘,人迎直下,气舍上面。

《铜人》说针刺 3 分，艾灸三个艾炷。

主治咳嗽肺气上逆，咽喉痛肿，气短，呼吸不畅，喘息，不能躺卧。

气舍：在颈部，人迎直下，沿着天突循行的凹陷中。

《铜人》说艾灸三壮，针刺 3 分。

主治咳逆，肺气上逆，颈项僵直不能回头看，喉痹，哽噎，咽肿不得消，瘿瘤。

缺盆（又名天盖）：锁骨上缘凹陷中。

《铜人》说艾灸三壮，针刺 3 分。《素注》说针刺 2 分，留针七次呼吸周期；不能扎太深，否则会使人气息上逆混乱。《素问》说针刺缺盆过深伤肺后，肺气受损，让人咳喘。

主治息奔（肺积）病证，胸满，喘急，水肿，瘰疬，喉痹，汗出寒热，缺盆中间肿外周溃烂，胸中热满，伤寒，胸热不已。

气户：在巨骨下，俞府两旁各旁开 2 寸的凹陷中，锁骨下缘前正中线旁开 4 寸，仰头取之。

《铜人》说针刺 3 分，艾灸五壮。

主治咳逆，肺气上逆，咳嗽不得息，不知味道，胸肋部胀闷，如有物在攻撑，呼吸急促。

库房：气户下面 1 寸 6 分的凹陷中，锁骨下缘前正中线两边各旁开 4 寸。

《铜人》说艾灸五个艾炷，针刺 3 分。

主治胸肋满，咳逆，肺气上逆，呼吸浅表，咳嗽痰中有脓血以及浑浊的泡沫。

屋翳：库房下面 1 寸 6 分的凹陷中，前正中线旁开 4 寸，仰头取之。

《素注》说针刺 4 分。《铜人》说艾灸五个艾炷，针刺 3 分。

主治咳逆，肺气上逆，咳嗽痰中有脓血以及浑浊的泡沫，痰饮，身体肿，皮肤痛不能与衣物触碰，肢体疼痛无力，手足抽动麻木不仁。

膺窗：屋翳下面 1 寸 6 分的凹陷中，前正中线各旁开 4 寸。

《铜人》说针刺 4 分，艾灸五个艾炷。

主治胸满,短气,嘴唇肿,肠鸣,水泄,乳痈,寒热往来。

乳中:在乳头中央。

《铜人》说:微微刺进3分,禁止艾灸,灸则生浸淫疮,疮中有脓血,若脓血比较清淡可以治疗;如果疮中有腐肉,变生浸淫疮则不能治好。《素问》说:刺乳中穴,刺中乳房则为大肿,中有脓根内蚀肌肤化为脓液。

丹溪说:乳房是阳明胃经所经过的地方,乳头为足厥阴肝经所属,哺乳的母亲不知调养,愤怒气逆,郁闷遏制,厚味积滞,会导致厥阴之气行走不畅,窍不得通,乳汁不得出,阳明之血郁热沸腾,热极化脓。亦有哺乳的孩子,胸膈中有痰湿停滞,口气炽热,含着乳头而睡,热气吹到乳房,就会发生结核。

初起的时候,便需要忍着痛,按揉令其稍稍变软,吮吸使乳汁彻底吸出,肿块便可自行消散。失去这个机会不去治疗,必定会发展成痈疖。如果再用艾条灸两三个艾炷,效果会更好。庸医误用针刺或刀割,立刻引发疑难重病。如果得不到丈夫与公婆的欢喜,忧伤生气郁结,脾气消阻,肝气横逆,便成了结核如棋子般大小,不痛不痒,十几年后变为疮疖而凹陷,名为奶岩,因为疮的形状像嵌入的凹陷,就像岩穴一样,再也治不好了。如果在刚刚开始的时候,能够消灭平息病根,使心清神安,然后医治,还有安健的希望。

乳根:乳中下1寸6分的凹陷中,前正中线旁开4寸,仰头取之。

《铜人》说艾灸五个艾炷,针刺3分。《素注》说针刺4分,艾灸三个艾炷。

主治胸下满闷,胸痛,膈气,饮食不下,噎食病,手臂痛肿,乳痛,乳痈,寒冷疼痛,疼痛拒按,咳逆,霍乱转筋,四肢厥冷。

不容:幽门旁各旁开1寸5分,前正中线旁开3寸。

《铜人》说艾灸五个艾炷。《明堂》说艾灸三个艾炷,针刺5分。《素注》说针刺8分。

主治腹满痃癖,吐血,肩胁痛,口干,心痛,胸背相引痛,喘咳,不喜饮食,腹中空虚且肠鸣,呕吐,痰涎癖块,疝气癥瘕。

补:国标中,不容穴至滑肉门穴均为前正中线旁开2寸。

承满:不容下1寸,前正中线各旁开3寸。

《铜人》说针刺3分,艾灸五个艾炷。《明堂》说艾灸三个艾炷。

主治肠鸣腹胀,肺气上逆,喘逆,饮食不下,气憋需张口抬肩以助呼吸,咳嗽痰中带血。

梁门：承满下 1 寸,前正中线各旁开 3 寸。

《铜人》说针刺 3 分,艾灸五个艾炷。

主治肝气郁滞所致胁下积气,不思饮食,大肠滑泄,完谷不化。

关门：梁门下 1 寸,前正中线各旁开 3 寸。

《铜人》说针刺 8 分,艾灸五个艾炷。

主治腹部胀满,肠鸣腹痛,腹泻痢疾,不欲饮食,腹中气窜,脐周急痛,全身水肿,痰湿,疟疾(具有寒热往来等症状的疾病),遗尿多尿。

太乙：关门下 1 寸,前正中线各旁开 3 寸。

《铜人》说针刺 8 分,艾灸五个艾炷。

主治癫疾狂走,心烦吐舌。

滑肉门：太乙下 1 寸,前正中线各旁开 3 寸。

《铜人》说针刺 8 分,艾灸五壮艾炷。

主治癫狂,呕逆,吐舌,舌强(舌体强硬,活动不灵,舌体伸缩不自然、谈吐不利)。

天枢(一名长溪,一名谷门)：距肓俞 1.5 寸,脐中各旁开 2 寸。为手阳明大肠经的募穴。

《铜人》说艾灸百壮,针刺 5 分,留针七次呼吸周期。《素注》说针刺 5 分,留针一次呼吸周期。

主治贲豚(奔豚气。其证从少腹上冲心下或咽喉,如豚之奔走,故名),泄泻,胀疝,赤白痢、水痢不止,食不下,水肿腹胀肠鸣,上气冲胸,不能久立,久积冷气,绕脐切痛,时上冲心,烦满呕吐,霍乱,冬月感寒泄利,精神狂妄、语言粗鲁,疟疾,伤寒中饮水过多,腹胀气喘,妇人女子腹中有结块,血结成块,妇女带下色赤白相杂、味臭者,月经不准时。

外陵：天枢下 1 寸,前正中线旁开 2 寸。

《铜人》艾灸五壮艾炷,针刺 2 分。

主腹痛,心有悬吊感,向下牵引至脐部疼痛。

大巨：外陵下 1 寸，前正中线旁开 2 寸。

《铜人》说针刺 5 分，艾灸五壮艾炷。《素注》说针刺八分。

主治小腹胀满，心烦口渴，小便难，癀疝，偏枯（半身不遂），四肢不收（手足瘫痪或软弱无力，活动艰难），惊悸不眠。

水道：大巨下 3 寸，前正中线旁开 2 寸。《铜人》说艾灸五壮艾炷，针刺 3.5 分。《素注》说针刺 2.5 分。

主腰部伸展不能自如，膀胱有寒，三焦有热，妇人小腹胀满，疼痛牵引至阴器，胞中有结块，子门有寒，大小便不通。

归来：水道下 2 寸，前正中线旁开 2 寸。《铜人》艾灸五壮艾炷，针刺 5 分。《素注》说针刺 8 分。

主治小腹贲豚，卵上入腹，牵引至阴茎疼痛，七疝（指冲疝、狐疝、癩疝、厥疝、癫疝、瘕疝、癃疝等疝病），妇人血脏得寒积块。

气冲（又名气街）：归来下 1 寸，前正中线旁开 2 寸，动脉搏动应手的凹陷处，冲脉所起的地方。

《铜人》说艾灸七个艾炷，艾炷如大麦般大小，禁止针刺。《素问》说刺中脉搏而血不流出，腹股沟局部肿胀。《明堂》说针刺 3 分，留针七次呼吸周期，气至即泻，艾灸三个艾炷。

主治腹胀满，不能仰卧，疝气，大肠有热，身热腹痛，湿气浸淫，肢体水肿，阳痿阴茎疼痛，两侧睾丸向上聚缩而痛，腹部有逆气上攻于心，腹胀满，攻顶于心，痛得不能正常呼吸，腰痛不能弯腰俯身仰头，肢体疼痛无力，伤寒胃中热，妇人不能生养孩子，小腹疼痛，月经不调，妊娠恶吐，生产时困难，胞衣不出。

东垣说：脾胃虚弱，感受湿邪形成痿证，大汗出，不欲饮食，用三棱针刺三里、气街以放血。又说：吐血多数难以痊愈，用三棱针扎气街以放血，立即痊愈。

髀关：伏兔后面交叉的部位。

《铜人》说针刺 6 分，艾灸三个艾炷。

主治腰痛，足麻木不仁，膝寒不仁，痿证，痹证，大腿内侧筋脉拘挛不得屈伸，小腹牵引咽喉疼痛。

伏兔：膝上 6 寸肌肉隆起处，正跪坐取其穴。用左右各三指按住，上面有肉凸起像兔子伏在那里一样，因此而命名。

《此事难知》说发生痈疽时难以痊愈，伏兔是治疗首选穴位。刘宗厚说：伏兔是脉络所汇集的地方。主治膝冷缺乏温煦之症，怕风，劳损，痹痛，发狂，手挛缩，身体出现瘾疹瘙痒，腹胀少气，头重脚气，妇人外阴病、乳疾、妊娠期胎病、产后疾病、崩漏、带下、月经病等。

《铜人》说针刺 5 分，禁止艾灸。

阴市（又名阴鼎）：膝上 3 寸，伏兔下面的凹陷中，跪拜屈膝取其穴。

《铜人》说针刺 3 分，禁止艾灸。

主治腰腿寒冷，膝部寒冷，痿证，痹证不仁，不能屈伸，突发寒邪疝气，无力少气，小腹痛，胀满，脚气，脚以下、伏兔以上之间的部位寒冷，消渴。

梁丘：髌底上 2 寸，两筋之间。

《铜人》说艾灸三个艾炷，针刺 3 分。

《明堂》说针刺 5 分。

主治膝脚腰痛，冷痹不仁，不能屈伸，难以跪下，足寒，大惊，乳房肿痛。

犊鼻：膝盖髌骨下，胫骨与腓骨之上，髌韧带外侧凹陷中，形状像牛鼻，所以命名为犊鼻。

《素注》说针刺 6 分，《铜人》说针刺 3 分，艾灸三个艾炷。《素问》说针刺犊鼻有液体出来则腿脚有病，走路时身体不平衡。

主治膝中痛不仁，难以跪下起来，脚气，膝髌溃烂不能够医治痊愈了，没有溃烂的可以医治。若犊鼻坚硬，不要立刻攻，先洗熨，微微刺之即可痊愈。

足三里：膝下 3 寸，胫骨前肌，胫骨前肌与伸趾长肌之间的分界处，举起脚取该穴。重重地按它，则趺阳脉停止。是足阳明胃经脉的合土。

《素注》说针刺 1 寸，艾灸三个艾炷。《铜人》说艾灸三个艾炷，针刺 5 分。《明堂》说针刺 8 分，留针十次呼吸周期，行泻法七次呼吸周期；每天艾灸七个艾炷，直至百来个艾炷。《千金》说艾灸五百个艾炷。少的也有一两百个艾炷。

主治：胃中寒，心腹胀满，脾胃功能虚弱疲惫，真气不足，腹痛，饮食不下，大便不通，心闷不已，突然心痛，腹部有逆气上攻，腰痛不能弯腰俯身仰头，小肠坠入阴囊,阴囊胀大,并伴有睾丸牵少腹疼痛的症状,水气蛊毒(古病名,病情严重,预后多不良),鬼击(忽如刀刃刺击,或如杖打,胸腹间痛拒按,甚至吐衄下血,胸中瘀血,乳痈),四肢痞满,痃癖(腹内积块),膝盖和胫腓骨剧痛,眼睛视物不明,产妇出血晕倒。

秦承祖说:所有病都可以治。华佗说:主治肺劳,心劳,脾劳,肝劳,肾劳羸瘦,男子阴寒,阳痿,里急,精易滑出,精少,阴下湿,精气清冷,精液稀薄,虚乏,胸中瘀血,乳痈。

《千金翼方》说:主治腹中寒胀满,肠鸣实响如打雷,气上逆横冲胸部,喘不能站立太久,腹痛,胸腹中瘀血,小腹胀,皮肤水肿,阴气不足,小腹坚实,伤寒,发热不停,热病无汗出,喜欢呕吐,口苦,壮热,身体反折,口噤不语,下颌鼓胀,肿痛不能回头看。口癖,乳房肿,喉痹不能说话,胃气不足,长时间拉肚子,饮食不能消化,肋下胀满好像有东西支撑一样,不能站立很久,膝痿,寒热往来,胃中消谷善饥,腹热身烦,狂言,乳痈,喜噫,讨厌闻到食物的气味,狂歌大笑,惊恐发怒大骂,霍乱,遗尿少气,阳厥(热盛导致四肢厥冷),恶寒发抖,头眩晕,小便不利,喜哕,脚气。

《外台秘要》说:人30岁以上,如果不艾灸足三里,则会出现"上实下虚"头晕眼花之症。

东垣说:饮食没有节制以及劳累奴役了形体,饮食劳倦和喜怒忧思所生之火(心火)乘于脾胃之中,导致水谷之气,荣气,清气,元气不得上升以滋养六腑的阳气,是因为五脏的阳气先拒绝于外。在外的上焦心肺,向下流注于坤土心火之中,都是因为先是被喜怒悲忧恐所伤,然后损伤了胃气,劳损和饮食不节随后损伤了元气,应该针刺胃合三里穴中引举其气以补其上,以助元气。

又说:气在肠胃,治疗取足太阴,阳明经,气不取足三里。

又说:气逆上冲,霍乱,取足三里,气下就会好,气不下便继续医治。又说:心下胃脘部疼痛,上肢两肋,膈噎不通,饮食不下,取足三里来补之。

又说:六淫客邪以及上热下寒,筋骨、皮肉、血脉之病,错用三里穴来治疗会造成危险。

又说:有的人年少时气弱,常灸足三里和气海两穴,到年老时患热厥头痛之症,即使大寒仍然喜欢风、寒,越痛越讨厌暖及烟火,都是由于艾灸太过。

上廉(又名上巨虚):足三里下3寸,两筋骨的凹陷中,抬足而取穴。

《铜人》说艾灸三个艾炷,针刺3分。甄权根据年龄的大小来决定艾灸的壮数。《明堂》说针刺8分,得气即泻;每日艾灸七个艾炷。

主治脏气不足,偏风,脚气,腰腿手足不仁,双脚和胫骨剧痛难以屈伸,不能长时间站立,风水,膝肿,骨髓冷痛,大肠冷,食物难以消化,飧泄(泻下完谷不化),劳瘵(肺痨),肚脐腹部两肋痛,肠中急剧疼痛,肠鸣如打雷,气逆上冲于胸,喘息气不能畅行,不能长时间站立,伤寒,胃中热。

条口:在下廉上1寸,抬起腿部而定穴。

《铜人》说针刺5分。《明堂》说针刺8分,艾灸三个艾炷。

主治足部麻木,风气(风邪致病的统称),脚下热,不能长时间站立,足部寒冷膝部疼痛,小腿寒冷湿停痹阻,脚痛筋肉水肿,筋肉迟缓,足部痉挛不收。

下廉(又名下巨虚):位于上廉下3寸,两筋骨之间的凹陷中,蹲地抬足而取穴。

《铜人》说针刺8分,艾灸取三个艾炷。《素注》说针刺3分。《明堂》说针刺6分,穴位得气则邪气泄。《甲乙经》说每日艾灸四十九个艾炷。

主治小肠经气不足,面色苍白,怕风,腿部萎痹,不能下地行走,是受到风热之邪或感受寒冷而致经脉痹阻不通,风湿痹,喉痹,脚部经气运行不畅,步履沉重,口唇干燥,口涎流出而不察觉,无汗,汗不得出,毛发干枯,肌肉瘦削,感染风寒,胃中热,食欲低下,脓血流泄,胸肋小腹胀满,牵引阴部而疼痛,一段时间后,应当感觉耳前部热。如若寒极,或单个肩上热极以及环指间热痛,暴躁大惊状若癫狂,言语不正常,女子乳痛,足趾向外展不能收,脚跟痛。

丰隆:外踝尖上8寸,胫骨前肌的外缘,足阳明经络别走太阴经。

《铜人》说针刺3分,艾灸三个艾炷。《明堂》说艾灸七个艾炷。

主治四肢逆冷,大小便难,倦怠懒惰,小腿膝部疼痛,难以屈伸,胸部刺痛,腹部如刀切般疼痛,受风有痰,头痛,风邪中经络,四肢水肿,脚部青,身受寒湿,喉部痹阻不能说话,登上高处而歌,脱掉衣而四处奔走,好像见到一只爱笑的鬼。气机逆乱则喉部痹阻,声音沙哑无声,实证则会癫狂,这要泄邪气。虚证则会脚向外展不能收,脚步筋肉瘦削,则采用补法。

解溪:冲阳穴上1寸5分,踝关节上面的凹陷中,足大指次指直上跗上的凹陷中,为足阳明胃经之经穴,即经火。如胃气虚弱则补该穴。

《铜人》说艾灸三个艾炷,针刺5分,留针三次呼吸周期。

主治受风面部浮肿,额头黑,气虚不相接续向上冲,腹胀,大便下不畅,筋急挛缩,膝部小腿部水肿,筋脉拘急,眼睛视物眩晕,头痛,癫疾,心烦悲伤地抽泣,头痛之作止不常,有触即发,面红目赤,紧皱双眉,刺痛不能忍受。

冲阳:足踝部上5寸,距离陷骨穴2寸,能触摸到足背动脉。为足阳明胃经之原穴。胃的虚证实证均取该穴。

《素注》说针刺3分,留针十次呼吸周期。《素问》说若针刺足跗上动脉,出血不止会导致死亡。《铜人》说针刺5分,艾灸三个艾炷。

主治偏风,口眼歪斜,足踝部肿,龋齿,发寒发热,腹部坚硬食欲不振,伤寒病,感受寒邪,身体欠安,长时间发狂,登高处而唱歌,抛弃衣服而奔走,走路缓慢并且不能内收,身前部痛。

陷谷:足背第二、三跖骨之间,第二跖骨关节近端凹陷中,距离内庭穴2寸。是足阳明胃经的输穴,属木。

《铜人》说针刺深度为3分,《素注》说针刺5分,留针七次呼吸周期,艾灸三壮。

主治面目浮肿及水病虚胖,有肠鸣音且肚子痛,身有热病之像,无汗出,疟疾往来寒热。

东垣说:邪气在上肢,从足取穴,先放血,随后深刺足阳明胃经的荥穴和输穴内庭、陷谷。

内庭:在足背,第二、三跖骨之间凹陷中,足阳明胃经所溜之穴荥穴。

《铜人》说艾灸三壮,针刺3分,留针十次呼吸周期。

主治四肢厥逆,腹胀痞满,常打呵欠,不喜欢听到人说话声,发冷时全身打寒战,咽喉疼痛,口歪斜,上齿龈肿齿痛,腹泻不思饮食,头皮疼痛,鼻子出血不止,伤寒手脚发冷,无汗出,泄痢脓血。

厉兑:在足趾,第二趾节末节外侧,距离指甲根角韭菜叶宽度。是足阳明胃经的井金穴。

胃部实证采用泻法。《铜人》说针刺1分,艾灸一壮。

主治突然昏倒,不省人事,口唇紧闭,气息欲绝,症状像中了恶气,心腹胀满,水肿,发热,无汗出,寒热疟疾,不思饮食,面部浮肿,下肢发凉,喉咙痹痛,上齿齿龈肿烂,怕冷,鼻子不通,时时受惊,喜欢躺着,发狂想要登上高处大声唱歌,脱掉衣服奔跑,黄疸,鼻出血,口唇生疮,脖子肿,膝盖痛,从前胸、乳房、腹部、大腿、小腿、足背之上都痛，常常饥饿，完谷不化，小便黄。

七、足太阴经穴主治

《内经》说，脾是谏议之官，提供周全的智慧。

脾是仓库的根本，储存富足的水谷精微。其华在唇四周白肉处，其充养在肌肤，属于至阴之类，通于土气，藏水谷精微以营养四肢，帮助胃把津液输送到其他脏腑和人体各个部位。

脾色黄，与脾相通，脾气通于口，藏精微于脾，所以病在舌根，五味属甘，五行属土，对应牲畜为牛，脾之五味为甘，与四时相应，上与土星相应，所以知道病因在肌肉。其音为宫，其数为五，其味为香，在液为涎。

脾主生湿，湿生土，土生甘，甘生脾，脾生肉，肉生肺，肺开窍口。在天为湿，在地为土，在体为肉，在脏为脾，在声为歌，病变为呃逆，在情志为思。过思伤脾，怒能胜思，湿能伤肉，风能胜湿，甘伤肉，酸能胜甘。

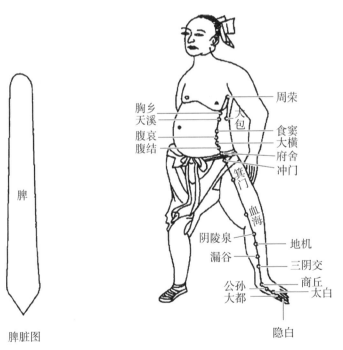

图 6-7 脾及脾经

1. 足太阴脾经穴歌

原文

二十一穴脾中州,隐白在足大指头,

大都太白公孙盛,商丘三阴交可求,

漏谷地机阴陵穴,血海箕门冲门开,

府舍腹结大横排,腹哀食窦连天溪,

胸乡周荣大包随(左右四十二穴)。

此一经起于隐白,终于大包,取隐白、大都、太白、商丘、阴陵泉,与井荥输经合也。

语译

这条经络起于隐白穴,止于大包穴,隐白、大都、太白、商丘、阴陵泉分别是脾经的井荥输经合穴。

足太阴脾经经脉起大指之端,循指内侧赤白肉际,从核骨后经过,上内踝骨侧面,沿小腿肚上行,在小腿内侧与足厥阴肝经相交,循行于厥阴经之前,沿股内侧前缘上行,入腹中,属脾络胃,上膈中,从咽旁,连舌根,散于舌下,它的分支从胃上膈,注于心中。此经络少血多气,巳时气血注于此。

巳土的脏器,它的经脉在右关,实证则善消水谷,肌肤润泽,虚证则身体消瘦,四肢无力。肚脐凸起,四肢浮肿预后不良,口唇青黑极易死亡。要想摆脱疾病,以得安生,应当注意调理饮食,戒掉自己喜欢的食物,去掉偏嗜的口味,因为饮食不宜,劳倦而引起的疾病,辅以温剂,少用辛剂,饮食注意寒热,汤药兼顾补泻。在气要辨别寒热温凉,用的适当则有益,在味辨别甘补苦泻,如何运动应当熟记。例如用白术健脾消食,必定辅以青皮枳实,用人参缓土和气,与半夏橘红相须为用,以柴胡除不足之热证,必佐以甘草升麻。以黄芪处有汗之火热,需辅以芍药川芎。气虚呕吐用人参茱萸,脾感寒而呕吐用丁香半夏。泄泻手足寒冷而口不渴,用附子干姜;霍乱呕吐和泄泻兼有而不能用药,用绿豆胡椒。脾冷食物不能消化,平胃气适合加砂蔻,胃寒津液不运,本方益加人参茯苓。香附性微寒,与缩砂同用消食化气,更能安胎。沉香性略温,与藿香同用助脾土调中焦,消水肿效果奇效。破血消癥,用三棱、莪术;去瘀血除疼痛,用蒲黄、五灵脂。茴香加木瓜、乌药治霍乱筋脉拘急,辣桂与枳壳、生姜主中焦气滞。心腹疼痛者,用延胡素和胡椒,胸胀满咳嗽,用姜和香附同炒;肚中积食发胀,用大黄、滑石、厚朴、牵牛子、木香、茯苓泻下;虚证腹胀,用人参、茯苓、木香、橘皮、辰砂、神曲、附子同用。大约是物滞伤气,补益兼行气消滞,宜用橘皮枳术丸,根据症状加减,进食过多,食积堵于胃中,排出残食并兼顾和中,有巴豆备急丸,涤荡肠胃有何伤害。四君子汤性平,与人相处,使人道德观增强而名利心减弱,不知何时已进入圣贤之域了;二陈汤纯和,能消痰,强健脾胃,使中气顺畅,不知不觉进入人寿的行列了。又听说东垣怜悯民生无辜死去,凡治病必定先补益脾胃,实在是一个不能用言语书写的好方法;王安道发扬前贤没有发扬的东西,辨别内伤不足之症绰绰有余,其实是得到了其中的奥秘。万物都是从土中生发,补肾不如补脾。

《导引本经》:脾位于五脏中部,它的兴旺寄于四时之气,藏五味而使其滋长,五神因其昭显,四肢百骸,依赖脾气才能运动。人如果有饮食不节,劳倦过度,则使脾气受伤。脾胃一旦受到损伤,就会饮食不消化,口不知味,四肢困倦疲累,心腹痞满导致呕吐泻下、痢疾,这些在《内经》等诸多书中都有记载,可以考究。然而,如果不饿而强行进食会导致脾气劳损,不渴强行饮水会导致胃胀;如果吃得太饱,则会气脉不通,使心脉闭塞;如果吃得太少,就会身心俱疲,意识不固。进食污秽之物,心识昏迷,坐卧不安;进食了不合宜的食物,则是四大违反,引发旧病,这些都不符合卫生的道理。

挑重点来说,就是吃饭要按时,喝水有节制,不要过饱也不要过饥。人如果能按这样饮食,不单单脾胃清纯,五脏六腑都得以调和。这是因为吃下去的食物都是从胃脘进入胃中,滋味渗入五脏之中,食物实质进入小肠消化。到了小肠下口才分清浊,浊者为渣滓,进入大肠,清者为津液,进入津液之府膀胱。到膀胱又分清别浊,浊者成为小便排出,清者进入胆中,胆引入脾中,散布五脏,为涎,为唾,为涕,为泪,为汗,它的滋味渗入五脏,才成为五汁,一同进入脾,脾化生为血,再次用于营养脏腑。

《内经》说:脾属土,脾气旺则能生万物,脾气衰则百病生。从前东坡调节脾土,饮酒不过一杯,吃肉不过一块,如有召唤去饮宴时,必预先相告:一说安分养福,二说宽胃养气,三说省钱而积累财。讲卫生则养内,不讲卫生则养外;养内的人脏腑干净,血脉调顺,外养者吃遍美食,极尽饮食之乐,虽然体胖肉丰,但酷烈之气已侵蚀内脏。

2. 考正穴法

隐白:位于脚大趾端内侧,距离趾甲角韭菜叶宽度。为足太阴脾经的井木穴。

《素注》说针刺 1 分,留针三次呼吸周期。《铜人》说针刺 3 分,艾灸三壮。

主治腹胀喘息,不能入睡,呕吐吃不下饭,胸中热,暴泻,吐血,突然昏厥不省人事,脚寒不能温,妇女经期已过仍出血不止,小孩易受惊,面色发青,口吐涎沫,惊风。

大都:在足趾,第一趾关节远端赤白肉际凹陷处。是足太阴脾经经脉所过的荥穴,属火。

脾虚刺其可补,《铜人》说针刺3分,艾灸三壮。

主治热病无汗出,不能躺卧,身重着,骨节疼痛,感受寒邪,手脚冰凉,腹满呕吐,烦热,胸闷烦乱,吐逆,目眩晕,腰痛不能仰卧,踝骨一圈有风邪,胃心痛,腹胀胸满,心痛,小儿易受惊。

太白:在脚的第一趾关节,内踝前核骨凹陷中。是足太阴脾经经脉的输穴,属土。

《铜人》说针刺3分,艾灸三壮。

主治身热烦满,腹胀消化不良,呕吐,泄泻有脓血,腰痛排便不畅,气逆,霍乱,腹中有切痛感,有肠鸣音,膝盖大腿处转筋,身重着,骨节疼痛,胃心痛,腹胀胸满,心痛,脉缓。

公孙:第一跖骨底,内踝前,赤白肉际处。足太阴络脉,别走阳明胃经。

《铜人》说针刺4分,艾灸三壮。

主治寒疟,不思饮食,癫痫,善叹息,经常寒热汗出,每次生病总是呕吐,呕吐多了身体虚弱。头面浮肿,心烦口出狂言,饮水多,胆气虚,厥气上逆,导致霍乱,实证肠中切痛感,用泻法,虚证腹中鼓胀,用补法。

商丘:足内踝骨下,微向前凹陷处,前有中封,后有照海,商丘在其中,足太阴脾经的经穴,属金。

脾实泻之。《铜人》说艾灸三壮,针刺3分。

主治腹胀,肠中有肠鸣音,不能排便,脾虚使人闷闷不乐,身寒总是叹气,悲伤,骨关节痹阻,气逆,痔疮,附骨疽,做噩梦,癫痫,寒热呕吐,阴股中痛,气机壅滞,狐疝气上下行走,引起小腹疼痛,不可以做俯仰动作,脾积,脾虚气郁而痞塞不通,黄疸,舌根僵硬疼痛,腹胀,寒疟,溏泄,瘕泄,水泄,面色黄,善思善味,饮食消化不良,身体沉重,关节疼痛,倦怠抑郁,喜卧,妇女不育,小儿惊风。

三阴交:内踝尖上3寸,胫骨内后缘,为足太阴、少阴、厥阴经交会穴。

《铜人》说针刺3分,艾灸三壮。

主治脾胃虚弱，心腹胀满，不思饮食，脾痛身体重，四肢乏力不能举起，腹胀有肠鸣音，便溏，水谷不能消化，或脐的两旁有条状筋块突起，状如弓弦，或有潜于两胁之间的积块，平时寻摸不见，痛时摸之才有物。腹部寒凉，膝盖内骨疼痛，小便不利，阴茎痛，足痿软，不能行走，疝气，小便不固，胆虚，进食后口吐酸水，梦遗失精，霍乱，手足逆冷，呵欠，下颌关节脱臼，张口不能闭嘴，男子阴茎痛，男子性欲冲动，脐下痛不可忍，小儿惊风，妇女临近经期行房事，身体羸弱，有瘀血，漏血不止，经期不断，妊娠胎动不安，胎儿娩出后，胞宫内遗留的余血和浊液不能排出，出血过多，血崩眩晕，不省人事。如果经脉闭塞不通，泻此穴立刻能通。经脉虚耗不能通，补此穴，经脉渐渐充盈则能通。

史料记载，宋太子出游，遇到一个妊娠妇女，诊断说此胎为女，徐文伯说一男一女。太子性急，想要亲眼目睹，文伯泻三阴交，补合谷穴，胎应针而下，果然像文伯诊断的那样。于是后世把三阴交、合谷穴作为孕妇的禁针。然而文伯泻三阴交，补合谷而堕胎，现在难道不能补三阴交、泻合谷而安胎吗？原来是因为三阴交是肾肝脾三脉的交会，主阴血，血应当补不应当泻；合谷为大肠经的原穴，大肠为肺之腑，主纳气，应当泻不能补。而文伯泻三阴交，补合谷，是因为血衰气旺。现在若补三阴交，泻合谷，则是血旺气衰。所以刘元宾也说：血衰气旺一定不能妊娠，血旺气衰应当有身孕。

漏谷（一名太阴络）：内踝尖上6寸，胫骨内后缘凹陷中。

《铜人》说针刺3分，禁止艾灸。

主治有肠鸣音，打哈欠，心情悲伤，气机逆乱，腹胀满急，脐腹偏侧或胁肋部时有筋脉攻撑急痛，感冷气，饮食不能润泽肌肤，膝盖痹痛，脚不能行走。

地机（一名脾舍）：膝眼下5寸，膝内侧胫骨内后缘凹陷中，伸脚取穴。足太阴脾经的郄穴，内踝上8寸再上1寸是穴。

《铜人》说针刺3分，艾灸三壮。

主治腰痛仰卧俯卧都不能躺下，便溏，腹胁胀满，身体浮肿，腹部坚硬，不思饮食，小便不利，男子精液不足，女子有癥瘕，按上去里面像有水从大腿流到膝盖。

阴陵泉：膝下小腿内侧，胫骨内侧髁下缘，与胫骨内侧缘之间凹陷中。伸足或屈膝取穴。在膝横头纹下，与阳陵穴相对，稍高1寸。足太阴脾脉的合穴，属水。

《铜人》说针刺5分。

主治腹中寒冷,不思饮食,胁下满闷,水肿腹部坚,喘逆不能睡,腰痛不能躺卧,霍乱,有疝瘕,遗精,尿失禁,小便不利,下腹至阴囊胀痛,小便涩滞或尿石疼痛,寒热不节,阴茎痛,胸中热,暴泄,泄泻。

血海:膝盖髌骨上内侧,赤白肉际2寸半处。

《铜人》说针刺5分,艾灸三壮。

主治气逆腹胀,女子白带恶臭有血,月经不调。

东垣说:女子白带恶臭带血,月经不调,崩漏不止,带下多有水浆状物,都是由饮食不节,或劳体伤神,或本来气不足,用艾炷灸太阴脾经七壮。

箕门:位于膝上股内侧肌肉隆起处,缝匠肌与股内侧肌之间,在其间可摸及动脉搏动。其中一股上起于筋之间。

《铜人》说艾灸三壮。

主治小便不通,遗尿,腹股沟处肿痛。

冲门(一名上慈宫):府舍下1寸,距正中线旁开4寸半。

《铜人》说针刺7分,艾灸五壮。

主治腹寒,气机逆满,腹中水谷不化,积聚疼痛,癃闭,淫泺,阴疝,妇人乳汁不下,妊娠胎儿冲心,不能呼吸。

府舍:腹结下3寸,距腹正中线旁开4寸半,足太阴、厥阴、阴维交会处。三条经脉上下交通入腹,络脾肝,结心肺,从胁部上行至肩,这就是太阴郄穴,三阴经、阳明经别络。

《铜人》说艾灸五壮,针刺7分。

主治疝瘕,痹中急疼,循胁向上,下走入心,腹满积聚,昏厥,霍乱。

腹结:大横下1寸3分,距腹中线4寸半。

《铜人》说针刺7分,艾灸五壮。

主治咳逆,肚脐一圈痛,腹寒泄泻,气上冲心,咳逆。

大横:腹哀下3寸5分,距腹中线4寸半。足太阴、阴维交会穴。

《铜人》说针刺7分,艾灸五壮。

主治感受较重的风邪导致的气逆不顺,多寒,容易悲伤,四肢抬举无力,汗多,湿泻。

腹哀:日月下1寸5分,距离腹中线4寸半,足太阴、阴维交会穴。

《铜人》说针刺3分。

主治腹中寒而水谷不化,大便有脓血,腹中疼痛。

食窦:天溪下1寸6分,距胸正中线6寸,举手臂取穴。

《铜人》说针刺4分,艾灸五壮。

主治胸胁胀满,膈间有雷鸣音,常有水声,膈痛。

天溪:胸乡下1寸6分凹陷中,距胸正中线6寸,仰卧取穴。

《铜人》说针刺4分,艾灸五壮。

主治胸中满痛,喘急痞闷,咳逆上气,喉中有异声,妇女乳肿痈结。

胸乡:周荣下1寸6分,距胸正中线6寸,仰卧位取穴。

《铜人》说针刺4分,艾灸五壮。

主治胸胁胀满,导致胸背痛不能卧,难以翻身。

周荣:中府下1寸6分,距胸正中线6寸,仰面取穴。

《铜人》说针刺4分。

主治胸胁胀满,不能躺卧,吃不下饭,喜饮水,呕吐秽浊脓物,咳逆,多淫。

大包:渊液下3寸,分布于胸胁中,出于第九肋间隙,是脾之大络,总统阴阳诸络,由脾营养五脏。

《铜人》说艾灸三壮,针刺3分。

主治:胸胁中痛,呼吸急促,实证则全身皆痛,采用泻法针刺;虚证则肌肉关节迟缓,应采用补法。

八、手少阴经穴主治

《内经》说:心是君主之官,心主神明。心主血脉,主藏神。其华在面,充养血脉,是阳中的太阳,与夏气相通。

南方主红色,通于心,开窍于舌,藏精于心,所以病在五脏,性味主苦,它的性能像火一下,其畜羊,其谷黍,与四时相对应,上为火星,所以知道病位在脉。

它所代表的五音之一是徵，心气通于舌，舌和则能知五味，五脏当内通于上七窍，它是烟熏火燎的味道，它的分泌物为汗。

南方主热，热极生火，火气化生苦味，苦味入心，心生血脉，血濡养脾，心开窍于舌。南方在天主热气，在地主火气，全身的血脉同属于心，五脏为心，在声音方面表现为笑，在动作方面表现为担忧，在精神活动表现为高兴。过分高兴会损伤心气，恐怖可以抑制高兴，过热会损伤血脉，寒凉可以抑制燥热；过苦会损伤血脉，咸味可以抑制苦味。

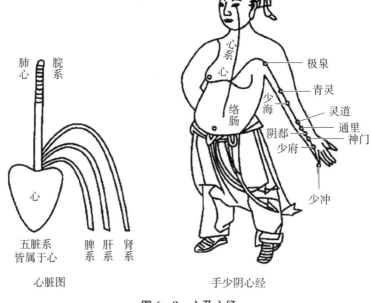

图6-8　心及心经

1. 手少阴心经穴歌

原文

九穴午时手少阴，极泉青灵少海深，

灵道通里阴郄邃，神门少府少冲寻（左右一十八穴）。

此一经起于极泉，终于少冲。取少冲、少府、神门、灵道、少海，与井荥俞经合也。

语译

此经脉起于极泉，止于少冲。少冲为井穴，少府为荥穴，神门为输穴，灵道为经穴,少海为合穴。

手少阴心经起于心中,出心系,下膈络小肠;它的分支,从心系,上行至食管,联络到目系;它的主干,重新从心系上肺,从腋下出来,向下沿上臂内后侧行至手太阴肺经、手厥阴心包经两经之后,向下至前臂内侧,沿着手臂内后侧,到达手掌豆状骨处,到掌内后侧,沿着小指内侧,从小指指端出来。这条经脉气多血少,中午时气血汇聚在这里。

心在体表的脉象在左手寸口。实证则发热,虚证则畏寒,心静则举止安静,心中烦躁则举止躁动不安。虚寒者胆小易受惊吓,容易健忘,神情恍惚,小便颜色淡,脉象濡细迟虚,实热证会癫狂乱语,面红舌干,大便干涩发黄,脉象数洪沉实,心气旺盛则为表证发热,心气虚则热郁于内。虚证则补肝,实证则泻脾,知道了疾病的虚实,就用正确的补泻方法治病。甘味主泻,用咸味来补它,气热者能补心,气寒者能泻心。

心阳不足,用桂枝、代赭石、紫石英,补益与人参附子相须为用;离火有余,用竹叶、大黄、山栀子,泻热加黄芩、黄连。清心用朱砂,补心用琥珀。舌头吐出过长,用研磨好的冰片即可收回;流鼻血像泉水一样,加炒槐花即可止血。除疮痈用琥珀膏、犀角和辰砂;安神定志用宁神丸、朱砂和莲草。蔓荆子可以清每条经脉的热气,草连翘可以泻六经的火气。惊悸不安,用龙脑、沙参和小草;健忘用茯神、远志和当归。多眠喝苦茶,不寐用酸枣。

滋阴凉血用生地黄,止渴生津用天花粉,文蛤磨粉可以愈合口疮,铁锈粉可以消舌肿。中风不语的人,用烧竹沥凉之效果很好;热证谵语用朱砂镇静效果很好。胸间气机不舒,用枳实、瓜蒌疏通气机;心内烦热,用栀子、豆豉清热。邪热攻心所致的心痛,用炒的菖蒲川楝,最好用炒焦的栀子;寒凝于心,用木香、肉桂、炒玄胡。心惊盗汗,用飞辰砂和六黄;流鼻血,用煮黄芩炒芍药。湿热内蕴用珍珠,癫狂加铁粉。安心宁神,用琥珀、丹砂和玉屑;安神定志,用茯神、远志和菖蒲。离火之官,应对万物于无形。倘若真血亏虚不足,用真铅可补虚。神灵之心,操作根基于要领。如果元气损伤,用丹药可以补充。用药方法固然可以言传授教,但要灵活运用达到一定境界必须要用心感悟。

《导引本经》:心主宰全身,掌管生死。心乱则会丛生很多杂念,神不能入气;心静,其他神智活动也会宁静,神气结合,相辅相生,使机体达到平衡。《内经》说:夏天人的身体阳气外发,阴气伏于体内,这是容易无精神的时候,切忌疏通使精气外泻。夏季的三个月,是隽秀之时,天地气交,万物华实,应晚睡早起,不会在白天没有精神,不要发怒,英华成长为秀美,顺应夏气,这是养生之道。违背这个道理则会伤及心,到了秋天成为痎疟。所以人适合于在雅室静坐,调心息气,食热戒冷,常要闭目养神,返光内照,降心火于丹田,使神气相生。所以太玄修身养性说过:"把心藏到深渊,使它的根茎丰腴壮实,……则神不外漏"。心因为外事而牵动,火就会从中而生。夏季心火正旺,脉象应当洪大,若脉缓则是中暑,到了晚上少吃东西,睡觉时不要扇风扇,风邪容易侵袭。

从前邝子元有心疾。有人说:有个僧人不用药剂就能治心病。邝子元去拜见那僧人,僧人说:你的疾病是因为有烦恼,烦恼起于妄想,你的妄想来自三方面:要么追忆数十年前的荣辱恩仇、悲欢离合,以及种种闲情,这是过去的妄想;要么或事到眼前,可以顺应,却又畏首畏尾,三番四复,犹豫不决,这是现在的妄想;要么期待日后能像所期待的那样荣华富贵,或功成名就,告老归田,或期望子孙各有所成,继承书香,和那些不一定能实现的、不一定能得到的事,这是未来的妄想。三种妄想,忽然生起,忽然幻灭,这就是禅家所说的"幻心"。能知道自己的妄想而斩断念头,这就是禅家所说的"觉心"。所以说:不要担心有妄想之症,就怕觉悟太迟。若心像太虚之境一样,哪里会有烦恼呢?又说道:你的疾病因为水火不交,但凡沉溺于美色,称作色荒,这是禅家所说的"外感之欲"。晚上夜卧枕上,思念美色,化为梦境,这是禅家所说的"内生之欲"。两种欲望相互交织,消耗元气,如果能离开它,肾水自然滋生,可以上交于心。至于思索文字,废寝忘食,禅家称为"思忧"。经营打理追求事业,不顾辛劳,禅家称为"事阻"。这两种虽然不是人的欲望,但也能损伤性灵,如果能去除它们,那么心火就不会上炎,可以下交于肾。所以说:不随尘境转移,六根六尘不相对,就会返归本有元明,全体归一,见、闻、觉、知、尝和嗅等六根,皆不起作用。又说:苦海无边,回头是岸。子元按他所说的做,独自一人居住,扫除杂念,静坐一个多月,心病就好了。

2. 考正穴法

极泉:在臂内腋窝中央,腋动脉搏动处。

《铜人》说针刺 3 分,灸七壮艾炷。

主治手臂手肘寒冷,四肢不能收缩,心痛干呕,烦渴,目黄,胁满痛,悲愁不乐。

青灵:肘横纹上 3 寸,伸直肘部举起胳膊取穴。

《铜人》说灸七壮艾炷。《明堂》说灸三壮艾炷。

主治目黄头痛,振寒胁痛,肩臂不举,不能穿衣。

少海:(又名曲节)在肘关节后,肱骨内上髁的外侧,距肘横纹上 5 寸,屈肘向头取穴。为手少阴心经的合穴,属水。

《铜人》说针刺 3 分,用艾炷灸七壮。甄权说:不宜灸,针刺 5 分。《甲乙》说针刺 2 分,留针三次呼吸周期,泻五次呼吸周期,不宜灸。《素注》说灸五壮艾炷。《资生》说:数说不同,不是急症不灸。

主治寒热齿龋痛,目眩发狂,呕吐涎沫,颈部屈伸不利,肘部痉挛,腋胁下痛,四肢不得举,齿痛,脑风头痛,气逆噫哕,瘰疬,心疼,手颤健忘。

灵道:掌后 1 寸 5 分,手少阴心经的经穴,属金。

《铜人》说针刺 3 分,灸三壮艾炷。

主治心痛,干呕,心悸怔忡,相引瘛疭,肘部痉挛,暴喑。

通里:掌后 1 寸凹陷处。手少阴心经络穴,别走太阳小肠经。

《铜人》说针刺 3 分,灸三壮艾炷。《明堂》说灸七壮艾炷。

主治目眩头痛,热病先不乐,数日懊恼,数欠频呻悲,面热无汗,头风,暴喑不言,目痛心悸,肘臂臑痛,苦呕喉痹,遗尿,妇人经血过多血崩。实证则支满膈肿,用泻法。虚证不能言,用补法。

阴郄:掌后脉中,距腕 5 分。

《铜人》说针刺 3 分,灸七壮艾炷。

主治鼻衄吐血,畏寒怕冷,厥逆气惊,心痛霍乱,胸中痞满。

神门(一名锐中,一名中都):掌后锐骨端凹陷中。手少阴心脉的输穴,属土。心实则泻之。

《铜人》说针刺 3 分,留针七次呼吸周期,灸七壮艾炷。

主治疟疾心烦,病重想喝冷饮,畏寒,想处于温暖的地方。咽干不嗜食,心痛,呃逆,恐悸,少气不足,手臂寒,面色红赤,喜欢发笑,掌中热而干呕,目黄胁痛,喘逆身热,狂悲狂笑,呕血吐血,振寒上气,遗漏失音,痴呆健忘,心中有包块,大人小孩五类痫病(五痫:癫痫、惊痫、风痫、食痫、肺痫)。

东垣曰:胃气下溜五脏的气机都会混乱,它可以让各种疾病出现。气在心的,取手少阴的输穴神门,引导气机恢复到它本来的位置。

《灵枢》说:少阴经没有五输穴,心难道不生病吗,它的外经有病变而脏不病,所以在掌后锐骨之端取穴。心主五脏六腑,是精神所在的地方,它的脏很坚固,不能容纳邪气,容纳邪气身体就会有疾病,所以邪气都在心之包络。包络,是心主之脉。

少府:手小指本节后,骨缝凹陷中,直对劳宫。手少阴心脉所留之荥穴,属火。

《铜人》说针刺2分,灸七壮艾炷。《明堂》说灸三壮艾炷。

主治烦满少气,惊恐怕人,掌中热,臂酸,肘腋挛急,胸中痛,手小指拘急,疟疾久不愈,振寒,阴挺,阴痒阴痛,遗尿偏坠,小便不利,叹息。

少冲(一名经始):手小指内侧,距指甲角韭菜叶宽度。手少阴心脉所出为井穴,属木。

心气虚则用补法。

《铜人》说针刺1分,灸三壮艾炷。《明堂》说灸一壮艾炷。

主治热病烦满,干渴,目黄,上臂内后侧痛,胸心痛,痰气,悲惊寒热,肘部拘急。张元素用此穴治前阴臊臭,泻肝配行间,后于此穴,用来治其标。

九、手太阳经穴主治

《内经》说:小肠,受盛之官,运化水谷从这里出去。又说:小肠与心相表里。胃的下口是小肠的上口,在肚脐上2寸,水谷从这里分开。大肠的上口是小肠的下口。在这里可以泌别清浊,水液渗入膀胱,渣滓流入大肠。

1. 手太阳小肠经穴歌

原文

手太阳穴一十九,少泽前谷后溪薮,

腕骨阳谷养老绳,支正小海外辅肘,

肩贞臑俞接天宗,髎外秉风曲垣首,

肩外俞连肩中俞,天窗乃与天容偶,

锐骨之端上颧髎,听宫耳前珠上走(左右三十八穴)。

此一经起于少泽,终于听宫。取少泽、前谷、后溪、腕骨、阳谷、少海,与井荥俞原经合也。

语译

这条经起于少泽,止于听宫。取少泽、前谷、后溪、腕骨、阳谷、少海,为井穴、荥穴、输穴、原穴、经穴和合穴。

手太阳小肠经脉起小指之端,循手外侧向上,从肘部出去继续直上,沿尺

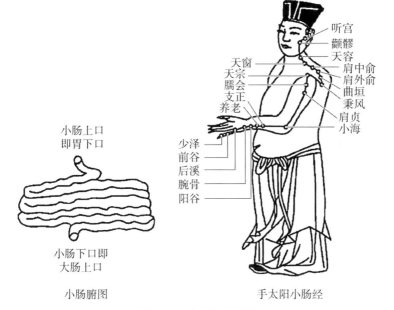

图 6-9　小肠及小肠经

骨内侧，出肘内侧两骨之间，上循上臂外后侧，出肩关节，绕肩胛，在肩上汇集，下入缺盆，络属心，循咽下膈抵胃，络属小肠；它的分支，从缺盆贯穿颈部上行至面颊，至目内角，转入耳中；它的支别，循着眼眶下缘到达鼻，直至目内眦。多血少气，未时时气血贯注于此经。

　　小肠，丙火之腑。脉象具体参照左掌的寸口。小肠经所主治的病，面白耳朵前面热，寒气重，肩臂内外边肿痛。左寸口沉脉诊断的是心的病证，实证则脉实，心烦、胸中闷满，口舌生疮。左寸口浮脉是小肠的病证，虚证则脉虚，心中烦恼并且唇下青白。颈部肿大不能转动，宜清痰降火；腰痛的难以行动，宜渗湿利热。如果小便频数，用乌药益智丸，用酒煮山药；如果精气不固，用白茯苓和猪茯苓，使津液像蜡烛一样逐渐融化。小肠疝气，将茴香、姜浸入青盐中；肾宫精冷，用炒川楝加木香、补骨脂。滑石性寒能够治疗各种淋证，沉香性温能够行各脏腑之气。尿血用煮的苦苋菜根治疗，血淋煎车前子叶治疗。清泉送下头发烧成的灰立即见效，薄荷煎汤调服琥珀末。热气进入小肠则带下赤，用茴香、苦楝子和当归治疗；病邪入腑变成膏淋，用滑石、海金沙、甘草治疗。曾经考证到，牡蛎、石斛是补药，续随子、海金沙是泻药。巴戟天、乌药、茴香性温，黄芩、通草、天花粉性凉。羌活、藁本可以引本经药上行，黄柏、茯苓、猪苓可以引药下行。仔细阅读《本草备要》，领略调治的进阶，不要固执自己的见解，精妙都在言传中。

2. 考正穴法

少泽（又名小吉）：手指小指指端尺侧，距指甲角下 1 分凹陷中。为手太阳小肠经的井穴，属木。

《素注》说灸三壮艾炷。《铜人》说艾灸一壮，针刺 1 分，留针两次呼吸周期。

主治疟疾（具有寒热往来等症状的疾病），不出汗，咽喉肿痛，舌头僵硬，口干心烦，前臂痛痉挛，咳嗽，口中唾液多，颈项僵直，不得回顾，目翳，头痛。

前谷：手小指尺侧掌指关节的凹陷中。为手太阳小肠经的荥穴，属水。

《铜人》说针刺 1 分，留针三次呼吸周期，艾灸一壮。《明堂》说艾灸三壮。

主治热病不出汗，疟疾精神错乱的疾病，颈项肿，耳鸣，咽部红肿，面颊红肿一直蔓延到耳后，鼻塞不通，咳嗽吐血，手臂痛不能举起，妇人生育后不产乳。

后溪：手小指尺侧掌骨关节近端凹陷处，握拳来取穴位。手太阳小肠经脉的输穴，五行属木。小肠虚则补此穴。《铜人》说针刺 1 分，留针两次呼吸周期，艾灸一壮。

主治疟疾，目翳，鼻出血，耳聋，胸满，颈项僵直，不能回头，癫狂，臂肘部肌肉痉挛，痂块疥疮。

腕骨：手尺侧腕前掌骨下面的凹陷中。手太阳小肠经脉的原穴。小肠的虚实证均可用。

《铜人》说针刺 2 分，留针三次呼吸周期，艾灸三壮。

主治热病无汗，胁下疼痛不能呼吸，项僵，疟疾，耳鸣，迎风流泪，目翳，精神失常，肌肉萎缩，臂肘不能伸屈，痎疟头痛，心烦胸闷，惊厥，痉挛抽风，五指抽搐，头痛。

阳谷：手尺侧腕中，尺骨小头下的凹陷中。手太阳小肠经的经穴，属火。

《素注》说艾灸三壮，针刺 2 分，留针三次呼吸周期。《甲乙》说留针两次呼吸周期。

主治精神错乱狂走不停,热病不出汗,胁痛,颈项肿,寒热往来,耳聋或耳鸣,牙痛,上臂桡侧疼痛不能举起,吐舌,颈项僵直,胡言乱语,左右看眼睛眩晕,小孩抽风,舌头僵硬不能吃奶。

养老:手踝骨前上方,又云腕骨后面1寸的凹陷处。手太阳的郄穴。

《铜人》说针刺3分,艾灸三壮。

主治肩臂麻木疼痛,肩膀好像骨折了一下,手臂好像拔断了一样,手不能上下活动,眼睛看不清。

支正:腕背横纹上5寸,手太阳经的络穴,又在少阳经脉上。

《铜人》说针刺3分,艾灸三壮。《明堂》说艾灸五壮。

主治风邪乘虚,惊恐悲愁,疯疯癫癫,劳逸失当、气血筋骨运动失调引起的疾病,四肢虚弱,肘臂痉挛难屈伸,手不能握,十指痛,热痛先是腰颈涩痛,经常口渴,脖子僵硬。实症则关节松弛肘部不用,泻支正;虚证则生出如小指大小的疣,疥疮,补支正。

小海:肘外肱骨外侧,距离肘端5分凹陷中,把手屈向头部取穴,是手太阳小肠经的合穴,五行属土。

小肠实证泻小海。《素注》说针刺2分,留针七次呼吸周期,艾灸三壮。

主治颈额、肩臂、肘臂外后边的疼痛,寒热往来牙龈肿,眩晕脖子痛,疮疡红肿、战栗不安,肘、腋下肿痛,小腹痛,羊癫疯,颈项僵直,抽风狂走,颈部肿痛不能回头,肩膀好像被拔了起来,上臂好像折断了,耳聋,眼睛黄,脸颊肿。

肩贞:在肩胛骨和肱骨之间隙中,肩髃后方的凹陷中。

《铜人》说针刺5分。《素注》说针刺8分,艾灸三壮。

主治伤寒寒热往来,耳鸣耳聋,锁骨上窝部和肩有热痛,风痹,手足麻木不能举起。

臑俞:在肩髃穴(手少阳穴)后的肱骨下面,肩胛骨上边凹陷中,举起手臂取穴。手太阳、阳维、阳跷三脉的交会处。

《铜人》说针刺8分,艾灸三壮。

主治前臂酸无力,从肩膀一直痛到肩胛骨,寒热往来皮肤局部肿胀。

天宗：秉风穴后肩胛骨下面的凹陷处。

《铜人》说艾灸三壮，针刺 5 分，留针六次呼吸周期。

主治肩臂酸痛，肘外后边痛，颈颔肿痛。

秉风：天髎穴外肩上小突起后，举起手臂有凹陷。手太阳、阳明、手足少阳四脉的交会处。

《铜人》说艾灸五壮，针刺 5 分。

主治肩痛不能举起。

曲垣：肩胛骨中央肩胛冈凹陷处，按之疼痛。

《铜人》说艾灸三壮，针刺 5 分。《明堂》说针刺 9 分。

主治肩麻木热痛，肩胛有拘挛感，闷痛感。

肩外俞：肩胛骨上边，距脊柱 3 寸的凹陷中。

《铜人》说针刺 6 分，艾灸三壮。《明堂》说艾灸一壮。

主治：肩胛痛，周围寒痹直至肘部。

肩中俞：肩胛骨内侧，距脊柱 2 寸的凹陷中。

《素注》说针刺 6 分，艾灸三壮。《铜人》说针刺 3 分，留针七次呼吸周期，艾灸十壮。

主治咳嗽，气逆咳血，寒热往来，眼睛看不清。

天窗（又名窗笼）：胸锁乳突肌前方面颊弯曲处直下，扶突后动脉按之凹陷处。

《铜人》说艾灸三壮，针刺 3 分。《素注》说针刺 6 分。

主治：痔瘘，颈痛，肩痛牵扯到脖子，不能回头，耳聋颊肿，喉中痛，暴暗，牙齿紧闭中风。

天容：耳朵下面下颌骨后。

针刺 1 寸，艾灸三壮。

主治咽喉肿痛寒热往来，咽中有异物，颈项肿痛，不能回头，不能说话，胸痛，胸中满闷不能呼吸，呕吐，牙齿紧闭，耳聋耳鸣。

颧髎：颧骨下边锐骨端的凹陷处。手少阳、太阳的交会处。

《素注》说针刺 3 分。《铜人》说针刺 2 分。

主治口眼歪斜，面红目黄，眼睑跳动不止，颊肿齿痛。

听宫（又名多所闻）：耳中珠子，有如赤小豆大小。手少阳、足少阳、手太阳三脉的交会处。

《铜人》说针刺 3 分，艾灸三壮。《明堂》说针刺 1 分。《甲乙》说针刺 3 分。

主治失音，癫狂，心腹胀满，耳病，耳聋好像有物塞堵不能听到声音，耳中嗡嗡有声音，嘈杂如蝉鸣。

十、足太阳经穴主治

《内经》说：膀胱，代谢产生的污浊水液的储存处。依赖肾气的蒸化，膀胱之气的通降而排出体外。《难经》又说（按肾属黑色，膀胱与肾相表里的道理）膀胱是黑肠。

各书对膀胱的认识不一，有的说：有上口无下口；有的说：上下都有口；还有的说：有能够注泻水液的小窍，这些说法都不对。只有下部的孔窍可以排尿，而尿是由上面的大小肠泌别清浊后渗入膀胱的，其之所以能够渗入和排出，全是气化作用的结果。中焦气化失常时，水谷注入大肠就会腹泻；下焦气化失常时，就会小腹胀满，尿出涩痛而成为淋证。

1. 足太阳膀胱经穴歌

原文

足太阳经六十七，睛明目内红肉藏，
攒竹眉冲与曲差，五处上寸半承光，
通天络却玉枕昂，天柱后际大筋外，
大杼背部第二行，风门肺俞厥阴四，
心俞督俞膈俞强，肝胆脾胃俱挨次，
三焦肾气海大肠，关元小肠到膀胱，
中膂白环仔细量，自从大杼至白环，
各各节外寸半长。上髎次髎中复下，
一空二空腰髁当，会阳阴尾骨外取，
附分侠脊第三行，魄户膏肓与神堂，
譩譆膈关魂门九，阳纲意舍仍胃仓，
肓门志室胞肓续，二十椎下秩边场。

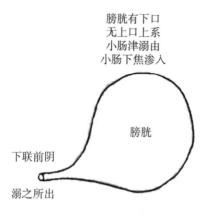

膀胱有下口
无上口上系
小肠津溺由
小肠下焦渗入

膀胱

下联前阴

溺之所出

膀胱腑图

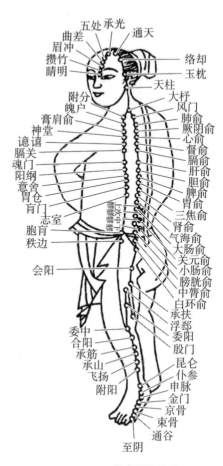

足太阳膀胱经

图 6-10 膀胱及膀胱经

承扶臀横纹中央,殷门浮郄到委阳,
委中合阳承筋是,承山飞扬踝附阳,
昆仑仆参连申脉,金门京骨束骨忙,
通谷至阴小指旁(一百三十四穴)。

此一经起于睛,终于至阴,取至阴、通谷、束骨、京骨、昆仑、委中,与井荥
俞原经合也。

语译

这一经脉起于睛明穴,终止于至阴穴,至阴、通谷、束骨、京骨、昆仑、委中,
和井荥输原经合相合。

足太阳膀胱经,起始于目内眦(睛明),上过额部,交会于头顶(百会)。其巅顶部支脉,从头顶处分出,至耳上角;其巅顶部直行脉,从头顶入内络于脑髓,又回出向下通过颈后,沿着肩胛肌肉的内侧,并行于脊柱两旁,抵达腰部,从脊旁肌肉入内,联络肾脏,入属于膀胱。其腰部支脉,从左右的肩胛内分出,并行于脊柱两侧内部,经过臀部,沿着大腿外侧下行,与腰部支脉会合于腘窝中。由此向下通过小腿肚,出于外踝的后面,沿着京骨(第五跖骨粗隆)至小指外侧端(至阴),与足少阴经相接。本经脉多血少气,申时为气血流注于本经的旺盛之时。

膀胱,脉象在左手的寸口处。膀胱实证则脉实,妊娠小便不能通,心中苦烦、胸满,很难俯仰,用寒凉药通窍,石膏、栀子和密蒙花一起煎。虚证则脉虚,肠痛及腰很难屈伸,脚筋痉挛,耳朵出现重听,用磁石、五味子、黄芪补益,配以茯苓、白术、石英、杜仲。大腑有热肠内涩痛,用木通、生地和黄芩;小便不利阴茎痛,用葶苈、茯苓和通草。肾变得像斗一样大,用青皮、荔核和小茴香;妊娠小便不通似阻塞,用葵子、滑石和寒水石。

冷热熨可以利小便,屈伸导引可以治腰痛。风热乘虚侵袭所致囊肿吃三白草即消了;虫蚁咬伤所致伤口,用蝉蜕煎汤洗即消散。羌活、藁本性味走上焦,黄柏性味走下焦。补益用橘核、益智仁,泻须用滑石、车前子。加入茴香、乌药能够温经,加黄柏、生地可以清热凉血。

2. 考正穴法

睛明(又名泪孔):在目内眦。《明堂》说:内眦头外1分凹陷处,即为此穴。手足太阳、足阳明、阴跷、阳跷五脉的交会处。针刺1分半,留针三次呼吸周期。有夜盲症的人,可以长时间的留针,然后迅速出针。禁止艾灸。

主治看不清远处的事物,恶风流泪,憎恶寒冷头痛,目眩晕内眦红痛,目不明视物不见,眼角痒,淫肤白翳(中医指眼球角膜病变后留下的疤痕,能影响视力),内眦攀睛努肉(又称胬肉攀睛,眼睛长胬肉,呈三角形,可侵犯角膜,单眼或双眼受累,其形状酷似昆虫的翅膀),侵袭白睛,雀目(指夜间视物不清的一类病证),瞳仁有翳障,小孩子疳疾上目,大人发怒或情绪激动时流眼泪。

李东垣说:针刺太阳、阳明出血,则眼睛更加明亮。因为这条经血多气少,所以目翳和赤痛从眼内眦开始,针刺睛明、攒竹,来宣泄太阳经的热。睛明穴针刺1分半,攒竹穴针刺1分到3分,是适度的浅深。现在的医家针刺攒竹的时候,卧针直到睛明穴,不补不泻,并且又保留很久时间,不是古人的意思。

攒竹(又名始光、员柱、光明):两眉头的凹陷中。

《素注》说针刺 2 分,留针六次呼吸周期,艾灸三壮。《铜人》说禁止艾灸,针刺 1 分,留针三次呼吸周期,泻三次呼吸周期,慢慢出针。适合用细的三棱针刺攒竹,来宣泄热气,刺多次,眼睛非常明亮。《明堂》说适合用细的三棱针针刺 3 分,出血,艾灸一壮。

主治眼睛不明,视物不清,流泪目眩,瞳仁痒,两目视物晦暗不明,眼中红痛和眼睑跳动不止不能躺下,脸颊痛,脸痛,突然昏倒不省人事,癫狂,精神狂躁或妄言或沉默,手足冷,气短不能食,眩晕,打喷嚏。

眉冲:眉头直上,在神庭、曲差之间。

针刺 3 分,禁止艾灸。

主治各种癫证,头痛,鼻塞。

曲差:神庭旁开 1 寸 5 分,进入发际。

《铜人》说针刺 2 分,艾灸三壮。

主治:眼睛不明,鼻流清涕,鼻出血,鼻塞,鼻生疮,心烦胸满,不出汗,头顶痛,脖子肿,身体烦热。

五处:侠上星旁开 1 寸 5 分。

《铜人》说针刺 3 分,留针七次呼吸周期,艾灸三壮。《明堂》说艾灸五壮。

主治脊背僵硬反折,痉挛抽风,癫狂,头风热,眼睛眩晕,看不清,眼睛上翻不能看人。

承光:五处后 1 寸 5 分。

《铜人》说针刺 3 分,禁止艾灸。

主治目眩头痛,呕吐心烦,鼻塞不能闻到气味,嘴歪,鼻子流清涕,眼中有白翳生成。

通天:承光后 1 寸 5 分。

《铜人》说针刺 3 分,留针七次呼吸周期,艾灸三壮。

主治脖子不能转,瘿气,鼻流血,鼻生疮,鼻塞,鼻流清涕,头晕,突然晕倒不省人事,口歪,喘气,头重,有时因头晕不能起立,瘿瘤。

络却(又叫强阳、脑盖):通天后 1 寸 5 分。

《素注》说针刺 3 分,留针五次呼吸周期。《铜人》说艾灸三壮。

主治头眩晕耳鸣,狂走抽风,精神恍惚不休息,腹胀,青光眼,不能看到东西。

玉枕:络却后 1 寸 5 分,侠脑户旁开 1 寸 3 分,起肉枕骨上,进入发际2 寸。

《铜人》说艾灸三壮,针刺 3 分,留针三次呼吸周期。

主治眼睛很痛好像要掉了,不能看远的东西,内连系急,头痛不能忍受,鼻子塞不能闻到味道。

天柱:项后发际中,斜方肌外侧的凹陷中。

《铜人》说针刺 5 分,得气的话就是在泻。《明堂》说针刺 2 分,留针三次呼吸周期,泻的话要留针五次呼吸周期。艾灸的效果不如针刺。每天艾灸七壮到百壮,《下经》说艾灸三壮。《素注》说针刺 2 分,留针六次呼吸周期。

主治脚不能支撑身体,肩背痛的好像要折断一样,眼睛看不清,头眩脑痛,头感风邪,鼻子不能闻到气味,头重的好像要脱掉一样,头顶好像有人在拔,脖子僵硬不能回顾。

大杼:颈项后的第一胸椎下面,两边离脊柱各 1 寸 5 分的凹陷中,正坐体位取穴。督脉别络,手足太阳、少阳的交会处。《难经》说:骨头汇集在大杼的地方。疏说,骨相关的病就治大杼。袁氏说,肩膀能负重,是因为骨头在大杼汇集。

《铜人》说针刺 5 分,艾灸七壮。《明堂》说禁止艾灸。《下经》《素注》说针刺 3 分,留针七次呼吸周期,艾灸七壮。《资生》说:不是十分紧急的情况不能艾灸大杼。

主治膝盖疼痛不能屈伸,伤寒无汗,腰脊痛,胸中郁闷,体内热甚,头风振寒,脖子僵硬不能俯仰,痎疟,头眩晕,劳伤咳嗽,身体热且眼睛眩晕,腹痛,因头晕不能久立,心胸烦满、内急,身体乱动,筋痉挛癫痫,身子蜷缩。

李东垣说:五脏气机错乱,病因在头,取天柱、大杼穴,不补不泻,导气而已。

风门(又叫热府):第二胸椎棘突下两边离脊柱各 1 寸 5 分的位置,正坐位取穴。

《铜人》说针刺 5 分。《素注》说针刺 3 分,留针七次呼吸周期。《明堂》说艾灸五壮。如果经常针刺,泻阳热,背部永不发痈疽,艾灸五壮。

主治背部有痈疽,身体热,气逆喘气,咳逆胸背痛,风寒呕吐,经常打喷嚏,鼻流清涕,伤寒脖子僵硬,闭目不欲睁,胸中有热,卧不得安。

肺俞:第三胸椎棘突下两边离脊柱各 1 寸 5 分。《千金》说正对乳头牵绳度量。双手交叉抱胸,左手取右边穴位,右手取左边穴位,在中指的末端就是这个穴位,正坐体位取穴。

《甲乙》说针刺 3 分,留针七次呼吸周期,得气的话就泻了。甄权说艾灸百壮。《明下》说艾灸三壮。《素问》说刺中肺三天就死,肺出现的异常变动为咳嗽。

主治瘿气,黄疸,劳病,口干舌燥,劳热上气,腰脊僵硬疼痛,寒热喘满,虚烦,传尸骨蒸(骨蒸:形容其发热自骨髓发而出),肺萎缩咳嗽,肉痛皮痒,呕吐,胸满不欲饮食,狂走想自杀,背部佝偻,肺中风(肺脏中风:证见口燥、胸满、气喘、身运不能自主、昏冒、汗出、肿胀等),仰卧,胸满气短,心有闷热感出汗,百毒病(肺胃实热),食后吐水,小孩子龟背。

仲景说:太阳与少阳并病,头项僵硬疼痛或者眩晕,有时像结胸,心下痞硬的情况,要针刺太阳经的肺俞、肝俞。

厥阴俞(又叫厥俞):第四胸椎棘突下两边离脊柱各 1 寸 5 分的位置,正坐体位取穴。

《铜人》说针刺 3 分,艾灸七壮。

主治咳逆牙痛,心痛,胸满呕吐,留结烦闷。有人说:脏腑都有俞穴在背部,只有心包经络没有输穴,为什么? 回答说:厥阴俞就是心包脉络的输穴。

心俞:第五胸椎棘突下两边离脊柱各 1 寸 5 分的地方,正坐体位取穴。

《铜人》说针刺 3 分,留针七次呼吸周期,得气就泻,不能艾灸。《明堂》说艾灸三壮。《资生》说:刺中心一天就死了,其变动为噫气,怎能随便施针。《千金》说:中风心急,艾灸心俞穴百壮,就可以缓解危急。

主治偏风半身不遂,心气乱、恍惚,心中风(心脏中风:心受风邪侵袭所致的病证,症见发热,不能起,或但仰卧不可倾侧等),仰卧不能侧,出汗唇红,狂走发狂,说话悲伤流泪,心胸闷乱,咳嗽吐血,黄疸,鼻出血,眼皮跳动眼睛昏花,呕吐不能吃饭,健忘,小孩子心气不足,几岁了都不能说话。

督俞：第六胸椎棘突下，两边离脊柱各 1 寸 5 分的位置，正坐体位取穴。艾灸三壮。

主治寒热往来，心痛，腹痛，肠鸣像打雷一样，气逆。

膈俞：第七胸椎棘突下，两边离脊柱各 1 寸 5 分的位置，正坐体位取穴。《难经》说：血汇集于膈俞。疏说：血病治膈俞。原来上面就是心俞，心生血，下面就是肝俞，肝藏血，所以膈俞为血汇集的地方。又因为足太阳经多血，血是水之象。

《铜人》说针刺 3 分，留针七次呼吸周期，艾灸三壮。《素问》说针刺中膈，都会伤中，这个病很难治，不到一年必死。

主治心痛，周身痹痛，吐食翻胃，骨蒸，四肢怠惰，喜欢卧床，痃癖（脐腹偏侧或胁肋部时有筋脉攻撑急痛的病证，脐腹部或胁肋部患有癖块），咳逆，呕吐，胃寒有痰，不能饮食，热病无汗，身重体温正常，不能吃饭，吃饭心就痛，身体痛、肿胀，胁腹满，自汗盗汗。

肝俞：第九胸椎棘突下两边离脊柱各 1 寸 5 分的地方，正坐体位取穴。《难经》说：东风伤于春，病在肝。

《铜人》说针刺 3 分，留针六次呼吸周期，艾灸三壮。《明堂》说艾灸七壮。《素问》说刺中肝五天内就死了，其变动为呵欠。

主治容易发怒，黄疸，鼻酸，热病后目暗流泪，眼睛眩晕，气短咳血，眼睛向上看，咳逆，口干，寒疝，筋寒，热痉，筋急（筋脉紧急不柔，屈伸不利）相引，转筋（肢体筋脉牵掣拘挛，痛如扭转，由阴血气血衰少，风冷外袭或血分有热所致。发于小腿肚，甚则牵连腹部拘急，牵连腹部则病情很重，有死亡的可能。

《千金》说：咳嗽使两胁急剧疼痛不能呼吸，不能转侧，第十二肋下和脊柱相连而反折，眼睛上视，眩晕，眉头痛，惊吓狂乱，鼻流清涕、鼻出血，病起则目偆偆，眼中有白翳，咳嗽牵连胸使胸中痛，寒疝小腹痛，吐血气短，热病好后，食五辛[五辛者：大蒜、茖葱（韭菜）、慈葱（葱）、兰葱（小蒜）、兴渠（产于印度）]眼睛发黑，肝中风，端坐不能低头，两眼到额头上颜色微青。积聚（积聚则是腹内结块，或痛或胀，不仅有自觉症状，而且有结块可扪及）脾痛（脾脏痛是以一侧或两侧胁肋疼痛为主要表现的病证）。

胆俞：第十颈椎棘突下两边距离脊柱各 1 寸 5 分，正坐体位取穴。

《铜人》说针刺5分，留针七次呼吸周期，艾灸三壮。《明堂》说针刺3分。《下经》说艾灸五壮。《素问》说刺中胆一天半就死，其变动为呕吐。

主治头痛，振寒无汗，腋下肿胀，口苦舌干，咽痛咽干、呕吐，骨蒸劳热吃不下饭，眼睛黄。

按《资生经》说，崔知悌平取四花穴，上两个穴是膈俞，下两个穴是胆俞，这四个穴主血，因此取他们来治疗劳瘵。后人误以为斜取四花，是错误的。

脾俞：第十一胸椎棘突两边离脊柱各1寸5分的位置，正坐体位取穴。

《铜人》说针刺3分，留针七次呼吸周期，艾灸三壮。《明堂》说艾灸五壮。《素问》说刺中脾十天死去，其动为吞。

主治腹胀，牵引至胸背痛，吃很多但身体很瘦，痃癖（脐腹偏侧或胁肋部时有筋脉攻撑急痛的病证，脐腹部或胁肋部患有癖块）积聚，胁下胀满，泄泻，有痰，寒热往来，水肿气胀脊背痛，黄疸，喜打呵欠，不想吃东西。

胃俞：第十二胸椎棘突下两边距离脊柱各1寸5分的地方，正坐体位取穴。

《铜人》说针刺3分，留针七次呼吸周期，艾灸根据年龄来决定壮数。《明堂》说艾灸三壮。《下经》说艾灸七壮。

主治霍乱，胃寒，腹胀肠鸣，翻胃（一指反胃，亦称胃反；二指大便溏利，每食必吐之膈症）呕吐，不想吃东西，吃很多但很瘦，眼睛不明亮，腹痛，胸胁部支撑胀满，脊背痛肌肉痉挛，小孩子非常瘦弱，肌肤没有光泽。李东垣说：中焦有湿邪，治胃俞。

三焦俞：第一腰椎棘突下两边离脊柱各1寸5分的位置，正坐体位取穴。

《铜人》说针刺5分，留针七次呼吸周期，艾灸三壮。《明堂》说针刺3分，艾灸五壮。

脏腑积聚，胀满瘦弱，不能吃东西，伤寒头痛，吃东西就吐，肩背痛，腰脊僵硬不能俯仰，水谷不化，泄泻，腹胀肠鸣，目眩头晕。

肾俞：第二腰椎棘突下两边距离脊柱各1寸5分处，在前与肚脐平，正坐体位取穴。

《铜人》说针刺3分，留针七次呼吸周期，艾灸根据年龄来决定壮数。《明堂》说艾灸三壮。《素问》说刺中肾六天死去，其变动为打喷嚏。

　　主治虚劳瘦弱,肾虚耳聋,肾冷,心腹满胀疼痛,两胁满胀引小腹急痛,热胀,小便淋漓不畅,眼睛昏花,气少,尿中有血,小便浑浊,梦中遗精,肾中风,坐着腰痛,消渴,各种疾病,虚弱疲惫,脚膝痉挛,腰冷,头重身热,寒颤,吃很多但是很瘦,面目黄黑,肠鸣,膝盖四肢酸痛无力,泄泻过甚,腹泻食物不消化,身肿,女人积冷气所致虚劳,在月经期间行房所致羸弱,寒热往来。

　　气海俞:第三腰椎棘突下两边离脊柱各 1 寸 5 分的地方。
　　针刺 3 分,艾灸五壮。
　　主治腰痛痔漏。

　　大肠俞:第四腰椎棘突下两边离脊柱各 1 寸 5 分的地方,俯卧取穴。
　　《铜人》说针刺 3 分,留针六次呼吸周期,艾灸三壮。
　　主治脊背僵硬不能俯仰,腰痛,肚子胀,绕脐痛,吃很多但很瘦,肠鸣,大小便不利,吃的东西没消化直接泄泻而出,小腹绞痛。
　　李东垣说:中焦燥治在大肠俞。

　　关元俞:第五腰椎棘突下两边距离脊柱各 1 寸 5 分处,俯卧取穴。
　　主治风劳腰痛,泄痢,虚胀,小便不通,妇女癥瘕积聚等疾病。

　　小肠俞:第一骶后孔下两边距离脊柱 1 寸 5 分处,俯卧取穴。
　　《铜人》说针刺 3 分,留针六次呼吸周期,艾灸三壮。
　　主治膀胱、三焦津液少,大、小肠寒热证,小便红而不畅,淋漓遗尿,小腹胀满,疼痛,泄泻脓血,五色赤痢后重,肿痛,脚肿,五痔,头痛,虚乏消渴,口干,妇人带下。

　　膀胱俞:第二骶后孔两边距离脊柱各 1 寸 5 分,俯卧取穴。
　　《铜人》说针刺 3 分,留针六次呼吸周期,艾灸三壮。《明堂》说艾灸七壮。
　　主治风劳脊背疼痛僵硬,小便赤黄,遗尿,阴部生疮,气少,小腿寒冷疼痛痉挛,不能屈伸,腹满,大便难下,泄泻腹痛,膝脚无力,女子癥瘕积聚。

　　中膂俞(又名脊内俞):第三骶后孔两边距离脊柱各 1 寸 5 分,侠脊肿起肉,俯卧取穴。
　　《铜人》说针刺 3 分,留针十次呼吸周期,艾灸三壮。《明堂》说腰痛侠脊里痛，上下按之应指痛，从项到此穴痛，都能艾灸。

主治肾虚消渴，腰脊僵硬不能俯仰，肠冷兼出现赤白痢，疝痛，无汗，腹胀胁痛。

白环俞：第四骶后孔两边离脊柱各 1 寸 5 分处，趴下取穴。又说：挺直地趴在地，端正身体，两手同等力量支额，深呼吸使皮肤都松弛，才取该穴。

《素注》说针刺 5 分，得气的话先是泻，泻完就补了，不宜艾灸。《明堂》说艾灸三壮。

主治手足麻木，腰脊痛，疝痛，大小便不利，腰髋痛，脚膝不能动，温疟，腰脊冷痛，不能久卧，因劳损虚弱中风，腰背不便。筋挛臂缩（小儿麻痹症），虚热闭塞。

上髎：第一空腰髁骨下 1 寸，侠脊凹陷的中间（第一骶后孔中）。足太阳、少阳所络。

《铜人》说针刺 3 分，艾灸七壮。

主治大小便不利，呕逆，膝盖冷痛，鼻出血，寒热疟疾，子宫脱出阴户之外，妇女白带淋漓不断，妇女不妊。曾闻大理寺赵卿患偏风，不能起来跪下，甄权针刺上髎、环跳、阳陵泉、巨虚下廉，立即能够起来、跪下。

八髎都能治疗腰痛。

次髎：第二空侠脊的凹陷中。

《铜人》说针刺 3 分，艾灸七壮。

主治小便赤淋，腰痛不能转动摇摆，有事可以使阴部疼痛不能忍受，腰以下到脚麻木，背部寒冷，小便红，心下坚胀，疝气下坠，足冷气痛，肠鸣泄泻，偏风，妇女带下赤白。

中髎：第三空侠脊的凹陷中。足厥阴、少阳相交的地方。

《铜人》说针刺 2 分，留针十次呼吸周期，艾灸三壮。

主治小便不畅，腹胀泄泻，五劳七伤六极（五劳：心劳、肝劳、脾劳、肺劳、肾劳，亦说久视、久卧、久坐、久立、久行；七伤：泛指虚劳、食伤、忧伤、饮伤、房室伤、饥伤、劳伤、经络荣卫气伤；六极：气极、血极、筋极、骨极、髓极、精极），大便难下，小便淋沥，晚饭吃完就泻，妇人无卵带下，月经不调。

下髎：第四空侠脊的凹陷中。

《铜人》说针刺 2 分，留针十次呼吸周期，艾灸三壮。

主治大小便不利，肠鸣泄泻，寒湿内伤，大便有血，腰痛不能转身并牵引睾丸作痛，女子青带下不止，阴中痛而牵引小腹作痛。

会阳（又叫利机）：尾骨端两旁。

《铜人》说针刺 8 分，艾灸五壮。

主治腹寒，热气冷气泄泻，便血，阳气虚少，阴汗湿（前阴、阴囊及其附近处局部多汗潮湿），久痔。

附分：第二胸椎棘突下，附项内部，两边距离脊柱各 3 寸，正坐位取穴。手足太阳的交会处。

《铜人》说针刺 3 分。《素注》说针刺 8 分，艾灸五壮。

主治肘部麻木，肩背拘急痉挛，风冷停在腠理，脖子痛不能回头。

魄户：在附分的正下方，第三胸椎棘突下两边与脊柱相离各 3 寸，正坐姿态取穴。

《铜人》说针刺 5 分，得气就泻，不适合于久留针，每天艾灸七壮到百壮。《素注》说艾灸五壮。

主治背部胳膊痛，虚劳肺部萎缩，疫毒邪气蔓延所致疾病，脖子僵硬不能回头，喘息咳逆，呕吐烦满。

膏肓俞：第四胸椎下 1 分，第五胸椎上 2 分，两边离脊柱各 3 寸距离，四肋三间，正坐屈脊，伸出两手，把前臂放在膝盖前使其端直，手大指和膝头齐，拿个物体来支撑肘部，不要让它动摇，取穴。

《铜人》说艾灸百壮，多至五百壮。当感觉到经络之气行如旋转水流时，亦当想去大小便，如果没有停痰宿饮，则没有下。如果病人已困，不能正坐，应该让他侧卧，拉着上臂，来取穴艾灸。又要艾灸肚脐下的气海、丹田、关元、中极，这四个穴位中取一个穴位。还有艾灸足三里，来引火气下来。没有什么不能治疗的。身体瘦弱，虚损，传尸骨蒸，梦中遗精，上气咳逆，发狂，健忘，痰饮病。

《左传》：成公十年，晋侯有病，在秦国求医，秦国让医缓看病，没好。晋侯梦到疾病是两个小子，说：你们这些良医，都伤害我，怎么能逃走？一个人说：在肓的上面，膏的下面，能把我怎么样？医生到了说：并不能治，在肓之上膏之下，不能攻，达不到，药不能到，不能治。晋侯说：你是良医啊。给他备了厚礼让他走。

孙思邈说：当时的人笨拙，不会用这个穴，所以宿疴很难遣散，如果能够用心找到这个穴并且艾灸，没有不痊愈的疾病啊。

按语：此二穴，世人都认为是能起死回生的穴，却不知病有浅深，而医治有难易，病浅者针灸，可治愈，病深者可能就无力回天。扁鹊说有六种病不治。《灵枢》说症候与脉诊不相符合就不能扎针。肓，是膈也，在心下为膏。又说："凝者为脂，释者为膏。"又说："膏，连心脂膏也。"人的年龄需要二旬后，才可灸此二穴，仍灸三里二穴，引火气下行，以固守其本源。如果还是幼年而灸之，可能会火气盛，上焦热。经常见到医家不分老少而乱扎针，又经常不针来泻三里，而导致虚火上炎，是不经口授而胡乱作。怎么能治疗好疾病呢！病患者灸这里，必定针三里或气海，需要清心绝欲，再参阅前后各经来调摄，这样何愁病不好呢！

神堂：在第五胸椎下两侧后正中线各旁开3寸的凹陷中，正坐位取穴。

《铜人》说针刺3分，灸五壮艾炷。《明堂》说灸三壮艾炷。《素注》说针刺5分。

主治腰背脊柱区强直疼痛，不能前俯后仰，就像分别用凉水或热水泼到肌肤上那种寒凉、温热的感觉，胸部胀满，气逆上冲，时噎。

谚语：在肩膊内侧，第六胸椎下两侧脊柱正中线各旁开3寸，正坐位取穴。用手重按此穴，病人痛叫"谚语"，此处即为该穴所在。

《素注》说针刺7分。《铜人》说针刺6分，留针三次呼吸周期，泻刺五次呼吸周期。灸二七壮艾炷，最多灸百壮艾炷就要停止。《明堂》说灸五壮艾炷。

主治感强烈风邪无汗，劳损不能平卧，温疟寒疟，背部胀闷气满，腹胀气眩晕，胸中疼痛牵涉腰背，腋下拘急两胁疼痛，目眩，目痛，鼻出血，咳喘气逆，胳膊上臂内侧疼痛，不能前俯后仰，小儿饮食时头痛，五心烦热。

膈关：在第七胸椎下两侧各旁开3寸凹陷中，正坐位展开双臂取穴。

《铜人》说针刺5分，灸三壮艾炷。

主治背痛恶寒，脊柱区强直不可前俯后仰，食饮不下，呕吐物多涎唾，胸中憋闷，大便不规律，小便黄。

魂门：在第九胸椎下两侧后正中线各旁开 3 寸凹陷中，正坐位取穴。

《铜人》说针刺 5 分，灸三壮艾炷。

主治口噤气厥，胸背疼痛连心，食饮不下，腹中肠鸣声如雷，大便不规律，小便黄赤。

阳纲：在第十胸椎下两侧后正中线各旁开 3 寸，正坐位展开双肩取穴。

《铜人》说针刺 5 分，灸三壮艾炷。《下经》说灸七壮艾炷。

主治肠鸣腹痛，饮食不下，小便短赤涩痛，腹胀满，身热，大便不规律，泄痢赤黄，不喜饮食，倦怠抑郁。

意舍：在第十一胸椎下两侧后正中线各旁开 3 寸，正坐位取穴。

《铜人》说针刺 5 分，灸五十至百壮艾炷。《明堂》说灸五十壮艾炷。《下经》说灸七壮艾炷。"素问"说灸两壮艾炷。《甲乙》说灸三壮艾炷，针刺 5 分。

主治腹满虚胀，大便滑泄，小便赤黄，背痛，恶风寒，饮食不下，呕吐消渴，身热目黄。

胃仓：在第十二胸椎下两侧后正中线各旁开 3 寸，正坐位取穴。

《铜人》说针刺 5 分，灸五十壮艾炷。《甲乙》说灸三壮艾炷。

主治腹满虚胀，水肿，食饮不下，恶寒，背脊痛不能前俯后仰。

肓门：在第一腰椎下两侧后正中线各旁开 3 寸凹陷中，正坐位取穴。

《铜人》说灸三十壮艾炷，针刺 5 分。

主治胃痛，大便干燥，妇人乳疾。

志室：在第二腰椎下两侧后正中线各旁开各 3 寸凹陷中，正坐位取穴。

《铜人》说针刺 9 分，灸三壮艾炷。《明堂》说灸七壮艾炷。

主治阴部肿，阴部痛，背痛，腰脊强直，不能前俯后仰，饮食不易消化，腹强直，梦遗失精，淋沥，呕逆，两胁急痛，霍乱。

胞肓：在第二骶后孔下骶正中嵴两侧各旁开 3 寸凹陷中，俯卧而取穴。

《铜人》说针刺 5 分，灸五至七壮艾炷。《明堂》说灸三至七壮艾炷。《甲乙》说灸三壮艾炷。

主治腰脊急痛,饮食不消,腹坚急,肠鸣,淋沥(小便多而短),大小便不通,癃闭下肢肿。

秩边:在第4骶后孔下骶正中嵴两侧各旁开3寸凹陷中,俯卧而取穴。

《铜人》说针刺5分。《明堂》说灸三壮艾炷,针刺3分。

主治五痔发肿,小便赤,腰痛。

承扶(一名肉郄,一名阴关,一名皮部):在臀部下阴股上纹中。又说臀下陷纹中。

《铜人》说针刺7分,灸三壮艾炷。

主治腰脊相引疼痛,久痔臀部肿,大便难,胞宫有寒,小便不利。

殷门:在肉郄下3寸。

《铜人》说针刺7分。

主治腰脊不可前俯后仰,不可举重物,恶血泄泻(即泻水样便,便中带血),外边臀肿。

浮郄:在委阳上1寸,伸展膝部可取穴。

《铜人》说针入5分,灸三壮艾炷。

主治霍乱转筋,小肠中热,大肠结(肠中便干结),胫外筋急,髀枢(股骨大转子)处麻木不仁,小便热,大便坚硬。

委阳:在承扶下6寸,穴在足太阳经之前,少阳经之后,出于腘中外侧两筋之间,三焦下辅俞,足太阳经的别络。

《素注》说针刺7分,留针五次呼吸周期,灸三壮艾炷。

主治腋下肿痛,胸胀满,筋紧身热。飞尸(游走皮肤洞穿脏腑,每发刺痛)遁(附骨入肉攻凿血脉)疰,四肢萎缩厥冷麻木不仁,小便淋沥(排尿次数多而短涩)。

委中(一名血郄):在腘中央约纹动脉凹陷中。令人面挺伏地,卧位取穴。足太阳膀胱经所入为合土。

《素注》说针刺5分,留针七次呼吸周期。《铜人》说针刺8分,留针三次呼吸周期,泻七次呼吸周期。《甲乙》说针刺5分,禁止艾灸。《素问》说刺委中大脉,令人扑倒面色苍白。

主治膝痛,痛及拇指,腰背沉重,遗溺,腰重不能举体,小腹坚满,风痹(风寒湿导致经脉闭阻,以风邪致病为主),髀枢(股骨大转子)痛,可出血(可针刺出血),瘀血疹子全都痊愈。伤寒四肢发热,热病汗不出,在这穴位放血就能立即痊愈。

委中在血管之间。麻风头发眉毛脱落,刺之出血。

合阳:在膝约纹下3寸。

《铜人》说针刺6分,灸五壮艾炷。

主治腰脊强硬引腹痛,阴股热,胫骨酸肿,迈步难,寒疝阴偏痛,女子崩漏带下。

承筋(一名腨肠,一名直肠):腓肠肌中央凹陷中,胫后在脚跟上7寸。

《铜人》说灸三壮艾炷,禁止针刺。

主治腰背拘急,便秘,腋肿,痔疮,胫麻痹不仁,腨酸,脚跟急痛,腰痛,鼻衄鼻衄,霍乱转筋。

承山(一名鱼腹,一名肉柱,一名肠山):小腿后区腓肠肌两肌腹间凹陷中。《针经》说:找穴位时要两手高托,按壁上,两足趾离地,用足大趾尖竖起,从上看腓肠肌下分肉间。

《铜人》说灸五壮艾炷,针刺7分。《明堂》说针刺8分,得气即泻,迅速出针,针刺效果更佳,最多灸六至七壮艾炷就要停止。《下经》说灸五壮艾炷。

主治大便不通,转筋,痔肿,战栗不能站立,脚气膝部肿,胫酸,脚后跟疼痛,筋急痛,霍乱,急食不通,寒水互结。

飞扬(一名厥阳):在外踝骨上7寸。是足太阳膀胱经的络穴,别走足少阴肾经。

《铜人》说针刺3分,灸三壮艾炷。《明堂》说灸五壮艾炷。

主治痔肿痛,身体沉重,不可轻易起立坐下,步履不收,脚和腿肚酸肿,战栗,不能长久站立坐下,足趾不能屈伸,目眩痛,历节风(血气衰弱,为风寒所侵,血气凝涩,不得流通关节,诸筋无以滋养,真邪相搏,所历之节,悉皆疼痛,故名历节风),逆气,癫疾,寒疟。实证则鼻塞,头背痛,用泻法治疗;虚证则流鼻涕鼻血,用补法治疗。

附阳：在外踝上 3 寸，足太阳经前，足少阳经后，筋骨之间。是阳跷脉的郄穴。

《铜人》说灸三壮艾炷，针刺 5 分，留针七次呼吸周期。《素注》说针刺 6 分，留针七次呼吸周期，灸三壮艾炷。《明堂》说灸五壮艾炷。

主治霍乱转筋（上吐下泻，以致两小腿腓肠肌痉挛），腰痛不能长久站立，坐下不能起立，髀枢（股骨大转子处）股（大腿）胻（胫骨）疼痛，下肢萎缩厥冷，风痹麻木不仁，头重痛，时有寒热，四肢不能抬举。

昆仑：在足外踝后 5 分，跟骨上陷中，细脉动应手之处。足太阳膀胱脉所行为经火。

《素注》说针刺 5 分，留针十次呼吸周期。《铜人》说针刺 3 分，灸三壮艾炷。妊娠妇女刺此穴位会致落胎。

主治腰臀脚气，足小腿肚肿不得穿鞋在地面行走，鼽衄，腘如绞结，足踝部像要裂开，头痛，肩背拘急，咳喘满，腰脊内引痛，弯腰屈曲，阴肿痛，目眩痛如脱，疟多汗，心痛与背相连，妇人怀孕难，胞衣不出，小儿发痫瘛疭抽搐（痉挛的症状）。

仆参（一名安邪）：在足跟骨下凹陷中，拱足取穴。阳跷之本。

《铜人》说针刺 3 分，灸七壮艾炷。《明堂》说灸三壮艾炷。

主治足痿，失履不收，足跟痛不得穿鞋行走，霍乱转筋，呕吐呃逆，尸厥（突然昏倒不省人事，状如昏死）癫痫，狂言如见鬼，脚气膝部肿痛。

申脉（即阳跷）：在外踝下 5 分凹陷中，容爪甲白肉际处，前后有筋，上有踝骨，下有软骨，此穴居中。阳跷脉从中所出。

《铜人》说针刺 3 分，留针七次呼吸周期，灸三壮艾炷。

主治风眩。腰脚疼痛，胫骨酸不能久立，如在舟中。疲劳甚极，冷气逆气，腰髋寒冷痹痛，脚膝难以屈伸，妇人血气不通疼痛。

洁古曰：痫病如果在白天发病，则灸阳跷，即申脉。

金门（一名梁关）：在外踝下稍后，丘墟后部，申脉前部，是足太阳经的郄穴，阳维别属。

《铜人》说针刺 1 分，灸三壮艾炷。艾炷如小麦大小。

主治霍乱转筋（上吐下泻导致四肢痉挛），尸厥（突然昏倒），癫痫，暴疝，膝胫酸，身战栗不能长久站立。小儿张口摇头，身体反折。

京骨：在足小趾第五跖骨粗隆下方赤白肉际凹陷中，循按取穴，小指本节后大骨名京骨，其穴在骨下。京骨穴为足太阳经的原穴，膀胱虚证实证皆可用此穴治疗。

《铜人》说针刺3分，留针七次呼吸周期，灸七壮艾炷。《明堂》说灸五壮艾炷。《素注》说灸三壮艾炷。

主治头痛像要破裂，腰痛不可屈伸，身后侧痛，目内眦色红溃烂。白翳从目内眦长起，目反白，目眩。发疟寒热（上吐下泻及寒热往来），喜惊，不欲饮食，筋挛，足胫髀枢（股骨大转子处）疼痛，颈项强痛，腰背不可俯仰弯曲，流鼻涕不止，心痛。

束骨：在足小趾外侧本节后（第五跖趾关节近端）赤白肉际凹陷中。足太阳脉所注为输木。膀胱实证用泻法治疗。

《铜人》说灸三壮艾炷，针刺3分，留针三次呼吸周期。

主治腰脊疼痛如要被折断，髀不可曲，腘如绞结，小腿肚像要裂开，耳聋，恶风寒，头囟项痛，目眩身热，目黄泪出，肌肉抽动，项强不可回顾，目内眦色红溃烂，肠澼（痢疾），泄，痔，疟，癫狂，发背，痈疽，背生疔疮。

通谷：在足小趾本节前（第五跖趾关节远端）凹陷中。足太阳脉所过为荥水。

《铜人》说针刺2分，留针三次呼吸周期，灸三壮艾炷。

主治头重目眩，易受惊，流鼻涕鼻血，项痛，目偵偵，饮留胸部胀满，饮食不化，禁不住打呵欠。

东垣说：胃气下乘，五脏气皆将乱，气走于头，则取天柱、大杼穴治疗；不知气走向，则深取通谷、束骨穴治疗。

至阴：在足小趾外侧，去爪甲角如韭叶。足太阳脉所出为井金。膀胱虚证用补法治疗。

《铜人》说针刺2分，灸三壮艾炷。《素注》说针刺1分，留针五次呼吸周期。

主治目生翳，鼻塞头重，风寒从足小趾起，经脉闭阻致胸胁疼痛没有固定的地方,转筋,寒疟,汗不出,心烦,脚心热,小便不利,失精,目痛,目眦痛。

根结篇说:太阳经开始于至阴,归结于命门,而命门即为眼睛。

十一、足少阴经穴主治

《内经》说:肾,犹如掌管国运命脉,使国祚昌盛、源远流长、推陈出新之官。

肾,主蛰,为封藏之本,是精所在之处。其华在发,其充在骨,为阴中之太阳,通于冬气。

北方黑色,和肾相通,肾开窍于耳,精气内藏于肾。所以其病在溪,其味为咸,与水同类,在五畜为彘,在五谷为豆,与四时中的冬季相应,在天体为辰星,所以病变多在骨,在五音为羽,其数对应六,其气味对应腐,其液在唾。

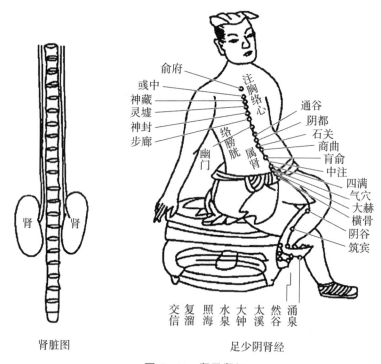

肾脏图　　　　　足少阴肾经

图 6 - 11　肾及肾经

北方生寒,寒生水气,水气能生咸味,咸味能养肾气,肾精能生骨髓,骨髓又能养肝,肾主耳,其变化在天为寒,在地为水,在体为骨,在脏为肾。在五声为呻吟,在人体的变动上为战栗,在情志变动上为恐。恐伤肾,而思能抑制恐,寒能伤血,而燥能抑制寒,咸伤血,而甘味能抑制咸味。

1. 足少阴肾经穴歌

原文

足少阴穴二十七,涌泉然谷太溪溢,

大钟水泉通照海,复溜交信筑宾实,

阴谷膝内跗骨后,以上从足走至膝。

横骨大赫联气穴,四满中注肓俞脐,

商曲石关阴都密,通谷幽门寸半辟。

折量腹上分十一,步廊神封膺灵墟,

神藏或中俞府毕(左右五十四穴)。

此一经起于涌泉,终于俞府。取涌泉、然谷、太溪、复溜、阴谷、与井荥俞经合也。

语译

足少阴肾经起于涌泉,终于俞府。涌泉、然谷、太溪、复溜、阴谷,分别对应五输穴中的井、荥、输、经、合穴。

足少阴肾经起于足小趾之下,斜向足心,出于足舟骨粗隆之下,循内踝之后,分支进入脚跟中,上向小腿内侧,出腘窝内侧,上大腿内后侧,通过脊柱,属于肾,络于膀胱;上行的主干,通过肝、膈,进入肺中,沿着喉咙,侠舌根旁;其支脉,从肺中出来,络于心,流注于胸中。足少阴肾经为多气少血之经,酉时是气血注于此经的旺盛之时。

肾为癸水之脏,对应左手尺脉。一脏而二形,左侧尺脉为肾,内藏男子之精气;右边尺脉为命门,与女子胞宫联系密切。肾为元气之根,精神之舍。病邪侵袭会导致膀胱受累,诊候两分于水火。实证则脉实,小腹胀满而腰背急强,小便黄舌燥之人,多用泻肾汤治疗;虚证则脉虚,气寒阳痿而言音混浊,胫前筋骨弱脉代之人,可用苁蓉散加减治疗。肾气不和致腰胁痛之人,用异香散治疗;阳经郁滞背肩疼之人,用通气汤治疗。腰痛用八角茴香散,精泄后用一升韭子治疗。气滞腰间要疏通经气,血凝臂痛,可舒展经络。五味子能交通心肾,还需辅以茯神、远志、川芎、当归、山药、肉苁蓉、枸杞子;龙骨能安养精神,加以益智仁、茴香、鹿茸、牛膝、黄芪。地黄滋补肾阴,加当归而补养生髓;附子驱寒去湿,倍用人参而壮阳。龙骨治骨虚酸痛,猪肾济肾弱治腰亏。大多味咸之物能入走肾经,秋石须明配合;寒能使生命消减,春茶要别陈出新。淡渗利水之剂要慎用,烧炼助火之丹不要服用。李东垣曾说肉桂、独活为使药,钱氏只是用地黄、枸杞作为引经药。后来又听说竹破损还须用竹修补，抱鸡还是要用鸡卵补养。谁知道人本身就是生长补养之药，只是不知道的人白白地抛弃不懂应用。甘露降时天地相合，黄芽生处分散的坎离相交合。井底之蛙以为没有龙窟，篱内鹌不知有凤巢。丹熟自然金满屋，何须寻草学烧茅刻意为之。

《导引本经》：人禀天地之气而生，而太极之精寓于其中，都是我们本来有的，并且充塞于两者之间。人只是意志由情所诱，挂念由物所牵，以有限之生命，放纵于无穷的安逸欲望，正气日渐消耗，中无所主，则邪气入侵，从而生百病。就像把家里面所有的门打开去迎接强盗，这怎么会不衰败呢！但是自古圣人大多长寿，他们不是浑蒙而不知，满足于得天独厚的先天条件，慢慢地呼吸俯仰，不同的人有不同的方法。也认为心志安宁专一，精神明朗不离，使我们本来有的自然本性，永久地成为一身所主，则荣卫周流，邪气则不能进入。就算风寒暑湿侵袭，机体防御坚稳如城墙，外面的邪气虽不断入侵，又怎么能穿过防御而伤害我们的身体呢？医者大家，辨证论治依照药方，诊脉开出方药，一下子就能取得疗效，坚持服用有效的方剂不停止直至病愈。若强盗来了才去遏止，怎比得上无盗贼时就先去预防呢；疾病来了才去治疗，怎比得上未病先防呢。与其求金丹妙药，经常担忧自身不足，还不如探寻自身精气，而总是保持正气充沛。所以黄帝、岐伯问答说，百体从令，惟于保太和而泰天君得之。大概是这个道理。先贤说：天地珍贵的是珠玉，人身宝贵的是精神。《内经》说：男女之间的欲望肯定是存在的。但如果能够做到用自己的理智去制止欲望，用意志去驾驭情动，即使美色就在眼前，也不过是用来观赏舒畅意志而已，又怎么会纵情纵欲丧失精气。正所谓油尽了灯也就灭了，人的精髓枯竭了人就会死亡；只有添油，灯火才会旺盛，补充精髓人才会强壮。又说：冬季天地封闭，血气收藏，阳气也潜伏在体内，心膈有热，千万不能发汗，发汗会泄了阳气，这叫闭藏。即使水结成冰和地裂开，不损伤阳气，早睡晚起，一定会等到阳光，心志隐匿，好像有私意，好像已经有所得，驱除寒冷而温暖，勿泄皮肤使气快速失去，这与冬气相应，是养藏之道理。违背此道理则伤肾，在春天则会厥冷四肢无力。人应该服保养根本补益肾之酒，用来迎接阳气。不可过暖而致伤目，也不可大醉受寒。如果冬天感寒，春天则会发为温病，所以先王在这个月闭关，正是追寻寒热适中。曾经听到过这样的话：很真诚专一坚守精气的玄妙，懂得这个道理妄言分辨对待，好把牝门凭理顾，子前午后用神占。是则以元精炼交感之精，三物混合，与自然规律相合，自然元精固，而相交互之精不漏，卫气生的道理，先此而已。前面所说肾精全不思欲，气全不思食，神全不思睡，这样便论述完整了。

2. 考正穴法

涌泉（一名地冲）：在足心凹陷中，屈足卷指足心最凹陷处，白肉际中，跪位取穴。足少阴肾脉所出为井木。实证则用泻法治疗。

《铜人》说针刺5分，不出血为宜，灸三壮艾炷。《明堂》说灸法不及针刺效佳。《素注》说针刺3分，留针三次呼吸周期。

主治突然昏倒，面黑如炭色。咳吐有血，渴而喘，坐欲起，眼花，易受惊，舌干咽肿，上气咽干，心烦，心痛，黄疸，肠澼（痢疾），股内后侧痛，痿厥（气血厥逆足痿），嗜卧，常悲伤叹气，小腹急痛，泄泻里急后重，足胫前寒而厥冷，腰痛，大便难，心中结热，风疹，风痫，心病饥不嗜食，咳嗽身热，喉闭舌急失音，突然心痛，喉痹，胸胁满闷，头痛目眩，五指端痛，足不能碰地，足下热，男子房劳，妇人不孕，转胞，排尿困难。

《千金翼》说：主治喘息，脊胁相牵引，健忘，阴痹，腹胀，腰痛，不欲食，喘逆，足下冷至膝，咽中痛不可纳食，失音，小便不利，小腹痛，风入肠中，癫病，脐旁痛，鼻衄流血不止，五疝（石疝、血疝、阴疝、妒疝、气疝），热病先腰酸、口渴喜饮，身项痛而寒且酸，足热不欲言，头痛像精神错乱的样子，少气，寒厥，霍乱转筋，贲豚（奔豚气。其症气从少腹上冲心下或咽喉，如豚之奔走，故名）。

汉朝，济北王的母亲，患热厥病，足热，淳于意用针刺涌泉，立刻就痊愈了。

然谷（一名龙渊）：在足内踝前足舟骨粗隆下凹陷中。说是在内踝前直下1寸，别于足太阴之郄穴，足少阴肾脉所溜为荥火。

《铜人》说灸三壮艾炷，针刺3分，留针五次呼吸周期，不宜见血，使人立刻饥饿欲食。刺足下分布的血络，刺中血脉，血不出便为肿。

主治咽内肿，不能内吞唾液，有时不能吐出唾液，内心恐就像将要被人逮捕，涎出喘呼少气，足跗肿不能下地，寒疝（急性腹痛），小腹胀，胸胁闷，咳唾血，喉痹，淋沥白浊，胫前酸不能久立，足一寒一热，舌纵（舌体伸长吐出口外），回缩困难，烦满，消渴，自汗，盗汗出，痿厥，洞泄，心痛，坠堕恶血留内腹中，男子精泄，妇人不孕，阴挺（子宫下脱），月经不调，阴痒，初生小儿受脐风牙关紧咬。

太溪（一名吕细）：在足内踝后5分，跟骨上动脉凹陷中。男子、妇人得病，如有此脉则能活命，若无则病危。为足少阴肾脉的俞土。

《素注》说针刺3分，留针七次呼吸周期，灸三壮艾炷。

主治久疟咳逆，心痛如锥刺，心脉沉，手足寒至关节，喘息，呕吐，痰实，口中如胶,善噫,寒疝,热病汗不出,嗜睡,小便黄,消渴,大便难,咽肿唾血,痃癖(病名:脐腹偏侧或胁肋部时有筋脉攻撑急痛的病证),寒热往来,咳嗽不欲饮食,腹胁痛,消瘦脱形,伤寒手足厥冷。

李东垣说:如果有痿证,则针刺太溪穴,导去湿热;引胃气出行阳道,不令湿土克肾水。

《流注赋》说:牙齿痛可以选用太溪治。

大钟:在足内踝后下方,当跟腱附着部内侧前方凹陷中。为足少阴肾经络穴,别走太阳经。

《铜人》说灸三壮艾炷,针刺2分,留针七次呼吸周期。《素注》说留针三次呼吸周期。

主治呕吐,胸胀喘息,腹满便难,腰脊痛,呼吸短促无力,小便短而多、便时寒颤,腹脊强直,嗜卧,口中热,多寒,畏风,少气不足,舌干、咽中食噎不得下,容易受惊,郁郁不乐,喉中鸣,气喘,咳吐清涎,烦闷。实证癃闭则用泻法,虚证腰痛则用补法。

水泉:在太溪下1寸,内踝下。为足少阴肾经的郄穴。

《铜人》说灸五壮艾炷,针刺4分。

主治视物模糊,女子月经不来,来则心下多闷痛,子宫脱垂,小便短而多,小腹中痛。

照海:在足内踝下4分,前后有筋,上有踝骨,下有软骨,其穴位于中央。八脉交会穴,通阴跷脉。

《素注》说针刺4分,留针六次呼吸周期,灸三壮艾炷。《铜人》说针刺3分,灸七壮艾炷。《明堂》说灸三壮艾炷。

主治咽干,郁郁寡欢,四肢懈惰,久疟,突然腹痛,呕吐,嗜卧,大风默默不知所痛,眩晕,小腹痛,妇女月经不来但常流鼻血,四肢酸痛,阴部肿痛或痒,月经淋漓不净,子宫脱垂,月经不调。

洁古说:在夜间突发痫病,就灸阴跷脉照海穴。

复溜(一名昌阳,一名伏白):在足内踝上2寸,筋骨凹陷中,前靠近骨是复溜,后靠近筋是交信,二穴相隔一条筋。为足少阴肾经的经金。肾虚补之。

《素注》说针刺3分,留针七次呼吸周期,灸五壮艾炷。《明堂》说灸七壮艾炷。

　　主治肠澼(痢疾),腰脊内隐痛,不能俯仰起坐,视物模糊,善怒多言,舌干,胃热,蛔虫内扰涎出,下肢痿痹寒冷,腹中雷鸣,腹胀如鼓,四肢肿胀,五肿水病(青、赤、黄、白、黑,青取井穴,赤取荥穴,黄取输穴,白取经穴,黑取合穴),血痔,里急后重,五淋(石淋、气淋、膏淋、劳淋、血淋),小便痛,骨寒热,盗汗,汗流不止,齿龋,脉微细不见,或有时无脉。

　　交信:在足内踝骨上2寸,在足少阴肾经前,足太阴脾经后廉筋骨间。为阴跷脉的郄穴。

　　《铜人》说针刺4分,留针十次呼吸周期,灸三壮艾炷;《素注》说留针五次呼吸周期。

　　主治:小便不尽,疝气,阴部疼痛,阴部多汗,泻利赤白,气热瘰,股枢内痛,大小便难,月经淋漓不净,崩漏,子宫脱垂,月经不调,小腹偏痛,四肢酸痛无力,盗汗。

　　筑宾:在内踝上5寸,腨分中,为阴维脉之郄穴。

　　《铜人》说针刺3分,留针五次呼吸周期,灸五壮艾炷。《素注》说针刺3分,灸五壮艾炷。

　　主治:疝气,小儿胎疝(先天性阴囊肿胀证),痛不得乳,癫狂,妄言怒骂,吐舌,呕吐,唾液多,小腿肚痛。

　　阴谷:在膝后区下内辅骨后,大筋下,小筋上,按之有搏动,屈膝位取穴。为足少阴肾脉的合水。

　　《铜人》说针刺4分,留针七次呼吸周期,灸三壮艾炷。

　　主治膝痛如锥刺,不能屈伸,舌头僵硬,多涎,心烦,癫狂,小便急难而导致阴痛,阳痿,大腿内侧痛,妇人月经淋漓不止,腹胀满不得休息,小便黄,男子如蛊,女子如娠。

　　横骨:在大赫下1寸,阴上横骨中,宛曲如仰月中央,腹正中线旁开1寸。为足少阴肾经与冲脉的交会穴。

　　《铜人》说灸三壮艾炷,禁止针灸。

　　主治:五淋(石淋、气淋、膏淋、劳淋、血淋),小便不通,下阴拘急引痛,小腹胀满,眼睛红肿痛从内眦开始,五脏虚竭,遗精(从肓俞到横骨六个穴中,《铜人》里的记载都是腹正中线各旁开 1 寸 5 分,记录以备考)。

大赫(一名阴维,一名阴关):在气穴下 1 寸,腹正中线各旁开 1 寸。为足少阴肾经与冲脉的交会穴。

《铜人》说灸五壮艾炷,针刺 5 分;《素注》说针刺 1 寸,灸三壮艾炷。

主治虚劳失精,男子阴器结缩,茎中痛,眼睛红肿痛从内眦开始,妇人赤白带。

气穴(一名胞门,一名子户):在四满下 1 寸,腹正中线各旁开 1 寸。为足少阴肾经和冲脉的交会穴。

《铜人》说灸五壮艾炷,针刺 3 分;《素注》说针刺 1 寸,灸五壮艾炷。

主治贲豚,气上下引腰脊痛,泄泻,眼睛红肿痛,妇人月经不调。

四满(一名髓府):在中注下 1 寸,腹正中线各旁开 1 寸。为足少阴肾经和冲脉的交会穴。

《铜人》说针刺 3 分,灸三壮艾炷。

主治:积聚,疝气瘕癥,肠澼(痢疾),大肠有水,肚脐下痛,振寒(发冷时全身颤动),眼睛内眦红肿痛,妇人月经不调,瘀血绞痛,贲豚上下,不孕不育。

中注:在肓俞下 1 寸,腹正中线各旁开 1 寸。是足少阴肾经与冲脉的交会穴。

《铜人》说针刺 1 寸,灸五壮艾炷。

主治小腹有热,大便干燥,泄气,上下引腰脊痛,眼睛内眦红肿痛,女子月经不调。

肓俞:在商曲下 1 寸,腹正中线各旁开 1 寸。是足少阴肾经和冲脉的交会穴。

《铜人》说针刺 1 寸,灸五壮艾炷。

主治腹绞痛,寒疝,大便干燥,腹满肠鸣不便,胃寒,眼睛内眦红肿痛。

商曲:在石关下 1 寸,腹正中线各旁开 1 寸 5 分,是足少阴、冲脉之交会穴。

《铜人》说针刺 1 寸,灸五壮艾炷。

主治腹痛,腹中积聚,绞痛,肠中痛不欲饮食,眼睛从内眦开始红肿痛(自幽门至商曲,《铜人》说去腹中行 5 分,《素注》说 1 寸)。

石关:在阴都下 1 寸,腹正中线各旁开 1 寸 5 分。是足少阴、冲脉之交会穴。

《铜人》说针刺 1 寸,灸三壮艾炷。

主治恶心呕吐,腹痛气淋,小便黄,大便不通,胃胀满,腰脊强硬不易屈伸,多唾,眼睛从内眦开始红肿痛,妇人子宫有瘀血,血上冲腹,痛不可忍。

阴都(一名食宫):在通谷下 1 寸,腹正中线各旁开 1 寸 5 分。足少阴、冲脉之交会穴。

《铜人》说针刺 3 分,灸三壮艾炷。

主治寒热往来,温疟,心烦,气逆,呃逆,肠响,肺胀,气短,胸胁下热痛,眼睛红肿痛从内眦开始。

通谷:在幽门下 1 寸,腹正中线各旁开 1 寸 5 分。是足少阴、冲脉之交会穴。

《铜人》说针刺 5 分,灸五壮艾炷。《明堂》说灸三壮艾炷。

主治口歪,呕吐,胸胀满,喑哑失音,消化不良,痃癖胸满,心悸,恶心,眼睛红肿痛从内眦开始。

幽门:在侠巨阙两旁各 1 寸 5 分凹陷中,是足少阴、冲脉之交会穴。

《铜人》说针刺 5 分,灸五壮艾炷。

主治小腹胀满,呕吐,唾液多,喜唾,心下烦闷,胸隐痛,腹胀满不欲食,里急,数咳,健忘,泄利脓血,眼睛红肿痛从内眦开始,女子心痛,逆气,呕吐食欲不振。

步廊:在神封下 1 寸 6 分凹陷中,前正中线旁开 2 寸,仰卧位取穴。

《素注》说针刺 4 分。《铜人》说针刺 3 分,灸五壮艾炷。

主治胸胁胀满,胸痛,鼻塞,呼吸少气,咳嗽气喘呕吐,没有食欲,喘息不能举臂。

神封:在灵墟下 1 寸 6 分陷中,前正中线旁开 2 寸,仰卧位取穴。

《素注》说针刺 4 分。《铜人》说针刺 3 分,灸五壮艾炷。

主治胸胁胀满呼吸不畅,咳逆,乳痈,呕吐,便时寒战,食欲不振。

灵墟:在神藏下 1 寸 6 分凹陷中,前正中线旁开 2 寸,仰卧位取穴。

《素注》说针刺 4 分。《铜人》说针刺 3 分,灸五壮艾炷。

主治胸胁胀满,胸痛呼吸不畅,咳嗽气喘呕吐,食欲不振。

神藏:在彧中下 1 寸 6 分凹陷中央,前正中线旁开 2 寸,仰卧位取穴。

《铜人》说灸五壮艾炷,针刺 3 分。《素注》说针刺 4 分。

主治呕吐,咳逆,气喘呼吸困难,胸胀,食欲不振。

彧中:在俞府下 1 寸 6 分的凹陷中央,前正中线旁开 2 寸,仰卧位取穴。

《铜人》说针刺 4 分,灸五壮艾炷。《明堂》说灸三壮艾炷。

主治咳嗽气喘食欲不振,胸胁胀满,咳吐涎唾浊沫。

俞府:在气舍下面,璇玑旁边,分别在其下其旁 2 寸交聚凹陷,仰卧位取穴。

《素注》说针刺 4 分,灸三壮艾炷。《铜人》说针刺 3 分,灸五壮艾炷。

主治咳逆上气,呕吐,喘嗽气喘,腹胀食欲不振,胸中痛喘息日久,用七壮艾炷灸治疗后有效。

卷 七

一、手厥阴经穴主治

　　滑伯仁问：手厥阴心主经，又称手厥阴心包经，这是为什么呢？回答说：用君火来形容，相火占有重要的位置，就功能而言，手厥阴代替心的活动，所以称作"手心主"；从经络角度而言，则称为"心包络"，虽然一条经络有两个名称，实际上对应的是心包络这个脏腑。

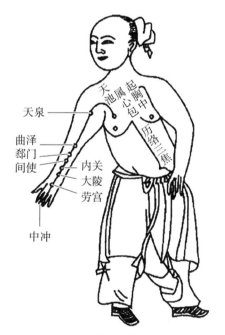

手厥阴心包络经

图 7-1　心包经

1. 手厥阴心包络经穴歌

原文

九穴心包手厥阴,天池天泉曲泽深,

郄门间使内关对,大陵劳宫中冲侵(左右一十八穴)。

此一经起于天池,终于中冲,取中冲、劳宫、大陵、间使、曲泽,与井荥俞经合也。

语译

手厥阴心包经起于天池,终点在中冲,其中中冲、劳宫、大陵、间使、曲泽分别是五输穴中的井荥输经合。

手厥阴心包经,起于胸中,出属心包络,下行横膈,联络上、中、下三焦。其支脉,沿胸中浅出于胁部,下行至腋下3寸处,复上行抵腋下,沿上臂内侧,行于手太阴经和手少阴经之间,进入肘中,向下行于前臂掌侧两筋之间,入掌中,沿中指直达指端。其掌中分支,从掌中分出,沿着环指靠小指侧的方向到指端,本经多血少气,晚上七点到九点气血注此。

手厥阴心包经与足少阴肾经相交接,与手少阳三焦经相表里,所以称之为相火之脏,其实指包裹着心脏的心包膜,乃人体安身立命之地,医生在诊断和治疗中一定要慎重从事。对于给病人开方进行治疗,一定不可以只关注在此经络上;给病人进行针灸治疗时,一定要遵循经络的循行。通达这些道理的人一定会谨慎地去治疗,那么跟神医就差不多了。

2. 考正穴法

天池(一名天会):在腋下3寸,乳头外1寸,第四肋间隙。是手厥阴心包经和足少阳胆经的交会穴。

《铜人》说灸三壮艾炷,针刺3分。《甲乙》说针刺7分。

主治悬饮,胸闷烦满,发热无汗,头痛,四肢无力不能上举,腋下肿痛,肺气上逆,疟疾(具有寒热往来等症状的疾病),肩臂疼痛,视物模糊。

天泉(一名天湿):腋横纹弯曲处下2寸,举臂取穴。

《铜人》说针刺6分,灸三壮艾炷。

主治视物模糊,恶风寒,心痛,胸胁胀满,咳嗽气喘,前胸、背部及上臂内侧痛。

曲泽:在肘横纹中,肱二头肌腱尺侧与肘横纹相交处,可摸到动脉搏动。

为手厥阴心包经的合穴、属水。

《铜人》说灸三壮艾炷,针刺3分,留针七次呼吸周期。

主治心痛,容易惊吓,身热,烦躁口渴,气逆呕血,胃脘部有翻动不适之感,身热,风疹,前臂颤动,头颈部汗出,伤寒,逆气,呕吐。

郄门:在前臂掌侧,曲泽与大陵的连线上,腕横纹上5寸,掌长肌腱与桡侧腕屈肌腱之间。手厥阴心包经的郄穴。

《铜人》说针刺3分,灸五壮艾炷。

主治:呕血,鼻血,心痛呕吐恶心,易受惊吓,精神萎靡。

间使:在前臂掌侧,曲泽和大陵的连线上,腕横纹上3寸,掌长肌腱和桡侧腕屈肌腱之间,是手厥阴心包经的经穴,属金。

《素注》说针刺6分,留针七次呼吸周期。《铜人》说针刺3分,灸五壮艾炷。《明堂》说灸七壮艾炷。《甲乙》说灸三壮艾炷。

主治外感风寒所致的心下痛,按之硬满,心悸怔忡,癫狂,胸中翻动不适,恶风寒,呕吐,惊恐不安,感寒邪而气短,手掌心热,腋下肿痛,手肘痉挛,心痛,易受惊,中风后气机闭塞,呼吸不畅,口吐白沫,昏迷危笃,说话困难,如鲠在喉,霍乱干呕,女性月经不调,经血凝结,小孩易惊厥。

内关:在前臂掌侧,曲泽与大陵的连线上,腕横纹上2寸,掌长肌腱与桡侧腕屈肌腱之间,与外关相抵。手厥阴心包经络穴,别走手少阳三焦经。

《铜人》说针刺5分,灸三壮艾炷。

主治手厥阴经的受风热证,神志不清,心痛,目赤,上肢痹痛,偏瘫,手指麻木,手肘痉挛。本经实证表现为心暴痛,应施以泻法;本经虚证则表现为头项强痛,应施以补法。

大陵:在腕掌横纹的中点处,掌长肌腱与桡侧腕屈肌腱之间。为手厥阴心包经的输穴、属土。心包经的实证在此穴位用泻法。

《铜人》说针刺5分。《素注》说针刺6分,留针七次呼吸周期,灸三壮艾炷。

主治发热无汗,掌心发热,肘臂痉挛疼痛,腋下肿痛,喜笑不止,心烦,心悸怔忡,心痛,喜悲泣惊恐,目赤目黄,尿血,呕吐恶心,狂言,喉咙痛痹,口干,身热头痛,气不足,胸胁痛,病疮(风湿客于手足之皮肤疾病)疥癣。

劳宫(又名五里或掌中):在手掌中央动脉搏动处。《铜人》说弯曲环指取穴。《资生》说弯曲中指取穴。滑伯仁说:现今的取穴,弯曲环指和中指,两个手指之间取穴。为手厥阴心包经五输穴中的荥穴,属火。

《素注》说针刺3分,留针六次呼吸周期。《铜人》说灸三壮艾炷。《明堂》说针刺2分,得气后用泻法,只针刺一次,如果针刺两次后损伤正气。禁止艾灸,灸令人息肉日加。

主治中风,容易发怒,伤心大笑不止,手痹痛,发热数日无汗,惊恐不安,胁肋痛不能转身,尿血便血,鼻血不止,气逆呕吐恶心,心烦口渴食欲不良,口臭,口疮,胸胁胀满痛,黄疸目黄,小孩牙龈溃烂。

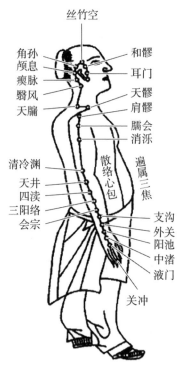

丝竹空
角孙
颅息
瘈脉
翳风
天牖
和髎
耳门
天髎
肩髎
臑会
消泺
清冷渊
天井
四渎
三阳络
会宗
散络心包
遍属三焦
支沟
外关
阳池
中渚
液门
关冲

手少阳三焦经

图7-2 三焦经

中冲:位于手中指末节尖端中央,距爪甲角根如韭叶大的距离的凹陷处。为手厥阴心包经五输穴中的井穴,属木。手厥阴心包经的虚证则在中冲穴用补法。

《铜人》说针刺1分,留针三次呼吸周期。《明堂》说灸一壮艾炷。

主治发热,心烦,无汗,手掌心热,身如火烧,心痛,舌头强直。

二、手少阳经穴主治

《内经》说:三焦被称为决渎之官,疏通人体水道。又说:上焦之气就像弥漫的雾露一样,扬洒于全身,中焦的功能是腐熟水谷,化生精微,如同将物体久浸于水中,使之发生部分质变,下焦的功能就像畅通的沟渠一样,不断地把污秽之物排出体外。当人心情沉寂,清静无为的时候,精气就均匀地散布于上中下三焦,使百脉得到充分地滋养。若是杂念丛生、欲火炽盛,精力就会聚集流溢于三焦,从命门疏泻而去,所以该腑称为三焦。

1. 手少阳三焦经穴歌

原文

二十三穴手少阳,关冲液门中渚旁,

阳池外关支沟正,会宗三阳四渎长,

天井清冷渊消泺,臑会肩髎天髎堂,

天牖翳风瘈脉青,颅息角孙丝竹张,

和髎耳门听有常(左右四十六穴)。

此一经起于关冲,终于耳门。取关冲、液门、中渚、阳池、支沟、天井与井荥俞原经合也。

语译

手少阳三焦经起于关冲,结束于耳门。其中井荥输经合穴分别为关冲、液门、中渚、阳池、支沟、天井。

手少阳三焦经开始于第四个手指(环指)之末端,上行出于第四、五个掌骨之间,沿手背到达腕关节的背部,然后向上行于前臂的外侧的尺桡骨(臂外两骨)之间,穿过肘关节部,沿着上臂外侧上行至肩关节部,与足少阳胆经交叉走在后面,接着进入锁骨上窝(缺盆),散布于胸腔的中部(膻中),散络于心包,接着下行穿过膈肌,从胸至腹属于上、中、下三焦本腑。它的支脉从胸腔中部分出,上行出于锁骨上窝(缺盆),再上项部,系于耳郭后面,向上出于耳郭上角,在此弯屈向下到面颊和眼眶下部。它的又一分支是从耳郭后面入耳中,走于耳郭前面,经过客主人穴所在部分,前交叉于面颊部,到达外眼角(目锐眦),与足少阳胆经相接。手少阳三焦经多气少血,气血流注于本经的旺盛之时是亥时。

2. 考正穴法

关冲:在手环指末节尺侧,距爪甲角根如韭叶大的距离。井穴在五行中属金,关冲穴为手少阳三焦经之井穴。

《铜人》说针刺1分,留针三次呼吸周期,艾灸一壮。

《素注》说艾灸三壮。

主治喉痹喉闭,舌强,舌干,头痛,霍乱,胸中气逆,不欲饮食,手臂无力不能上举,目翳,看不清事物。

液门:在手背部,第四、五指间,指蹼缘后方赤白肉际处,握拳的时候取穴。荥穴在五行中属水,液门穴为手少阳三焦经之荥穴。

《素注》《铜人》说针刺 2 分，留针两次呼吸周期，艾灸三壮。

主治惊悸，胡言乱语，咽喉肿痛，寒厥，手臂痛不能从上往下放，疟疾寒热往来疾（具有寒热往来等症状的疾病），目赤，眼睛干涩，头痛，耳朵暴聋，牙龈肿痛。

中渚：在手背部，当环指本节（掌指关节）的后方，第四、五掌骨间凹陷处。在液门穴下面 1 寸处，中渚穴为手少阳三焦经之输穴，在五行中属木。三焦经的虚证在这个穴位用补法。

《素注》说针刺 2 分，留针三次呼吸周期。《铜人》说艾灸三壮，针刺 3 分。《明堂》说艾灸两壮。

主治热病不出汗，目眩，头痛，耳聋，目翳，经久不愈的慢性疟疾，咽喉肿痛，肘臂疼痛，手指不能屈伸。

阳池（一名别阳）：在手背腕横纹凹陷处，从掌指关节处往下摸至腕的中心处。阳池穴为手少阳三焦经之原穴。三焦经的虚证和实证皆可选用此穴。

《素注》说针刺 2 分，留针六次呼吸周期，艾灸三壮。《铜人》说不能艾灸。《指微赋》说扎针可透到大陵穴，但不可以破皮，不可转手，以防针变弯。

主治消渴，口干心烦胸闷，寒热疟疾，或手腕折伤，不能拿重物，肩臂疼痛，不能上举。

外关：在手腕背侧腕横纹上 2 寸，尺骨与桡骨之间，与内关穴相对。手少阳经络，主要走行在手心处。

《铜人》说针刺 3 分，留针七次呼吸周期，艾灸两壮。《明堂》说艾灸三壮。

主治耳聋，耳鸣，手指疼痛不能握住东西。实证肘臂挛缩，采用泻法；虚证就不能收引，采用补法。又可以治疗手臂屈伸不利。

支沟（一名飞虎）：在前臂背侧，腕背横纹上 3 寸，尺骨与桡骨之间的凹陷处。支沟穴为手少阳三焦经之经穴，在五行中属火。

《铜人》说针刺 2 分，艾灸二到七壮。《明堂》说艾灸五壮。

《素注》说针刺 2 分，留针七次呼吸周期，艾灸三壮。

主治热病不出汗，肩臂疼痛沉重，胁肋痛，四肢疼痛不能举，霍乱呕吐，牙关紧闭，暴哑，心闷，心绞痛，肿胀瘀血证，伤寒，结胸证，疬疮疥癣，妇人任脉不通，产后血虚，不省人事。

会宗：在前臂背侧，腕背横纹上 3 寸，旁开正中一寸。《铜人》说艾灸七壮。《明堂》说艾灸五壮，禁止针刺。

主治五痫证，肌肤疼痛，耳聋。

三阳络(一名过门)：在臂上大脉交会之处，支沟穴上 1 寸处。

《铜人》说艾灸七壮。《明堂》说艾灸五壮，禁止针刺。

主治暴哑，耳聋，嗜卧，四肢不想活动。

四渎：在肘尖下 5 寸外侧缘的凹陷处。

《铜人》说艾灸三壮，针刺 6 分，留针七次呼吸周期。

主治暴哑，暴聋，下齿痛。

天井：在肘外侧大骨后，肘尖上 1 寸处，尺骨鹰嘴上肱骨外上髁与内上髁之间的鹰嘴窝处，屈肘拱胸的时候取穴。甄权说：屈肘，肘后 1 寸，交叉手按着膝盖的头取穴。天井穴为手少阳三焦经之合穴，在五行中属土。三焦经的实证在这个穴位用泻法。

《素注》说针刺 1 寸，留针七次呼吸周期。《铜人》说艾灸三壮。《明堂》说艾灸五壮，针刺 2 分。

主治心胸疼痛，咳嗽，气逆，气上不来说话困难，流脓水，不欲饮食，恶寒发热卧床困难，惊悸，癫痫，风痹，耳聋，瘰疬，咽喉疼痛汗出，目内眦痛，两颊肿痛，耳后痛，肘臂疼痛，拿东西困难，嗜卧床，跌仆损伤腰髋疼痛，恶寒战栗颈项疼痛，厉风初起麻木不仁不知疼痛，喜悲伤闷闷不乐，脚气上攻。

清冷渊：在肘尖上 2 寸，伸肘举起手臂时取穴。

《铜人》说针刺 2 分，艾灸三壮。

主治肩部疼痛，手臂疼痛不能举，不能自己穿衣服。

消泺：在肩部下手臂外侧，腋缝斜向肘尖连线之中点稍下方的凹陷中。

《铜人》说针刺 1 分，艾灸三壮。《明堂》说针刺 6 分。

《素注》说针刺 5 分。

主治风痹，颈项强直拘急，肿痛恶寒发热，头痛，癫痫。

臑会(一名臑交)：在臂外侧,肘尖与肩髎的连线上,肩髎下 3 寸处。手少阳三焦经与阳维经相交的地方。

《素注》说针刺 5 分,艾灸五壮。《铜人》说针刺 7 分,留针十次呼吸周期,得气就用泻法,艾灸七壮。

主治肩臂疼痛无力不能举,恶寒发热,肩胛肿痛,瘰气瘤。

肩髎：在肩部至肘前侧的凹陷处,前臂外展上举时取穴。

《铜人》说针刺 7 分,艾灸三壮。《明堂》说艾灸五壮。

主治手臂疼痛,肩部沉重不能上举。

天髎：在肩胛部的缺盆穴中,肩胛冈凹陷的中央,应当在缺盆穴的凹陷处,上方有孔,自肌肉向上为穴。手足少阳经与阳维经相交的地方。

《铜人》说针刺 8 分,艾灸三壮,针刺肩胛骨上角突起的肌肉处,如果不小心针刺到了凹陷的地方,就有可能损伤人的五脏,使人猝死。

主治胸中烦闷,肩臂疼痛,缺盆穴中疼痛,不出汗,胸中烦满,颈项拘急,恶寒发热。

天牖：在颈大筋的外侧部,缺盆穴的上方,天容穴的后方,天柱穴的前方,完骨穴的下方,发际的上方。

《铜人》说针刺 1 寸,留针七次呼吸周期,不能用补法,不能艾灸。如果艾灸了就会使人面肿眼睛闭合不能睁开。先针刺谵语穴,再针刺天容、天池,就会恢复。如果不针刺谵语就会很难康复。《明堂》说针刺 5 分,得气后用泻法,泻完之后留针三次呼吸周期,不能用补法。

《素注》《下经》说艾灸三壮。《资生》说应该艾灸一壮或三壮。

主治暴聋,目昏,耳聋,梦中事序错乱,面色青黄或没有颜色,头面部水肿,头项僵直不能转头,目痛。

翳风：在耳垂后方,乳突与下颌角之间的凹陷处,按上去会引起耳朵疼痛。《针经》说先把二十文的铜钱给病人咬着,在这期间去找穴位。手少阳经和足少阳经交会的地方。

《素注》说针刺 3 分。《铜人》说针刺 7 分,艾炷七壮。《明堂》说艾炷三壮。针刺的时候要把铜钱松开再针刺。

主治耳鸣,耳聋,口眼歪斜,下巴脱臼,颊肿,牙关紧闭,不能说话,口吃,牙龈痛,小儿喜打哈欠。

瘛脉(又名资脉):在耳根部后的青色络脉处。

《铜人》说针刺出血跟豆汁大小,不能多放。针刺1分,艾灸三壮。

主治经久难愈头痛,耳鸣,小儿惊痫瘛疭,呕吐,泄痢,惊恐,眼睐,视力模糊。

颅息:在耳后的青色络脉之间。《铜人》说艾灸七壮,禁止针刺。

《明堂》说艾灸三壮,针刺1分,不能针刺过多出血,多了就等同于杀人。

主治耳鸣,耳痛,喘息,小儿呕吐涎沫,瘛疭惊痫,胸胁疼痛,身热头痛,不能卧床,耳朵肿痛流脓液。

角孙:在耳轮最高点耳尖处,张口时肌肉活动形成的凹陷处。手太阳,手少阳与足少阳交汇的地方。

《铜人》说艾灸三壮。《明堂》说针刺8分。

主治目翳,齿龈肿痛,口唇强硬,牙齿不能咀嚼食物,龋齿,头项强痛。

丝竹空(又名目髎):在眉梢凹陷处。手少阳与足少阳经脉之气发生部位。

《素注》说针刺3分,留针六次呼吸周期。《铜人》说禁止艾灸,如果艾灸了,不幸的人可能会眼睛视物不清再者会瞎。针刺3分,留针三次呼吸周期,可以用泻法不能用补法。

主治目眩,头痛,目赤痛,视物模糊,恶寒发热,风痫,戴眼(目上视,不能转动),眼睫毛倒塌,癫狂呕吐涎沫,发作不定时,偏头痛。

和髎:在耳前下延的鬓角下颞浅动脉的后缘。手少阳、足少阳和手太阳三条经脉交会的地方。

《铜人》说针刺7分,艾灸三壮。

主治头沉重疼痛,牙龈痛,颈颔肿,耳鸣,鼻涕,鼻尖部肿痛,痛痛,招摇视瞻,瘛疭,口噼。

耳门:在耳屏上切迹的凹陷处。

《铜人》说针刺3分,留针三次呼吸周期,艾炷三壮。《下经》说禁止艾灸,生病者可以艾灸,但不能超过三壮。

　　主治耳鸣,聤耳,耳生疮,听力下降,龋齿,口唇强硬。

三、足少阳经穴主治

　　《内经》说:胆就像一个正直无私的大臣,许多正确的判断都在这里产生,所以其他脏腑也都听从于胆的决断。如《难经》所说,(依照肝属青色,脏腑相表里的道理)胆是青肠。又说胆是贮藏清净胆汁之腑。大肠、小肠、胃、膀胱等腑,都是贮藏传导秽浊之物。唯有胆是例外,所以,它是清净之腑。胆虚就会两目昏花,如果呕吐就会伤及胆,胆腑颠倒就会使所看的东西倒置。

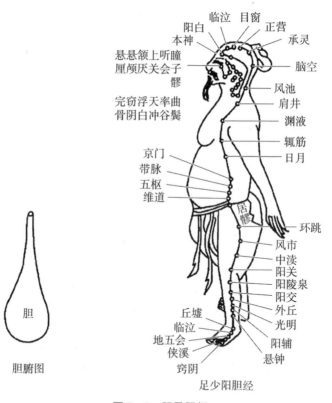

胆腑图

图 7-3　胆及胆经

1. 足少阳胆经穴歌

原文

　　少阳足经瞳子髎,四十四穴行迢迢,

听会上关颔厌集,悬颅悬厘曲鬓翘,
率谷天冲浮白次,窍阴完骨本神邈,
阳白临泣目窗辟,正营承灵脑空摇,
风池肩井渊液部,辄筋日月京门标,
带脉五枢维道续,居髎环跳风市招,
中渎阳关阳陵穴,阳交外丘光明宵,
阳辅悬钟丘墟外,足临泣地五侠溪,
第四指端窍阴毕(左右八十八穴)。

此一经起于瞳子髎,终于窍阴。取窍阴、侠溪、临泣、丘墟、阳辅、阳陵泉与井荥俞原经合也。

语译

足少阳胆经开始于瞳子髎,结束于足窍阴,其中足少阳胆经的井穴、荥穴、输穴、原穴、经穴、合穴分别为足窍阴、侠溪、临泣、丘墟、阳辅、阳陵泉。

足少阳胆经,开始于目外眦,向上到额角,向下至耳后,沿着颈部行走于手少阳三焦经前面,到达了肩上,交叉到手少阳三焦经之后,进入了缺盆。耳部的支脉,从耳后进入耳中,再从耳前出来,到达目外眦后方;从目外眦处分出,下行至大迎,于目眶下会合手少阴经,复下行经频车至颈部,与前入缺盆的支脉相合,然后向下入胸中。通过横膈,联络肝,入属于胆,沿着胸肋内出于少腹两侧的气冲,再绕过阴部的边缘,进入环跳部。其缺盆部直行之脉,下行于腋部,沿过胸侧经过季肋,与前一条支脉会合于环跳部,再向下沿着大腿外侧出于膝外侧,下行经腓骨前面,直抵腓骨下段,出于外踝之前,沿着足背,进入足小趾与第四趾之间。其足趾部支脉,从足临泣处分出,沿着大趾和次趾的中间,出于大趾端,再折回穿过爪甲部的三毛处,与足厥阴肝经相接。本经多气少血,气血流注于本经的旺盛之时是子时。

胆的病证,能够在关脉处诊断。如果一个人患了有关胆的病,则会皱眉,感觉口苦把前一天吃的东西的汁液呕出来,经常叹气。如果是实证脉象就会表现为实脉,精神不能内守,精神不宁,用半夏泻心汤治疗功效很好;虚证就会表现为虚脉,心烦困扰不能入睡,用温胆汤来进行补益。火上炎不能降而使心跳异常,可以用茯神沉香蜜和丸并用人参汤送服;中风癫痫,心慌心悸的,用铅、水银、朱砂、钟乳石混合成粉末,合着井水服下;喉咙痛胸膈壅阻,用芒硝、蚕蜕、青黛、马勃、蒲公英和冰片,再加上麝香制成药剂;胆虚不能卧床的,用人参、黄柏、枸杞、茯神、枳实、生熟地,并用酒来发散药力;清热利咽的用薄荷、宿砂、川芎、冰片;心惊胆战的用人参、酸枣仁、钟乳石、朱砂来镇定。神情惊恐的,用学士的药方;风痛的用散剂;胆虚感寒且不能入睡的用炒酸枣仁和竹叶一同煎煮;胆的实热证并且嗜睡的用生枣仁和姜一同煮茶。需要补的就用薏苡仁和炒枣仁,泻的话用青连翘和柴胡、前胡。需要温补的则用生姜、半夏、橘红,凉就加上竹茹和甘菊。柴胡和川芎使气上行而不逆,青皮和车前子引病邪下行。药有生熟之分,要根据脉象来取用;剂量有多有少,要根据病证来权衡用量。有时病邪未根除可以用针灸来清除。

2. 考正穴法

瞳子髎(一名太阳,一名前关):目外眦旁5分,是手太阳小肠经,手少阳三焦经和足少阳胆经交会的地方。

《素注》说艾炷三壮,针刺3分。

主治目痒,目翳,白内障,视力下降,远视不明,目痛流泪有眼屎,眼睛痒,头痛,喉咙肿痛。

听会:在面部,耳屏前凹陷中,上关下1寸,动脉在此经过,取穴时要张口取穴。

《铜人》说针刺3分,留针三次呼吸周期,得气了就用泻法,不需要用补法。每日艾灸五壮,用量在三到七壮之间,十天后症状依旧就按照前面的再艾灸。《明堂》说针刺3分,艾灸三壮。

主治耳鸣耳聋,下颌脱臼,距离相隔了有1到2寸,牙龈痛不能嚼东西,牙齿疼痛不喜欢吃寒冷的食物,狂走瘛疭,神情恍惚,情绪不好,中风口眼歪斜,手脚不能自控。

客主人(一名上关):在颧骨弓上缘,张开口会凹陷,张口取穴。手、足少阳和阳明交会的地方。

《铜人》说艾灸七壮,禁止针刺。《明堂》说针刺1分,得气之后用泻法,每日艾灸七壮,直到艾灸至二百壮。《下经》说艾灸十壮。《素注》说针刺3分,留针七次呼吸周期,艾灸三壮。《素问》说禁止深刺,深刺会扎破血管,引起血液内漏导致耳聋,不能张口出气。

主治口唇强硬,口眼歪斜,青光眼,灰沙入眼,恶风恶寒,龋齿,口噤,嚼物疼痛,耳鸣、耳聋,瘛疭沫出,寒热往来,痉挛抽搐,骨痛。

颔厌:额角外下方,耳前上方弯曲的发际部位下,眼眶外后方上。是手足少阳、阳明的交会之处。

《铜人》说灸三壮,针刺7分,留针七次呼吸周期,深刺会令人耳聋。

主治偏头痛,头风,目眩,惊痫,手屈伸不利,手腕痛,耳鸣,眼睛看不见,外眼角急痛,易打喷嚏,脖颈痛,痛风,汗出。

悬颅:额角外下方,耳前上方弯曲的发际部位上,眼眶外后方中缘。手足少阳、阳明交会的地方。

《铜人》说:艾灸三壮,针刺3分,留针三次呼吸周期。《明堂》说针刺2分。

《素注》说针刺7分,留针七次呼吸周期,深刺会令人耳聋。

主治头痛,牙齿痛,面肤赤肿,热病烦满,汗不出,偏头痛,外眼角红,身热,鼻涕浓而不止,闭塞,头昏眼花。

悬厘:额角外下方,耳前上方弯曲的发际部位上,眼眶外后方下缘。手足少阳、阳明交会的地方。

《铜人》说针刺3分,艾灸三壮。

《素注》说针刺3分,留针七次呼吸周期。

主治脸上红肿,偏头痛,心烦不想进食,中焦热盛,热病汗不出,外眼角红痛。

曲鬓(一名曲发):在耳前上方弯曲的发际部位凹陷中,颔鼓动、上下牙齿相撞击振动的地方。是足少阳、太阳交会的地方。

《铜人》说针刺3分,艾灸七壮。《明下》说艾灸三壮。

主治两颊肿,牙床不能开合,急痛,口噤不能说话,头颈强硬不能回头,脑风,目失明。

率谷:耳上入发际1寸半凹陷处中,作咀嚼状时取穴。足少阳、太阳交会的地方。

《铜人》说针刺3分,艾灸三壮。

主治痰涎结聚胸膈,胸胁闷痛,脑两角强痛,头重,酒风,皮肤肿,胃寒,饮食烦满,呕吐不止。

天冲:耳后发际2寸,耳上往前3分。足少阳、太阳交会的地方。

《铜人》说艾灸七壮。

《素注》说针刺3分,艾灸三壮。

主治癫风,牙龈肿,容易惊或恐,头痛。

浮白:耳后入发际1寸。是足少阳、太阳交会的地方。
《铜人》说针刺3分,艾灸七壮。《明堂》说艾灸三壮。
主治腿脚不利、耳聋、耳鸣、牙齿痛、胸满、不能喘息、胸痛、颈项瘿、痛肿、不能说话、肩臂不能抬起、发寒热、喉痹、咳嗽气逆、有痰、耳鸣、听不清楚别人说话。

窍阴(一名枕骨):颞骨乳突之上,枕骨之下,摇动有空。足太阳、手足少阳交会的地方。
《铜人》说针刺3分,艾灸七壮。《甲乙》说针刺4分,艾灸五壮。
《素注》说针刺3分,艾灸三壮。
主治四肢转筋,目痛,头项颔痛,耳鸣无所闻,舌根出血,骨结核,肿疡,手足烦热,不出汗,舌强,胁痛,咳逆,喉痹,口苦。

完骨:耳后入发际4分。足少阳、太阳交会的地方。
《铜人》说针刺3分,艾灸七壮。
《素注》说留针七次呼吸周期,艾灸三壮。《明堂》说针刺2分,若灸,需要对方是青壮年。
主治足软,不能走路,牙床紧,脸颊肿,头面肿,颈项痛,头风,耳后痛,心烦,小便赤黄,喉咙痹痛,齿龋,口眼歪斜,癫疾。

本神:曲差旁1寸5分,直耳上入发际4分。足少阳、阳维交会的地方。
《铜人》说针刺3分,艾灸七壮。
主治小儿惊风、吐涎沫,颈项强急痛,目眩,胸胁相引不能转侧,癫痫、吐涎沫,半身不遂。

阳白:眉上1寸,瞳孔直下,手足阳明、少阳、阳维五脉交会的地方。
《素注》说针刺3分。《铜人》说针刺2分,艾灸三壮。
主治眼睛痒痛,眼睛上翻,看不清远物,夜盲,目痛、眼屎多,背膝寒,衣服穿得多却仍冷。

临泣:瞳孔直上,入前发际5分凹陷处,当患者两目平视时取穴。足少阳、太阳、阳维脉交会穴。

《铜人》说针刺3分,留针七次呼吸周期。

主治目眩,目生白翳,流泪,头痛,恶寒鼻塞,小儿惊风,癫痫,两目上视,大风,目外眦痛,中风不识人。

目窗:在头临泣后0.5寸。足少阳、阳维脉交会穴。

《铜人》说针刺3分,艾灸五壮,深度针刺,使视物清晰。

主治目赤肿痛,头痛,眩晕,视物模糊,头面浮肿,寒热往来及汗不出,恶寒。

补:国标中目窗应在头临泣后1寸.

正营:在目窗后0.5寸,足少阳、阳维脉交会穴。

《铜人》说针刺3分,艾灸五壮。

主治眩晕,头痛,项强,牙齿痛,口唇强硬,齿龋痛。

补:国标中正营应在目窗后1寸。

承灵:在正营后1寸5分。艾灸三壮,禁止针刺。足少阳、阳维脉交会的地方。

主治脑风头痛,恶风寒,鼽衄鼻窒(鼻流清涕为鼽;鼻出血为衄;鼻闭塞不通叫鼻窒),喘息不利。

脑空(一名颞颥):在承灵后1寸5分,于枕骨下凹陷处取穴。足少阳、阳维脉交会穴。

《素注》说针刺4分。《铜人》说针刺5分,得气就是泻,艾灸三壮。

主治劳疾消瘦,体热,颈项强痛不可回顾,头重痛难忍,目眩心悸,发即为癫风(癫风:即为癫证,乃由痰气郁结所致。症为精神抑郁,哭笑无常,喃喃独语等),视物不清,鼻痛。

魏武帝(即曹操)患头风,发作时心悸目眩,华佗针刺脑空穴立刻好转。

风池:耳后颞颥后,脑空直下,后发际凹陷中,按之引于耳中。手足少阳、阳维脉交会穴。

《素注》说针刺4分。《明堂》说针刺3分。《铜人》说针刺7分,留针七次呼吸周期,艾灸七壮。《甲乙经》说针刺1寸2分。患大风者,先用补法后用泻法。病情减轻的患者,取经穴刺之,留针五次呼吸周期,泻七吸。艾灸不如针刺,每天灸七壮至百壮。

主治洒淅寒热,伤寒温病汗不出,目眩,偏正头痛,疟疾,颈项强痛,痛不能回顾。流泪,欠气多,鼻流清涕,鼻衄,目赤肿痛,耳鸣,视物不明,腰背俱疼,腰弯曲牵引颈筋无力致不能收缩,大风中风,痰气凝结喉咙不能说话,昏厥病危,瘿气。

肩井(一名髆井):肩上凹陷中,缺盆以上,肩胛骨的肩胛冈前1寸半,以三指按取,当中指下凹陷处。手足少阳、足阳明与阳维脉交会穴,连入五脏。

针刺5分,艾灸五壮,先用补法后用泻法。

主治中风气塞,涎上不语,气逆,难产,堕胎后手足厥逆,针刺肩井穴后立刻治愈。头痛,颈项强痛,五劳七伤,臂痛,上肢不遂。若针刺过深闷倒,立刻针刺足三里补救。

渊液(一名泉液):腋下3寸在腋中线上,举臂得之。

《铜人》说禁止艾灸。《明堂》说针刺3分。主治寒热,瘰疬,胸满无力,臂不举。不适合艾灸,艾灸使人生痈肿腐蚀瘰疬,内溃者预后不良,寒热者预后好。

辄筋(一名神光,一名胆募):腋下3寸于腋中线前1寸近肋端,横平胸骨剑突旁7寸5分,平直两乳,侧卧屈上足取穴。胆之募穴,足太阳、少阳脉交会穴。

《铜人》说艾灸三壮,针刺6分。《素注》说针刺7分。

主治胸满不能卧,叹气善悲,小腹热,欲走,多唾,言语不清,四肢不收,呕吐宿汁,吞酸(即酸水自胃中上返至咽喉,又随即吞咽而下)。

日月:在期门穴下五分,足太阴、少阳、阳维脉交会穴。

针刺7分,艾灸五壮。

主治叹气善悲,小腹热欲走,多唾,言语不清,四肢不收。

京门(一名气俞,一名气府):在髋骨下,侧腰部第十二肋骨游离端的下方,肾之募穴。《铜人》说艾灸三壮,针刺3分,留针七次呼吸周期。

主治肠鸣,小肠痛,肩背寒,痉证,肩胛内缘痛,腰痛不能俯仰及长时间站立,腹胀牵引背部不得息,小便不利,尿黄,小腹里急痛、肿,肠鸣、泄泻,股骨大转子痛。

带脉:季肋下 1 寸 8 分凹陷处,肚脐上 2 分,向两边各旁开 7 寸半。足少阳、带脉交会穴。

《铜人》说针刺 6 分,艾灸五壮。《明堂》说艾灸七壮。

主治腰腹纵,水肿腹大,妇人小腹痛,里急后重,癥瘕,月经不调,赤白带下。

五枢:在带脉穴下 3 寸,水道旁 5 寸 5 分。足少阳、带脉交会穴。

《铜人》说针刺 1 寸,艾灸五壮。《明堂》说艾灸三壮。

主治疝癖(脐腹偏侧或胁肋部时有筋脉攻撑急痛的病证),膀胱气攻两胁,男子寒疝,阴挺,疝气,带下,里急癥瘕。

维道:章门下 5 寸 3 分。足少阳、带脉交会穴。

《铜人》说针刺 8 分,留针六次呼吸周期,艾灸三壮。

主治呕逆不止,水肿,三焦不调,不嗜食。

居髎:章门下 8 寸 3 分,髂骨上凹陷中。

《素注》说在章门下 4 寸 3 分。足少阳、阳跷脉交会穴。

《铜人》说针刺 8 分,留针六次呼吸周期,艾灸三壮。

主治腰引小腹痛,肩引胸臂挛急,手臂不能上举过肩。

环跳:股骨大转子旁,侧卧屈髋屈膝,伸下腿,屈大腿,用右手摸穴,左右摇晃取穴。足少阳、太阳经交会穴。

《铜人》说艾灸五十壮。《素注》说针刺 1 寸,留针两次呼吸周期,艾灸三壮,《指微》说已经针刺后不可摇动,以防损伤针具。

主治冷风湿痹,风疹,半身不遂,腰胯痛而不利,膝不能扭转伸缩。

仁寿宫(此指一个拟人的称谓)患脚气、半身不遂,甄权奉皇帝命令去为其治疗,针刺环跳、阳陵泉、阳辅、下巨虚穴后便能起身行走了。

环跳穴疼痛,可能生了附骨疽(出自《肘后备急方》,又名"多骨疽"或"朽骨疽"。病初起寒热往来,病处多漫肿无头,皮色不变,继则筋骨痛,屈伸困难,久则郁而化热,成脓,溃后稀脓不敛并形成窦道,或有死骨脱出。)

风市：股外侧肌和股二头肌之间，用手摸腿，中指末端处便是。针刺5分，艾灸五壮。

主治中风腿膝无力，脚气，浑身搔痒，麻痹，厉风疮（即麻风）。

中渎：大腿外侧膝上5寸分肉间凹陷处。络于足少阳，别走厥阴经。

《铜人》说艾灸五壮，针刺5分，留针七次呼吸周期。

主治寒气侵犯并寄居于肌肉间，上下攻痛，筋痹（筋脉拘挛，关节疼痛，不能行走的病证。由风寒湿邪侵于筋所致），不仁。

阳关：阳陵泉上3寸，犊鼻外凹陷中。

《铜人》说针刺5分，禁止艾灸。

主治风痹不仁，膝膑疼痛不能屈伸。

阳陵泉：膝下1寸，小腿外缘凹陷中，蹲坐时取穴。足少阳之脉所入为合的合穴，五行属土。

《难经》说八脉交会穴之筋会为阳陵泉，疏说筋病针刺该穴位。

《铜人》说针刺6分，留针十次呼吸周期，得气即泻。宜灸留针，每日灸七壮，共灸四十九壮。

《素注》说艾灸三壮。《明下》说艾灸一壮。

主治膝伸不能屈曲，股骨大转子、膝盖冷痹，脚气，下肢痿痹，偏风半身不遂，脚冷无血色，黄疸，口苦，头面肿，足筋挛。

阳交（一名别阳，一名足窌）：足外踝上7寸，本穴虽属足少阳胆经，但却位于足太阳膀胱经的分肉之间，为阳维脉郄穴。

《铜人》说针刺6分，留针七次呼吸周期，艾灸三壮。

主治胸胁胀满，膝痛，足不能收，寒厥惊狂（因惊恐而引起的狂病），喉痹（指以咽部红肿疼痛，或干燥、异物感，或咽痒不适、吞咽不利等为主要临床表现的疾病），面肿，寒痹，膝关节和小腿不能收。

外丘：外踝上7寸。少阳所生。

《铜人》说针刺3分，艾灸三壮。

主治胸胁胀满，腹痛痿痹，颈项强痛，恶风寒，狂犬咬伤毒不能出，发寒热，立刻以三壮艾炷灸之,可灸狂犬所咬处,及足少阳络(即光明穴)。癫狂,小儿鸡胸。

光明:外踝上 5 寸。足少阳胆经的络穴,别走于厥阴经。

《铜人》说针刺 6 分,留针七次呼吸周期,艾灸五壮。

《明下》说艾灸七壮。

主治淫泺(唐代王冰注云:淫泺,谓似酸痛而无力),胫痿小腿疼,不能久立,热病而汗不出,卒狂。与阳辅穴的治疗作用相同,虚则两腿萎弱不能行走,坐不能起,用补法;实则小腿、足热和膝痛,身体不仁,善咬脸颊,用泻法。

阳辅(一名分肉):足外踝上 4 寸,腓骨前缘,绝骨端 3 分,离丘墟 7 寸,足少阳所行为经火。胆实证则泻之。

《素注》说针刺 3 分。又说针刺 7 分,留针十次呼吸周期。

《铜人》说艾灸三壮,针刺 5 分,留针七次呼吸周期。

主治腰溶溶如坐水中(带脉证),膝下浮肿,筋挛。百节酸痛,但具体又说不清楚是哪里痛。诸节尽痛,痛无定处。腋下肿痛,喉痹,瘰疬,膝、小腿酸痛,风痹不仁,厥逆,口苦、太息,胸胁胀痛,面尘(面色灰暗如蒙上尘土一样),偏头痛,目外眦痛,缺盆中肿痛,汗出,全身振战的同时感到有寒气袭来,疟疾,胸中、胁、肋、髀、膝外至绝骨(悬钟)外踝前疼痛,善洁面青。

悬钟(一名绝骨):足外踝上 3 寸动脉中,寻摸外上踝 3 寸处。足三阳之大络。用手重按在此穴位时,则足阳明经跗阳脉的跳动就要消失,古人有以此为取穴标志者。

《难经》说八脉交会穴之髓会为绝骨穴。

疏说髓病治此穴位。

袁氏说能健步行走,是因为髓会绝骨。

《铜人》说针刺 6 分,留针七次呼吸周期,艾灸五壮。

《指微》说斜着进针 2 寸左右,艾灸七壮,或五壮。

主治心腹胀满,胃中热,不嗜食,脚气,膝腿痛,筋骨挛急疼痛足不能收,逆气,虚劳和寒邪导致的久虚不复的虚损,忧愁愤怒,心中咳逆,大便如水状的水泄,喉痹(咽喉肿痛),颈项强痛,痔疮瘀血,阴急,鼻衄,脑疽(生于脑后枕骨之下,大椎穴上的痈疽。多因湿热毒邪上壅,或阴虚火炽,或肾水亏虚所致),大小便涩,鼻中干,烦满易狂,中风手足不遂。

丘墟：足外踝下从前凹陷处骨缝中，距离足临泣3寸。也在侠溪穴往外踝方向量5寸处，为足少阳胆经之原穴。胆虚实皆可刺之。

《铜人》说艾灸三壮。

《素注》说针刺5分，留针七次呼吸周期。

主治胸胁胀满疼痛不得喘息，久疟寒战，腋下肿痛，痿厥坐不能起，股骨大转子疼痛，目翳（指眼内所生遮蔽视线之目障），小腿酸痛，筋痉挛，突发的疝证，小腹坚，寒热颈肿，腰胯痛，太息。

临泣：在足背的第四跖趾关节后方凹陷处，距离侠溪穴1寸5分。输穴为五输穴之一，在五行中属木，临泣穴位是足少阳胆经之输穴，故称"俞木"。

《甲乙》说针刺2分，留针五次呼吸周期，艾灸三壮。

主治胸中满，缺盆中及腋下瘰疬，善咬颊，天牖（在颈侧部，当乳突的后下方，平下颌角，胸锁乳突肌的后缘）中肿、酸痛无力，小腿酸，目眩，枕骨合颅痛，寒颤，胃痛，周痹（痹证之及于全身者）。痛无定处，厥逆气喘而不能行，痎疾（疟疾的通称。亦指经年不愈的老疟），月经不调，胸胁支满，乳痈。

地五会：在足背的第四跖趾关节后方凹陷处，距离侠溪1寸。

《铜人》说针刺1分，禁止艾灸。

主治腋痛，内损吐血，足部无光泽，乳痈。

侠溪：足小指和第四指跖骨间，本节前陷中。为足少阳胆经之荥穴，在五行中属水。胆实证则针刺此穴以泻之。

《素注》说针刺3分，留针三次呼吸周期，艾灸三壮。

主治胸胁支满，伤寒，热病汗不出，目赤肿痛，目眩，脸肿下颌肿，耳聋，胸中痛不可翻身，痛无定处。

足窍阴：第四足趾外侧，距爪甲角根如韭叶大的距离。为足少阳胆经的井穴，五行中属金。

《素注》说针刺1分，留针一次呼吸周期。

《甲乙》说留针三次呼吸周期，艾灸三壮。

主治胁痛，咳逆不得息，手足烦热，汗不出，抽筋，痈疽，头痛心烦，喉痹（咽喉肿痛），舌僵口干，肘不能举，突然听力下降或者丧失，魇梦，目痛，外眼角痛。

四、足厥阴经穴主治

《内经》说：肝脏，就像将军一样运筹帷幄，决胜千里，因此称为将军之官，肝主谋虑。

肝主管筋的活动，能够耐受疲劳，是运动功能的根本，肝藏魂，是魂魄所居之处。其荣华表现在爪甲，其充养的组织在筋，可以生养血气，为三阳中的少阳，与春气相通。

东方和青色，与肝相通，肝开窍于目，精气内藏于肝，发病常表现为惊骇，在五味为酸，在植物中为草木，在五畜为鸡，在五谷为麦，与四时相应，在天体为岁星（即木星），肝主筋，肝病则在筋。在五音为角，五行生成数为八，五气中为臊气，五液中为泣。

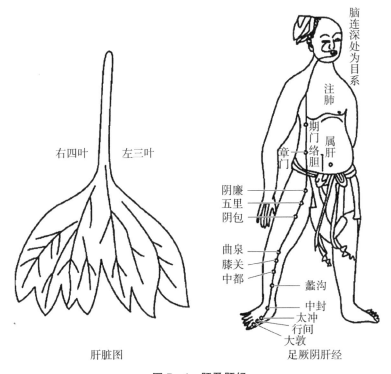

右四叶　左三叶

肝脏图

足厥阴肝经

图 7-4　肝及肝经

东方生风，风能促木荣，木荣能产生酸味，酸味能滋养肝气，肝气充能养筋，筋实方能生心，肝气上通于目。它在天表现出深奥而又微妙的道理，在人表现为阴阳调和的功能，在地表现为万物化生的作用，并且发出五味；只有掌握天地阴阳之道的人才能拥有智慧,神明的过程也是非常玄妙的。它的变化在天是五气里的风,在地是为五行里的木,在人体中则为筋,在五脏中则为肝,在五色中则为苍(苍指青色),在五音中则为角,在五声中则为呼,在病变则为握,在七窍中则为目,在五味中则为酸,在五志中则为怒。怒能伤肝,但悲能胜怒;风能伤筋,但燥能胜风;过食酸味能够伤筋,但辛味能胜酸味。

1. 足厥阴肝经穴歌

原文

一十三穴足厥阴,大敦行间太冲侵,

中封蠡沟中都近,膝关曲泉阴包临,

五里阴廉羊矢(急脉)穴,章门常对期门深(二十六穴)。

此一经起于大敦,终于期门。取大敦、行间、太冲、中封、曲泉,与井荥俞经合也。

语译

足厥阴肝经起于大敦穴,终于期门穴。其中大敦、行间、太冲、中封、曲泉,分别属于五输穴中的井穴、荥穴、输穴、经穴、合穴。

足厥阴肝经起于足大趾爪甲后丛毛处(大敦),沿足背上循,经过内踝前1寸处(中封穴),再上行至内踝上8寸处,交出于足太阴脾经的后面,行至膝内侧(曲泉穴)沿大腿内侧,进入阴毛中,绕过阴部,达到小腹,夹行于胃两旁,入属于肝脏,联络胆腑,向上行通过横膈,分布于胁肋部,沿喉咙的后面,上行进入鼻咽部,连接"目系"(眼球连系于脑的部位),向上经前额到达巅顶与督脉交会。其支脉,从目系走向面颊的深层,下行环绕口唇之内。其肝部分脉,从肝分出,穿过横膈,向上流注于肺中,与手太阴肺经相接。本经多血少气,丑时为气血流注于本经的旺盛之时。

乙木之脏(乙木为阴木,脏属阴,肝属木,故称肝为乙木之脏),其脉在左手关脉。肝实则脉实,两胁痛而目眦肿痛;肝虚则脉虚,肝叶变薄而眼昏、流泪。资心火以补肝虚,子能令母实,抑阳光而泻本实,实则泻其子。故味辛者补肝,酸者泻肝,凡气凉者能泻肝,气温者能补肝。生姜、橘皮、细辛擅长补之,川芎、芍药、大黄可以泻之。明目者,君神曲而佐磁石;目盲者,捣羊肝以九连末。两胁疼痛,以枳实、芍药、参、川芎为君药。痰邪侵犯双臂,则施以木香、甘草、橘皮、半夏、附子、茯苓。右胁胀痛,则用桂心、枳壳、甘草、姜黄。左胁刺痛,则用粉草、川芎和枳实。悲怒伤及肝脏则双胁痛者,则以川芎、细辛、枳实、桔梗、防风、干葛、甘草、生姜做成煎剂服用;风寒撼水,阴囊阴茎疼痛,用茴香、乌药、青橘皮、良姜调酒饮用。疝证本属于肝经,什么药可以治疗?附子、山栀药效最好,全蝎、玄胡作用也很大。上燥下寒证,梅膏、归鹿制成药丸;头痛气厥,则用乌药、川芎研成细末。寒湿性的脚痹则脚踏装有辣椒的囊袋,风热性的膝痛则熬煎柏术治之。想要向上行引经的药则用柴胡川芎;下行的药则须要去穰青皮。温之则用木香肉桂,凉之则用菊花车前。补之则用阿胶酸枣仁,泻之则用柴前犀牛角。不要拘泥成规,不知灵活变通,用药则以随症加减。

《导引本经》:肝开窍于眼,睡眠时血流注于肝,眼睛得其滋润因而能有视力。失眠则是感受了无名之火,不能放纵使其多睡眠,也不能不睡觉。如果是因胆虚寒失眠,则会精神疲惫困倦,神志焦虑不安;因肝实热而睡眠过多,则会使人失去了聪明智慧,毁灭了善良的心性,使人整日浑浑噩噩、糊里糊涂。都不是调理肝胆,降伏睡魔之法。列举其中的要点来说,不要发怒,不要白天睡觉,睡则适当睡眠即可,不可睡得太过。睡眠的精髓,便是身体还能很灵动。人能够少睡,则会神志清醒,智慧更加明朗,不仅仅是神清气爽,连睡眠做梦都能很安宁。若是贪睡,则心中血潮,元神离舍,不只心性如被乌云遮天,神志也会随之昏沉。张三丰说过:"捉取梦中之梦,搜求玄上之玄,自从识得娘生面,笑指蓬莱在目前。"就是这个道理。《内经》说:春季的三月天,是推陈出新、生命萌发的时节。天地之间都富有生气,万物显得欣欣向荣。此时,人们应该入夜即睡早些起床,然后放宽步子在庭院中漫步,披散开头发,使形体得以舒缓,从而使神志得以生发,这是适应春季的时令,养生的方法。逆之则损伤肝脏,这是必须知道的。

2. 考正穴法

大敦:位于大趾末端,距趾甲约韭菜叶的宽度,至趾背丛毛中。是足厥阴肝经的井穴,属木。

《铜人》说针刺3分,留针十次呼吸周期,艾灸三壮。

主治各种淋证,调理各种疝气。治疗小便频数、遗尿。缓解尿道疼痛、阴部多汗,隐睾或睾丸增大,脐周疼痛,郁郁寡欢,病位在左则取右侧穴位,病位在右则取左侧穴位。还可治疗腹部肿胀疼痛或小腹疼痛,心中烦热而困倦喜睡,突然昏厥不省人事,妇女血崩、子宫脱垂、阴部疼痛的症状。

行间:位于足背的第一、二跖趾关节间,用手指按压可以感受到动脉搏动。是足厥阴肝经的荥穴,属火。肝经实证则泻此穴。

《素注》说针刺3分。

《铜人》说艾灸三壮,针刺6分,留针十次呼吸周期。

主治呕吐呃逆,腹泻,遗尿或小便不利,口渴喜饮,容易发怒,四肢肿胀,筋肉拘挛,胸胁疼痛,小腹肿胀,咳嗽逆气甚至呕血,阴茎疼痛,腰痛至不可前俯后仰,腹中胀满,肠道积气,两胁痛,面色苍苍如死状,整天呼吸困难,口歪斜,癫狂,短气,四肢厥冷,干呕而心烦口渴,经常闭眼不愿睁开,流泪,常叹息,小便困难,寒疝,中风,肝积肥气,发痎疟,妇女小腹肿胀,面色晦暗,月经量多,经期延长,崩漏,小儿急性惊风。

太冲:位于足背第一跖趾关节基底部后2寸,也有人说在第一、二趾间,手指可触动脉搏动处上1寸半。是足厥阴肝经的输穴,属土。

《素问》说女子十四岁时,太冲脉充盛,月经按时来潮,因此可以生养后代。同时,脉诊病人的太冲脉可以判断生死。

《铜人》说针刺3分,留针十次呼吸周期,艾灸三壮。

主治心胸疼痛,脉弦,马黄,瘟疫,肩肿,唇舌肿胀,体虚疲劳身体浮肿,侧腰牵引小腹疼痛,睾丸回缩,便溏泄泻,遗尿,阴部疼痛,脸色苍白,胸胁胀满不舒,脚冷,两胁痛,面色苍白如同死人一般,整天都无法安睡,大便排出困难,便血,小便淋滴不尽,小肠疝气疼痛,癃疝,小便不利,呕血,呕吐呃逆,自觉寒冷,咽干容易口渴,手肘肿胀,足内踝前端疼痛,肌肉酸痛无力,腋下疮疡,嘴唇肿胀。妇女崩漏月经不止,儿童突发疝气。

中封(一名悬泉):在足内侧,踝骨前1寸,胫骨前肌腱内侧凹陷中。

《素注》说定位在1寸半,屈脚掌在足背凹陷中。伸脚掌可以取到穴位。是足厥阴肝经的经穴,属金。

《铜人》说针刺4分,留针七次呼吸周期,艾灸三壮。

主治疟疾,面色苍白,自觉寒冷,小腹胀痛,食欲不振,脐周疼痛。各种淋证,小便不利,足部厥冷,皮肤发黄,身体轻微发热,不会特别想吃东西。身体麻木不仁,有寒疝气,腰部疼痛,有的人表现为身体微微发热,痿痹厥冷缺少精液,痉挛,睾丸缩回腹中,导致腹部疼痛。

蠡沟(一名交仪):在小腿内侧,足内踝上5寸。是足厥阴肝经的络穴,别开走行至足少阳胆经。

《铜人》说针刺2分,留针三次呼吸周期,艾灸三壮。

《下经》说艾灸七壮。

主治疝痛,小腹部胀满感,如癃闭小便不利般剧痛感,时常叹气,心中惊恐悸动,气短,郁郁寡欢,咽喉部有异物感,背部拘挛无法前后俯仰,小便不利,脐下部胀满如同石头般坚硬,下肢寒冷痿痹,难以屈伸,妇女带下赤白相间,月经不调,男子气逆,睾丸疼痛,阴茎长时间勃起,可用泻法;若为虚证则外阴瘙痒,可用补法。

中都(一名中郄):在小腿内侧,足内踝上 7 寸,胫骨内侧面中央,与手少阴心经相交。

《铜人》说针刺 3 分,艾灸五壮。

主治痢疾,㿉疝,小腹部疼痛至无法直立行走,小腿寒冷,妇女崩漏,生产后恶露不尽。

膝关:在小腿内侧,犊鼻穴下 2 寸向外旁开的凹陷中。

《铜人》说针刺 4 分,艾灸五壮。

主治风痹,膝内侧疼痛牵引至髌骨,无法屈伸膝关节,咽喉肿痛。

曲泉:在膝骨内侧,股骨内髁下方,半腱肌上方与股前斜肌的凹陷处,屈起膝盖腘横纹头处。是足厥阴肝经合穴,属水。肝经虚证者应用补法。

《铜人》说针刺 6 分,留针十次呼吸周期,艾灸三壮。

主治㿉疝,阴部股部疼痛,小便不利,腹部与胁部胀满,小便不出,少气,腹泻,四肢无力,实证者身痛目眩,不出汗,视物不明,膝关节痛,下肢痉挛无法自由屈伸,躁狂,鼻出血尿血,喘呼,小腹痛牵引至咽喉,房劳过度而遗精,身体非常痛,泻痢便脓血,外阴肿痛,阴茎疼痛,小腿肿痛,膝关节冷痛,妇女出现血瘕,用手指按压肿块感觉如同热水泡在腿中,小腹肿痛,子宫脱垂,外阴瘙痒。

阴包:在大腿内侧,膝底上 4 寸,股内肌与缝匠肌之间,屈脚可以取到此穴位。在膝盖内侧,一定可以看到凹陷。

《铜人》说针刺 6 分,艾灸三壮。

《下经》说针刺 7 分。

主治腰骶部疼痛牵引小腹部疼痛,小便不利,遗尿,妇女月经不调。

足五里:在气冲穴直下 3 寸,大腿内侧动脉搏动处。《铜人》说针刺 6 分,艾灸五壮。

主治腹部胀满,热邪闭塞于体内导致小便不利,风劳嗜卧。

阴廉：在股内侧近外阴处，气冲穴直下 2 寸。

《铜人》说针刺 8 分，留针七次呼吸周期，艾灸三壮。

主治妇女不孕不育，如果是还没生育过的妇女，用灸三壮，即可怀孕。

章门（一名长平，一名胁髎）：在大横穴的外侧，肋骨末端，肚脐上 2 寸，旁开 6 寸，侧卧位，屈上面的那条腿，伸下面的那条腿，抬起手臂取穴。有人说肘尖的末端是章门。是脾的募穴。足少阳胆经与足厥阴肝经之交会穴。

《难经》说脏会是章门。

疏说脏的疾病可以用此穴位治疗。

《铜人》说针刺 6 分，艾灸百壮。《明堂》说每天灸七壮，五百壮后结束治疗。

《素注》说针刺 8 分，留针六次呼吸周期，艾灸三壮。

主治肠鸣腹胀满，消化不良，胁痛无法入睡，烦热口干，不思饮食，胸胁疼痛胀满，气喘，常叹息，胃痛而呕吐，呃逆，大小便不畅，腰痛难以转动，腰脊冷疼，尿质多白浊，饮食太过损伤脾胃导致出现面色微黄，身体消瘦，贲豚积聚，腹肿胀如鼓状，脊背僵直，四肢无力，易受惊恐，少气而四肢逆冷，肩臂不举。

李东垣说：气乱于肠胃的情况，取足太阴、足阳明的经穴太白、陷谷；如果不能见效的，可以取用足三里穴、章门穴、中脘穴。

魏士珪的妻子徐氏身患疝疾，从脐下部向上至胃部都胀满，有呕吐，心中烦闷，不思饮食。滑伯仁说：这是寒积在下焦，应灸章门穴、气海穴。

期门：位于乳头之下两肋，不容穴旁开 1 寸 5 分。另一种说法是：乳中旁开 1 寸半，直下又 1 寸半。是足厥阴肝经的募穴。为足厥阴肝经、足太阴脾经、阴维脉交会之穴。

《铜人》说针刺 4 分，艾灸五壮。

主治胸中烦热，贲豚上下，眼白青色而作呕，霍乱腹泻，腹部坚硬，气喘不得安睡，胁下胀满，伤寒心切痛，时常吐酸水，吃不下食物，饭后吐水，胸胁痛支满，无论男女均会出现瘀血结与胸至胸闷，面红神燥，口干很想喝水，胸中疼痛无法忍受。伤寒过经不解，热入血室，男子就因阳明经伤，出现下血、谵语，妇人在月经期，邪乘虚而入，及产后余疾。

一名妇女患有热入血室，许学士（许叔微）说："用小柴胡已迟，应当刺期门穴。"在此穴位下针,果然和他所预料的一样,病证痊愈了。

太阳经与少阳经并病,头项强痛,或眩冒,时如结胸,心下痞硬者,应当针刺大椎穴,其次行肺俞、肝俞,慎不可发汗,发汗则谵语,五六日谵语不止,应当刺期门穴。

五、任脉经穴主治

1. 任脉经穴歌

原文

任脉三八起会阴,曲骨中极关元锐,
石门气海阴交仍,神阙水分下脘配。
建里中上脘相连,巨阙鸠尾蔽骨下,
中庭膻中慕玉堂,紫宫华盖璇玑夜,
天突结喉是廉泉,唇下宛宛承浆舍。(二十四穴)
此经不取井荥俞合也。

语译

这条经脉没有井荥输合穴。

任脉起于中极穴之下,上行经阴毛处,再沿腹内上行经关元,到达咽喉部,为阴经之海。人的气血,像水一样在诸阴经中周流而任脉是诸阴经的总会,故称之为"阴脉之海"。

用药应当分男女,月经多主冲任脉,因为任脉是所说的妊娠的基础,是女子后天生存调养的根源,调节摄取的来源,督脉则是从会阴行走到背部,任脉则是由会阴行走到腹部。人身体有任督脉,就好像天地间有子午时一样,人身体的任督脉,是相对于腹背而言的,天地间的子午时,是相对于南北方向来说的,它们既可以分又可以合,分则可以看见阴阳不交杂,合则可以看见混沌。一生二,二合一。但是僧士和道士,不知道这条经脉,各自做自己所信仰的事,不吃,不走动,不说话,砍断手臂,烧手指,烧身,干等着死亡,实在是悲剧啊!世间有中黄(道家功理功法性修为名词),而等待神和气凝聚的;有运行三华(精、气、神)五气的本源,而彻底清除自身的污秽或剔除无用的东西。有修炼周天火候的;有白天运脐,晚上又修炼泥丸宫法的。有呼唤九天仙灵,注入天地日月之精华而归于心的;有倒立于斗柄而运化气机的;有默默朝奉上帝的;有服气吞霞的;有屏住呼吸而储蓄神气的;有采集日月之精华而修炼的;有练呼吸气功术的;有单独运化气行火候的;有投胎夺舍的;有以旁门九品渐法三乘炼制丹药的。种种不同,怎能离开任、督二脉。了解任督二脉,来保护自己的身体,就犹如明君爱百姓而使国家安定。百姓死了国家就灭亡了,任脉衰则身体衰危,因此有智慧明哲理的人,要先按着前人所注经脉,锻炼经络,调养有方,就是仙家能修炼好身体的基础。然后扫除狂妄的念头,以静和定作为基础,多观察多倾听。眼睛要保持有神明亮的状态,调好深长绵绵的呼吸,练静养功使内脏稳守,注意其关键,一会儿水里有火喷发,雪里开花,两肾如煎汤般翻滚,膀胱像火一样热,任督脉如车轮,四肢像山石,一顿饭的功夫,天机自己运动,轻轻地运转,静静地进行着,稍微定一下神,则金水自然混合相融,水火自然升降,就像桔槔汲水一样,稻花上的凝固的露珠,忽然大如黍米,落在黄庭之中,这就是采铅投汞的真正秘密,你不嫌弃揣度我的陋室,排除曲折的不正之路,指出正直光明的大道,让人人都可以行走。在这时候,意志不可以溃散,意志溃散那么目标则达不到。紫阳真人说:"真汞生于离,其作用却在坎,少女经过南园,手拿着玉橄榄。正是说这个道理。每日的修炼没有间断,没有一厘一毫之差,假若修炼一刻钟,则这一刻钟就称为周天;若修炼一个小时,则这个小时就称为周天;若修炼一天,则这一天就称为周天;若修炼一百天,则这一百天就称为周天,这叫作确立基础。修炼十个月,就称此谓修炼为胎仙(在外界的人的状态犹如胎儿在腹中的状态一般)。修炼到此,身心混沌,犹如虚无空渺般,不知道肉身是我,还是我是肉身,也不知道神是气,还是气是神,不规中而自规中,不胎息而自胎息(规中:指丹田,胎息:我国古代道家、道教的一种修养方法。意指气功达到胎息程度,就如胎儿在母腹时鼻中没有出入之气)。无需刻意去求水而水却可自生,无需刻意去求火而火可自生,虚室生白,黑地引针,无需刻意去追求事物的真理却能自然而然地明了,亦不知任之为督,督之为任也。如果名利、声色、货财、滋味、虚妄、嫉妒这六害不除去,少思、少念、少笑、少言、少饮、少怒、少乐、少愁、少好、少机这十少不存在,五要不相协调,虽然是平常的小过错,但终是修炼道路上的累赘。何名六害?一是薄名利,二是禁声色,三是廉货财,四是损滋味,五是屏虚妄,六是除嫉妒,若六害有其中一个,离修道更远,从未见过有修炼得道的成功人。虽然心中熟悉妙理,口念真经,咀嚼英华,呼吸景象,这也不能弥补他的过失。何名十少?一是少思,二是少念,三是少笑,四是少言,五是少饮,六是少怒,七是少乐,八是少愁,九是少好,十是少机。假若多思则神涣散,多念则心劳累,多笑则肺腑翻,多言则气血虚耗,多饮则伤神损寿,多怒则腠理奔浮,多乐则心神邪荡,多愁则头面焦枯,多好则志气溃散,多机则志虑沉迷。兹乃伐人之生,甚于斤斧;侵蚀人的本性,比豺狼更加凶猛。养生练功者,必须戒之!

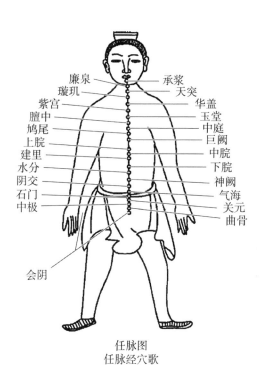

廉泉　　　　　　　承浆
璇玑　　　　　　　天突
紫宫　　　　　　　华盖
膻中　　　　　　　玉堂
鸠尾　　　　　　　中庭
上脘　　　　　　　巨阙
建里　　　　　　　中脘
水分　　　　　　　下脘
阴交　　　　　　　神阙
石门　　　　　　　气海
中极　　　　　　　关元
　　　　　　　　　曲骨

会阴

任脉图
任脉经穴歌

图 7‑5　任脉

2. 考正穴法

会阴(一名屏翳)：位于前、后阴之间，是任脉、督脉、冲脉的起点。督脉由会阴而出行走于背部，任脉由会阴而出行走于腹部，冲脉由会阴出，与足少阴肾经并行。

《铜人》说艾灸三壮。《指微》说禁止针刺。

主治阴部多汗，阴痛，阴部各种病证，前、后阴相牵引而疼痛，无法大小便，男子阴茎感到寒气逆行至胸中，尿道热，包皮疼痛，尿道瘙痒，肛门瘘导致前后阴相通，女子月经不调，阴门肿痛。即将死去的人，在会阴穴下针 1 寸，且用补法。溺水将死的人，让人把他倒拖离开水中，针刺此穴位，用补法，大小便出来就是被救活了，不需要再下针。

曲骨：在耻骨上，中极穴直下 1 寸，毛际线凹陷中，用手触摸能感受到腹壁下动脉脉搏处。是足厥阴肝经与任脉的交会穴。

《铜人》说艾灸七壮，至四十九壮，针刺 2 寸。

《素注》说针刺 6 分,留针七次呼吸周期。又说针刺 1 寸。

主治遗精,五脏虚弱,虚弱疲劳浑身冰冷,小腹胀满,小便淋涩不通,癥疝,小腹疼痛,妇人白带颜色红白相间。

中极(又名玉泉、气原):在关元穴直下 1 寸,脐中下 4 寸。是足太阳膀胱经的募穴。是足三阴经与任脉之交会穴。

《铜人》说针刺 8 分,留针十次呼吸周期,得气即达到泻的效果,艾灸百壮,至三百壮可停止。《明堂》说用灸法不如针刺效果好,每日用灸二十一壮。《下经》说用灸五壮。

主治寒气积聚,间或向上冲心,腹部自觉发热,脐下有结块,贲豚抢心,阴部多汗水肿,阳气虚衰,疲惫,小便次数繁多,精子数量少导致无法繁衍后代,疝瘕,妇人产后大出血,胎盘不下,月经不调,血结成块,子宫口部位由于肿痛而失去了原有的形状,小腹因有寒而致病,阴部瘙痒有热,阴痛,神情恍惚如厥尸状,饥不能食,临近经期行房事羸瘦,时寒时热,妊娠后小便不通,妇人不孕,下针四次可生育。

关元:在脐下 3 寸。是小肠的募穴。足三阴经与任脉的交会穴。下纪者,关元也。

《素注》说针刺 1 寸 2 分,留针七次呼吸周期,艾灸七壮。又说针刺 2 寸。《铜人》说针刺 8 分,留针三次呼吸周期,泻法留针五次呼吸周期,用灸百壮,灸三百壮后停止。《明堂》说孕妇不可扎这个穴位,扎了会导致胎儿死亡,死胎通常无法自行出来,针外昆仑马上就出。

主治长期受寒与各种虚损病证引起的疲乏无力,脐下绞痛,流入阴中,发作不定时,阴寒积聚成块疼痛;因寒气入腹中引起疼痛,遗精,尿精,尿血,七疝,头晕目眩,妊娠小便不通,黄赤,劳热,石淋,五淋,腹泻,贲豚抢心(贲豚病名。亦作奔豚,又称奔豚气。其证气从少腹上冲心下或咽喉,如豚之奔走,故名),脐下血结块,形状如覆杯,妇人带下,月经不调,不育不孕,子宫口闭塞,胎漏下血,产后恶露不止。

石门(一名利机,一名精露,一名丹田,一名命门):脐中直下 2 寸,是三焦的募穴。

《铜人》说艾灸十四壮,灸百壮后停止。《甲乙》说进针深度 8 分,留针三个呼吸的时长,得气后有泻的作用,《千金》说针刺 5 分。《下经》说艾灸七壮。

《素注》说针刺 6 分,留针七个呼吸周期,妇人禁止在此穴下针和用灸法,若用则会造成不孕。

主治伤寒,小便不利,腹泻不止,小腹绞痛,隐睾,贲豚抢心,腹痛有硬块,卒疝绕脐,气淋血淋,小便色黄,呕吐物带血,不想吃东西,消化不良,水肿,皮肤出现水气病,小腹肿胀,胀满,妇人因为产恶露不止,结成块状,崩漏。

气海(一名脖胦,一名下盲):在脐中下 1 寸半。是男性生元气之海。

《铜人》说针刺 8 分,得气即可泻,泻后应宜用补法。可灸百壮。《明下》说艾灸七壮。

主治伤寒,饮水过多,腹肿胀,气喘胸痛,得寒病反而脸发红,脏气虚,疲惫,真气不足,一切气分疾病日久不愈,肌体羸瘦,四肢无力,贲豚七疝,小肠膀胱肾余,腹中有肿块,肿块的形状如覆杯,腹肿胀凸起,按却不消下,脐下有冷气痛,中恶阳气严重损耗接近死亡,阴症睾丸回缩,四肢厥冷,大便不通,小便色黄赤,突然心痛,妇人临近经期行房事伤及机体,机体羸瘦,崩漏,赤白带下,月经不调,产后恶露不止,脐周围疼痛,腰痛,小儿遗尿。浦江县的郑义宗患有痢疾,昏倒,眼睛向上看,大小便如注而出,大汗,脉大,这是阴虚阳绝之症,是由于病后饮酒行房事所致。朱丹溪为郑义宗灸气海穴,逐渐苏醒,服用人参膏数斤后恢复。

阴交(一名横户):在脐中直下 1 寸,当膀胱上边际。是足少阳三焦经的募穴,任脉、足少阴肾经、冲脉的交会穴。

《铜人》说针刺 8 分,得气即泻,泻后宜用补法,灸百壮。《明堂》说用灸法不及针刺,每日用灸二十一壮,灸百壮后停止。

主治:气痛犹如刀绞,腹膜坚痛,向下牵引至阴中,小便不利,睾丸回缩,疝痛,阴部有汗,潮湿,阴部瘙痒,腰膝拘急痉挛,脐下热,如鬼击,鼻出血,妇人血崩,月事不绝,带下,产后大出血不止,脐周围冷痛,不育不孕,阴部瘙痒,贲豚上腹,小儿囟陷。

神阙(一名气舍):当脐中。

《素注》说禁止针刺,若下针则会使脐中疡溃,大便随之而出者死。艾灸三壮。《铜人》说艾灸百壮。

主治:中风不省人事,腹中虚冷,伤败脏腑,腹泻不止,水肿鼓胀,肠鸣状如流水声,腹痛绕脐,小儿在哺乳期腹泻不止,脱肛,风痫,角弓反张。徐平仲中风不省人事。桃源簿为灸脐中百壮才苏醒，不能起身，再灸百壮。

水分（一名分水）：下脘穴直下 1 寸，脐直上 1 寸，穴在小肠下口。至此而泌别清浊，水液入膀胱，渣滓入大肠，故曰水分。

《素注》说针刺 1 寸。《铜人》说针刺 8 分，留针三次呼吸周期，泻留针五次呼吸周期。水病用灸法最好。又说禁止针刺。在此穴下针，水尽即死。《明堂》说水病灸四十九壮，止于四百壮，针刺 5 分，留针三次呼吸周期，《资生》说不下针最好。

主治水病，腹肿胀如鼓状，转筋，不思饮食，肠胃虚胀，绕脐痛冲心，腰脊急强，肠鸣状如雷声，上扰至心神如鬼击，鼻出血，小儿囟陷。

下脘：建里直下 1 寸，脐直上 2 寸，穴当胃下口，小肠上口，水谷在这里进入的。足太阴脾经、任脉交会之处。

《铜人》说针刺 8 分，留针三次呼吸周期，泻留针五次呼吸周期，艾灸十四壮，止于二百壮。

主治脐下厥气动，腹坚硬，胃胀，机体瘦弱，腹痛，六腑气寒，谷不转化，不嗜食，小便赤，痞块连脐上厥气动，日渐瘦，脉细微无力，反胃。

建里：中脘穴直下 1 寸，脐直上 3 寸。

《铜人》说针刺 5 分，留针十次呼吸周期，艾灸五壮。《明堂》说针刺 1 寸2 分。

主治：腹胀，身肿，真心痛，气逆，肠中疼痛，呕逆，不嗜食。

中脘（一名太仓）：上脘穴直下 1 寸，脐直上 4 寸，在胸骨剑突与脐之中。手太阳小肠经、手少阳三焦经、足阳明胃经、任脉之会。上纪是中脘穴的别称。中脘穴是足阳明胃经的募穴。

《难经》说六腑会于中脘。疏说六腑之病可在中脘穴治疗。

《铜人》说针刺 8 分，留针七次呼吸周期，泻留针五次呼吸周期，疾出针。艾灸十四壮，止于二百壮。《明堂》说每日灸十四壮，止于四百壮。《素注》说针刺 1 寸 2 分，艾灸七壮。

主治：忧膈、恚膈、气膈、寒膈、热膈，喘息不止，腹暴胀，中恶（中恶：因触冒不正之气或卒见怪异而惊恐，以致突然出现手足逆冷，面色发青，精神恍惚，头目昏晕，或错言妄语，昏厥之证），脾疼，饮食不进，反胃，赤白泻痢，寒癖（其症候表现为胁肋间有绳索状隆起,遇冷则痛),气心疼(胃脘部因七情所伤而引起的疼痛。实则胸中气壅,刺作痛,游走不定;虚则按之痛减),伏梁(脘腹部痞满肿块一类疾患),心下如覆杯,心膨胀,面色萎黄,天行伤寒热不已,温疟先腹痛,先泻,霍乱,泻出不知,食饮不化,心痛,身寒,不可俯仰,气发噎。

李东垣说:"气在于肠胃者,取之足太阴脾经、足阳明胃经;不下,取三里穴、章门穴、中脘穴。"又说:胃"虚而致太阴无所禀者,于足阳明募穴中引导之"。

上脘(一名胃脘):巨阙穴直下1寸,脐中直上5寸。上脘穴、中脘穴属胃,络脾。足阳明胃经、手太阳小肠经、任脉之交会处。

《素注》《铜人》说针刺8分,先补法后泻法。热极动风,惊痫抽搐,先泻后补,就能病愈。每日灸十四壮,止于百壮,如病未愈,灸加倍。《明下》说艾灸三壮。

主治:腹中肠鸣相继而作,完谷不化,腹绞痛刺痛,霍乱上吐下泻,腹痛,身热,汗不出,反胃呕吐食不下,腹胀满,心悸,怔忡,时呕血,痰多吐涎,贲豚,伏梁(病名。其症有积自脐上至心下,其大如臂,状似屋舍栋梁),长虫病,蛲虫病,赤虫病,卒心痛,热极动风,惊痫抽搐,马黄,黄疸,积聚坚大如盘,虚劳吐血,五毒(蝎子、蛇、蜈蚣、壁虎、蟾蜍)疰不能食。

巨阙:鸠尾下1寸,是心的募穴。

《铜人》说针刺6分,留针七次呼吸周期,得气即泻。艾灸七壮,止于四十九壮。

主治肺气上逆,咳嗽气喘,胸部胀满不适,呼吸短促不能连续,背部胸部疼痛,胸腹间气机阻塞不舒,多种胸腹部位的疼痛,冷气冲心的疼痛,胆道蛔虫疼痛,猫蛊等其他巫蛊的附着,水液停留或渗注在胸部,有脘腹痛且呕吐和神志不清的霍乱症状,突然心跳欲厥,腹部胀气突发急剧疼痛,一直神志不清、注意力不集中,上逆呕吐不能进食,外感邪气心中郁热不安,容易呕吐,精神失常,呼吸微弱短促,脘腹疼痛,黄疸及疟病急至者,传染病至急者,咳嗽,小肠坠入阴囊内导致的疝气,小腹胀大,郁热不安,胃脘部不适,五脏气机失调出现相克现象,卒然心痛、痛不得息,突然昏倒不省人事状如昏死(等症状)。孕妇难产胎热气逆,上冲心胸而失去知觉(的患者),针刺巨阙穴,下针后立刻令患者苏醒恢复知觉;再而针刺合谷穴和三阴交理血活血,胎儿随针下而产出,胎儿的手就像捧着母亲心胸部位的姿势,产出时手上有针刺的痕迹,(胎儿手向上)顶着母亲的心胸部向上挤压（故昏闷失去知觉），胎儿后枕骨部有针痕，果然有效验。

《十四经发挥》说道：所有人心胸部下方有膈膜，前面平齐鸠尾穴，后方平齐第十一胸椎，周边围着脊柱，所以能遮挡阻隔浑浊之气，不让（浊气）向上熏扰心肺，所以心肺部在膈膜上面。难产的妇人，如果胎儿的郁热之气向上冲，则到膈膜就会停止。何况腹中胎儿有羊膜包裹，怎么能冲破膈膜捧着心呢？心是全身的主宰，神智在此出入。（心）不容许有小病邪侵犯，怎么会有被冲顶而不祛除的病邪呢？原来是以为上冲的地方靠近心，所以说是上冲心。例如，胃脘部疼痛，就说是心痛之类的说法也是这样。学习的人，不能凭借字辞而揣测其含义。

鸠尾穴（其中一个名字为尾翳，另一个名字为𩩲骭）：在胸骨底部两肋骨交合的部位下 1 寸。取名为鸠尾的原因，是胸骨下端垂下像鸠尾的形状。（鸠尾穴）系任脉之络脉。

《铜人》说禁止艾灸（鸠尾穴），如果灸了鸠尾穴则令人心力缺少，只有高明的医生才敢针刺（鸠尾），不然气随针而逸出体外，则令人死亡。针刺 3 分，留针三次呼吸周期，泻留针五次呼吸周期，肥胖之人倍增。《明堂》说可灸三壮艾炷。

《素注》说不可以刺灸。

主治肺积，外感热病和内伤发热，连接外眼角的偏头痛，肥胖引起的气喘，喉咙有痰鸣，胸部胀满伴有咳嗽呕吐，喉咙嘶哑咽部红肿，不能喝水，精神失常癫狂暴走，胡言乱语，胸中呼吸不畅烦闷，心跳欲厥精神无法集中而涣散，年轻时房事操劳损伤肾精，呼吸短促不连续，呼吸微弱短促，言语无力。又有《灵枢经》说道："膏的原穴为鸠尾穴。"

中庭穴：在膻中穴下 1 寸 6 分筋骨凹陷处。

《铜人》说可灸五壮艾炷，针刺 3 分。《明堂》说可灸三壮艾炷。

主治前胸和两腋下水邪停滞胀满，消化通道受阻，吃不下东西，呕吐出未消化的食物，哺乳后小儿口中溢出乳汁。

膻中穴（又名元见穴），玉堂穴下 1 寸 6 分，两乳头之间连线的筋骨凹陷处，正坐仰头取穴。足太阴脾经、足少阴肾经、手太阳小肠经、手少阳三焦经和任脉相会。《难经》说身体之气汇聚在膻中。疏说凡气的病就治疗膻中穴。可以灸五壮艾炷。《明堂》说可以灸七壮艾炷,灸至十四壮停止,禁止针刺。

主治肺气上逆,呼吸微弱短促,言语无力,咳嗽呃逆,气塞喉咙,胸膈不通,喉咙痰鸣以及气喘咳嗽,吃不下东西,胸部像塞了东西一般,心胸痛,伤于风引起的疼痛,咳嗽,胸肺发生痈疽咳痰有脓,呕吐涎水清沫,妇人产后乳汁分泌过少。

玉堂穴(又名玉英穴):紫宫穴下1寸6分筋骨凹陷处。

《铜人》说可以灸五壮艾炷,针刺3分。

主治胸部疼痛,心中烦躁郁热,咳嗽气逆,肺气上逆,胸部胀满呼吸困难,喘气急促,呕吐痰质清稀色白的痰。

紫宫穴:在华盖穴下1寸6分筋骨凹陷处,正坐仰头取穴。

《铜人》说可以灸五壮艾炷,针刺3分。《明下》说可以灸七壮艾炷。

主治前胸和两腋下水邪停滞胀满,胸骨疼痛,难以进食,呕吐呃逆气逆,烦躁郁热,咳嗽气逆呕吐带血,唾液像白胶。

华盖穴:璇玑穴下1寸6分筋骨凹陷处,正坐仰头取穴。

《铜人》说针刺3分,灸五壮艾炷,《明下》说可灸三壮艾炷。

主治气喘急促,肺气上逆,咳嗽气逆,哮喘而多痰,喉咙疼痛咽部肿胀,不能饮食,前胸和两腋下水邪停滞胀满疼痛。

璇玑穴:天突穴下1寸6分筋骨凹陷处,正坐仰头取穴。

《铜人》说可以灸五壮艾炷,针刺3分。

主治前胸和两腋下水邪停滞胀满疼痛,咳嗽肺气上逆,喉咙有痰鸣不能言语,喉咙疼痛麻痹咽部有痈疡,不能饮食,胃脘有食积。

天突穴(又名天瞿穴):在颈部喉结下4寸凹陷处。阴维脉和任脉交会之处。

《铜人》说针刺5分,留针三次呼吸周期,得气就起针,艾灸也有效果,但是疗效不及针刺。如果针刺则要直刺下针,不能让技艺不高深的医师下针触及五脏之气,伤害被施针者使其折短寿命。《明堂》说可以灸五壮艾炷,针刺1分。

《素注》说针刺1寸,留针七次呼吸周期,灸三壮艾炷。

主治面和皮肤发热,肺气上逆咳嗽气逆,气机骤然不顺急促喘息,咽部红肿喜欢吞咽冷食,声音嘶哑残破,喉咙里生疮痒,急促咯吐脓血,声音嘶哑不能言语,身体寒热往来,颈部肿大,哮喘,喉咙中哮喘的声音如水鸡的叫声,胸中气机停滞,由于哮喘而致之极度呼吸困难,舌下络脉呈现发绀状态,说话急促,胸部和背部相互牵引疼痛,气噎、忧噎、食噎、劳噎、思噎,黄疸,胃脘反酸,嗜睡,呕吐,瘿瘤。

许叔微说:天突穴针刺有四个疗效。但凡下针后很久,先是脾胃开始运化水谷,感觉针动为第一个功效;其次针气破除病根,腹中出现声响为第二个功效;再次觉得水液流向膀胱为第三个功效;然后觉得气在体内运行,最后汇入腰背肾经为第四个功效。

廉泉穴(一名舌本):颈部下方喉结上中央处,正坐仰头取穴。阴维脉和任脉交汇之处。

《素注》说用短针针刺,针刺 1 寸,留针七次呼吸周期。《铜人》说可以灸三壮艾炷,针刺 3 分,得气就起针。《明堂》说针刺 2 分。

主治咳嗽气逆,气喘呼吸不畅,呕吐涎沫,舌下肿胀难以言语,舌根急剧挛缩不能进食,舌头僵直涎水不能控制流出,口唇生疮。

承浆穴(一名悬浆):在下唇正中凹陷处,张开口取穴。大肠经、胃经、督脉、任脉交会之处。

《素注》说针刺 2 分,留针五次呼吸周期,灸三壮艾炷。《铜人》说灸七壮艾炷,灸七七四十九壮之后停止。《明堂》说针刺 3 分,得气就起针,留针三次呼吸周期,慢慢引导气机出体外。每天灸七壮艾炷,过七七四十九天后停灸四五天,灸七七四十九壮艾炷。如果一向艾灸此穴,恐怕足阳明胃经断裂,疾病不会痊愈,停止静息再恢复艾灸,令血脉恢复通畅,疾病立马痊愈。

主治中风偏瘫,一侧上下肢、面部和舌头的运动障碍,一侧面颊动作不灵、口歪斜,面部肿胀,消渴症,口齿生蟨疾疮疡,骤然声音喑哑不能言语。

六、督脉经穴主治

1. 督脉经穴歌

原文

督脉中行二十七,长强腰俞阳关密,
命门悬枢接脊中,筋缩至阳灵台逸,

神道身柱陶道长,大椎平肩二十一,

哑门风府脑户深,强间后顶百会率,

前顶卤会上星圆,神庭素髎水沟窟,

兑端开口唇中央,龈交唇内任督毕(二十七穴)。

此经不取井荥俞合也。

脉起下极之腧,并于脊里,上至风府,入脑上巅,循额至鼻柱,属阳脉之海。以人之脉络,周流于诸阳之分,譬犹水也,而督脉则为之都纲,故名曰海焉。用药难拘定法,针灸贵察病源。

要知任督二脉一功,先将四门外闭,两目内观。默想黍米之珠,权作黄庭之主。却乃徐徐咽气一口,缓缓纳入丹田。冲起命门,引督脉过尾闾,而上升泥丸;追动性元,引任脉降重楼,而下返气海。二脉上下,旋转如圆;前降后升,络绎不绝。心如止水,身似空壶,即将谷道轻提,鼻息渐闭。倘或气急,徐徐咽之;若仍神昏,勤加注想。意倦放参。久而行之,关窍自开,脉络流通,百病不作。广成子曰:丹灶河车休矻矻。此之谓也。督任原是通真路,丹经设作许多言,余今指出玄机理,但愿人人寿万年!

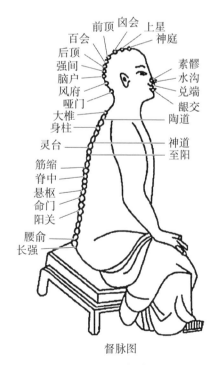

督脉图

图 7-6 督脉

语译

督脉走行在背部中央，共二十七个穴（实为二十八穴，原文无中枢穴。2006年后把印堂穴归入督脉，现在是二十九个穴），长强穴、腰俞穴、腰阳穴关系密切，命门穴、悬枢穴在脊柱处连接，筋缩穴、至阳穴、灵台穴十分超群，神道穴、身柱穴、陶道穴相隔较长，大椎穴齐平肩部第二十一节脊骨，哑门穴、风府穴、脑户穴深藏发丝处，强间穴、后顶穴，由百会穴率领，前顶穴、囟会穴、上星穴在头顶最圆的地方，（亦有）神庭穴、素髎穴，水沟穴在人中沟的凹陷处，兑端穴位于上唇结节的中央，龈交穴在唇内与任脉、督脉相交，二十七穴列数完毕。

此经脉没有取井、荥、输、合四穴。

督脉起于下极的会阴穴，并经脊内向上到风府穴入脑上至癫顶，循着前额至鼻柱，为阳脉之海。人之气血，像水一样在诸阳经中周流，而督脉是诸阳的都纲，故称之为"诸阳之海"。（在督脉）用药不能拘限于一定的方法，行针施灸亦应审证查源。

要知道任脉和督脉练气功时的循行，首先将双眼、双耳关闭，两眼向体内观察。心中默想像黍米一般的珠子（以平心静气），权当是脾运化的水谷。默想完之后慢慢吞咽一口气，缓缓将气引导容纳到丹田处内守丹田。然后运气冲向命门穴，引导督脉过尾闾穴，然后气上升到泥丸；追溯气的循行，引导任脉降到重楼，然后向下返回七海。任督二脉上下往返，像圆一样旋转；前面上升后面下降，络绎不绝。心像水面一样平静，身体像空壶一样轻盈，就是将五谷的通道慢慢提起闭合，鼻息渐渐关闭。如果气机急促，就慢慢吞咽；如果神志不清昏迷，就要更加集中精力冥想。意志不倦怠放松。循行一段时间后，五官感窍自行打开，经络循行流畅，百种病邪不能作祟。广成子说："丹灶河车休砭砭。"就是这个意思。任督二脉原本是通向正道，许多丹卷经书都有讲很多，我现在指出其中的玄机奥理，但愿每个人都能长寿万年。

2. 考正穴法

长强（一名为气之阴郄，另一名为撅骨）：出于脊骶骨端下方3分，俯卧位取穴。是足少阴、少阳经交会之处。督脉的别络连接任脉。

《铜人》说针刺3分，捻转时以大痛为度量。灸法不及针法，每日灸三十壮艾炷，灸到二百壮后停止，才能治疗痔疮的根本。《甲乙》说针刺2分，留针七次呼吸周期。《明堂》说灸五壮艾炷。

主治便血，长期痔瘘，腰背脊柱疼痛、狂躁，大小便困难，头重，泄泻，石淋、血淋、膏淋等五种淋证，阴部长疳疮，小儿囟门凹陷，惊悸癫痫抽搐，呕血，神情惊慌惶恐没有精气，双目上视（等症状）。注意不要食生冷饮食，不要房事过度。

腰俞(一名为背解,一名髓孔,一名腰柱,一名腰户):位于腰骶部骶管凹陷处,要挺直身体伏在地上舒展身躯,两手重叠放在一起支撑额头,肢体自然伸展,肌肉放松才能取穴。

《铜人》说针刺 8 分,留针三次呼吸周期,泻法则五次呼吸周期。艾灸七壮,到七七四十九壮之后停止。注意不要房事过度,勉强举重用力。《明堂》说可灸三壮艾炷。

主治腰骶部脊柱痛,不能俯身仰身,感受温邪发汗不出,足部痹痛无知觉,外感风寒四肢郁热,妇人闭经,小便带血。

阳关:位于第十六脊下椎,平坐取穴。
《铜人》说针刺 5 分,灸三壮艾炷。
主治膝关节不可屈伸,风湿邪痹无知觉,痉挛不能自主行动。

命门(一名属累):在第十四脊椎下,俯卧位取穴。
《铜人》说针刺 5 分,灸三壮艾炷。
主治头痛就像要裂开一样,身体像火一样,汗不出,疟疾(具有寒热往来等症状的疾病),腰脊部相互牵引疼痛,小儿癫痫抽搐,口大张,头摇晃不止,身体角弓反张。

悬枢:在第十三脊椎下,俯卧位取穴。
《铜人》说针刺 3 分,艾灸三壮。
主治脊柱僵硬不能弯曲伸直,气滞留体内上下游串,吃的食物运化不良,泄泻,食渣留积在腹中。

脊中(一名神宗,另一名脊俞):在第十一脊椎下,俯身取穴。
《铜人》说针刺 5 分,得气则起针,禁止灸法,灸了则令人腰背弯曲佝偻。
主治外感风邪,癫痫,黄疸,腹部胀满,不想吃食,痔疮便血,外感急性热病,病邪积聚,泄泻,小儿脱肛。

筋缩:在第九脊椎下,俯身取穴。
《铜人》说针刺 5 分。灸三壮艾炷。《明下》说可灸七壮艾炷。

主治癫痫狂躁暴走,脊柱猝然僵直,眼睛翻转上视,瞪大眼珠,痫病多言语,心郁热烦躁。

至阳:在第七脊椎下,俯身取穴。

《铜人》说针刺5分,灸三壮艾炷。《明下》说可灸七壮艾炷。

主治腰脊疼痛,胃感受寒邪,不能进食,前胸和两腋下支饮胀满,身体羸弱瘦小,后背中间的气向上循行,腹中有肠鸣,寒热往来,小腿酸软无力,四肢沉重,呼吸微弱短促,言语无力,慢性病突然变为急症,心胸感不适。

灵台:在第六脊椎下,俯身取穴。

《铜人》里面缺少治则治法。参考《素问》。现在世人一般用灸法,用来治疗气喘不能卧躺,艾炷火热到达即可愈好。禁止针刺。

神道:在第五脊椎下,俯身取穴。

《铜人》说灸四十九壮,到一百壮后停止,禁止针刺。《明下》说灸三壮艾炷,针刺5分。《千金方》说灸五壮艾炷。

主治伤寒发热,头痛,寒热往来,神志恍惚,情绪悲愁健忘,惊悸。下颌脱臼,口张开不能闭合。小儿受风邪长疮疡,抽搐,可灸七壮艾炷。

身柱:在第三脊椎下,俯身取穴。

《铜人》说针刺5分,灸四十九壮,到一百壮后停止。《明下》说灸五壮艾炷。《下经》说灸三壮艾炷。

主治腰脊疼痛,癫痫狂躁暴走,抽搐,情绪愤怒像是想杀人。身体发热,胡言说见到鬼怪,小儿惊悸癫痫。

《难经》说:治疗洪脉、长脉、伏脉。风邪侵扰,癫痫,狂躁,与人交恶,就要灸第三脊、第九脊。

陶道:在第一脊椎下,俯身取穴。足太阳、督脉交会之处。

《铜人》说灸五壮艾炷,针刺5分。

主治疟疾,寒热往来,寒栗,脊柱僵硬,心烦胀满,汗不出头重,眼睛闭合,抽搐,神色恍惚,闷闷不乐。

大椎:在第一脊椎上凹陷处。手足三阳、督脉交会之处。

《铜人》说针刺 5 分,留针三次呼吸周期,泻则五次呼吸周期,艾灸根据年龄来决定壮数。

主治胸胁胀满,呕吐气逆,五劳七伤,乏力,各种疟疾,气积聚背部扭转拘急,颈项僵硬不能回头望,风邪侵扰,饮食嗳气,骨蒸潮热,前面的牙齿干燥。

仲景说:太阳与少阳经并病,颈项僵硬疼痛或头晕目眩冒冷汗,时不时像异物聚结在胸部,胃痞满的患者,应当针刺第一脊的大椎穴。

哑门(一名舌厌,一名舌横,一名喑门):在后颈部入发际线 5 分,颈部中央凹陷处,平坐抬头取穴。是督脉和阳维脉汇合之处。联络舌本。

《素注》说针刺 4 分,《铜人》说针刺 2 分,绕针 8 分,留针三次呼吸周期,泻则五次呼吸周期,泻尽邪气之后取针。禁止艾灸,灸了会令人无法言语。

主治舌体强急语言不出,感觉舌头沉重,各种阳热气盛,出血不止,寒热往来,受风邪侵扰言语不利,脊柱僵硬向后折,抽搐癫狂,头重头痛汗不出。

风府(又名舌本):在后颈入后发际 1 寸,在筋骨凹陷处,快速说话时肌肉立起,说话完毕后肌肉松下。足太阳、督脉、阳维脉交会之处。

《铜人》说针刺 3 分,禁止灸法,灸了会令人失声。《明堂》说针刺 4 分,留针三次呼吸周期。《素注》说针刺 4 分。

主治中风,舌头蠕缓难以言语,寒战出汗,身体沉重怕冷,头痛,颈项僵硬不能回头,偏瘫半身不遂,鼻子出血,咽喉肿痛,伤寒,狂躁暴走有自杀倾向,眼珠乱转。头有各种不适症状,黄疸。

《疟论》说:邪气是从督脉的风府穴侵入人体,然后从颈项沿脊椎下行。人体的卫气,一日一夜循行于人体,会合于风府穴,与邪气相遇。随着时间的推移,卫气的会合,循着脊椎逐日下行一节,这样卫气与邪气相遇,就一天晚于一天。每当卫气运行到风府时,则腠理开泄,邪气便乘虚深入,则疾病发作。邪气日益深陷,卫气逐步下移,所以疟疾发作常常是一天晚于一天。可见卫气的运行,月初首先会合于风府,然后每天沿脊椎下行一节,到第二十五日,下行到尾骶骨。第二十六日,入于脊内,流注于伏冲脉。由此转为上行。这样到月底移行九天,上出于左右两缺盆的中间。由于这段时间卫气上行逐日升高,因此发病的时间,就一天早于一天。至于邪气深陷内迫于五脏,并累及募原的,是邪气已入里,由于距离体表较远,不能及时与外出的卫气相搏,病就不能每日发作,所以发病迟缓,以至第二天才会聚集发作一次,而形成间日疟。

三国魏武帝患伤风导致颈项僵直,华佗治疗用这个穴位有功效。

脑户(又名合颅):位于枕骨上,强间穴后1寸半。足太阳、督脉汇交会之处。

《铜人》说此穴禁灸,灸了会令人无法言语。《明堂》说针刺3分。《素注》说针刺4分。《素问》说针刺脑户,入脑患者立刻死亡。

主治面红眼白发黄,面部疼痛,头重肿痛,瘿瘤。此穴针刺灸法都不相宜。

强间(又名大羽):位于后顶穴后1寸半。

《铜人》说针刺2分,灸七壮艾炷。《明堂》说灸五壮艾炷。

主治头痛,目眩。头晕视物似旋转状,烦心,呕吐清涎白沫。颈项僵硬左右不得转,狂躁暴走难以入睡。

后顶(又名交冲):百会穴后1寸半,位于枕骨上方。

《铜人》说灸五壮艾炷,针刺2分。《明堂》说针刺4分。

《素注》说针刺3分。

主治头部颈部僵硬拘急,怕风寒,吹风会头晕目眩,目光呆滞,额颅上痛,背部出汗,狂躁暴走癫疾难以入睡,癫痫,抽搐,偏头痛。

百会(一名三阳,一名五会,一名巅上,一名天满):位于前顶穴后1寸5分,在头顶中央旋毛中,像黄豆般大小,直指两耳尖。《性理大全》北溪陈氏说:"把一些穴位退开一些,百会穴就像是北极星一样。"百会穴是手足三阳经和督脉交会之处。

《素注》说针刺2分。《铜人》说灸七壮艾炷,灸七七四十九壮艾炷后停止。但凡灸头顶,不得超过七壮艾炷,因为头顶皮薄,不宜灸多。针刺2分,得气即起针。又有《素注》说可针刺4分。

主治外感风邪头痛,中风,说话艰难或吐字不清,牙关紧闭,口不能开,中风偏瘫半身不遂,郁热烦躁,惊悸健忘,记忆力差,心神恍惚,疲乏倦怠。疟疾,脱肛,受风邪而抽搐,青风内障,癫痫,角弓反张,哭声如羊叫,语无伦次,发病时即死,口吐白沫,汗出,呕吐,像喝酒了一样面红,头重,鼻塞,头痛目眩,食物无味,百病都可通过这穴治疗。

魏国太子忽然昏倒不省人事状如昏死,扁鹊针刺百会穴,不一会太子苏醒。唐高宗头痛,秦鸣鹤说:"宜针刺百会穴出血。"武后说:"怎么能有在皇上的头上针刺出血的道理。"随后轻刺之,微出血,立刻痊愈。

前顶:在囟会穴后 1 寸半,骨间凹陷处。

《铜人》说针刺 1 分,灸三壮艾炷,七七四十九壮艾炷后停止。《素注》说针刺 4 分。

主治外感风邪,头痛,目眩,面红肿,水肿,小儿惊悸癫痫,抽搐,病发即命不久矣,鼻多流清涕,头顶肿痛。

囟会:位于上星穴后 1 寸筋骨凹陷处。

《铜人》说此穴灸二七十四壮艾炷,至七七四十九壮艾炷后停止。一开始灸不痛,病邪祛除即痛,感觉疼痛即停止艾灸。若是鼻塞,艾灸四日鼻塞渐渐减轻,七日立刻痊愈。针刺 2 分,留针三次呼吸周期,得气即起针。八岁以下不可针刺,因为囟门没有闭合,针刺恐怕损伤孩子的头骨,令孩子夭折。《素注》说针刺 4 分。

主治头部虚冷,或饮酒过多,脑疼如破,鼻衄出血,面红突然肿胀,头皮肿。生白屑风,头晕目眩,脸色青,鼻塞闻不到气味的香臭,惊悸,眼睛上翻上视不识人。

上星(一名神堂):位于神庭穴后,入发际 1 寸筋骨凹陷处,如黄豆大小。

《素注》说针刺 3 分,留针六次呼吸周期,灸五壮艾炷。《铜人》说灸七壮艾炷。以细三棱针针刺,宣泄各阳经的热气,不令热气上冲头目。

主治面红肿胀,外感风邪头痛,头皮肿,面容虚弱,鼻中生息肉,鼻塞头痛,痎疟寒战,热病难以汗出。目眩,目睛痛,不能远视。口鼻出血不止。不宜多灸。恐使诸阳之气上冲头目,令人目不明不能视物。

神庭:位于沿鼻柱上入发际 5 分。为足太阳、督脉交会之处。

《素注》说灸三壮艾炷。《铜人》说灸二七十四壮艾炷,七七四十九壮艾炷后停止。禁止针刺,针刺入针则发狂,目失睛不能视物。

主治登高处高歌,拉开衣物而暴走。角弓反张,吐舌,癫疾,风痫,目上视不识人,头风目眩,鼻出清涕不止,眼泪自出。惊悸不能入睡,呕吐,烦躁胀满。寒热往来,头痛,气喘口渴。

岐伯说:"但凡想治疗风疾,切勿多灸。因为风性轻扬,灸多即损伤,只适宜灸七壮艾炷,至三七二十一壮艾炷后停止。"张子和说:"目肿、目翳,针刺神庭、上星、囟会、前顶、翳者可使症状立刻消退，发肿的患者可使症状立刻消退。"

素髎（又名面正）：沿鼻柱上端对准头顶。此穴各种方论缺少记载。

《外台》说不宜灸，针刺1分。

《素注》说针刺3分。

主治鼻中鼻息肉不消，多鼻涕，生疮，鼻窒，喘息，呼吸不顺，鼻中风歪斜，衄衄。

水沟（又名人中）：位于鼻柱下沟中央，靠近鼻孔凹陷处。是督脉和手足阳明经交会之处。

《素注》说针刺3分，留针六次呼吸周期，灸三壮艾炷。《铜人》说针刺4分，留针五次呼吸周期，得气就起针，灸的疗效不及针刺，每日灸三壮艾炷。《明堂》说每灸三壮艾炷，到二百壮艾炷后停止。《下经》说可灸五壮艾炷。

主治消渴证，过度饮水导致水气遍布全身从而水肿。不能抑制地笑，癫痫抽搐，说话不能自主控制，不识尊卑，乍哭乍喜，中风口噤，牙关紧闭口不能开。面肿，唇蠕动，像虫子爬行一样。突然发作的严重中风，像是被鬼怪袭击般出现伤痕，气喘喉咙发出喝喝作响，眼不能视物，黄疸，瘟疫，遍身发黄，口歪斜目不能紧合。灸的疗效不及针刺，用小雀粪大小的艾炷。水面部浮肿，针刺此穴，出水出完了就会痊愈。

兑端：位于唇上端。

《铜人》说针刺2分，灸三壮艾炷。

主治癫疾，口吐白沫，小便黄，舌干，消渴证，出血不止，唇僵硬，齿龈痛，鼻塞，吐痰清涎，口噤，下颔膨胀。用大麦形状的艾炷。

龈交：位于嘴唇上齿的上龈缝中。是任脉、督脉和足阳明经交会之处。

《铜人》说针刺3分，灸三壮艾炷。

主治鼻中息肉，蚀疮（阴户生虫生疮），鼻塞不利，额头以及鼻梁中痛，颈项僵痛，不自主流泪，眼屎多，牙疳肿痛，目内眦红肿痒痛，生白翳，面红赤心烦，黄疸，冬夏易感瘟疫，小儿易面部生疮癣，难以去除。用艾条点烙效果也很好。

3. 督任要穴（杨氏）

督脉：脊背僵硬疼痛，癫痫，背发热，狂躁暴走，如被鬼怪困扰，眼睛痛，大椎骨酸痛，都是因为督脉起于胞宫，循脊柱上行到风府穴。督脉起于尾闾穴，当督脉所主的部位有不适症时，可针刺督脉的人中穴。人中位于鼻柱下近鼻孔的凹陷处，针刺可入针4分，也可以灸法，但疗效不及针刺，对昏晕和癫狂的患者效果甚佳。

任脉：七种疝气八种瘕症，身体的温度难以调节，口舌生疮，头部颈项部僵痛，是因为任脉起于中极下方的胞宫，循阴毛而上，循小腹，到关元穴，直到喉咙的天突穴，过承浆穴，主该经脉的所主病证。可以针刺任脉的承浆穴，在发间凹陷处，针刺入针以同身寸3寸，灸七壮艾炷，七七四十九壮后停止。

七、奇经八脉歌 《医经小学》

原文

督脉起自下极腧，并于脊里上风府，

过脑额鼻入龈交，为阳脉海都纲要。

任脉起于中极底，上腹循喉承浆里，阴脉之海妊所谓。

冲脉出胞循脊中，从腹会咽络口唇，

女人成经为血室，脉并少阴之肾经。

与任督本于阴会，三脉并起而异行。

阳跷起自足跟里，循外踝上入风池。

阴跷内踝循喉嗌，本足阴阳脉别支。

诸阴交起阴维脉，发足少阴筑宾郄。

诸阳会起阳维脉，太阳之郄金门穴。

带脉周回季胁间，会于维道足少阳。

所谓奇经之八脉，维系诸经乃顺常。

说明

描写了督脉、任脉、冲脉、阳跷脉、阴跷脉、阴维脉、阳维脉、带脉的循行路线，以及奇经八脉的主要特性。督脉起于下极腧，上至风府，经过脑额鼻入于龈交，为阳脉之海。任脉起于中极下方的胞宫，循着腹部经喉结至承浆，是阴脉之海。冲脉出于胞宫，循着脊柱，为血海。阳跷脉起于足跟，循着外踝上入风池。阴维脉发于足少阴肾经筑宾穴，诸阳会起阳维脉。带脉环季胁间，会于足少阳。

八、奇经八脉 《节要》

督脉，起于少腹以下的会阴部，在女子内联系尿道孔，其络，循阴器会合到会阴,绕会阴后,绕臀至足少阴经与足太阳经中络相会合,再上大腿内侧后方贯穿脊柱,入里联络肾;与足太阳经脉同起于目内眦,上额又交在头顶部,入里联络脑部,再回行分别下颈项,循肩膊内侧挟脊柱两旁下行至腰中,沿脊膂同肾脏相联。在男子沿阴茎向下至会阴部,其循行与女子相同;另一条经络是从少腹直上通过脐中央,向上贯心,进入喉部;再向上到达面颅,环绕口唇,抵达两目下的中央部位。

督脉起自于会阴穴,循行在脊柱内,上行到风府穴,入里联系脑部并上行到巅顶,沿着额到鼻柱,为阳脉之海。督脉发生病变时,脊柱强直而厥逆。总共二十七个穴,穴位详情见于前文。

任脉和冲脉都起自于胞中,上行于脊柱内,是经络之海。在体表的循行,从少腹之下,沿腹腔前壁上行,与足少阴经相并,经咽喉,环绕口唇。血和气充实则肌肉得到温润。只有血盛,则滋养皮肤和毛发。妇人气有余而血不足,月经周期相隔时间短,其原因是冲、任两脉受到损伤的缘故。任脉和冲脉循行中不营养口唇,因此口唇周围不生胡须。

任脉起源于中极穴的下面,上行经过毛际再沿腹部上行通过关元穴到咽喉,是阴脉之海。任脉病变时,多是内结之证,在男子则腹内结为七疝,在女子则有带下和瘕聚之类疾病。总共二十四个穴,穴位详情见于前文。

冲脉和任脉都起自于胞中,上行于脊柱内,是经络之海。在体表的循行是沿腹腔前壁上行,与足少阴经相并,经咽喉,环绕口唇;所以说:"冲脉起于气冲,与足少阴经相并上行,经过脐旁,抵达胸中而布散;本经发生病变时,会使人气逆而又有里急感"。《难经》里说:"冲脉与足阳明经并行。"根据穴位来考据,足阳明经在脐左右旁开2寸挟脐上行。足少阴经在脐左右旁开1寸挟脐上行。《针经》上的记载,冲脉、任脉和督脉,都起于会阴穴,行在腹部上,经过幽门、通谷、阴都、石关、商曲、肓俞、中柱、四满、气穴、大赫、横骨等二十二个穴位,这些都是足少阴经的穴位;这样就足以说明冲脉是与足少阴经相并上行。

冲脉穴位:幽门(巨阙旁)、通谷(上脘旁)、阴都(通谷下)、石关(阴都下)、商曲(石关下)、肓俞(商曲下)、中注(肓俞下)、四满(中注下)、气穴(四满下)、大赫(气穴下)横骨(大赫下)。

带脉起于季胁部,如带绕身一圈。带脉病变时,腹部痞满,腰部冷而无力,像坐在水中一样。带脉脉气所发生之处,名叫带脉,是因为其循行绕身一周如带状的原因。又与足少阳经交会在带脉穴、五枢穴、维道穴，是带脉脉气所发的部位。共六个穴位。

带脉穴位：带脉（季胁下 1 寸 8 分）、五枢（带脉下 3 寸）、维道（章门下 5 寸 3 分）。

阳跷脉起于足踝下的申脉穴，经外踝后上行到风池穴。阳跷脉病变时，使小腿内侧迟缓，外侧拘急。两足的跷脉，为足太阳经所别出，与足太阳经经气相并上行，两经之气相并，循行往还就能濡养双目，气不能正常循行则双目不能闭合；男子脉度符合其数的为阳跷；女子符合其数者为阴跷。男子为阳跷当其数为经，阴跷不当数为络，女子以阴跷当其数为经，以阳跷不当数为络。阳跷脉全长 8 尺。经脉气血发散的穴位，在申脉穴产生，根本在仆参穴，跗阳穴为郄穴，与足少阳经交会在居髎穴，又与手阳明经交会在肩髃穴和巨骨穴，又与手太阳经、阳维脉交会在臑俞穴，又与手足阳明交会在地仓穴和巨髎穴，又和任脉、足阳明交会在承泣穴。总共二十个穴位。

阳跷脉穴位：申脉（外踝下）、仆参（跟骨下）、跗阳（外跟上）、居髎（章门下）、肩髃（肩端）、巨骨（肩端）、臑俞（肩髃后甲骨上廉）、地仓（口吻旁）、巨髎（鼻两旁）、承泣（目下 7 分）。

阴跷脉，也起于足跟之中，在内踝向上行走，到喉咙，交贯与冲脉之中。阴跷脉病变时，使人下肢外侧迟缓而内侧拘急。所以说阴跷脉，足少阴经之别出，起于然谷穴之后，经过内踝上面向上行，径直上行至阴部，沿大腿内侧进入阴部，向上沿胸中，至缺盆，向上行于人迎穴之前，入鼻，与目内眦联系，汇合到足太阳经上。女子以此为经，男子以此为络。两足阴跷脉，全长 8 尺，阴跷脉的郄穴是交信穴，病在阴跷脉者都可取这个穴，共四穴。

阴跷脉穴位：照海（足内踝下）、交信（内踝上）。

阳维脉维系诸阳经，起于诸阳经会合之处，和阴维脉一同维系全身。若是阳维脉不能维系诸阳经，就将全身懈怠，无力，不能自主。此脉经气发出之后，从金门穴中分出，以阳交穴为郄穴，与手太阳经和阳跷脉交会在臑俞穴，又与手少阳经交会在臑会穴，且与手足少阳经交会在天髎穴，又与手足少阳经、足阳明经交会在肩井穴。在头部，与足少阳经交会于阳白穴，向上能到达本神穴、临泣穴和目窗穴，再上达到正营、承灵穴，沿脑空穴，向下行至风池穴、日月穴；阳维脉与督脉的交会是在风府穴和哑门。阳维脉病变时，苦于恶寒发热。

共三十二个穴位。

阳维脉穴位：金门（足外踝下）、阳交（外踝上）、臑俞（肩后胛上）、臑会（肩前廉）、天髎（缺盆上）、肩井（肩头上）、阳白（眉上）、本神（曲差旁）、临泣（目上）、目窗（临泣后）、正营（目窗后）、承灵（正营后）、脑空（承灵后）、风池（脑空下）、日月（期门下）、风府、哑门。

阴维脉，维系诸阴经，起自于诸阴经交会之处，若是阴维脉不能维系诸阴经，人则会心中郁闷不快。经气所发之后，经阴维脉之郄穴筑宾穴，与足太阴经交会在腹哀穴、大横穴，又与足太阴经、足厥阴经交会在府舍穴、期门穴，且与任脉交会在天突穴、廉泉穴。阴维脉发生病变时，苦于心痛。全脉共经过十二个穴。

阴维脉穴位：筑宾（内踝上）、腹哀（日月下）、大横（腹哀下）、府舍（腹结下）、期门（乳下）、天突（结喉下）、廉泉（结喉上）。

九、十五络脉歌 《医经小学》

原文

人身络脉一十五，我今逐一从头举：
手太阴络为列缺，手少阴络即通里，
手厥阴络为内关，手太阳络支正是，
手阳明络偏历当，手少阳络外关位，
足太阳络号飞扬，足阳明络丰隆记，
足少阳络为光明，足太阴络公孙寄，
足少阴络名大钟，足厥阴络蠡沟配，
阳督之络号长强，阴任之络为尾翳，
脾之大络为大包，十五络名君须记。

语译

在人的身体上一共十五条络脉，其中手太阴肺经的络穴是列缺，手少阴心经的络穴是通里，手厥阴心包经的络穴为内关，手太阳小肠经的络穴为支正，手阳明大肠经的络穴为偏历，手少阳三焦经的络穴为外关，足太阳膀胱经的络穴是飞扬，足阳明胃经的络穴是丰隆，足少阳胆经的络穴为光明，足太阴脾经的络穴为公孙，足少阴肾经的络穴为大钟，足厥阴肝经的络穴是蠡沟，督穴的络穴是长强，任穴的络穴是尾翳，脾之大络是大包。

十、十五络脉穴辨 《医统》

十五络脉,其中十二经脉的络脉皆是相通的。其余的三条络脉,是任督二脉的络脉和脾之大络,三络一起统摄十二阴阳经的络脉,并将气血灌注向脏腑。《难经》上说三络中有阳跷、阴跷二络,考据两脉后并无穴位可证明这结论。而且阳跷脉、阴跷脉也并不是在十四正经之中。《针灸节要》认为任脉络穴为尾翳穴,督脉络穴为长强穴,实在得到了《十四经发挥》中的正确理论,加上脾之大络的络穴为大包穴,总十五络脉。

十一、十五络脉 《节要》

手太阴肺经别出的络脉,名叫列缺。起始于手腕上部的分肉之间,与手太阴肺经的正经并行,直入于手掌内侧,并散布于鱼际的部位。发生病变时,实证的话就会出现腕后之锐骨部与手掌部发热,列缺穴上行泻法;虚证的话就会出现张口呵欠,小便失禁或频数,列缺穴上行补法。对于以上这些病证,都可以取用位于腕后 1 寸半处的列缺穴来进行治疗,并在此联络于手阳明经。

手少阴心经别出的络脉,名叫通里。从手掌后方距离腕关节 1 寸处别行分出并联络手太阳经,沿着手少阴心经的正经向上走行,并进入心中,再向上循行而联系于舌根,并连属于眼球内连于脑的脉络。发生病变时,实证的话就会出现胸膈间支撑不舒的症状,通里穴上行泻法;虚证的话就会出现不能言语的症状,通里穴上行补法。

手厥阴心包络经别出的络脉,名叫内关。在距离腕关节 2 寸处,从两筋的中间别行分出,在此分出联络手少阳经,并沿着手厥阴经的正经向上走行,而联系于心,并包绕联络于心脏与其他脏腑相联系的脉络。发生病变时,实证的话就会出现心痛的症状,内关穴上行泻法;虚证的话就会出现头颈部僵硬强直的症状,内关穴上行补法。

手太阳小肠经别出的络脉,名叫支正。它从腕关节上方 5 寸的地方别行分出,由此再向内走行而注于手少阴心经之中;它有一条别行的支脉,在支正穴处别行而出,此后就向上走行,到达肘部,然后接着再向上循行,而联络于肩髃穴所在的部位。发生病变时,实证的话就会出现骨节弛缓,肘关节痿废而不能活动等症状,在支正穴上行泻法;虚证的话就会在皮肤上生出赘疣,其中小的就像指头中间干结作痒的痂疥一样大小，支正穴上行补法。

手阳明大肠经别出的络脉，名叫偏历。它在手掌后方距离腕关节3寸的部位从本经分出，由此而别行并进入于手太阴肺经的经脉；它的一条别行的支脉，在偏历穴处别行而出，然后就沿着手臂上行，经过肩髃穴所在的部位，再向上走行，而到达曲颊的部位，进而斜行到牙根部并联络之；它的另一条别出的支脉，走入耳中，而与耳部的宗脉相会合。发生病变时，实证的话就会发生龋齿、耳聋等病证，偏历穴上行泻法；虚证的话就会出现牙齿发冷，胸膈闭塞不畅等症状，偏历穴上行补法。

手少阳三焦经别出的络脉，名叫外关。它在手掌后方距离腕关节2寸的部位从本经分出，由此而向外绕行于臂部，然后再向上走行，注于胸中，而与手厥阴心包络经相会合。发生病变时，实证的话就会出现肘关节拘挛的症状，内关穴上行泻法；虚证的话就会出现肘关节弛缓不收的症状，内关穴上行补法。

足太阳膀胱经别出的络脉，名叫飞扬。它在足之上方、距离外踝7寸的部位从本经分出，由此而别行并走向足少阴肾经的经脉。发生病变时，实证的话就会出现鼻塞不通，头背部疼痛症状，飞扬穴上行泻法；而虚证的话就会出现鼻塞或鼻出血，飞扬穴上行补法。

足少阳胆经别出的络脉，名叫光明。它在足之上方、距离外踝5寸的部位从本经分出，由此而别行并走向足厥阴肝经的经脉，然后再向下走行，而联络于足背部。发生病变时，实证的话就会出现下肢厥冷的症状，光明穴上行泻法；虚证的话就会出现下肢痿软无力以致难以步行，以及坐下后就不能再起立等症状，光明穴上行补法。

足阳明胃经别出的络脉，名叫丰隆。它在足之上方、距离外踝8寸的部位从本经分出，由此而别行并走向足太阴脾经的经脉；它有一条别行的支脉，在丰隆穴处别行而出，然后就沿着胫骨的外缘向上走行，一直走到头项部，与其他各经的经气相会合，然后再向下走行，并最终联络于咽喉部。如果它的脉气向上逆行，就会导致咽喉肿闭、突然失音而不能言语等病证。发生病变时，实证的话就会出现神志失常的癫狂证，丰隆穴上行泻法；虚证的话就会出现两足弛缓不收，小腿部肌肉枯痿等症状，丰隆穴上行补法。

足太阴脾经别出的络脉，名叫公孙。它在足大趾本节后方 1 寸远的地方从本经分出，由此而别行并走向足阳明胃经的经脉；它有一条别行的支脉，向上走行，进入腹部而联络于肠胃。如果它的脉气厥逆上行，就会导致吐泻交作的霍乱证。发生病变时，实证的话就会出现腹部痛如刀绞的病证，公孙穴上行泻法；虚证的话就会出现腹胀如鼓的病证，公孙穴上行补法。

　　足少阴肾经别出的络脉，名叫大钟。它从足内踝的后方别行分出，由此再环绕足跟至足的外侧，而走向足太阳膀胱经的经脉；它有一条别行的支脉，与足少阴肾经的正经并行而上，抵达心包络，然后再向外下方走行，贯穿腰脊。如果它的脉气上逆，就会出现心烦胸闷的症状。发生病变时，实证的话就会出现二便不通的症状，大钟穴上行泻法；虚证的话就会出现腰痛的症状，大钟穴上行补法。

　　足厥阴肝经别出的络脉，名叫蠡沟。它在足之上方、距离内踝 5 寸的部位从本经分出，由此而别行并走向足少阳胆经的经脉；它有一条别行的支脉，经过胫部而上行至睾丸，并聚结于阴茎。如果它的脉气上逆，就会导致睾丸肿大，突发疝气。发生病变时，实证的话就会导致阴茎勃起而不能恢复，蠡沟穴上行泻法；虚证的话就会出现阴部奇痒难忍等症状，蠡沟穴上行补法。

　　任脉别出的络脉，名叫尾翳。它起始于胸骨下方的鸠尾处，由此再向下散于腹部。发生病变时，实证的话就会出现腹部皮肤疼痛的症状，尾翳穴上行泻法；虚证的话就会出现腹部皮肤瘙痒的症状，尾翳穴上行补法。

　　督脉的别行络脉，穴名为长强。本络脉从尾骨之下长强穴分出，挟脊柱两旁肌肉上行到项部，散布头部，下行于肩胛两旁，走入膀胱经，行入脊柱两旁的肌肉。发生病变时，本络脉邪气实则脊柱强直，用泻法治之；正气虚则头部沉重，头摇，用补法治之。

　　脾的大络，穴名为大包。本络脉从渊腋下方 3 寸大包穴分出，散布于胸胁。发生病变时，邪气实则周身疼痛，应用泻法治之；正气虚则周身关节都松纵无力，当用补法治之。

以上所说的十五条络脉，凡是处于邪气实的状态，其络脉必然会明显突出而容易观察到；凡是处于正气虚的状态，其络脉必然会空虚下陷而不易观察。若络穴所在部位体表处不见任何异常的现象，应于该穴所在部位附近仔细寻找。人身有不同的经脉，因而也各有其旁行别出的络脉。

十二、十二经筋 《节要》

足太阳经的经筋，起始于足小趾，向上结聚于足外踝，斜向上结于膝部；向下沿着足外侧，结于足跟部，沿着足跟再向上结于腘部；该经筋的分支结于小腿外，上行到膝腘窝内侧，与从足跟上行的一支并行向上，结于臀部，再沿着脊柱两侧上行至项部；其分支另行，结于舌本；直行者结于枕骨，上行至头顶，向下至颜面，最后结于鼻部；其分支形成目上纲（上睑缘），下结于鼻根与目内眦之间；还有一分支从腋后外侧上行结于肩髃部；别支进入腋下，向上出缺盆处，向上结于耳后完骨；另一支从缺盆分出，斜向上出于鼻根与目内眦之间。该经筋的病候，足小趾的分支可见小趾强，足跟肿痛，膝关节拘挛，角弓反张，颈项部筋脉拘急，肩不能抬举；腋部的分支可见缺盆中掣引而痛，不能左右转动。治疗用燔针劫刺的方法，针刺的次数以病愈为准，以疼痛的部位为针刺腧穴，这种病叫作仲春痹。

足少阳经的经筋，起始于足第四趾，向上结于足外踝，上行循着胫骨外侧，结于膝部外侧；其分支，另起于外辅骨，上走髀（大腿外侧），之后分成两支，前边的结于伏兔上方，后边的结于尻（骶部）。其直行的上行通过侧季肋，再向上行于腋部的前方，联系于膺乳（胸侧和胸前乳部），向上结于缺盆；直行的上出腋部，贯通缺盆，出于足太阳经筋的前面，沿耳后绕至上额角，交会于巅（头顶），再向下走至颔部，上方结于顽（颧部）；其分支结于目外眦，为眼之外维。该经筋的病候，第四趾的分支可见足第四趾掣引转筋，牵引膝部外侧转筋，膝不能伸屈，腘窝筋脉拘急，前面牵引髀部，后面牵引尻部，向上则牵引胁下和侧腹部疼痛，向上牵引缺盆、胸、乳部、颈部所维系的筋拘急。左右相交，向上至面部，从左向右的筋脉拘急时，则右眼不能张开。向上经过了右边头角，与跷脉并行，左边的络于右边，所以伤了左角则右足痿废，称为"维筋相交"。治疗可用燔针劫刺的方法，针刺的次数以病愈为准，以疼痛的部位为针刺腧穴，这种病叫作孟春痹。

足阳明经的经筋，起始于第二、三、四足趾，结于足跗（足背），斜行的一支，从足背的外侧向上至辅骨,结于膝外侧,再直行向上结于髀枢部(环跳部),向上沿着胁肋络属于脊;其直行的,向上沿骭(胫骨),结于膝部;其分支结于外辅骨,并与足少阳的经筋相合;其直行的沿伏兔部向上结于髀部,并结聚于会阴部,再向上行,分布于腹部,上行至缺盆部结聚,再上行通过颈部,环绕在口的周围,再汇合于鼻根旁,向下结于鼻,上行与太阳经筋相合。太阳经之筋散于目上为上眼睑,阳明之筋散于目下为下眼睑;其分支通过面颊结于耳前。该经筋的病候,可见足中趾掣强,小腿转筋,腿部肌肉跳动而强直,伏兔部转筋,髀部肿胀,阴囊肿胀疼痛或硬结麻木(㿗疝),腹部筋脉拘急。向上牵引到缺盆及颊部,突发口角歪斜,筋脉拘急,眼不能闭合,如有热则筋脉弛纵而眼不能开。颊筋如果有寒则使面颊拘急、牵引口角;有热则筋脉弛缓、收缩无力,口角也会歪斜。治疗时可用马膏涂在拘急一侧的面颊上,以润养其拘急之筋,再以白酒调和肉桂末,涂在弛缓一侧的面颊上,使筋脉温通,然后再用桑钩钩住病人的口角,以调整其歪斜,使其复位。另外,用桑木炭火放入地坑,坑的高低以患者坐位时,能烤到颊部为宜,同时用马膏温熨拘急一侧的面颊,让患者喝一些酒,吃些烤肉之类的美味,不能饮酒的病人也要勉强喝一些,而且不时地用手抚摩患处,以舒筋活络。其他病的治疗可用燔针劫刺的方法,针刺的次数以病愈为准,以疼痛的部位为针刺腧穴,这种病叫作季春痹。

足太阴经的经筋,起始于足大趾内侧端,上行结于内踝;其直行的分支,向上络于膝内侧辅骨,上沿股内侧结于髀部,结聚于会阴部,再上行至腹部,结于脐部,沿腹内上行,结于两肋,散布于胸中。其行于内的附着于脊柱。该经筋的病候,可见足大趾牵引内踝痛,转筋,膝内辅骨疼,股内侧牵引至髀部痛,阴器纽结而痛,上牵引脐部及两胁作痛,散于胸及脊内疼痛。治疗可用燔针劫刺的方法,针刺的次数以病愈为准,以疼痛的部位为针刺腧穴,这种病叫作仲秋痹。

足少阴经的经筋,起始于足小趾的下方,与足太阴经筋并行,斜行于内踝之下,结于脚跟,与足太阳经筋相合,向上结于内辅骨下方,在此与足太阴经筋并行,沿大腿内侧结于阴器,再沿着脊柱旁肌肉上行至后项部,结于枕骨,与足太阳经筋相合。该经筋的病候,可见足下转筋,其经筋所经过和所结的部位疼痛、转筋。病发于这些部位的就会出现痫证、抽搐和项背反张,惊风等。病在外的不能低头弯腰,病在内的不能后仰。所以阳病则角弓反张不能俯,阴病则不能后仰。治疗可用燔针劫刺的方法,针刺的次数以病愈为准,以疼痛的部位为针刺腧穴，病在内可在患处用熨法加以按摩导引以舒筋脉，也可饮用汤药以养血。若本经的经筋反折纠结，其发作次数频繁且病情很重的，往往是不治之证。这种病叫作孟秋痹。

足厥阴经的经筋，起始于足大趾的上方，上行结于内踝之前，再向上沿着胫骨结于内侧辅骨下端，又沿着大腿内侧上行结于阴部，联络足三阴及足阳明各经的经筋。该经筋的病候，可见足大趾掣强，内踝前部疼痛，内侧辅骨处疼痛，股内侧疼痛转筋，阴器的功能丧失，如果房劳过度则阴茎痿软。如伤于寒邪则阴茎收缩，伤于热邪则阴茎弛缓，挺而不收。治疗本病应行肾水以清理本经经气。对于转筋之症，治疗可用燔针劫刺的方法，针刺的次数以病愈为准，以疼痛的部位为针刺腧穴，这种病叫作季秋痹。

手太阳经的经筋，起始于手小指端上面，结于手腕，沿前臂内侧上行，结于肘内锐骨的后边。如果用手指弹拨此处的筋，酸麻的感觉能传至小指端。再上行入内结于腋下；其分支，向后行至腋后侧，上绕肩胛，沿颈旁出，走足太阳经筋的前面，结于耳后的完骨；其别支从耳后进入耳中；直行的从耳出上行，又向下结于下颌，上行联属于目外眦。该经筋的病候可见手小指掣强，肘内锐骨后边疼痛，沿臂内侧进入腋下而发生腋下及腋后边疼痛，绕肩胛并牵引颈部痛，耳中鸣响疼痛，同时牵引下颌痛，痛时必须闭目休息后才能恢复视力，如果颈筋拘急，可发生筋痿、颈肿及寒热等证，治疗可用燔针劫刺的方法，针刺的次数以病愈为准，以疼痛的部位为针刺腧穴。若发生肿胀，可用锐利的针刺之。另一分支上行于曲牙部（下颌骨角）沿着耳前连属于目外眦，上行至额结于额角，其疼痛部位就在本筋所经过之地，且有转筋症状，也可用燔针劫刺的方法来治疗。针刺的次数仍以病愈为准，以疼痛的部位为针刺腧穴，这种病叫作仲夏痹。

手少阳经的经筋，起始于手环指指端，上行结于手腕部，沿着前臂两骨之间上行结于肘部，向上绕着上臂外侧，上行肩部至颈部，与手太阳的经筋相合。其分支在下颌角的部位深入于里，联系舌根；另一分支从曲牙部（下颌骨角）上行，沿耳前达目外眦，向上经过额部，最终结于额角。该经筋的病候，可见本经的经筋循行部位掣引、转筋和舌卷。治疗可用燔针劫刺的方法，针刺的次数以病愈为准，以疼痛的部位为针刺腧穴，这种病叫作季夏痹。

手阳明经的经筋，起始于第二手指端，结于腕部，沿着手臂上行，结于肘外侧，沿上臂外侧上行结于肩髃部；其分支绕肩胛，挟脊柱；直行的从肩髃上行至颈部；其分支上行面颊，结于在鼻根部；直行的分支上行出手太阳经筋的前方，上行至左额角，络头部而下向对侧（右侧）颌部。该经筋的病候，可见该经筋走行部位掣引转筋及疼痛，肩不能举、颈部强直、运转不利，不能左右视看。治疗可用燔针劫刺的方法，针刺的次数以病愈为准，以疼痛的部位为针刺腧穴，这种病叫作孟夏痹。

手太阴经的经筋，起始于大拇指上侧，沿拇指上行，结于手鱼际之后，上行于寸口外侧，上沿手前臂结于肘中；由肘沿臂内侧进入腋下，出于缺盆，结于肩髃之前。上方结于缺盆，下方入胸而结于胸里，散布于胃上口贲门部，合于膈下贲门部，继而下行至季胁。该经筋病候，可见本经筋走行的部位掣引、转筋、疼痛，严重的可发展为呼吸急促气逆上奔的"息贲"证，胁下拘急，吐血。治疗可用燔针劫刺的方法，针刺的次数以病愈为准，以疼痛的部位为针刺腧穴，这种病叫作仲冬痹。

手厥阴心包经的经筋，起始于手中指端，与手太阴经筋并行，结于肘内侧，上行于臂内侧而结于腋下，从腋下行布散于两胁前后；其分支进入腋内，散布胸中结于胃上口贲门部。该经筋的病候可见本经筋所走行部位掣引、转筋，向前累及胸痛和呼吸急促，气逆上奔的"息贲"证。治疗可用燔针劫刺的方法，针刺的次数以病愈为准，以疼痛的部位为针刺腧穴，这种病叫作孟冬痹。

手少阴心经的经筋，起始于手小指内侧，结于掌后锐骨，向上结于肘内侧，上入腋内，与手太阴经筋相交，挟行于乳房内侧而结于胸中，沿膈下行联系脐部。该经筋的病候，可见在内为胸内拘急，心下有积块坚伏，名为伏梁病。在外则肘部像罗网一样牵引拘急。本经筋所走行的部位掣引、转筋和疼痛。治疗可用燔针劫刺的方法，针刺的次数以病愈为准，以疼痛的部位为针刺腧穴。若病已发展成伏梁而出现吐脓血的，为脏气已损，不治之死症。大凡经筋发病，属寒则脊背反折筋脉拘急，遇热则筋脉松弛而难收，甚至出现阳痿之症。属阳之背部的筋挛急，则脊背向后反张；属阴之腹部的筋挛急，则身体向前弯曲而不能伸直。火针，是治疗受寒筋急之法，当因热而造成的筋脉弛缓便不宜采用火针了，这种病叫作季冬痹。

足阳明经筋和手太阳经筋拘急，会发生口眼歪斜，眼角拘急，视物不清。

治法同上。

十三、五脏募穴 《聚英》

中府为肺募,巨阙为心募,期门为肝募,章门为脾募,京门为肾募。

《难经》说:"阳病应行阴气以治,所以募穴皆在阴(腹部为阴,募穴都在腹部)。"

李东垣说:"凡针募穴都是因为元阳不足,从腹部的募穴中引阳气上行,切勿会错意。"又说:"外感六淫之邪以及上热下寒或筋骨皮肉血脉之病,错误地取胃之合穴足三里和腹部募穴的话,必定病危。"

五脏俞穴。俞,就像委输之输,即经气由此处而输往彼处。

肺俞在第三椎下旁开寸半,心俞在第五椎下旁开寸半,肝俞在第九椎下旁开寸半,脾俞在第十三椎下旁开寸半,肾俞在第十四椎下旁开寸半。

按照《难经》说:"阴病应行阳气以治,所以俞穴在阳(背部为阳,俞穴都在背上)。"

李东恒说:自然界的风寒之邪气,会乘着体虚而使人犯病。而人的背上有脏俞腑俞,是最先受到外界风邪影响的地方。也有第二种说法,认为背部的足太阳经是最先受到外邪侵袭并在其经上流走,病初是因为寒邪,最终寒气会化热。要收服治退风寒外邪,就用各脏腑的俞穴来治疗。

十四、八会

腑会中脘,脏会章门,筋会阳陵泉,髓会绝骨,血会膈俞,骨会大杼,脉会太渊,气会膻中。

《难经》说:若热病在于内,则于外取其所会之穴,以去疾也。

十五、看部取穴

《灵枢》杂症论:人体上,病在上部取手阳明经,病在中部取足太阴经,病在下部取足厥阴经,病在前膺取足阳明经,病在后背取足太阳经。因各经之病,而取各经中的穴。一个病可以用一两个穴来治疗。

十六、治病要穴 《医学入门》

针刺艾灸穴道治疗大同,但头面是诸阳之会。胸膈是君火、相火的所处,不宜多灸。背腹部阴虚有火的人,亦不宜艾灸,惟有四肢的穴位最适合。凡是在上部及在人体骨骼接近体表易于触及之部位,针刺部位应浅而艾灸应少。

凡是在下部及在肌肉厚实的部位,针刺部位应深且多次艾灸没有害处。之前关于经络理论的注解及《素问》里关于经络的,没有记载针灸拿捏的分寸,可以以此推之。

头部

◎ 百会:主治所有中风等症,头风(即经久难愈的头痛),癫狂,鼻病,脱肛,久病大肠气泄,小儿急慢惊风,痫症,小儿入夜啼哭不安,百病。

◎ 上星:主治鼻渊,鼻塞,息肉及头风眼病。

◎ 神庭:主治风痫,羊癫疯。

◎ 通天:主治鼻腔内生赘肉肿块,又称鼻息肉。左边鼻孔有臭气则灸右边,右边鼻孔有臭气则灸左边;左右同时臭,左右同时灸,当鼻中有除去一块类似坏骨的感觉,鼻中臭气自行痊愈。

◎ 脑空:主治头风(即经久难愈的头痛)目眩。

◎ 翳风:主治耳聋及瘰疬。

◎ 率谷:主治酗酒呕吐无度,痰饮眩晕。

◎ 风池:主治肺脏中风,偏正头风。

◎ 颊车:主治下颌关节脱臼。

腹部

◎ 膻中:主治哮喘,肺痈,咳嗽,瘿气。

◎ 巨阙:主治九种心痛,痰饮吐水,腹痛,息贲。

◎ 上脘:主治胃痛,伏梁(即心下至脐部周围有包块或气块),奔豚(即气从少腹上冲心下或咽喉,如豚之奔走)。

◎ 中脘:主治中暑,内伤脾胃,心脾疼痛,疟疾,痰饮眩晕,痞满,反胃,可以引导胃气上行。

◎ 水分:主治脐周臌胀,腹部坚实痞满不进食,能分利水道,利尿行水,止泄。

◎ 神阙:主治百病及老人、虚人泄泻严重。又治水肿,臌胀,肠鸣,卒死,产后腹胀,小便不通,小儿脱肛。

◎ 气海:经常灸能令妇人生孩子。主一切气机证,阴证痼冷,即真阳不足,阴寒之邪伏体内所致之症,及风寒暑湿之邪,水肿,心腹臌胀,胁痛,所有虚症的腹中结块,小儿囟门不合。朱丹溪治痢疾,昏仆两目上视,尿流而汗泄,脉大,因酒色得病,灸气海后,服人参膏而痊愈。

◎ 关元:主治诸虚证所致奔豚及虚证,老人泄泻,遗精色白混浊,易令妇人生孩子。

◎ 中极：主治妇人脐下丹田虚冷，虚损，月经不调，带下脓血。灸三遍，易令妇人生孩子。

◎ 天枢：主治内伤脾胃，脓血便，脾泄及脐部腹中臌胀，癥瘕。

◎ 章门：主治腹中痞块，多灸左边。肾积即奔豚，灸两边。

◎ 乳根：主治膺肿（胸部肿痛），乳痈（即乳房红肿疼痛，乳汁排出不畅，以致结脓成痈），小儿龟胸（肺热作胀，胸骨高起）。

◎ 日月：主治呕宿汁，吞酸。

◎ 大赫：主治遗精。

◎ 带脉：主治疝气多坠，水肾，妇人带下

背部

◎ 大杼：主治遍身发热，瘅疟，咳嗽。

◎ 神道：主治腰肩脊背强痛，气喘。

◎ 至阳：主治五疸，即黄疸、谷疸、酒疸、女劳疸和黑疸，腹部痞满。

◎ 命门：主治老人肾虚腰疼，和诸痔脱肛，肠风下血（肠胃有风，气虚挟热，便血）。

◎ 风门：主治易感风寒，咳嗽且有痰血，鼻出血，一切鼻病。

◎ 肺俞：主治内伤外感方面的疾病，如咳嗽吐血，肺痈，肺痿（肺叶痿弱不用），小儿龟背（小儿背脊屈曲且突）。

◎ 膈俞：主治胸痛、胁痛，痰疟（即疟疾兼有郁痰者），痃癖（即为脐腹偏侧或胁肋部时有筋脉攻撑急痛），一切血疾。

◎ 肝俞：主治吐血，视物昏暗不清，寒邪凝滞腹内。

◎ 长强：主治痔疮合并肛漏。

◎ 胆俞：主治两胁胀满，干呕，惊悸，睡卧不安，酒疸（酒食不节所致），目睛发黄，面发赤斑。

◎ 脾俞：主治脾胃内伤，呕吐泄泻，疟疾，痢疾，气喘急促，黄疸，食积，癥瘕，吐血，小儿慢脾风（慢惊风的脾肾阳衰证，阳虚极而生内风，为虚极之候、纯阴之证，又名脾风、虚风）。

◎ 三焦俞：主治腹部胀满积块，痢疾。

◎ 胃俞：主治黄疸，食后头晕目眩，疟疾，易饥却没有食欲。

◎ 肾俞：主治各种虚证，此穴可以补人的元气，可以让妇人有孩子，又治耳聋，吐血，腰痛，女劳疸，妇人带下黄赤。

◎ 小肠俞：主治血痢，小便黄赤。

◎ 大肠俞：主治腰背痛，小便艰涩，便秘，或痢疾泄泻。

◎ 膀胱俞：主治腰背强直，小便艰涩，少腹疼痛。

◎ 但凡五脏有疟，都可以灸相应经脉的俞穴来治疗。

◎ 谚谑：主治各种疟疾，久疟的视物模糊不清。

◎ 意舍：主治两胁痞满，呕吐。

手部

◎ 曲池：主治中风，手挛筋急，风痹，疟疾先寒后热等证。

◎ 肩井：主治手肘臂活动受限，跌倒扑伤。

◎ 肩髃：主治瘫痪，肩肿，手挛。

◎ 三里：主治偏风，下牙疼痛。

◎ 合谷：主治中风，破伤风，风痹，手部筋急疼痛，又治头部疾病，水肿，难产，小儿急惊风。

◎ 三间：主治下牙部位疼。

◎ 二间：主治牙疾，眼疾。

◎ 支正：主治情志因素所致气郁，手肘臂十指皆挛缩，消渴病。

◎ 阳谷：主治头面手膊的各种疾病及痔疮疼痛，阴痿。

◎ 腕骨：主治头面、臂腕、五指相关疾病。

◎ 后溪：主治疟疾，癫痫。

◎ 少泽：主治鼻出血不止，妇人乳房肿大。

◎ 间使：主治脾寒症，九种心痛（虫心痛、注心痛、风心痛、悸心痛、食心痛、饮心痛、冷心痛、热心痛、去来心痛），脾痛，疟疾，口渴。如果瘰疬长久不痊愈，左侧患病，在右侧艾灸；右侧患病，在左侧艾灸。

◎ 大陵：主治呕血，疟疾。

◎ 内关：主治气积聚成块，胁肋痛，虚损骨蒸发热，疟疾，心胸部疼痛。

◎ 劳宫：主治痰火互结积于胸而引发的疼痛，小儿的口疮和鹅掌风。

◎ 中渚：主治手足麻木，颤抖蜷缩挛痛，肩臂牵扯背部疼痛，手背发痈毒。

◎ 神门：主治心悸，痴呆，像突然中了邪，精神恍惚，小儿惊痫。

◎ 少冲：主治心气虚，胆受寒邪所扰，怔忡癫狂。

◎ 少商：主治双蛾风（两侧喉核肿起，色红疼痛），喉痹。

◎ 列缺：主治咳嗽风痰，偏正头风，单蛾风（单侧喉核肿起，色红疼痛），下牙部位疼。

足部

◎ 环跳：主治风湿，大腿膝部痉挛疼痛，腰痛。

◎ 风市：主治中风，腿膝软弱无力，脚气，浑身瘙痒，麻痹。

◎ 阳陵泉：主治寒痹偏风邪，霍乱转筋即为上吐下泻，失水过多，以致两小腹腓肠肌痉挛，不能伸直。

◎ 悬钟：主治胃热腹胀，胁痛，脚气，下肢受湿邪困扰，浑身瘙痒，脚趾疼。

◎ 足三里：主治中风中湿，各种虚证所致耳聋，上牙疼，风痹，水肿，胸腹部臌胀，噎膈（即食物咽下不顺），哮喘，寒湿之邪所致的脚气。上、中、下三部的疾病，无所不治。

◎ 丰隆：主治痰饮眩晕，呕吐哮喘。

◎ 内庭：主治痞满。患右灸左，患左灸右，直至自觉腹部有响声才算有效。妇人食滞腹胀，行经而头晕，小腹痛。

◎ 委中：主治与环跳穴相同。

◎ 承山：主治痔疮血漏，肌肉痉挛。

◎ 飞扬：主治行步如飞。

◎ 金门：主治癫痫。

◎ 昆仑：主治小腿及脚红肿，牙齿痛。

◎ 申脉：主治昼发痓（即为白天出现痓病），足肿，牙痛。

◎ 血海：主治一切与血相关的疾病及各种疮证。

◎ 阴陵泉：主治两胁腹部的胀满，中、下部的病皆可用此穴治疗。

◎ 三阴交：主治痞满癖冷，即寒邪久伏，固滞于肠胃，阳气郁结的病证，疝气，脚气，遗精，妇人月经不调，长久不怀孕，难产，带下赤白，淋漓不断。

◎ 公孙：主治痰壅胸膈，风邪侵入肠而导致便血，更治积块，妇人气蛊，又称气臌（即气不通而引起的臌胀）。

◎ 太冲：主治肿胀痞满，行步艰难，霍乱，手足痉挛。

◎ 行间：主治浑身臌胀，单腹蛊胀也叫臌胀，腹部胀大如鼓，妇人血蛊，即妇人瘀血内停，因循日久所致的臌胀证。

◎ 大敦：主治各种疝症，阴囊肿胀，脑衄（即上窍大出血），破伤风，小儿急慢惊风等症。

◎ 隐白：主治胃痛。

◎ 筑宾：主治气疝（即气郁而发疝者）。

◎ 照海：主治夜发痓（即夜晚出现痓病），便秘，消渴症。

◎ 太溪：主治消渴症，房事过劳，心情不畅，妇人水蛊（即水臌，腹胀大，皮薄而紧，色苍小便难，两胁痛）。

◎ 然谷：主治喉痹，唾液带血，遗精，温疟（即内有伏邪，至夏季感受暑热而发的一种疟疾），疝气，脚心发热，小儿脐风（即新生儿破伤风）。

◎ 涌泉：主治脚心发热,疝气,贲豚,血淋,气痛。

十七、经外奇穴 （杨氏）

◎ 内迎香：二穴。在鼻孔中。治疗目赤有热突发疼痛,用芦管子向鼻中刺,出血为有效。

◎ 鼻准：二穴,在鼻柱尖上,专治鼻上生酒醉风,宜用三棱针点刺出血。

◎ 耳尖：二穴,在耳尖上,卷折耳翼,耳尖上为此穴。治疗眼睛有翳膜,用小艾炷灸五壮。

◎ 聚泉：一穴。在舌上,当舌中,吐出舌头,舌头中直有缝隙凹陷中就是该穴。治疗哮喘咳嗽,及久咳不愈。若用灸法,则不超过七壮。灸法用和铜钱一样厚的生姜切片,放在舌上该穴上,然后灸之。如果是热证咳嗽,用少许雄黄末,和于艾炷中灸之;如果是冷证咳嗽,用款冬花研磨成粉末,和于艾炷中灸之。灸法完毕后,用茶清并生姜细嚼咽下。又治舌苔,舌头强直亦可治,也可用小针刺之出血。

◎ 左金津、右玉液：二穴。在舌下两旁,紫脉上是该穴,卷起舌头来取穴。治重舌(即舌下生小舌)肿痛,喉闭(即喉痹症发于两侧),用沸水煮三棱针消毒,点刺该穴出血。

◎ 海泉：一穴。在舌下中央脉上就是该穴。主治消渴,用三棱针刺之出血。

◎ 鱼腰：二穴。在眉中间就是该穴。治疗眼生垂帘翳(即以黑睛上缘或四周出现赤脉密集的翳膜为主要表现的翳病类疾病),针刺入深 1 分,沿皮刺向两旁。

◎ 太阳：二穴。在眉后陷中,太阳紫脉上就是该穴。治疗眼睛红肿牵扯及头部,用三棱针刺之出血。其出血之法：用一条白绢,紧紧缠其脖子,马上就能见到紫脉,点刺出血即愈。又法：用手紧纽其领,令紫脉显现,即在紫脉上刺出血,极效。

◎ 大骨空：二穴。在手大拇指中节上,屈指当骨尖陷中处就是该穴。治疗双目长久疼痛,和生翳膜内障,可艾灸该穴七壮来治疗。

◎ 中魁：二穴。在中指第二节骨尖,屈指就可以取到该穴。治疗五噎(即气噎、忧噎、食噎、劳噎、思噎),反胃呕吐,可灸该穴七壮,适宜用泻法。而阳溪二穴,也称为中魁。

◎ 八邪：八穴。在手五指歧骨间,指两骨的末端互相交叉的部分,左右手各四穴。其一：大都二穴,在手大拇指示指虎口,赤白肉际处,握拳取穴。可灸该穴七壮,针刺入1分。治疗头风牙痛。其二:上都二穴,在手的示指中指本节歧骨间,握拳取穴。治疗手臂红肿,针刺入1分,可灸该穴五壮。其三:中都二穴,在手的中指环指本节歧骨,又称为液门。治疗手臂红肿,针刺入1分,可灸该穴五壮。其四:下都二穴,在手的环指小指本节后歧骨之间,又名为中渚。中渚穴,在液门穴下5分。治疗手臂红肿,针刺入1分,灸五壮。两手共八穴,故名八邪。

◎ 八风:八穴,在足五趾歧骨间,两足共八穴,所以称为八风。治疗脚背红肿,针刺入1分,灸五壮。

◎ 十宣:十穴,在手十个指头上,距指甲角0.5寸,每一指各一穴,两手指共十六,所以称为十宣。治疗乳蛾,即咽喉两侧的喉核红肿疼痛,用三棱针刺之出血,疗效显著。或用软丝缚定本节前的次节后,内侧中间,像眼睛状,再加灸一火,两边都点燃艾,即将艾炷直接或隔物放置于皮肤之上,灸五壮,针刺效果更好。

◎ 五虎:四穴,在手的示指及环指第二节骨尖,握拳取穴。治疗五指拘急痉挛,灸五壮,两手共四穴。

◎ 肘尖:二穴,在手肘的骨尖上,屈肘取穴。治疗瘰疬,可灸七壮。

◎ 肩柱骨:二穴,在肩峰端起骨尖上就是该穴。治疗瘰疬,也治疗手不能上举,灸七壮。

◎ 二白:四穴,即郄门穴。在掌后横纹中,直上4寸,一手有二穴,一穴在筋内两筋之间,就是在间使穴上1寸。一穴在筋外,与筋内之穴并齐。治疗痔疮,脱肛。

◎ 独阴:二穴,在足第二趾下,横纹中就是该穴。治疗小肠疝气,又治疗胎死腹中,胎盘不下,灸该穴五壮。又治女人干呕,呕吐带血,月经不调。

◎ 内踝尖:二穴,在足内踝骨尖就是该穴。灸七壮。治疗下牙部位的疼痛及脚内侧肌肉痉挛。

◎ 外踝尖:二穴,在足外踝骨尖上就是该穴。可灸七壮。治疗脚外侧肌肉痉挛,及治疗寒邪或热邪所致的脚气,宜用三棱针点刺出血。

◎ 囊底:一穴,在阴囊十字纹中。治疗肾脏风疮,即为湿毒疮,生于足胫之间,状如牛眼,或紫或黑,脓水淋漓,止处即溃烂,久而不敛。又治疗小肠疝气,及肾脏的一切症候。灸七壮,用与类似鼠粪一样大小的艾炷。

◎ 鬼眼:四穴,在手的大拇指,距指甲角侧上方0.5寸,两指并拢,用白绢束缚,正当两指指缝中就是该穴。另外二穴在足大蹈趾,取穴也有如在手指一样。治疗五痫(按五脏分属分为五脏痫,或者按五畜叫声及发病时体态区分)

等症,痫疾发作期,马上艾灸该穴,十分有效。

◎ 髋骨:四穴,在梁丘穴两旁,各旁开 1.5 寸,两脚总共四穴。治疗腿痛,灸七壮。

◎ 中泉:二穴,在手背侧腕横纹中,在阳溪穴、阳池穴中间的凹陷中就是该穴。灸二七壮。治疗胸痛及腹中各种气机问题,疼痛无法忍受。

◎ 四关:四穴,即两手的合谷穴、两脚上的太冲穴。

◎ 小骨空:二穴,在手的小拇指第二节尖便是该穴。灸七壮。治疗手部掌指关节疼痛,及目痛。

◎ 印堂:一穴,在两眉中间凹陷中就是该穴。针刺入 1 分,灸五壮。治疗小儿惊风。

◎ 子宫:二穴,在中极两旁各旁开 3 寸的位置。针刺入 2 寸,灸二七壮。治疗妇人长久不能怀孕。

◎ 龙玄:二穴,在手腕里侧有静脉交叉的地方上。灸七壮,禁止针刺。治疗手部疼痛。

◎ 四缝:四穴,在手四指内中节(第一指关节)就是该穴。三棱针点刺出血。治疗小儿猢狲劳(即小儿疳积)等症。

◎ 高骨:二穴,在手掌后寸脉部前 5 分。针刺入 1 寸半,灸七壮。治疗手病。

◎ 阑门:二穴,在曲泉穴两旁各旁开 3 寸。治疗膀胱七疝,贲豚。

◎ 百虫窠:二穴,即血海(经穴别名)。在膝部内侧上 3 寸,灸二七壮,针刺入 5 分。治疗下部生疮。

◎ 睛中:二穴,在眼黑珠正中。取穴之法:先用布放在眼外,用冷水淋一刻时长,再将三棱针在眼外角,距离黑珠 1 分远处,刺入半分的长度,然后刺入金针,大约数分深,在旁刺入自上层转拨向瞳仁轻轻而下,斜刺定目角,即能见物,一顿饭时间后出针,轻扶而仰面倒下,仍用青布放在眼外,再用冷水淋三日夜才停止。最开始针刺时,盘膝正坐,将箸一把,两手握于胸前,宁心正视,易得其穴。治疗一切目内障,长时间失明,顷刻恢复光明,是一个神秘穴。

但凡学习针刺人眼的医者,必须先试着针刺羊的内障眼,能够针刺羊眼恢复视力,再去针刺人眼,不能鲁莽轻率。

十八、穴同名异类 《聚英》

一穴二名

后顶:又名交冲。强间:又名大羽。窍阴:又名枕骨。脑户:又名合颅。

曲鬓：又名曲发。脑空：又名颞颥。颅囟：又名颅息。听宫：又名多所闻。瘈脉：又名资脉。素髎：又名面正。水沟：又名人中。承浆：又名悬浆。廉泉：又名舌本。风府：又名舌本。上星：又名神堂。丝竹空：又名目髎。睛明：又名泪孔。巨髎：又名巨窌。肩井：又名膊井。渊液：又名泉液。臑会：又名臑髎。大椎：又名百劳。命门：又名属累。风门：又名热府。巨阙：又名心募。期门：又名肝募。督俞：又名高盖。中膂俞：又名脊内俞。天窗：又名窗笼。天鼎：又名天项。天突：又名天瞿。扶突：又名水穴。天池：又名天会。人迎：又名五会。缺盆：又名天盖。俞府：又名输府。玉堂：又名玉英。神阙：又名气舍。四满：又名髓府。腹结：又名肠窟。冲门：又名上慈宫。气冲：又名气街。横骨：又名曲骨端。辄筋：又名神光。阳辅：又名分肉。阴都：又名食宫。水突：又名水门。水分：又名分水。会阴：又名屏翳。会阳：又名利机。太渊：又名太泉。商阳：又名绝阳。二间：又名间谷。三间：又名少谷。合谷：又名虎口。阳溪：又名中魁。三里：又名手三里。少冲：又名经始。少海：又名曲节。少泽：又名小吉。天泉：又名天湿。阳池：又名别阳。支沟：又名飞虎。蠡沟：又名交仪。中封：又名悬泉。中都：又名中郄。三阳络：又名通门。阴包：又名阴胞。阴交：又名横户。委中：又名血郄。悬钟：又名绝骨。漏谷：又名太阴络。地机：又名脾舍。血海：又名百虫窠。上廉：又名上巨虚。下廉：又名下巨虚。阴市：又名阴门。伏兔：又名外勾。太溪：又名吕细。照海：又名阴跷。金门：又名梁关。昆仑：又名下昆仑。飞扬：又名厥阳。附阳：又名付阳。仆参：又名安邪。环跳：又名膑骨。申脉：又名阳跷。涌泉：又名地冲。

一穴三名

络却：又名强阳，又名脑盖。禾髎：又名长频，又名禾窌。客主人：又名上关，又名客主。瞳子髎：又名前关，又名太阳。颊车：又名机关，又名曲牙。听会：又名听河，又名后关。肩髃：又名中肩，又名偏肩。脊中：又名神宗，又名脊俞。膻中：又名亶中，又名元见。鸠尾：又名尾翳，又名𩩲（𩩲：拼音 hé。胸骨剑突下部位，一名鸠尾。《灵枢·骨度》："缺盆以下至𩩲长九寸。"张景岳注："𩩲，一名鸠尾，一名尾翳，蔽心骨也。"《灵枢·师传》："（骭）骨有余，以候（𩩲）。"）骭。上脘：又名上管，又名胃脘。中脘：又名太仓，又名胃募。气海：又名脖胦，又名下肓。气穴：又名胞门，又名子户。中府：又名府中俞，又名肺募。劳宫：又名五里，又名掌中。大赫：又名阴维，又名阴关。长强：又名气郄，又名橛骨。日月：又名神光，又名胆募。承筋：又名腨肠，又名直肠。温溜：又名池头，又名逆注。复溜：又名昌阳，又名伏白。阳关：又名阳陵，又名关陵。阳交：又名别阳，又名足窌。神门：又名锐中，又名中都。然谷：又名然骨，又名龙渊。

一穴四名

哑门：又名暗门，又名舌横，又名舌厌。攒竹：又名始光，又名光明，又名员柱。关元：又名丹田，又名大中极，又名小肠募。中极：又名玉泉，又名气原，又名膀胱募。天枢：又名长溪，又名谷门，又名大肠募。京门：又名气俞，又名气府，又名肾募。承山：又名鱼腹，又名内柱，又名肠山。承扶：又名肉郄，又名阴关，又名皮部。

一穴五名

百会：又名三阳，又名五会，又名巅上，又名天满。章门：又名长平，又名季胁，又名胁髎，又名脾募。

一穴六名

腰俞：又名背解，又名腰户，又名髓孔，又名腰柱，又名髓府。石门：又名利机，又名丹田，又名精露，又名命门，又名三焦募。

名同穴异类（名字相同而有不同定位的穴）

头临泣，足临泣；头窍阴，足窍阴；腹通谷，足通谷；背阳关，足阳关；手三里，足三里；手五里，足五里。

卷　八

一、穴法　《神应经》

神庭穴在头部鼻子的正上方,直入发际0.5寸。艾灸七壮,四十九壮后结束疗程,禁止用针刺。

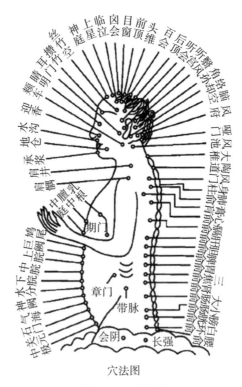

穴法图

图8-1　穴法图

上星穴在头部鼻子的正上方,直入发际1寸。用针刺入0.3寸,用细三棱针可以泄各种气热实证。艾灸三壮,不适宜灸太多;次数多会导致气被拔出向上冲,眼睛会看不清楚。

囟会穴在上星穴的后面1寸,此有凹陷处可以容纳大约一颗豆子的大小。艾灸十四壮。

前顶穴在囟会穴后面1.5寸,即发际正中线直上3.5寸,位于颅骨骨缝间凹陷处。针刺0.1寸,艾灸三壮。

百会穴在头顶正中凹陷处中间,能容纳大约一颗豆子大小的地方,距离前发际线5寸,后发际线7寸的地方。针刺入0.2寸,艾灸七壮,直到四十九壮后结束。

后顶穴在百会穴后1.5寸,枕骨的上方。针刺入0.2寸,艾灸五壮。

风府穴在项后发际线正中直上1寸,正当项后两条大筋之间凹陷中,快速说话的时候此处肌肉会凸起。用针刺入0.4寸,禁止艾灸,如果灸此穴,会让人不能发声。

哑门穴正当在项后发际线正中直上0.5寸,要抬起头取穴。针刺0.3寸,禁止艾灸,灸此穴会令人声音嘶哑。

睛明穴在面部目内眦角稍上方0.1寸凹陷处。针刺1.5寸,患有雀目的患者可以久留针,针之后要迅速出针,禁止艾灸。

攒竹穴在正当两个眉头小凹陷处中。针刺0.3寸,刺三次,视线变得很清晰,适宜用锋针刺之出血。禁止艾灸。

丝竹空穴在眉毛末梢凹陷中。针刺0.3寸,适宜用泻法而不用补法。禁止艾灸,灸此穴,会让人的视线变小什么都看不到。

角孙穴在折耳郭向前,当耳尖直入发际处。针刺0.8寸,艾灸三壮。

络却穴在脑后发际线直上5.5寸,旁开1.5寸。针刺0.3寸,艾灸三壮。

翳风穴在耳垂后突出骨头下凹陷之中,按下去耳朵会有痛反应。针刺0.3寸,艾灸七壮。

临泣穴在瞳孔直上,入前发际线0.5寸凹陷中间。针刺0.3寸,不宜艾灸。

目窗穴在临泣穴后方0.5寸,艾灸五壮,针刺0.3寸,针刺三次,眼睛能明亮。

头维穴在额角处入发际,在本神穴旁开1.5寸。针刺0.3寸,禁止艾灸。

听会穴在耳稍微前方凹陷中间,上关穴下方1寸,正当动脉中,张口取穴。针刺0.3寸,不能用补法。每日灸五壮,灸到二十一壮结束为止。

听宫穴在头部侧面耳屏前部,耳珠平行缺口凹陷中,大小像赤小豆一般。针刺0.3寸,艾灸三壮。

脑空穴在承灵穴后面1.5寸,当枕外隆凸的上缘外侧凹陷中间。针刺0.5寸,艾灸三壮。

风池穴在脑空穴下面发际的凹陷处。针刺1.2寸,艾灸的效果没有针刺的好,每日艾灸七壮到一百壮之间。艾炷的大小不用太大。

耳门穴在耳屏上切迹的前方,张口凹陷的中间。针刺0.3寸,禁止艾灸。如果疾病需要用到灸法的时候,不能超过三壮。

颊车穴在耳朵下方0.8寸,靠近面颊下颌角前上方凹陷的地方,侧卧张口有凹陷。针刺0.4寸,每日艾灸七壮到四十九壮之间,艾炷的大小要像大麦一样。

迎香穴在鼻孔旁边0.5寸。针刺0.3寸,禁止艾灸。

地仓穴在面部口角外0.4寸,外侧附近有脉搏微微跳动的样子。针刺0.35寸,可以每日艾灸七壮到十四壮之间,病情严重可以艾灸到四十九壮。

水沟穴在鼻梁下方人中沟中间。针刺0.4寸,艾灸没有针刺效果好,水肿病只扎此穴,艾灸每日三壮,直到两百壮为止。

承浆穴在颏唇沟下正中凹陷处,张口取穴。针刺0.3寸,可以每天艾灸七壮,直到四十九壮为止,艾炷像小筷子头一般大。

以上是头面部的穴位。

肩井穴在缺盆穴上方,大骨头前1.5寸,用三指按,中指所按下陷的地方即是。可以针刺到0.5寸为止,如果再深,会让人胸闷倒下,这时候迅速用补法针刺足三里。

肩髃穴在肩头两端骨头之间,正当其凹陷处。针刺0.8寸,艾灸五壮,或者每日七壮到十四壮之间。

大椎穴在脊柱第七颈椎棘突下凹陷正中。针刺0.5寸,艾灸的壮数由年龄大小决定。

陶道穴在第一胸椎棘突下方凹陷处,低头取穴。针刺0.5寸,艾灸五壮。

身柱穴在第三胸椎棘突下凹陷中,低头取穴。艾灸十四壮。

风门穴在第二胸椎棘突下,后正中线两边旁开各1.5寸。针刺0.5寸,艾灸五壮。

肺俞穴在第三胸椎棘突下,后正中线两边旁开各1.5寸。艾灸一百壮。

膏肓穴在第四胸椎下0.1寸,第五胸椎上方0.2寸,后正中线两边旁开各

3寸,四条肋骨三条间隙,距离肩胛骨边缘能容纳大约一指。艾灸一百壮到一千壮之间。

心俞穴在第五胸椎棘突下,后正中线两边旁开各1.5寸。艾灸七壮。

膈俞穴在第七胸椎棘突下,后正中线两边旁开各1.5寸。艾灸三壮到一百壮之间。

肝俞穴在第九胸椎棘突下,后正中线两边旁开各1.5寸。艾灸七壮。

胆俞穴在第十胸椎棘突下,后正中线两边旁开各1.5寸。艾灸十四壮。

脾俞穴在第十一胸椎棘突下,后正中线两边旁开各1.5寸。艾灸三壮,针刺0.3寸。

胃俞穴在第十二胸椎棘突下,后正中线两边旁开各1.5寸。针刺0.3寸,艾灸的壮数由年龄的大小决定。

三焦俞穴在第十三个椎骨(第一腰椎)棘突下,后正中线两边旁开各1.5寸。针刺0.5寸,艾灸五壮。

肾俞穴在第十四椎骨(第二腰椎)棘突下,后正中线两边旁开各1.5寸,前方与肚脐齐平。艾灸壮数由年龄大小决定。

大肠俞穴在第十六椎骨(第四腰椎)棘突下,后正中线两边旁开各1.5寸。针刺0.3寸,艾灸三壮。

小肠俞穴在第十八个椎骨棘突下(骶正中嵴下),后正中线两边旁开各1.5寸。针刺0.3寸,艾灸三壮。

膀胱俞穴在第十九个椎骨棘突下(骶正中嵴,平第2骶后孔),后正中线两边旁开1.5寸。针刺0.3寸,艾灸七壮。

白环俞在第二十一个椎骨棘突下(骶正中嵴,平第4骶后孔),后正中线两边旁开1.5寸。针刺0.5寸,艾灸三壮。

腰俞在第二十一个椎骨棘突下(当后正中线上,适对骶管裂孔),从大椎穴到此处约有30寸,舒展身体用腹部着地,两手叠在一起支撑额头,放松四肢,然后再取穴。针刺0.8寸,艾灸七壮到二十一壮之间。

长强穴在骶骨端下方0.3寸。针刺0.3寸,艾灸三十壮。

以上是肩背部穴位。

乳根穴在乳头直下0.6寸凹陷处,仰躺取穴。针刺0.3寸,艾灸三壮。

期门穴在乳头旁开1.5寸,又直下1.5寸,第6肋间隙中。其寸用胸部尺寸折量。针刺0.4分,艾灸五壮。

章门穴在肚脐上2寸,两边旁开各6寸。其尺寸是用胸前两乳头之间,横折8寸,取大约6寸长,侧卧,屈曲上肢,伸直下肢,在动脉取穴。艾灸每日七壮到十四壮之间。

带脉穴在季肋下1.6寸凹陷中,肚脐上0.2寸处两边旁开7.5寸。针刺0.6寸,艾灸七壮。

膻中穴在两乳头之间,折中间取穴,有凹陷处即是此穴,仰躺取穴。禁止针刺。艾灸七壮直到四十九壮为止。

中庭穴在膻中穴下1.6寸凹陷中。针刺0.3寸,艾灸三壮。

鸠尾穴在胸剑结合部下1寸。针刺0.3寸。禁止艾灸。

巨阙穴在鸠尾穴下1寸。针刺0.6寸,艾灸七壮直到四十九壮为止。

上脘穴在巨阙穴下1寸,肚脐上5寸。针刺0.8寸,艾灸十四壮。

中脘穴在距离蔽骨尖下4寸,脐中上4寸。针刺0.8寸,艾灸十四壮到一百壮之间,四百壮是极限。

下脘穴在中脘穴下2寸,肚脐上2寸。针刺0.8寸,艾灸十四壮。

水分穴在肚脐上1寸。与水有关的病艾灸效果很好。禁止针刺,针之体内津液耗尽则病情预后不良。其他的病针刺0.8寸,艾灸七壮到四百壮之间。

神阙穴在肚脐中间。禁止针刺,针刺会让人的肚脐发生溃疡,排出粪便的人病情预后不良。艾灸一百壮。

气海穴在肚脐下1.5寸正中。针刺0.8寸,艾灸七壮到一百壮之间。

石门穴在肚脐下2寸。针刺0.6寸,艾灸十四壮到一百壮之间。

关元穴在肚脐下3寸。针刺0.8寸,艾灸一百壮到三百壮之间。艾灸不如针刺效果好,孕妇禁止针灸。

中极穴在关元穴下1寸,肚脐下4寸。针刺0.8寸,得气就用泻法。艾灸一次一百壮为止,有时每日可以灸二十一壮。

会阴穴在两阴之间,艾灸三壮。

以上是胸腹部穴位。

寅、手太阴肺经

尺泽穴在肘横纹上两条肌腱间动脉处。针刺0.3寸,不宜深刺,艾灸五壮。

列缺穴在腕横纹上1.5寸,用两只手虎口交叉,示指指向的地方,肱桡肌和拇长展肌腱之间。针刺0.2寸,艾灸七壮直到四十九壮为止。

经渠穴在寸口脉凹陷中,按之有动脉搏动感。针刺0.2寸,禁止艾灸。

太渊穴在腕掌侧横纹内侧桡动脉搏动处。针刺0.2寸,艾灸三壮。

鱼际穴在手拇指本节(第一掌指关节)后赤白肉际交界处,针刺0.2寸,禁止艾灸。

少商穴在手拇指末端内侧,距离指甲角像韭叶尖差不多长的距离。针刺0.1寸,适宜用锋利的针刺出血,禁止艾灸。

卯、手阳明大肠经

商阳穴在手示指末端内侧距离指甲角像韭叶尖差不多长的距离。针刺0.1寸,艾灸三壮。

二间穴在手示指本节前(第二掌指关节)内侧凹陷中。针刺0.3寸,艾灸三壮。

三间穴在手示指本节后(第二掌指关节),内侧凹陷处。针刺0.3寸,艾灸三壮。

合谷穴在手背第一、第二掌骨间。针刺0.3寸,艾灸三壮,孕妇不宜针刺此穴。

阳溪穴在手背腕横纹上,两条肌腱凹陷中。针刺0.2寸,艾灸三壮。

手三里穴在曲池穴下2寸,按此肌肉凸起尖锐处。针刺0.2寸,艾灸三壮。

曲池穴在屈肘九十度、肘横纹头与肱骨外上髁连线中点取穴。针刺0.7寸,艾灸一次七壮,每日可以艾灸七壮到两百壮之间。

辰、足阳明胃经

伏兔穴在阴市穴上3寸凸起的肉上,正跪坐取穴。针刺0.5寸,禁止艾灸。

阴市穴在膝盖上3寸,跪拜的姿势取穴。针刺0.3寸,禁止艾灸。

足三里穴在膝盖犊鼻下3寸,距胫骨前缘一横指,坐姿取穴。针刺0.8寸,艾灸一百壮为止。

上巨虚穴在足三里穴下3寸,距胫骨前缘一横指(中指)。

下巨虚穴在上巨虚穴下3寸,取法与上巨虚穴相同。各自针刺0.3寸,艾灸七壮。

解溪穴在冲阳穴后1.5寸,在足背与小腿交界处的横纹中央凹陷处,当拇长伸肌腱与趾长伸肌腱之间。

冲阳穴在足背最高处,当拇长伸肌腱和趾长伸肌腱之间,足背动脉搏动处。

陷谷穴在足背第2、第3跖骨结合部前方凹陷处,距离内庭穴2寸。针刺0.5寸,艾灸三壮。

内庭穴在足背第2、第3趾间,趾蹼缘后方赤白肉际处。针刺0.3寸,艾灸三壮。

厉兑穴在足第 2 趾末节外侧,距离趾甲角 0.1 寸。针刺 0.1 寸,艾灸一壮。

巳、足太阴脾经

隐白穴在足大趾末节内侧,距趾甲角 0.1 寸(指寸)。月经一直不停,刺此穴即痊愈。针刺 0.2 寸,艾灸三壮。

大都穴在足内侧缘,当足大趾本节(第 1 跖趾关节)前下方赤白肉际凹陷处。针刺 0.3 寸,艾灸三壮。

太白穴在足内侧缘,当足大趾本节(第 1 跖趾关节)后下方赤白肉际凹陷处。针刺 0.3 寸,艾灸三壮。

公孙穴在足内侧缘,当第 1 跖骨基底部的前下方,内踝前方。针刺 0.4 寸,艾灸三壮。

商丘穴在足内踝前下方凹陷中,前方有中封穴,后方有照海穴,此穴在两者中间。针刺 0.3 寸,艾灸三壮。

三阴交在踝内侧,踝尖上 3 寸,胫骨内侧缘凹陷处。针刺 0.3 寸,艾灸三壮。

阴陵泉在膝盖内侧,胫骨内侧踝后下方凹陷中,屈膝时可以找到这个穴位,在膝横纹下与阳陵泉穴相对而又比其高 1 寸。针刺 0.5 寸,艾灸七壮。

午、手少阴心经

少海在肘关节内侧,肱骨内上髁距离肘尖 0.5 寸处,手肘屈向头部可取穴。针刺 0.3 寸,艾灸三壮。

灵道在前臂掌后侧 1.5 寸处。针刺 0.3 寸,艾灸三壮。

通里在前臂掌后侧 1 寸凹陷处。针刺 0.3 寸,艾灸七壮。

神门在掌侧尺骨小头端凹陷处。针刺 0.3 寸,艾灸七壮。每炷像小麦一样大。

少府在第五掌骨指关节下方骨连接凹陷处,与劳宫穴相邻。针刺 0.2 寸,艾灸七壮。

少冲在小指内侧,距离指甲角 0.1 寸处。针刺 0.1 寸,艾灸一壮。

未、手太阳小肠经

少泽在小指外侧(尺侧),距离指甲角 0.1 寸凹陷处。针刺 0.1 寸,艾灸一壮。

前谷在小指外侧(尺侧),第五掌指关节前方凹陷处。针刺 0.1 寸,艾灸三壮。

后溪在小指外侧（尺侧），第五掌指关节后方凹陷处。针刺 0.1 寸，艾灸一壮。

腕骨在手外侧腕前小指直上，第五掌骨基底与钩骨形成的缝隙（凹陷）处。针刺 0.2 寸，艾灸三壮。

阳谷在手外侧腕中间，尺骨小头下方凹陷处。针刺 0.1 寸，艾灸三壮。

小海在肘外侧肱骨内上髁，距离肘尖 0.5 寸凹陷处，将手肘向头部屈曲可取穴。针刺 0.1 寸，艾灸两壮。

申、足太阳膀胱经

委中在腘窝中央两肌腱之间横纹内，可触及动脉。针刺 0.8 寸，不可灸。

承山在小腿腓肠肌尖角下，两肌束凹陷处。针刺 0.8 寸，艾灸七壮。

昆仑在足部外踝后方 0.5 寸，跟骨上方凹陷处。针刺 0.3 寸，艾灸三壮。

申脉在足部外踝下方 0.5 寸凹陷处，在白肉红肉交界处，前后方有肌腱，上方有踝骨，下方有软骨，申脉穴就在其中。针刺 0.3 寸。

金门在足部外踝前缘下，在丘墟穴后方，申脉穴前方。针刺 0.3 寸，艾灸三壮。

京骨在足部外侧第五跖骨下方，赤白肉际凹陷中。针刺 0.3 寸，艾灸七壮。

束骨在足小指外侧第五跖趾关节后方赤白肉际凹陷处。针刺 0.3 寸，艾灸三壮。

通谷在足小指外侧第五跖趾关节前方凹陷处。针刺 0.2 寸，艾灸三壮。

至阴在足小指外侧，距离趾甲角 0.1 寸处。针刺 0.2 寸，艾灸三壮。

酉、足少阴肾经

涌泉在足心处，屈曲足底跻曲脚趾处可明显见此穴。针刺 0.5 寸，不宜刺出血，艾灸三壮。

然谷在足部内侧踝前方，足舟骨下方凹陷处。针刺 0.3 寸，不宜刺出血，艾灸两壮。

太溪在足部内侧踝后方 0.5 寸处，跟骨上方，有动脉搏动。针刺 0.3 寸，艾灸三壮。

照海在足部内侧踝下方 0.4 寸处，前后方有肌腱，上方有踝骨，下方有软骨，照海穴就在其中。针刺 0.3 寸，艾灸七壮。

复溜在足部内侧踝上方，距离踝骨 1 寸，离踝骨后方 0.5 寸，在太溪穴直上方。针刺 0.3 寸，艾灸三壮。

阴谷在膝内侧胫骨内踝后方，肌腱下方，按它的时候明显摸得到，屈曲膝盖才可以取穴。针刺 0.4 寸,艾灸三壮。

戊、手厥阴心包络经

曲泽在手肘内侧,肱二头肌腱内侧,肘横纹中可触及动脉搏动。针刺 0.3 寸,艾灸三壮。

间使在掌后腕横纹上方 3 寸,掌长肌腱与桡侧腕屈肌腱之间凹陷处。针刺 0.3 寸,艾灸五壮。

内关在掌后腕横纹上方 2 寸,掌长肌腱与桡侧腕屈肌腱之间处。针刺 0.5 寸,艾灸三壮。

大陵在掌后腕横纹,掌长肌腱与桡侧腕屈肌腱之间凹陷处。针刺 0.5 寸,艾灸三壮。

劳宫在手掌心,屈曲第四指指尖尽头所指即此穴位。针刺 0.3 寸,艾灸三壮。

中冲在第三指指尖,距离指甲 0.1 寸。针刺 0.1 寸,艾灸一壮。

亥、手少阳三焦经

关冲在第四指外侧距离指甲角 0.1 寸处。针刺 0.1 寸,艾灸一壮。

液门在第五、第四指间,蹼缘后方,握拳可取此穴。针刺 0.3 寸,艾灸三壮。

中渚在第四指掌指关节后方凹陷处,液门穴下方 1 寸处。针刺 0.3 寸,艾灸三壮。

阳池在手背腕横纹上方凹陷处。针刺 0.2 寸,不可灸。

外关在手腕背横纹后方 2 寸,两骨之间凹陷处。针刺 0.3 寸,艾灸五壮。

支沟在手腕背横纹后方 3 寸,两骨之间凹陷处。针刺 0.2 寸,艾灸两壮。

天井在手肘后方大骨外侧,距离肘尖上方 1 寸,两肌腱之间凹陷处,或者用手按膝盖可取此穴;屈曲手肘拱向胸部可取此穴。针刺 0.1 寸,艾灸三壮。

子、足少阳胆经

风市在膝盖上外侧两肌腱之间,手放松垂于大腿,中指指尖所指凹陷处。针刺 0.5 寸,艾灸五壮。

阳陵泉在膝盖下方 1 寸,外侧缘凹陷中间,腓骨头前。针刺 0.6 寸,艾灸七壮。

阳辅在外侧踝上方,距离踝骨尖 4 寸,腓骨前缘绝骨穴(即悬钟穴)的前方 0.3 寸,距离丘墟穴 7 寸处。针刺 0.5 寸,艾灸三壮。

悬钟(一名绝骨)在外侧踝上方 3 寸,绝脉处就是这个穴。针刺 0.6 寸,艾灸三壮。

丘墟在外侧踝下方,往前的凹陷中,距离临泣穴 3 寸处。针刺 0.5 寸,艾灸三壮。

临泣在足部第四跖趾关节后方凹陷中,距离侠溪穴 1.5 寸处。针刺 0.3 寸,艾灸三壮。

侠溪在足部第四、第五趾间,跖趾关节前凹陷中。针刺 0.2 寸,艾灸三壮。

窍阴在足部第四指外侧,距离趾甲角 0.1 寸处。针刺 0.1 寸,艾灸三壮。

五、足厥阴肝经

大敦在足部大趾端外侧,距离趾甲角 0.1 寸处。针刺 0.2 寸,艾灸三壮。

行间在足部大趾第一跖趾关节前方,上下方有肌腱,前后方有跖骨头,行间穴就在其凹陷处,触摸可感觉动脉搏动。针刺 0.6 寸,艾灸三壮。

太冲在足部大趾第一跖趾关节后方 2 寸,有络脉横向连接至地五会穴 2 寸骨头连接处,凹陷处可触及动脉搏动。针刺 0.3 寸,艾灸三壮。

中封在内侧踝前方 1 寸,紧贴胫骨前肌腱内侧明显凹陷处。针刺 0.4 寸,艾灸三壮。

曲泉在膝内侧股骨下方,大筋上方,小筋下方,中间凹陷处,屈曲膝盖取穴,当膝盖屈曲时膝横纹内侧头,内外两肌腱之间清晰可见。针刺 0.6 寸,艾灸三壮。

二、诸风门

治疗中风、半身不遂可取:曲池、阳溪、合谷、中渚、足三里、阳辅、昆仑。

治疗手肘屈伸不利可取:腕骨。

治疗足部失去濡养,干枯不荣可取:上廉。

治疗半身不遂可取:列缺、冲阳。

治疗角弓反张可取:肝俞。

治疗因中风引起的肘部拘急痉挛,难以屈伸可取:内关。

治疗眼睛上视,不能转动可取:丝竹空。

治疗口中吐出口水可取:丝竹空、百会。

治疗不能辨认亲疏(中风中脏腑)可取:人中、足临泣、合谷。

治疗脊部反张可取:哑门、风府。

治疗痹症肢节疼痛,游走不定可取:天井、尺泽、少海、委中、阳辅。

治疗小儿急惊风发作,或各种惊风、痫症可取:尺泽(艾灸一壮)、少冲、前顶、束骨。

治疗风痫,外感风邪所致之抽搐可取:神庭、百会、前顶、涌泉、丝竹空、神阙(艾灸一壮)、鸠尾(艾灸三壮)。

治疗虚劳复感风邪可取：曲泉、膀胱俞(艾灸七壮)。

治疗风注，症见皮肉疼痛，痛处游走不定可取：百会(艾灸二壮)、肝俞(艾灸三壮)、脾俞(艾灸三壮)、肾俞(随年龄而定艾灸壮数)、膀胱俞。

治疗因风邪、风痰所致的眩晕可取：足临泣、阳谷、腕骨、申脉。

治疗因中风导致疼痛可取：足临泣、百会、肩井、肩髃、曲池、天井、间使、内关、合谷、风市、足三里、解溪、昆仑、照海。

治疗声音嘶哑甚至不能发音可取：支沟、复溜、间使、合谷、鱼际、灵道、阴谷、然谷、通谷。

治疗牙关紧闭，不能张口可取：颊车、承浆、合谷。

治疗凡是患有中风痫症，发病则突然躺倒在地上可取：艾灸风池、百会。

黄帝灸法：治疗中风眼睛上视、不能转动，以及不能说话的人。艾灸第三颈椎和第五颈椎上，各灸七壮，每个艾炷像半个枣核一样大。

三、伤寒门

治疗身体发热、头疼可取：攒竹、大陵、神门、合谷、鱼际、中渚、液门、少泽、委中、太白。

治疗恶寒怕冷，战栗可取：鱼际。

治疗身体发热可取：陷谷、太溪(足部直到膝盖变凉，才出针)、足三里、复溜、侠溪、公孙、太白、委中、涌泉。

治疗恶寒发热可取：风池、少海、鱼际、少冲、合谷、复溜、临泣、太白。

治疗外感风寒邪气，恶寒而无汗可取：风池、鱼际、经渠(各泻)、二间。

治疗伤寒过了传经日期，病仍未愈可取：期门。

治疗伤寒发汗治疗后，仍有热邪残留未清可取：曲池、手三里、合谷。

治疗腹部胀满可取：足三里、内庭。

治疗病邪直中阴经，有虚寒见证的伤寒可取：神阙(艾灸两三百壮)。

治疗热盛可取：曲池、手三里、复溜。

治疗呕吐呃逆可取：百会、曲泽、间使、劳宫、商丘。

治疗腹痛而寒热交替可取：少冲、商丘、太冲、行间、三阴交、隐白、阴陵泉(艾灸三壮)。

治疗因伤寒病引起的狂证可取：百劳、间使、合谷、复溜(都可用灸法)。

治疗昏迷，失去知觉可取：中渚、足三里、大敦。

治疗大便秘结不通可取：照海、章门。

治疗小便不利可取：阴谷、阴陵泉。

四、痰喘咳嗽门

治疗咳嗽可取：列缺、经渠、尺泽、鱼际、少泽、前谷、三里、解溪、昆仑、肺俞（艾灸一百壮）、膻中（艾灸七壮）。

治疗咳嗽，水饮内停可取：太渊。

治疗因咳嗽牵引而导致的两胁痛可取：肝俞。

治疗因咳嗽牵引而导致的坐骨疼痛可取：列缺、三里、肺俞、百劳、乳根、风门、肝俞。

治疗因风热燥邪或肝火犯肺损伤经络导致的吐血可取：鱼际（用泻法）、尺泽（用补法）、间使、神门、太渊、劳宫、曲泉、太溪、然谷、太冲、肺俞（艾灸一百壮）、肝俞（艾灸三壮）、脾俞（艾灸三壮）。

治疗咳吐出血并恶寒颤栗可取：太溪、足三里、列缺、太渊。

治疗咳嗽呕血可取：曲泽、神门、鱼际。

治疗因咳嗽而呕吐脓血，呕吐黄白色液体可取：膻中。

治疗因咳嗽口吐黏稠之痰可取：尺泽、间使、列缺、少商。

治疗呕吐，且食物不消化可取：太白。

治疗因咳嗽而胃失和降，气逆于上可取：曲泽、通里、劳宫、阳陵泉、太溪、照海、太冲、大都、隐白、通谷、胃俞、肺俞。

治疗气逆而产生呕吐可取：大陵。

治疗气逆而呕并伴有叹息可取：太渊。

治疗气喘咳嗽气逆呕吐，患者疲乏虚弱，此类病可取：经渠。

治疗上焦胸部喘可取：曲泽、大陵、神门、鱼际、三间、商阳、解溪、昆仑、膻中、肺俞。

治疗患者困乏疲惫伴有气喘可取：太渊。

治疗咳嗽气喘，吃多了没休息就睡觉引起的不消化，可取：膈俞。

治疗气喘胸部胀满可取：三间、商阳。

治疗肺胀气逆、胁下热痛可取：阴都（灸法）、太渊、肺俞。

治疗气喘叹息不能行走可取：中脘、期门、上廉。

治疗一切虚损的病证，五劳七伤，还有以失精为主症的虚劳症，此类病证可取：肩井、大椎、膏肓、肺俞、胃俞、肺俞、下脘、三里。

治疗传尸骨蒸（本证别名甚多，如传尸、骨蒸、肺痿、痈疹、传注、鬼注等。今人把结核病列入传尸骨蒸范畴）、肺痿，可取：膏肓、肺俞、四花。

治疗气逆而呕,可取:间使(三十壮)、胆俞、通谷、隐白,加灸乳头直下1寸半的地方。

治疗嗳气可取:神门、太渊、少商、劳宫、太溪、陷谷、太白、大敦。

治疗呕吐痰涎可取:阴谷、然谷、复溜。

治疗饮邪留而不去而积聚此类病证可取:膈俞、通谷,皆用灸法,其中膈俞用五根艾炷灸之。

五、诸般积聚门

治疗硬块一般积聚之气和聚于胸腹寒冷之气,所有有关气的病证可取:气海。

治疗心由于气积而痛牵连至两胁可取:百会、上脘、支沟、大陵、三里。

治疗结聚之邪气可取:中脘。

治疗心下痞满如杯状可取:中脘、百会。

治疗两胁下气积聚可取:期门。

治疗气从少腹,其状如豚之上下奔突,直至心下、咽喉可取:章门、期门、中脘、巨阙、气海(一百壮)。

治疗气逆可取:尺泽、商丘、太白、三阴交。

治疗气喘兼有气逆者可取:神门、阴陵泉、昆仑、足临泣。

治疗胃气上逆,有声且沉长的可取:太渊、神门。

治疗咳嗽兼有气逆者可取:支沟、前谷、大陵、曲泉、三里、陷谷、然谷、行间、临泣、肺俞。

治疗咳嗽兼气逆但无呕吐物者可,先取三里,后取太白、肝俞、太渊、鱼际、太溪、足窍阴。

治疗咳嗽兼气逆,全身振战的同时感到有股寒气袭来者可取:少商、天突(艾灸三壮)。

治疗因长久生病而引起的咳嗽可取:少商、天柱。

治疗逆乱之气冲击腹部者可取:解溪、天突。

治疗呼吸短促而不相接续者可取:大陵、尺泽。

治疗呼吸微弱短促,语言无力者可取:间使、神门、大陵、少冲、三里、下廉、行间、然谷、至阴、肺俞、气海。

治疗气少,哈欠,疲惫的样子者可取:通里　内庭。

治疗各类由于积聚而引起的病证者可取:三里、阴谷、解溪、通谷、上脘、肺俞、膈俞、脾俞、三焦俞。

治疗腹中有气块：块头上一穴，针 2 寸半，用十四艾炷灸之；块中穴，针 3 寸，用二十一个艾炷灸之；块尾一穴，针 3 寸半，用七个艾炷灸之。

治疗胸腹部有膨胀感，兼有气喘可取：合谷、三里、期门、乳根。

灸治疗哮的方法取：天突、尾间骨尖。

又在背上取一个穴位，取穴方法：用一条线套在头项上，自然垂下到鸠尾穴上截断绳子，向后牵至脊骨上，线头的终点处是这个穴，艾灸七次，效果不需言明。

六、腹痛胀满门

治疗腹部疼痛可取：内关、足三里、阴谷、阴陵泉、复溜、太溪、昆仑、陷谷、行间、太白、中脘、气海、膈俞、脾俞、肾俞。

治疗饮食停积于胃肠可取：内关、鱼际、足三里。

治疗小腹部疼痛急剧，不能忍耐，还有小肠疝气，阴囊重坠，疝气，以及各种因气机逆乱而引起的疼痛，心痛，可以在足大指次指之下中间横纹中取穴，用艾炷灸五壮，男左女右，效果极好。两足都灸亦可。

治疗小腹胀满，疼痛可取：气海。

治疗围绕脐部周围的疼痛可取：水分、神阙、气海。

治疗小腹部疼痛可取：阴市、承山、下廉、复溜、中封、大敦、小海、关元、肾俞（艾灸的壮数随年龄增减）。

治疗脐的两边疼痛可取：上廉。

治疗肚脐部疼痛可取：曲泉、中封、水分。

治疗因腹部不适引起的腰部疼痛可取：太冲、太白。

治疗腹部胀满可取：少商、阴市、足三里、曲泉、昆仑、商丘、通谷、太白、大都、隐白、陷谷、行间。

治疗腹部两胁胀满疼痛可取：阳陵泉、足三里、上廉。

治疗心腹部胀满疼痛可取：绝骨、内庭。

治疗小腹部胀满疼痛可取：中封、然谷、内庭、大敦。

治疗腹胀可取：尺泽、阴市、足三里、曲泉、阴谷、阴陵泉、商丘、公孙、内庭、太溪、太白、厉兑、隐白、膈俞、肾俞、中脘、大肠俞。

治疗腹部胀满且胃痛可取：膈俞。

治疗腹部坚硬且有膨大可取：足三里、阴陵泉、丘墟、解溪、冲阳、期门、水分、神阙、膀胱俞。

治疗身有寒热，腹部膨大而坚满可取：冲阳。

治疗鼓胀(指因肝病日久,肝脾肾功能失调,所导致的以腹部胀大如鼓,皮色苍黄,脉络暴露为主要临床表现的一种病证)可取:复溜、中封、公孙、太白、水分、三阴交。

治疗因腹部寒凉,不思饮食可取:阴陵泉。

治疗水饮停聚于胁肋及腹部寒凉可取:三阴交。

治疗腹部有肠鸣声,并发寒热可取:复溜。

治疗胃腹部膨大胀气,有肠鸣音可取:合谷、足三里、期门。

七、心脾胃门

治疗真心痛可取:曲泽、间使、内关、大陵、神门、太渊、太溪、通谷、心俞(可灸百壮)、巨阙(可灸七壮)。

治疗真心痛且饮食不消化可取:中脘。

治疗胃脘部疼痛可取:太渊、鱼际、足三里、两乳下(各1寸,各三十壮)、膈俞、胃俞、肾俞(艾灸的壮数随年龄增减)。

治疗心烦可取:神门、阳溪、鱼际、腕骨、少商、解溪、公孙、太白、至阴。

治疗心烦口渴,心中有热可取:曲泽。

治疗心中烦闷躁动可取:鱼际。

治疗卒心痛(包括真心痛,厥心痛)疼痛不能忍,吐冷酸水可取足大指次指内的横纹中,用小麦大小的艾炷灸一壮,可以立刻痊愈。

治疗思虑过多,心力缺乏,容易健忘可取:百会。

治疗心风(心律失常)可取:心俞(可用灸法)、中脘。

治疗心中烦闷可取:腕骨。

治疗阴虚烦躁口干可取:肺俞。

治疗心中烦闷不得卧可取:太渊、公孙、隐白、肺俞、阴陵泉、三阴交。

治疗心烦容易嗳气可取:少商、太溪、陷谷。

治疗心痹(属于五脏痹症之一,因为"脉痹"日久不愈,复感外邪,疾病深入所致,心悸,气喘,烦躁、胸闷、心痛等)悲伤惊恐可取:神门、大陵、鱼际。

治疗懈惰(周身乏力,四肢倦怠)可取:照海。

治疗心中惊悸忧恐可取:曲泽、天井、灵道、神门、大陵、鱼际、二间、液门、少冲、百会、厉兑、通谷、巨阙、章门。

治疗嗜睡可取:百会、天井、三间、二间、太溪、照海、厉兑、肝俞。

治疗嗜睡不说话可取:膈俞。

治疗睡眠不佳可取:太渊、公孙、隐白、肺俞、阴陵泉、三阴交。

治疗胀满不思饮食可取：肺俞。

治疗全身振寒不思饮食可取：冲阳。

治疗因胃热而不思饮食可取：下廉。

治疗因胃部胀满而不思饮食可取：水分。

治疗神思不定，精神涣散可取：天井、巨阙、心俞。

治疗心中过分欢喜可取：阳溪、阳谷、神门、大陵、列缺、鱼际、劳宫、复溜、肺俞。

治疗胃部疼痛可取：太渊、鱼际、足三里、肾俞、肺俞、胃俞和两乳下（灸1寸，各二十一个壮）。

治疗翻胃（胃癌）先取下脘，后取足三里（采用泻法）、胃俞、膈俞（可灸百壮）、中脘、脾俞。

治疗食物噎住，不再运行可取：劳宫、少商、太白、公孙、足三里、中魁（在中指第二节尖）、膈俞、心俞、胃俞、三焦俞、中脘、大肠俞。

治疗不能吃东西可取：少商、足三里、然谷、膈俞、胃俞、大肠俞。

治疗不思饮食可取：中封、然谷、内庭、厉兑、隐白、阴陵泉、肺俞、脾俞、胃俞、小肠俞。

治疗吃东西总是闻到食物酸腐的味道可取：百会、少商、足三里，灸膻中。

治疗进食量多反而消瘦可取：脾俞、胃俞。

治疗脾胃虚寒可取：三间、中渚、液门、合谷、商丘、三阴交、中封、照海、陷谷、太溪、至阴、腰俞。

治疗胃热可取：悬钟。

治疗胃部虚寒有痰可取：膈俞。

治疗脾虚腹部胀满，食物不消化可取：足三里。

治疗脾病时排出清稀垢秽的粪便可取：三阴交。

治疗脾虚不排便可取：商丘、三阴交（可灸三十壮）。

治疗胆虚引起的呕吐，热证，气不下行可取：气海。

八、心邪癫狂门

治疗心受邪气，癫狂不安可取：攒竹、尺泽、间使、阳溪。

治疗癫狂（精神失常的一类疾病）可取：曲池（可灸七壮）、小海、少海、间使、阳溪、阳谷、大陵、合谷、鱼际、腕骨、神门、液门、冲阳、行间、京骨（以上皆用灸法），肺俞（一百壮艾炷灸之）。

治疗癫痫（俗称羊癫疯）可取：攒竹、天井、小海、神门、金门、商丘、行间、通谷、心俞(可灸百壮)、后溪、鬼眼。

治疗鬼击之病(胸腹部突然出现绞痛或出血的病证)可取:间使、支沟。

治疗癫病(以精神抑郁,神情淡漠,沉默痴呆,语无伦次为特征)可取:上星、百会、风池、曲池、尺泽、阳溪、腕骨、解溪、后溪、申脉、昆仑、商丘、然谷、通谷、承山(刺入3分,迅速出针,可灸百壮)。

治疗精神失常,言语狂乱可取:太渊、阳溪、下廉、昆仑。

治疗精神失常,言语狂乱,心情低落可取:大陵。

治疗言语偏多可取:百会。

治疗癫狂,说话不知尊卑,不讲礼貌可以用一个艾炷灸唇里中央肉弦上,炷如小麦大;如用钢刀割断则效果更佳。

治疗精神失常,狂言数回顾可取:阳谷、液门。

治疗精神失常,频频发笑可取:水沟、列缺、阳溪、大陵。

治疗精神失常,特别爱哭可取:百会、水沟。

治疗精神失常,没有目的盲目地乱看可取:风府。

治疗精神失常,如鬼附身可取:间使。

治疗精神失常,如见到鬼一样可取:阳溪。

治疗魇梦(在梦中惊呼喊叫或觉得有东西压住身体而不能动)可取:商丘。

治疗中恶不醒(因邪气侵犯或见到怪异之物而致昏迷不醒的状态)可取:水沟、中脘、气海。

治疗神志昏迷,失去知觉,不知人事可取:足三里、大敦。

治疗精神失常,言语行为狂乱可取:少海、间使、神门、合谷、后溪、复溜、丝竹空。

治疗精神失常,疯狂奔跑可取:风府、阳谷。

治疗如狐媚神邪附身一样表现出癫狂的症状,用三个艾炷灸鬼眼穴,将两手两脚的大拇指用绳子绑住,四个地方都要灸,一处灸不到,这个病就不会痊愈。

治疗小儿胎痫、奶痫、惊痫、也可以用这个办法各灸一壮,炷如小麦大。

治疗突然发狂可取:间使、后溪、合谷。

治疗筋脉痉挛,手指抽搐可取:哑门、阳谷、腕骨、带脉、劳宫。

治疗迟钝愚笨可取:神门、少商、涌泉、心俞。

治疗精神发狂,登高而歌,弃衣而走可取:神门、后溪、冲阳。

治疗筋脉拘急挛缩,神志惊恐可取:百会、解溪。

治疗突然受到惊吓可取：下廉。

治疗癫病（以精神抑郁，神情淡漠，沉默痴呆，语无伦次为特征）可取：前谷、后溪、水沟、解溪、金门、申脉。

九、霍乱门

治疗以发病突然，呕吐泄泻交作，心情烦闷，腹部疼痛为特征的霍乱可取：阴陵泉、承山、解溪、太白。

治疗以呕吐泄泻并发为特征的霍乱可取：关冲、支沟、尺泽、足三里、太白，先取太溪，后取太仓。

治疗以胃部感受寒邪，气逆而上致呕吐为特征的霍乱可取：支沟。

治疗霍乱吐泻之后津液大伤，筋脉失养，以致两腿抽筋可取：关冲、阴陵泉、承山、阳辅、太白、大都、中封、解溪、丘墟、公孙。

十、疟疾门

治疗疟疾（以寒战，壮热，汗出，定期发作为特征）可取：百会、经渠、前谷。

治疗温疟（《素问》："先伤于风，后伤于寒；先热而后寒也，亦以时作，名曰温疟。"）可取：中脘、大椎。

治疗疟疾可取：腰俞。

治疗疟疾身发寒热（《诸病源候论》："疟疾之邪并于阴则寒，并于阳则热，发作者寒热也。"）可取：合谷、液门、商阳。

治疗痰疟寒热（证见寒热交替发作，热多寒少，头痛眩晕，痰多呕逆，脉弦滑）可取：后溪、合谷。

治疗疟疾，全身振颤发冷可取：上星、丘墟、陷谷。

治疗因疟疾而引发的头痛可取：腕骨。

治疗寒疟（本身寒气内伏，秋凉之时再感疟邪，可见先寒后热，寒多热少，或但寒不热，无汗，脉弦紧）可取：三间。

治疗因疟疾而引起的心情烦闷可取：神门。

治疗疟疾病久，不思饮食可取：公孙、内庭、厉兑。

治疗经久不愈的慢性疟疾可取：中渚、商阳、丘墟。

治疗疟疾热症多，寒症少可取：间使、足三里。

治疗因脾虚寒导致的疟疾可取：大椎、间使、乳根。

十一、肿胀门（附：红疸　黄疸）

治疗全身浮肿可取：曲池、合谷、足三里、内庭、行间、三阴交。

治疗因水湿停于体内而引起的面目、四肢、胸腹甚至全身浮肿可取：列缺、腕骨、合谷、间使、阳陵泉、阴谷、足三里、曲泉、解溪、陷谷、复溜、公孙、厉兑、冲阳、阴陵泉、胃俞、水分、神阙。

治疗四肢浮肿（因素体阳虚，复感水湿所致）可取：曲池、通里、合谷、中渚、液门、足三里、三阴交。

治疗因风邪所致水肿可取：解溪。

治疗水肿，体内水气胀满可取：复溜、神阙。

治疗腹部、两胁部胀满疼痛可取：阴陵泉。

治疗全身浮肿胀满，饮食完谷不化可取：肾俞（可灸百壮）。

治疗臌胀（系指肝病日久，肝脾肾功能失调，气滞、血瘀、水停于腹中所导致的以腹胀大如鼓，皮色苍黄，脉络暴露为主要临床表现的一种病证）可取：复溜、公孙、中封、太白、水分。

治疗以多食、多饮、多尿为主症的消渴病可取：太溪。

治疗饮食过多，阻滞中焦，损伤脾胃所致周身发黄可取：章门。

治疗红疸可取：百会、曲池、合谷、足三里、委中。

治疗黄疸可取：百劳、腕骨、足三里、涌泉、中脘、膏肓、大陵、劳宫、太溪、中封、然谷、太冲、复溜、脾俞。

十二、汗门

治疗多汗症要先在合谷用泻法，然后在复溜用补法。

治疗少汗症要先在合谷用补法，然后在复溜用泻法。

治疗自汗可取：曲池、列缺、少商、昆仑、冲阳、然谷、大敦、涌泉。

治疗无汗可取：上星、哑门、风府、风池、支沟、经渠、大陵、阳谷、腕骨、然谷、中渚、液门、鱼际、合谷、中冲、少商、商阳、大都、委中、陷谷、厉兑、侠溪。

治疗不易出汗可取：曲泽、鱼际、少泽、上星、曲泉、复溜、昆仑、侠溪、足窍阴。

十三、痹厥门

治疗风痹（痛风）可取：尺泽、阳辅。

治疗积痹痰痹可取：膈俞。

治疗寒厥（由于阳衰阴盛致肢体厥冷、形寒蜷卧）可取：太渊、液门。

治疗痿厥（症见手足痿软无力而不温）可取：丘墟。

治疗尸厥（指的是突然昏倒，不省人事，呼吸微弱，脉极其微细，四肢冷，状若死人者）如死，及不知人事可取：厉兑（可灸三壮）。

治疗身寒痹可取：曲池、列缺、环跳、风市、委中、商丘、中封、临泣。

治疗逆厥（气机失常，气逆上冲的病）可取：阳辅、临泣、章门。如果脉微欲绝，可在间使穴艾灸，或者在复溜穴针刺。

治疗尸厥可取：列缺、中冲、金门、大都、内庭、厉兑、隐白、大敦。

治疗四肢厥冷可取：尺泽、小海、支沟、前谷、足三里、三阴交、曲泉、照海、太溪、内庭、行间、大都。

十四、肠痔大便门

治疗肠鸣可取：足三里、陷谷、公孙、太白、章门、三阴交、水分、神阙、胃俞、三焦俞。

治疗肠鸣泄泻可取：神阙、水分、三间。

治疗食泄（因伤食不化所致的泄泻）可取：上廉、下廉。

治疗暴泄（泄泻急骤猛烈）可取：隐白。

治疗洞泄（泻下如水，顽固不化，或大便一日数次且溏薄）可取：肾俞。

治疗溏泄（泛指水泻和大便溏稀）可取：太冲、神阙、三阴交。

治疗泄泻不止可取：神阙。

治疗泄泻但是身体没有觉知可取：中脘。

治疗痢疾可取：曲泉、太溪、太冲、丹田、脾俞、小肠俞。

治疗便血可取：承山、复溜、太冲、太白。

治疗大便不禁可取：丹田、大肠俞。

治疗大便不通畅可取：承山、太溪、照海、太冲、小肠俞、太白、章门、膀胱俞。

治疗大便时肛门重坠可取：承山、解溪、太白、带脉。

治疗大便闭塞不通可取：照海、太白、章门。

治疗泄泻可取：曲泉、阴陵泉、然谷、束骨、隐白、三焦俞、中脘、天枢、脾俞、肾俞、大肠俞。

治疗五痔（牡痔、牝痔、脉痔、肠痔、血痔）可取：委中、承山、飞扬、阳辅、复溜、太冲、侠溪、气海、会阴、长强。

治疗肠风（因风热或湿热之邪搏于肠胃，久致伤络，而致大便时血出如注）

可在尾骨的末端取穴,艾灸百壮就可以痊愈。

治疗大小便不通可取:胃脘(灸三百壮)。

治疗肠痛痛(症见少腹急痛,按之痛剧,喜蜷卧,伴有寒热、恶心、腹泻或便秘等)可取:太白、陷谷、大肠俞。

治疗脱肛可取:百会、尾闾(艾灸七壮)、脐中(艾灸量随年龄增减)。

治疗血痔泄(指痔病下血,泄利后重)腹痛可取:承山、复溜。

治疗痔疮和骨疽蚀(骨质破坏)可取:承山、商丘。

治疗久痔可取:二白(位于掌后4寸)、承山、长强。

十五、阴疝小便门

治疗寒疝腹痛可取:阴市、太溪、肝俞。

治疗疝瘕(疝气的一种,症见小腹部热痛,尿道流出白色黏液等)可取:阴跷(这两个穴位,在足内踝之下凹陷中。主治卒疝,小腹疼痛。病变在左,右边取穴,病变在右,左边取穴,在穴位处艾灸三壮。妇女的月经不调,也可在此艾灸)。

治疗突然发生的疝气可取:丘墟、大敦、阴市、照海。

治疗癫疝(因寒湿导致的阴囊肿大,重坠胀痛)可取:曲泉、中封、太冲、商丘。

治疗疝癖(疝,脐两旁筋块状隆起,像弓弦一样;癖,胁部积块,痛时可触及,不痛时隐于胁肋部)可取:太溪、足三里、阴陵泉、曲泉、脾俞、三阴交。

治疗疝瘕(疝气的一种,症见小腹部热痛,尿道流出白色黏液等)可取:阴陵泉、太溪、丘墟、照海。

治疗肠癖、瘄疝和小肠痛可取:通谷(可灸百壮)、束骨、大肠俞。

治疗一侧睾丸肿大下坠但是不痛可取:归来、大敦、三阴交。

治疗阴囊受寒而致阴睾肿痛可取:太冲、大敦。

治疗膀胱小肠经有疝瘕(即热疝,现代则为盆腔炎),可用燔针刺五枢、气海、足三里、三阴交、气门(可灸百壮)。

治疗阴疝偏向肾侧,大便、小便频数,或者阴疝坠入小腹可取:大敦。

治疗阴肿可取:曲泉、太溪、大敦、肾俞、三阴交。

治疗阴茎痛可取:阴陵泉、曲泉、行间、太冲、阴谷、三阴交、大敦、太溪、肾俞、中极。

治疗阴茎痛兼阴部多湿汗可取:太溪、鱼际、中极、三阴交。

治疗妇人转胞不得逆(妊娠时胎儿压迫小腹,以致小腹隆起,小便不通,淋沥、急迫频数或点滴不通,脐下急痛)可取:关元。

治疗肾脏虚证寒冷,逐渐消瘦虚弱,过度劳累损伤,阴部冷痛,气虚遗精可取肾俞。

治疗遗精呈白色浑浊样可取:肾俞、关元、三阴交。

治疗梦中遗精可取:曲泉(可灸百壮)、中封、太冲、至阴、膈俞、脾俞、三阴交、肾俞、关元、三焦俞。

治疗身发寒热气淋可取:阴陵泉。

治疗尿频,尿急,淋漓不尽或小便不畅,点滴而出,小腹膨胀可取:曲泉、然谷、阴陵、行间、大敦、小肠俞、涌泉、气门(可灸百壮)。

治疗小便颜色赤黄可取:阴谷、太溪、肾俞、气海、膀胱俞、关元。

治疗小便五色可取:委中、前谷。

治疗小便失禁可取:承浆、阴陵、委中、太冲、膀胱俞、大敦。

治疗小便色红如血可取:大陵、关元。

治疗妇人小腹急痛,小便不利可在关元穴进行艾灸(可灸十四壮)。

治疗遗溺(又称遗尿)可取:神门、鱼际、太冲、大敦、关元。

治疗阴疝萎缩,睾丸上缩疼痛可取:阴谷、阴交、然谷、中封、大敦。

治疗女性子宫脱垂可取:太冲、少府、照海、曲泉。

治疗疝气偏坠(少腹睾丸胀痛或坠痛),以病人两口角的长度为一边作一等边三角形,顶角置脐心,两底角在脐的两边,在两底角处取穴。右边患病艾灸左边,左边患病艾灸右边,十四壮后即可痊愈。两边同时艾灸也可以。

治疗膀胱气(即疝)上攻两肋、肚脐之下,阴囊上缩入腹,是在肚脐正下6寸的两边各1寸的地方艾灸,炷要像小麦一样大。左侧患病艾灸右侧,右侧患病艾灸左侧。

十六、头面门

治疗头痛可取:百会、上星、风府、风池、攒竹、丝竹空、小海、阳溪、大陵、后溪、合谷、腕骨、中冲、中渚、昆仑、阳陵泉。

治疗头项强痛可取:颊车、风池、肩井、少海、后溪、前谷。

治疗偏头痛可取:头维。

治疗脑泻(又称鼻渊,脑漏)可取:囟会、通谷。

治疗头风(因风寒袭入所致头痛经久难愈)可取:上星、前顶、百会、阳谷、合谷、关冲、昆仑、侠溪。

治疗脑痛(因外邪入脑所致的头脑剧痛)可取:上星、风池、脑空、天柱、少海。

治疗头风兼面红目赤可取：通里、解溪。

治疗由于头风引起的脑顶疼痛可取：上星、百会、合谷。

治疗偏头风和正头风可取：百会、前顶、神庭、上星、丝竹空、风池、合谷、攒竹、头维。·

治疗醉酒后风寒袭入，头痛经久难愈可取：印堂、攒竹、足三里。

治疗因头风所致眩晕可取：合谷、丰隆、解溪、风池穴，两手下垂放在两腿上，在虎口内侧进行艾灸。

治疗面目浮肿可取：水沟、上星、攒竹、支沟、间使、中渚、液门、解溪、行间、厉兑、谚谵、天牖、风池。

治疗面部浮肿且痒可取：迎香、合谷。

治疗头部颈项痛可取：百会、后顶、合谷。

治疗头部受风觉冷，流泪可取：攒竹、合谷。

治疗头部疼痛颈项强直，不能抬头，角弓反张，不能回头可取：承浆（先用泻法后用补法）。

治疗脑袋昏沉，眼睛红赤可取：攒竹。

治疗头部晕眩可取：目窗、百会、申脉、至阴、络却。

治疗面部浮肿，颈项强直，鼻内有息肉可取：承浆穴（针刺入3分，再上下按摩承浆穴）。

治疗头肿可取：上星、前顶、大陵（在此放血）、公孙。

治疗面颊浮肿可取：颊车。

治疗颐颔肿（即唇颊肿痛）可取：阳谷、腕骨、前谷、商阳、丘墟、侠溪、手三里。

治疗外感风邪，邪气行于皮肤像虫爬行一样可取：迎香。

治疗颈项强直可取：风府。

治疗头面部眼睛浮肿可取：目窗、陷谷。

治疗眼睑肌肉瞤动可取：头维、攒竹。

治疗风邪入脑引起的疼痛可取：少海。

治疗头重身热可取：肾俞。

眉棱（通"棱"）痛可取：肝俞。

治疗毛发脱落可取：下廉。

治疗面部浮肿可取：厉兑。

治疗面肿可艾灸水分穴。

治疗头眼眩晕疼痛,皮肤水肿起白屑可艾灸囟会穴。

十七、咽喉门

治疗喉痹(指以咽部红肿疼痛,或干燥、异物感,或咽痒不适,吞咽不利等为主要临床表现的疾病)可取颊车、合谷、少商、尺泽、经渠、阳溪、大陵、二间、前谷。

治疗鼓颌(因寒栗而下巴打颤)可取:少商。

治疗咽喉不适像卡了东西可取:间使、三间。

治疗咽喉肿痛可取:中渚、太溪。

治疗咽外肿痛可取:液门。

治疗难以下咽食物可在膻中艾灸。

咽闭(即喉闭,咽喉肿起,阻塞咽喉)可取:曲池、合谷。

治疗咽喉肿痛,阻塞咽喉,不能吃喝,可在少商和合谷取穴,兼用三棱针刺拇指远端指节指甲根下面,并刺三针放血。

治疗双蛾(咽两边肿)可取:玉液、金津、少商。

治疗单蛾(一侧咽肿)可取:少商、合谷、廉泉。

治疗咽喉肿痛严重闭塞的患者,要将细三棱针藏在毛笔笔尖中,开玩笑说用没药调的墨汁圈点肿痛的地方,然后针刺,否则病人害怕,就不能治好疾病了。

治疗咽喉疼痛可取:风府。

十八、耳目门

治疗耳鸣可取:百会、听宫、听会、耳门、络却、阳溪、阳谷、前谷、后溪、腕骨、中渚、液门、商阳、肾俞。

治疗耳窍化脓生疮,有脓液者可取:耳门、翳风、合谷。

治疗重听、耳聋者可取:耳门、风池、侠溪、翳风、听会、听宫。

治疗目赤肿痛可取:目窗、大陵、合谷、液门、上星、攒竹、丝竹空。

目风赤烂(即睑弦赤烂,指睑弦部潮红溃烂,或眦部睑弦潮红糜烂,俗称烂眼边或烂弦风。临床以睑弦潮红、溃烂刺痒为特征,且容易复发)可取:阳谷。

治疗赤翳(即血翳包睛,由赤膜失治而来。症见眼中赤涩肿痛,羞明泪出。)可取:攒竹、后溪、液门。

治疗眼睛发红目生障翳可取:太渊、侠溪、攒竹、风池。

治疗目翳膜遮住瞳子致视物不明可取:合谷、临泣、角孙、液门、后溪、中渚、睛明。

治疗白翳（即白内障）可取：临泣、肝俞。

治疗眼睛痛可取：内庭、上星。

治疗冷泪（因于肝肾两虚，又复感受外邪所致，凡精血衰败，或悲伤哭泣过久者引起眼部局部不红不痛，但经常有泪流出，迎风时更甚，眼泪较清稀而不粘稠）可取：睛明、临泣、风池、腕骨。

治疗迎风流泪可取：头维、睛明、临泣、风池。

治疗眼睛无风流泪（不赤不痛）可取：临泣、百会、液门、后溪、前谷、肝俞。

治疗眼生翳膜，两眼疼痛不能忍受的患者，可取：睛明穴和在手的中指的节间尖上艾灸三壮。

治疗倒睫毛可取：丝竹空。

治疗青光眼不能视物可取：肝俞、商阳（左眼患病取右边，右眼患病取左边）。

治疗眼角剧烈疼痛可取：三间。

治疗目昏可取：头维、攒竹、睛明、目窗、百会、风府、风池、合谷、肝俞、肾俞、丝竹空。

治疗目眩（眼前发黑，视物昏花）可取：临泣、风府、风池、阳谷、中渚、液门、鱼际、丝竹空。

治疗眼睛疼可取：阳溪、二间、大陵、三间、前谷、上星。

治疗风目睚烂（又名烂弦风，症见眼睑赤烂，痒中挟痛，可致睫毛脱损或睑缘变形）可取：头维、颧髎。

治疗眼睛瘙痒疼痛，可取：光明（用泻法）、五会。

治疗目生障翳可取：肝俞、命门、瞳子髎（在外眼角旁5分的地方，针刺得气就用泻法）、合谷、商阳。

治疗小孩子夜盲，晚上看不清东西，可在拇指指甲后1寸的地方和拇指内侧横纹头赤白肉际处各艾灸一壮。

十九、鼻口门

治疗鼻息肉可取：迎香。

治疗流鼻血可取：风府、风池、合谷、三间、二间、后溪、前谷、委中、申脉、昆仑、厉兑、上星、隐白。

治疗鼻流清涕及鼻出血可取：风府、二间、迎香。

治疗闭塞不通可取：上星、临泣、百会、前谷、厉兑、合谷、迎香。

治疗鼻流清涕可取：人中、上星、风府。

治疗脑泻（鼻渊之鼻涕脓臭）可取：曲差、上星。

治疗鼻血可在上星穴艾灸十四壮，然后取绝骨、囟会治疗。另一个方法，在项后发际线两肌肉中间的凹陷处进行艾灸。

治疗长时间不停地流鼻涕，可在百会穴进行艾灸。

治疗口干可取：尺泽、曲泽、大陵、二间、少商、商阳。

治疗咽喉干可取：太渊、鱼际。

治疗消渴症可取：水沟、承浆、金津、玉液、曲池、劳宫、太冲、行间、商丘、然谷、隐白（在患消渴病百日以上者，切记不可进行艾灸）。

治疗嘴唇干但有口水可取：下廉。

治疗舌干且有口水流出可取：复溜。

治疗嘴唇干涩但喝不下水可取：三间、少商。

治疗嘴唇翕动像虫子爬一样，可取：水沟。

治疗嘴唇肿胀疼痛可取：迎香。

治疗口眼歪斜可取：颊车、水沟、列缺、太渊、合谷、二间、地仓、丝竹空。

治疗牙关紧闭，口不能张，可取：颊车、支沟、外关、列缺、内庭、厉兑。

治疗嘴巴发不出声音可取：间使、支沟、灵道、鱼际、合谷、阴谷、复溜、然谷。

治疗舌缓（中风症状之一，口唇迟缓，舌动困难）可取：太渊、合谷、冲阳、内庭、昆仑、三阴交、风府。

治疗舌头僵硬，说话流利可取：痖门、少商、鱼际、二间、中冲、阴谷、然谷。

治疗舌苔发黄可取：鱼际。

治疗齿寒（即齿酸）可取：少海。

治疗牙痛可取：商阳。

治疗龋齿怕风可取：合谷、厉兑。

治疗龋齿可取：少海、小海、阳谷、液门、二间、内庭、厉兑。

治疗牙龈肿痛可取：角孙、小海。

舌头有腐苔、牙齿腐烂，可取：承浆、劳宫各艾灸一壮。

治疗牙痛可取：曲池、少海、阳谷、阳溪、二间、液门、颊车、内庭、吕细（在内踝最高点上，艾灸十四壮）。

治疗上牙痛可取：人中、太渊、吕细，并且在手臂上肉的地方进行五壮的艾灸。

治疗下牙痛可取：龙玄（在侧腕血管交叉的地方）、承浆、合谷。在腕上

5寸的地方且在两条筋中间的地方艾灸五壮。

治疗牙齿不能咀嚼东西,可取:角孙。

治疗牙疳蚀烂(初起牙龈红肿疼痛,继之腐烂,流脓臭血水)可取承浆穴艾灸七壮,每一壮像小筋头大小。

二十、胸背胁门

治疗胸部胀满可取:经渠、阳溪、后溪、三间、间使、阳陵、三里、曲泉、足临泣。

治疗胸痹(主症为胸背痛,胸中气塞,呼吸喘促,咳嗽多痰)可取:太渊。

治疗胸部和臂部闷痛可取:肩井。

治疗胸胁部疼痛可取:天井、支沟、间使、大陵、三里、太白、丘墟、阳辅。

治疗胸部空虚兼觉悸动可取:间使。

治疗胸部有水饮而胀满可取:内关、膈俞。

治疗胸胁胀满,延伸到腹部可取:下廉、丘墟、侠溪、肾俞。

治疗胸烦闷可取:期门。

治疗胸中自觉有寒意可取:膻中。

治疗肩背部酸痛可取:风门、肩井、中渚、支沟、后溪、腕骨、委中。

治疗心胸疼痛可取:曲泽、内关、大陵。

治疗血结胸证(症见胸腹胀满硬痛,身热漱水不咽,喜妄如狂)、霍乱肠鸣、经常叹气可取:三里、期门(向外刺2寸,不用补泻手法)。

治疗胁部胀满可取:章门。

治疗胁部疼痛可取:阳谷、腕骨、支沟、膈俞、申脉。

治疗缺盆肿胀可取:太渊、商阳、足临泣。

治疗胁部与脊部互相收引牵急而作痛可取:肝俞。

治疗背部、臂部和头项拘急可取:大椎。

治疗腰背部强直不能转到对侧可取:腰俞、肺俞。

治疗腰部脊柱疼痛可取:委中、复溜。

治疗腰背伛偻可取:风池、肺俞。

治疗背部拘紧不舒可取:经渠。

治疗肩部和背部相互牵引拘急疼痛可取:二间、商阳、委中、昆仑。

治疗胁背部偏痛、麻痹可取:鱼际、委中。

治疗背部疼痛可:取经渠、丘墟、鱼际、昆仑、京骨。

治疗脊柱及两侧肌肉疼痛可取:委中。

治疗腰背部相互牵引疼痛,无法转身可取：天牖、风池、合谷、昆仑。

治疗脊柱内部相互牵引疼痛,无法屈伸可取：合谷、复溜、昆仑。

治疗脊柱强直浑身痛,不能转身可取：哑门。

治疗胸胁牵连疼痛可取：期门(先针)、章门、丘墟、行间、涌泉。

治疗肩部麻木疼痛可取：肩髃、天井、曲池、阳谷、关冲。

二十一、手足腰腋门

治疗手臂疼痛无法上举可取：曲池、尺泽、肩髎、三里、少海、太渊、阳池、阳溪、阳谷、前谷、合谷、液门、外关、腕骨。

治疗自觉手臂寒冷可取：尺泽、神门。

治疗臂内侧疼痛可取：太渊。

治疗前臂手腕两侧疼痛可取：阳谷。

治疗手腕动摇不能自控可取：曲泽。

治疗腋部疼痛可取：少海、间使、少府、阳辅、丘墟、足临泣、申脉。

治疗肘劳(因过劳或兼感风寒而导致肘臂不用)可取：天井、曲池、间使、阳溪、中渚、阳谷、太渊、腕骨、列缺、液门。

治疗手腕无力可取：列缺。

治疗肘臂痛可取：肩髃、曲池、通里、手三里。

治疗肘部拘紧不舒可取：尺泽、肩髃、小海、间使、大陵、后溪、鱼际。

治疗肩臂酸重可取：支沟。

治疗肘臂、手指不能屈伸可取：曲池、三里、外关、中渚。

治疗手臂麻木不仁可取：天井、曲池、外关、经渠、支沟、阳溪、腕骨、上廉、合谷。

治疗手臂自觉冷痛可取：肩井、曲池、下廉。

治疗手指拘挛、筋紧可取：曲池、阳谷、合谷。

治疗手心热可取：劳宫、曲池、曲泽、内关、列缺、经渠、太渊、中冲、少冲。

治疗手臂红肿可取：曲池、通里、中渚、合谷、手三里、液门。

治疗感受风邪导致的肘部疼痛挛缩、无法上举可取：尺泽、曲池、合谷。

治疗两手拘挛,偏风荨麻疹,喉痹,胸胁胀闷不舒,筋缓手臂无力,皮肤枯燥可取：曲池(先用泻法后用补法)、肩髎、手三里。

治疗肩臂作疼绵绵不绝、令人作烦可取：肩髎、肩井、曲池。

治疗五指关节皆疼可取：外关。

治疗手指拘挛、指关节痛可取：少商。

治疗掌心热可取：列缺、经渠、太渊。

治疗腋部、肘部肿胀可取：尺泽、小海、间使、大陵。

治疗腋下肿胀可取：阳辅、丘墟、足临泣。

治疗腰痛可取：肩井、环跳、阴市、三里、委中、承山、阳辅、昆仑、腰俞、肾俞。

治疗两腿自觉冷如冰可取：阴市。

治疗内部挫伤导致腰疼，胁肋痛可取：尺泽、曲池、合谷、手三里、阴陵泉、阴交、行间、足三里。

治疗腰疼难动可取：风市、委中、行间。

治疗腰脊强直疼痛可取：腰俞、委中、涌泉、小肠俞、膀胱俞。

治疗腰和脚疼痛可取：环跳、风市、阴市、委中、承山、昆仑、申脉。

治疗大腿内部、膝关节内侧痛可取：委中、三里、三阴交。

治疗腿膝酸疼可取：环跳、阳陵、丘墟。

治疗脚膝关节痛可取：委中、三里、曲泉、阳陵泉、风市、昆仑、解溪。

治疗膝部，小腿大腿肿胀可取：委中、三里、阳辅、解溪、承山。

治疗腰部寒冷如坐水中可取：阳辅。

治疗足痿（足软不能行走）可取：复溜。

治疗风痹（风邪所致的痹症）而脚、小腿麻木疼痛可取：环跳、风市。

治疗足部麻痹可取：环跳、阴陵泉、阳辅、太溪、至阴。

治疗脚气可取：肩井、膝眼、风市、三里、承山、太冲、丘墟、行间。

治疗股部上端外侧痛可取：环跳、阳陵泉、丘墟。

治疗自觉足部寒热交替可取：三里、委中、阳陵泉、复溜、然谷、行间、中封、大都、隐白。

治疗脚肿大可取：承山、昆仑、然谷、委中、下廉、髋骨、风市。

治疗足寒冷如冰可取：肾俞。

治疗浑身战栗，小腿酸疼可取：承山、金门。

治疗足部、小腿寒冷可取：复溜、申脉、厉兑。

治疗足拘挛可取：肾俞、阳陵泉、阳辅、绝骨。

治疗各关节皆痛可取：阳辅。

治疗小腿肚肿胀可取：承山、昆仑。

治疗足筋脉弛缓无力可取：阳陵泉、冲阳、太冲、丘墟。

治疗脚气可取：委中、三里、承山。

治疗两膝红肿疼痛可取：膝关、委中、三里、阴市。

治疗穿跟草鞋风(多指肾经受病,初起于足跟及两胯下生水泡破裂,或生小疮,或生肿茧,或痛或痒久则破烂,可延至足底)可取:昆仑、丘墟、商丘、照海。

治疗足痛不能行可取:三里、曲泉、委中、阳辅、三阴交、复溜、冲阳、然谷、申脉、行间、脾俞。

治疗脚腕酸痛可取:委中、昆仑。

治疗足心疼痛可取:昆仑。

治疗脚筋拘急,足部沉重,鹤膝历节风肿(各关节游走性疼痛,疼痛剧烈,小腿瘦削而膝关节肿胀,形如鹤膝)发作时不能起床可取:风市。

治疗腰痛不能久立,腿膝胫酸重,及四肢不能抬举可取:跗阳。

治疗腰重痛不可忍,及转身起卧不方便,自觉腰部发冷且麻木,脚筋挛急,不得屈伸则艾灸两腘窝的横纹两头共四处,各艾灸三壮,同时灸,让两人于两边同时吹灸至火灭。若午时灸了,到了晚上可能出现脏腑鸣音,再艾灸一二次,这个疾病就能痊愈。

治疗腰痛不能举可取:仆参穴(左右两个穴位,在足跟骨下凹陷中,拱足取之,灸二壮)。

治疗膝以上部位患病可取:艾灸环跳、风市。

治疗膝以下部位患病可取:灸犊鼻、膝关、三里、阳陵。

治疗足踝以上部位患病可取:三阴交、绝骨、昆仑。

治疗足踝以下部位患病可取:灸照海、申脉。

治疗大腿痛可取:髋骨。

治疗脚气(又名脚弱、缓风)可取:一风市(艾灸百壮或五十壮)、二伏兔(针刺入0.3寸,禁灸)、三犊鼻(灸五十壮)、四膝眼、五三里(灸百壮)、六上廉、七下廉(灸百壮)、八绝骨。

治疗脚抽筋,发作时不能忍受者在脚踝上艾灸(灸一壮),脚内侧抽筋急灸内踝,外侧抽筋急灸外踝。

治疗脚抽筋多年不愈,用尽药都没有效果者灸承山穴(灸十四壮)。

二十二、妇人门

治疗经期不准可取:气海、中极、带脉(灸一壮)、肾俞、三阴交。

治疗月事不利(行经时经血下行不畅,多有小腹疼痛)可取:足临泣、三阴交、中极。

治疗经期虽过,经血仍行可取:隐白。

治疗下经血时发冷,经血来无定时可取:关元。

治疗漏下不止(月经淋漓不尽)可取:太冲、三阴交。

治疗血崩(妇女不在经期,阴道突然大出血)可取:气海、大敦、阴谷、太冲、然谷、三阴交、中极。

治疗瘕聚(表现为腹内痞块,散聚无常,推之可移,痛无定处)可取:关元。

治疗赤白带下(阴道流出赤白夹杂黏液)可取:带脉、关元、气海、三阴交、白环俞、间使(灸三十壮)。

治疗小腹瘀血内结,痞块集聚可取:带脉。

治疗妇女不孕可取:商丘、中极。

治疗妇女因生产导致恶露不止可取:气海、关元。

治疗产后诸病可取:期门。

治疗发于乳房部的痈可取:下廉三里、侠溪、鱼际、委中、足临泣、少泽。

治疗乳房肿痛可取:足临泣。

治疗难产可取:合谷(用补法)、三阴交(用泻法)、太冲。

治疗横生死胎可取:太冲、合谷、三阴交。

治疗胎儿横生且手先出可取:右足小趾尖(灸三壮,立产,炷如小麦大)。

治疗胎儿往上逼心,气闷呼吸欲绝可取:巨阙、合谷(补)、三阴交(泻)像孩子手捧母心,生下男孩则其左手,女孩则右手心有针痕可以验证,如果没有,在人中或脑后有针痕。

治疗产后血晕(产后急症,突然眩晕,心胸郁闷,恶心呕吐)意识模糊可取:支沟、三里、三阴交。

治疗妇女堕胎后,手足像冰一样冷,厥逆可取:肩井(针刺 0.5 寸,若感觉胸闷烦乱,急补三里)。

治疗胎衣不下(胎儿出生半小时后胎盘仍未出)可取:中极、肩井。

治疗阴挺(子宫脱垂)可取:曲泉、照海、大敦。

治疗缺乳汁可取:膻中(灸)、少泽(补)　此二穴有神效。

治疗妇女经血带血块可:取曲泉、复溜、三里、气海、丹田、三阴交。

治疗妇人月经期间,与男子性交,日渐身体消瘦,寒热往来不定,精血相搏可取:百劳、肾俞、风门、中极、气海、三阴交。若按前面症状,当作虚劳来治,是不正确的。

治疗女子月经不来,面色黄干呕,不能怀孕可取:曲池、支沟、三里、三阴交。

治疗月经经水过多可取:通里、行间、三阴交。

治疗欲中断妊娠可取：灸右足内踝上1寸,合谷穴。又一法：灸脐下2.3寸,灸三壮,和肩井穴。

治疗一切身体寒冷疲惫可取：关元。

治疗月经没有规律淋漓而下可取：三阴交。

治疗月经不调,经血成块可取：间使。

二十三、小儿门

大小五痫(泛指小儿各种痫症)可取：水沟、百会、神门、金门、昆仑、巨阙。

惊风(主证为四肢抽搐,意识不清)可取：腕骨。

瘛疭(手足时伸时缩抽动不止)可取：阳谷、腕骨、昆仑。

摇头张口,脚弓反折可取：金门。

风痫(外感风邪所导致抽搐)可取：百会、昆仑、丝竹空。

脱肛可取：百会、长强。

突然疝气可取：太冲。

角弓反张可取：百会。

泻痢(泄泻)可取：神阙。

赤游风,(类似丹毒的病证,色赤如丹,游走不定)可取：百会、委中。

治疗秋末冷痢(多发生于秋末的痢疾)可取：灸脐下2寸的位置及3寸处的动脉。

治疗小儿吐乳汁可取：灸中庭(在膻中下1.6寸)。

治疗突发癫痫及猪痫可取：巨阙(灸三壮)。

治疗牙龈腐烂臭秽冲天可取：灸劳宫二穴,各灸一壮。

治疗突然腹痛,肚皮呈青黑色,灸肚脐四边(上下左右)各半寸,灸三壮,鸠尾骨下1寸,灸三壮。

治疗惊痫,顶上旋毛中灸三壮,在耳后青络灸三壮,炷如小麦大。

治疗风痫,手指屈曲像在数东西,在鼻上发际弯曲处灸三壮。

治疗二三岁时两眼角赤色,在大指次指间后1.5寸处灸三壮。

治疗囟门不闭合在脐上、脐下各0.5寸处的两穴各灸三壮,灸疮未发起,囟门就先闭合了。

治疗夜啼,灸百会三壮。

治疗肾胀偏坠(阴囊肿大单侧睾丸疼痛下坠),在关元穴灸三壮,在大敦穴灸七壮。

治疗猪痫如尸厥(突然昏倒,不省人事),口吐白沫,在巨阙穴灸三壮。

治疗食痫(因伤食而发病的痫疾),先自觉寒热,再开始恶寒:在鸠尾上0.5寸灸三壮。

治疗羊痫,在第九胸椎下灸三壮　又法:灸大椎三壮。

治疗牛痫,在鸠尾灸三壮　又法:在鸠尾、大椎穴各灸三壮。

治疗马痫,在仆参二穴各灸三壮　又法:风府、脐中各灸三壮。

治疗犬痫,在两手心、足太阳经和肋户各灸一壮。

治疗鸡痫,在足诸阳经各灸三壮。

治疗牙疳(牙龈红肿,溃烂疼痛,流腐臭脓血)蚀烂,取承浆穴(针刺灸法皆可)。

二十四、疮毒门

治疗遍身生疮可取:针刺曲池、合谷、三里、绝骨穴,在膝眼灸十四壮。

治疗腋肿,马刀疡(即瘰疬,其生于腋下,形如马刀)可取:阳辅、太冲、足临泣。

治疗热风导致荨麻疹可取:肩髎、曲池、曲泽、环跳、合谷、涌泉。

治疗因患疮疡导致的恶寒战栗可取:少海。

治疗疥癣疮(泛指多种皮肤病)可取:曲池、支沟、阳溪、阳谷、大陵、合谷、后溪、委中、三里、阳辅、昆仑、行间、三阴交、百虫窠(即膝眼)。

治疗脸上与口角长疔疮可取:灸合谷穴。

治疗手上生疔疮可取:灸曲池穴。

治疗背上生疔疮可取:肩井、三里、委中、临泣、行间、通里、小海、太冲。

治疗瘰疬可取:少海(先针刺皮上,等待三十六次呼吸,推针入里,定好核的深浅,探究核的大小,不要挑出核,三次上提三次下插针后才出针)、天池、章门、临泣、支沟、阳辅(灸百壮)、肩井(随年壮)、手三里。

治疗痈疽生于背部可取:肩井、委中穴,又用蒜片贴在疮上艾灸,如痈疽不疼,灸至疼痛为止;如疼痛,灸至不疼痛为止,越多蒜片越好。

治疗溺水导致死亡者,过了一天一夜还可以救,即解开"溺亡人"的衣带,艾灸肚脐。

治疗疯狗咬伤人即艾灸被咬处的疮口上。

治疗蛇咬伤灸伤处三壮,仍用蒜片贴在被咬处,在蒜上艾灸。

治疗人脉微细不见,时有时无,宜于少阴经复溜穴上,用圆利针针刺至骨骼处,顺针下刺,等候回阳脉,回阳脉出现时,即可出针。

治疗痈疽疮毒:同杨氏骑竹马灸法。

二十五、续增治法

1. 中风论 徐氏书

中风的病人,有五种情况是难以治疗的。开口,闭眼,大便失禁,遗尿,喉中有雷鸣声等都是非常不好的症候。风为引起各种疾病的一个重要因素,其导致的病变都不一样。有的犯脏有的犯腑,有的犯痰或气,有的犯情志,风邪都是乘虚而入以致发病。风邪犯脏,则会使人不省人事,痰涎壅塞,喉咙似雷鸣,四肢瘫痪感觉不到疼痛,说话语言不利,因此难以治疗。风邪犯腑,则会使人半身不遂,口眼歪斜,但是知道痒痛,也可以说话,神色也没有改变多少,因此更容易治疗。治疗中风的病人应该先观察患者的症候,分别是中脏中腑,然后确定治疗原则。风中于五脏六腑表现出来的症候各有不同,先观察患病的原因,得出症状,再根据疾病的主次轻重本末缓急等来确定治疗原则针刺,没有达不到治疗效果的。

一、肝中风的症状,无汗恶寒,其色青,名曰怒中。

二、心中风的症状,多汗怕惊,其色赤,名曰思虑中。

三、脾中风的症状,多汗身热,其色黄,名曰喜中。

四、肺中风的症状,多汗恶风,其色白,名曰气中。

五、肾中风的症状,多汗身冷,其色黄,名曰气劳中。

六、胃中风的症状,饮食不下,痰涎上壅,其色淡黄,名曰食后中。

七、胆中风的症状,目眼牵连,醋睡不醒,其色绿,名曰惊中。

2. 初中风急救针法 《乾坤生意》

凡是刚开始中风就有跌倒,突然昏迷,痰饮阻塞,不省人事,牙关紧闭症状的,汤药喝不下,急救应该用三棱针针刺十指末端的十二井穴,去除黑血。又有治疗一切的突然暴死危险症候,不省人事的以及干霍乱的,都是可以起死回生的诀窍。

少商二穴,商阳二穴,中冲二穴,关冲二穴,少冲二穴,少泽二穴。

3. 中风瘫痪针灸秘诀 《乾坤生意》

中风口眼歪斜:听会、颊车、地仓。

凡是歪向左边的,灸右边,歪向右边的,灸左边。每次在每个歪斜凹陷中灸十四壮,艾炷应该像麦粒那么大,经常灸,使风邪尽散,直到口眼恢复正常。

有另一个治疗方法,用5寸长的笔管,插进耳朵,在外塞住笔管四周,用艾炷灸十四壮,右边歪斜灸左,左边歪斜灸右。

中风且风邪犯腑,导致手脚瘫痪的:百会、耳前发际、肩髃、曲池、风市、足三里、绝骨。

凡是感觉手脚麻痹，或者疼痛已久，这是风邪犯腑的征兆，应该灸这七个穴位，左边犯病了灸右边，右边犯病了灸左边，直到风邪退去症状减轻为止。

中风且风邪犯脏，导致痰涎堵塞气滞不通，不语昏迷：百会、大椎、风池、肩井、曲池、足三里、间使。

凡是感觉心中烦闷杂乱，精神不愉快，或者手脚麻木，缠绵难愈的，都是风邪犯脏的症候，应马上灸上七个穴位，每个灸三十五壮。如果中风的趋势不严重，却恰逢春秋二季的时候，常灸这七个穴位来疏泄风气，素体阳虚容易中风的人或者中过风的人，尤其应该注意。

中风鼻子堵塞不通，时时流清涕，偏正头风，以及生白屑，惊痫，两眼向上看，识人障碍：囟会（灸）。

中风头皮肿胀，眼睛眩，发抖冷热交替，眼睛疼痛不能远视：上星（针灸）。

中风导致的痫症，手脚交替收缩，抽动不已：印堂（针灸）。

中风导致的头项僵直，不能回头看：风府（针）。

中风导致手不能举高：阳池（针灸）。

中风导致的手腕酸痛，不能屈伸，手指疼痛不能抓紧东西：外关（针灸）。

中风导致的手软弱无力，拘挛不能伸展：手三里（针灸）。

中风导致咳痰，肘部拘挛，寒热往来惊痫：列缺（针灸）。

中风导致惊恐，无法出声，肘腕关节酸痛：通里（针灸）。

中风导致的腰胯部疼痛，不能转到对侧，腰胁部相互牵引：环跳（针灸）。

中风导致的转动筋骨拘挛，走路抬腿无力疼痛：昆仑（针灸）。

中风导致的脚跟麻木，麻痹冷痛：阳陵（针灸）。

中风导致腰背部拘急：委中（针）。

中风导致的脚膝关节疼痛，转动筋骨拘急：承山（针灸）。

治疗虚劳损伤导致的各种疾病紧要艾灸穴位：陶道穴，灸十四壮。身柱穴，灸十四壮。

双肺俞，灸四十九壮到一百壮不等，双膏肓穴，灸二十一到四十九壮。

4. 伤寒《聚英》

发热：风寒之邪侵犯肌肤，卫阳被风寒所束，卫气郁闷不能畅达于外，这是表热。阳气下陷入里阴分蒸熏于外，这是里热。

汗不出，凄凄恶寒：玉枕、大杼、肝俞、膈俞、陶道。

身体发热恶寒：后溪。

身热汗出，手足逆冷：大都。

身发热头痛,吃不下饭:三焦俞。

不出汗:合谷、后溪、阳池、厉兑、解溪、风池。

身体发热呼吸急促:三间。

身体持续低热:曲池。

烦闷痞满不出汗:风池、命门。

出汗寒热往来:五处、攒竹、上脘。

心烦喜呕:巨阙、商丘。

身体发热头痛,不出汗:曲泉、神道、关元、悬颅。以上见《针经》。

六脉沉细,一息二三至:气海(灸)、关元(灸)。

少阴经发热:太溪(灸)。

恶寒:发热且恶寒者由于阳盛,不发热且恶寒者是由于阴盛。

背部怕冷,胃口尚可:关元(灸)。

恶风:有出汗为中风,损伤卫气,无汗恶风为寒邪,伤荣血。

先刺风府、风池,后饮桂枝葛根汤。

胸胁胀满且自语:邪气由表伤里,先伤胸胁,后入心。刺期门。

结胸:脏气封闭结于胸中不流动布散。按着痛,为小结;不按却自己痛,为大结。期门(针)和肺俞(针)。

妇人由于血结于胸,热入血室:期门(针)又用黄连、巴豆七粒作饼子,放在脐中,熏灸,直到患者轻微腹泻。

咳逆:胸中气不相交,水火相搏有声音。期门(针)。

小腹满胀:上腹为气,下腹为水饮,应当流出而不出积聚就成为满胀,或者腹中突然疼痛。刺委中或夺命穴等处。

烦躁:邪气在里,烦是因为内不安,躁是因为外不安。得伤寒六七日,脉微弱,手足逆冷,烦躁。灸厥阴俞。

蓄血:热毒向下流注形成瘀血。少阴证腹泻,大便脓血。可以针刺。阳明证,下血谵语,一定是热入胞宫,头出汗。刺期门。

呕吐:表邪传入里,内里胃气上逆发为呕吐。口温和,脉微涩弱。灸厥阴俞。

战栗:战者,正气胜;栗者,邪气胜。邪正相争,在外表现为战栗,是病邪将要痊愈。邪气内盛,正气太虚,心栗而鼓颔,并没有战栗者,不久就会成寒逆了。灸鱼际。

四逆:四肢逆冷,冷久成寒,六腑正气散绝于外,足胫寒逆是少阴。身体寒冷,是厥阴。灸气海、肾俞、肝俞。

厥：手足逆冷，阳气内陷，热气逆伏于里不得宣散，而导致手足冷，刺内庭、大都。脉急促而厥冷，用灸法。

郁冒：郁是因为气机不畅，冒是因为神志不清，即昏迷。多因虚到了极点又感受寒邪所致，或者突然吐下造成的。太阳少阳并病的刺法，头痛，或者郁闷胸中如有痰阻，出现类似结胸的症状，刺大椎、肺俞、肝俞，不可使用汗法。

自利：未用攻下治法，患者有腹泻的症状且出现脉微涩，呕吐而出汗时，患者必要大便。如果是小便，应该温上焦，灸之以消除阴气。小便自利，手中不冷，反而发热，无脉。灸太溪。少阴经下利，大便脓血等，针刺就会有一定的效果。

霍乱：上吐下利，烦躁腹泻，邪气在中焦，胃气不正常，阴阳不和，于是就上吐下泻，是烦躁导致的。干霍乱或者腹中刺痛绞痛。针委中和夺命穴。

腹痛：有实证有虚证，有寒证有热证，燥屎陈积，按之不痛是虚证，痛是实证，应该用灸法；不灸，会令病人冷结便秘，久了就会慢慢昏迷。刺委中。

阴毒阴证：阴病内盛则微阳将消失浮于表，故沉重，四肢逆冷，脐腹部筑痛，厥逆或者冷，六脉沉细。灸关元、气海。

太阳、少阳并病：刺肺俞、肝俞。如果头痛，刺大椎。

小便不利：邪气蓄积于内，津液不得布行。阴寒甚重，下焦封闭，用灸法。

阴证：小便不利且阴囊萎缩，腹部痛得要死一样。灸石门。

不仁：不柔和，感觉不到痒痛寒冷，正气被邪气闭伏于内，积郁而不得散，是血气虚少的原因。就像越人扁鹊诊虢太子尸厥的病例，认为是郁冒不仁可以治疗，针刺之而治愈，是神医的治疗方法也。假如脉浮洪，汗像油一样，呼吸急促不停，身体不仁，扁鹊还能治愈吗？

以上见刘氏《伤寒治例》

5. 杂病

风，大都是因为气虚血虚易感，易夹火夹湿夹痰。

中风：神阙、风池、百会、曲池、翳风、风市、环跳、肩髃都可用灸法疏散风邪，针刺来导气。

寒：多见于伤寒。

阴寒内盛到下陷脉将要绝，应该用灸法。

发热：有阴虚导致发热起伏如潮水涨退，有烦闷发热，寒热交替等。

有热证却不出汗：商阳、合谷、阳谷、侠溪、厉兑、劳宫、腕骨来引导气机。

大热无度，汗出不止：扎陷谷来泄热。

腹部疼痛：由虚实，寒邪气滞，血块，积热，风湿，积食，疮毒，痧疹，疝气等引发。

实证导致疼痛应泻：太冲、太白、太渊、大陵、三阴交。

邪气侵袭经络，药物不能到达治疗的，应该灸：气海、关元、中脘。

头痛：由风热、痰、湿、寒等邪气引起，其中严重情况为真头痛，其临床表现为头疼剧烈，手足逆冷到肘膝关节，预后差。

应用灸法，疏散寒邪。

脉浮可刺腕骨、京骨。

脉长可刺合谷、冲阳。

脉弦可刺阳池、风府、风池。

腰痛：有气虚、血虚、肾病、风湿、湿热、瘀血、寒气凝滞等病因。

瘀血凝滞于下焦：刺委中(出血)，灸肾俞、昆仑。也可用附子尖、乌头尖、南星、麝香、雄黄、樟脑、丁香炼蜜丸，姜汁化成膏，放手内烘热并推摩它们。

胁部痛：肝火盛，肝气实，有瘀血痰饮流注、肝拘急等症状。针丘墟、中渎。

心痛：由风寒、气血虚、食积郁热等引起。针太溪、然谷、尺泽、行间、建里、大都、太白、中脘、神门、涌泉。

牙疼：有血分热、胃口热、风寒湿热、虫蛀等病因。针合谷、内庭、浮白、阳白、三间。

眼目：有肝气胜、风热、痰热、血瘀热、血实气壅等病因。针上星、百会、神庭、前顶、攒竹、丝竹空。兼疼痛者：针风池、合谷。大寒侵犯脑，牵连到眼目疼痛，或者风湿相搏，有目翳：灸二间、合谷。

小儿疳积累及眼目：灸合谷(二穴)各一壮。

泻痢：有气虚兼寒热食积、风邪、惊邪、湿热、阳气下陷、痰积等病因，应当分泻痢轻重予以不同治法。

陷下：灸脾俞、关元、肾俞、复溜、腹哀、长强、太溪、三里、气舍、中脘、大肠俞。

白痢：灸大肠俞。

赤痢：灸小肠俞。

疟：分风暑、山瘴疟、食老疟、疟母寒湿痹、五脏疟、五腑疟等类型。针合谷、曲池、公孙，先针，后灸大椎第一节，三七壮。

咳嗽：有风、寒、火、劳、痰、肺胀、湿等病因。

灸天突、肺俞、肩井、少商、然谷、肝俞、期门、行间、廉泉、扶突、针曲泽(出血立已）、前谷。

面赤红热咳嗽：针支沟。

多唾液：针三里。

吐衄血：身体发热是因为血虚，血温且身热者，预后差。针隐白、脾俞、肝俞、上脘。

下血：由于肠风，多在胃与大肠。针隐白、灸三里。

诸气：怒则气上冲，惊则气乱，恐则气下，劳则气散，悲则气消，喜则气缓，思则气结。针刺来导气。

淋：属热，热结，痰气不畅利，胞宫痹，老人因气虚引起。灸三阴交。

小便不禁：灸阳陵泉、阴陵泉。

喉痹：针合谷、涌泉、天突、丰隆，刚起病则用灸法，使其向外泻气。

头肿大：针曲池。

诸疮：

瘰疬：灸肩井、曲池、大迎。

嘴唇四周边缘长疮：刺唇去黑血。

疝：有因寒、因气、因湿热、痰积流下等造成。针太冲、大敦、绝骨，灸大敦、三阴交，小腹下横纹斜尖，灸一壮。

脚气，又称脚弱：由湿热、食积、流注、风湿、寒湿等造成。针公孙、冲阳，灸足三里。

痿：由湿热、痰、无血而虚、气血虚弱、瘀血等造成。针中渎、环跳（停针待气二时方可），灸三里、肺俞。

喘：有痰喘、气虚、阴虚等原因。灸中府、云门、天府、华盖、肺俞。

恶心：因痰、热、虚等造成。灸胃俞、幽门、商丘、中府、石门、膈俞、阳关。

膈噎即腹胀痛下咽困难常打嗝：因血虚、气虚、热、痰火、血积、癖积等造成。针天突、石关、三里、胃俞、胃脘、膈俞、水分、气海、胃仓。

水肿：有皮水、正水、石水、风水之分，因气、湿、食导致。针胃仓、合谷、石门、水沟、三里、复溜、曲泉、四满。

臌胀：有气胀、寒胀之分，由于脾虚中焦胀满所导致。针上脘、三里、章门、阴谷、关元、期门、行间、脾俞、悬钟、承满。

头眩：由于痰挟气且气虚，火引动气中痰。针上星、风池、天柱。

痛风：由于风热、风湿、血虚有痰导致。针百会、环跳。

肩臂痛：痰湿为主要病因。灸肩髎、曲池。

梦遗：由于湿热相火导致。灸中极、曲骨、膏肓、肾俞。

痫：都是痰火导致，不必区分马牛六畜。灸百会、鸠尾、上脘、神门、阳跷（昼发）、阴跷（夜发）。

癫：患天地间杀厉之邪气，声音嘶哑难以治疗。针委中出血二三合。有黑紫疙瘩，应去除黑血。

以上见刘氏《杂病治例》。

疮疡：

刘河间说：凡是疮疡，必须分所在经络、气血亏虚情况，腧穴远近等。如果是从后背长出的，应当从太阳膀胱经五输穴里选穴：至阴、通谷、束骨、昆仑、委中。从两鬓长出的，当从少阳经五穴选用：窍阴、侠溪、临泣、阳辅、阳陵。从髭长出的，应当从阳明经五穴选用：厉兑、内庭、陷谷、冲阳、解溪。从胸长出的：取绝骨一穴。

《肠痈纂要》写道：用千金灸法，屈曲两肘关节。对肘头尖锐的骨头，灸百壮，脓血出来就好。根据刘河间疮疡，只是讨论了足三阳，而手足三阴三阳没有提及，学者应该以此类推。又查阅《医学入门》杂病歌诀，疮疡初起的时候，应当审查穴位。只针刺阳经不刺阴经。记录下来以作为备用参考。

卷 九

一、治症总要

第一个先说中风证，如果在还没中风的时候，中风一两个月之前，或者三四个月之前，偶尔小腿会发酸发麻，过了很久才能缓解，这是即将得中风证的证候，就应该快速灸双侧足三里、绝骨四处，各三壮，然后用生葱、薄荷、桃叶和柳叶四味药煎成汤药淋洗，艾灸能让风邪从艾灸的疮口中祛除出去。像春夏交替的时候，夏秋交替的时候，都适宜艾灸，通常灸至有灸疮最好，如果病人不相信这个说法，饮食不节制，酒色纵欲过度，突然中风，可以在七处穴位一起各灸三壮，病左侧则灸右侧，病右侧则灸左侧的百会穴、耳门穴、听宫穴和听会穴。

【第一】中风阳证不能说话，手脚瘫痪的人：（应该针刺）合谷、肩髃、手三里、百会、肩井、风市、环跳、足三里、委中、阳陵泉（先针刺健侧手脚，后针刺患侧手脚）。

【第二】阴证的中风，半身不遂，牵引不适，手脚自觉紧缩，这就是阴证导致的。也按照上面的方法来治疗，但是要先用补法再用泻法。

【第三】中暑邪不省人事，针刺：人中、合谷、内庭、百会、中极、气海。

问道：在六七月之间或八九十月感受暑邪会得这样的病，这是从哪里得的病呢？

答道：这个病病因不是单一的，医生不懂得，认为六七月有这个病，怎么会在八九十月也有这个病？都是因为先受到暑邪，进犯脾胃，窜进经络，经络脏腑同时受邪，或者因为怒气触发，过度饮酒纵欲伤身，或者外感风邪，到了八九月才发作，这时病难治。六七月病邪在表，风邪不强，气血没有枯竭，正气没有衰减，这时病易治。再刺下面的穴位：中冲、行间、曲池、少泽。

【第四】中风导致不省人事（应该针刺）：人中、中冲、合谷。

问道：这个病怎么得来的？以上的穴位,针刺也没用,怎么办？

答道：针感没有到达(病灶),补泻手法不清,导致气血错乱,或是留针时间太短,所以针刺无效,前面的穴位没有效果,再针刺以下的穴位：哑门、大敦。

【第五】中风导致口噤不开应该针刺：颊车、人中、百会、承浆、合谷(都应用泻法)。

问道：这个病前面的穴位没有见效,为什么？

答道：这都是因为风寒或风热郁而化痰,导致气血错乱,阴阳升降异常,导致这个病,再针刺以下的穴位：廉泉、人中。

【第六】中风导致半身不遂应该针刺：绝骨、昆仑、合谷、肩髃、曲池、手三里、足三里。

问道：这个病针刺以后复发,为什么？

答道：针刺不知分寸,补泻手法不清,不分虚实,都会导致疾病复发。先针刺前面的穴,再针刺下面的穴位：肩井、上廉、委中。

【第七】中风导致口眼歪邪应该针刺：地仓、颊车、人中、合谷。

问道：这个病用以上的穴位针刺有效,但一个月或半个月后复发,为什么？

答道：肯定是房事不节制,饮食不节制,再针刺以下的穴位,没有无效的。听会、承浆、翳风。

【第八】中风导致瘫痪应该针刺：三里、阳溪、合谷、中渚、阳辅、昆仑、行间。

问道：多个穴位针刺无效,为什么？

答道：风寒或是风热化痰进入经络,血气相搏,再受到风寒湿邪进犯,导致气血凝滞不散,所以针刺无效,再针刺后面的穴位。先针刺健侧的手脚,再针刺患侧的手脚：风市、丘墟、阳陵泉。

【第九】全头都痛和巅顶痛应该针刺：百会、合谷、上星。

问道：这个病针刺以后,一两天再次发作,比之前加重,为什么？

答道：阳经汇聚于头部,应该先用补法,再用泻法,适合补多泻少,当病情再次复发,比以前加重的时候,就应当用泻法,没有无效的,再针刺后面的穴位。头痛剧烈,早上发作的话,等到了晚上就会死亡;如果是晚上发作的话,那么早上就会死亡,医生应该用心抢救,否则就难治了：(宜取)神庭、太阳。

【第十】前额痛应该针刺：风池、合谷、丝竹空。

问道：以上的穴位,针刺如果没有效果,怎么办？

答道：那是因为有痰饮停滞在胸膈之中，风邪窜入头部，前额痛，发作的时候连手臂内侧疼痛，或者手脚发沉冰冷，久病不治，可变成瘫痪，针刺的时候也分阴阳。如果针感未到病所没有疗效，可以针刺中脘，用来疏通他的脚疾，再针刺三里，泻去风邪，然后针刺前面的穴位。中脘、三里、解溪。

【第十一】头痛目眩应针刺：解溪、丰隆。

问道：这个病针刺有效又复发，为什么？

答道：这是因为房事过多，喝醉吃饱没有避开风寒入睡，风邪窜入经络，感受寒邪时复发，再针刺后面的穴位：风池、上星、足三里。

【第十二】巅顶痛应针刺：百会、后顶、合谷。

问道：头顶痛针刺没有效果，还有其他的穴位能治吗？

答道：头顶痛，是辨证阴阳不分，风邪串入头脑，针刺自然就没有效果，应该先治疗他的痰饮，再治疗他的风邪，自然就有效了。中脘、足三里、风池、合谷。

【第十三】醉酒头痛：攒竹、印堂、足三里。

问道：这个病针刺前面的穴位没有效果，为什么？

答道：这个病有痰饮停在胃脘，口吐清涎，眩晕，三到五天，不省人事，不能进食，叫醉头风。先祛除它的邪气，化痰，调理脾胃进食，然后治疗头痛。中脘、膻中、足三里、风门。

【第十四】目生翳膜：睛明、合谷、四白。

问道：以上的穴位，针刺了没有效果，为什么？

答道：这个病的病位深，不是一次就可以痊愈的，需要两三次针刺，才能有效，再针刺后面的穴位：太阳、光明、大骨空、小骨空。

【第十五】迎风冷泪：攒竹、大骨空、小骨空。

问道：这个病怎么得来的？

答道：醉酒后感受风邪，眼睛红赤、疼痛，房事不节制，饮食不节，嗜食煎炸油腻；妇女多为产后不知避免感邪，迎风而坐，风邪侵入眼目，或者月经到来，秽气上冲头目，也会导致这个病。再针刺后面的穴位：小骨空（治男妇醉后当风）、三阴交（治妇人性交后诸症，如性交后血崩不止）、泪孔上（米大艾七壮效）、中指半指尖（米大艾三壮）。

【第十六】眼睛里面生有障碍物：瞳子髎、合谷、头临泣、睛明。

问道：这个病是如何而生？这几个穴位针刺没有效果，为什么？

答道：怒气伤肝，血不藏于肝中，肾水枯竭，气血耗散，到了快患病的时候，不能节制约束，房事过度，用心过度，所以得病，也难治疗，再针刺后面的穴位：光明、天府、风池。

【第十七】眼睛外面生有障碍物：小骨空、太阳、睛明、合谷。

问道：这个病怎么得来的？

答道：头风入眼，血气涌动溢出，躯体上部邪实下部正虚，所以有这个病，针刺前面的穴位无效，再针刺后面的穴位两三次就能治愈。头临泣、攒竹、足三里、内眦尖（灸五壮，即眼头尖上）。

【第十八】眼睛红涩，眼角烂。睛明、四白、合谷、头临泣、二间。

问道：针刺这些穴位没有效果，为什么？

答道：醉酒或者吃饱行房事，血气凝滞，痒感觉持续，用手抓痒时，风邪乘机串入体内，所以才有这个病，针刺前面的穴位没有用，再针刺后面的穴位：三里、光明。

【第十九】眼睛红痛：合谷、三里、太阳、睛明。

问道：这个病从哪里得来？

答道：戾气做患，血气壅滞，睡觉的时候风邪入体，过饥过饱过劳，所以患病，再针刺后面的穴位：太阳、攒竹、丝竹空。

【第二十】眼红肿痛：睛明、合谷、四白、头临泣。

问道：这个病从哪里得来？

答道：都是因为肾水亏虚，心火上炎，肝不能制约，心肝两处的血液无法归位，血气上行，灌注入眼，血络充眼，所以无法散去，再针刺后面的穴位：太溪、肾俞、行间、劳宫。

【第二十一】眼睛生长腐肉：风池、睛明、合谷、太阳。

问道：这个病从哪里得来？

答道：有时因为伤寒证没痊愈，却行房事，邪气实于上，正气虚于下，气血上行壅滞，或者是头风没有及时治疗，血络入眼，或者暴下赤痛，或者怒气伤肝，心火上炎，邪不散去，还有可能是妇女产后怒气伤身，产后没满月，房事触动心肝两条经络，饮食不节制，饥饱醉劳都能产生这个病，不是一时就能治得好的，慢慢治疗，没有无效的，再针刺后面的穴位：风池、期门、行间、太阳。

【第二十二】怕日羞明：小骨空、合谷、攒竹、二间。

问道：这个病从哪里来的？

答道：都是因为疼痛还没好，在路上受到风邪，窜入眼中，血不就舍，肝不藏血，风邪串入，看灯光眼泪流出，看太阳干涩疼痛，再针刺后面的穴位：睛明、行间、光明。

【第二十三】嗅觉失常：迎香、上星、五处、口禾髎。

问道：这个病从哪里得来？针刺多个穴位都没有效果

答道：都是因为伤寒没有痊愈，邪气冲脑，也可能生长鼻痔，脑中有热邪，所以患病，再针刺后面的穴位：水沟、风府、百劳、太渊。

【第二十四】鼻流清涕：上星、人中、风府。

问道：这个病从哪里得来？

答道：这因为风邪中体还没痊愈，吃肉饮酒太早，表里疾病都没有痊愈，导致咳嗽痰饮，或者寒邪入脑致痛，才得这个病。再针刺后面的穴位：百会、风池、风门、百劳。

【第二十五】寒邪入脑，鼻涕腥臭：上星、曲差、合谷。

问道：这个病从哪里来？

答道：都是因为流鼻血不停，用药的时候邪入脑户，邪气攻脑，所以鼻涕腥臭。再针刺后面的穴位：水沟、迎香。

【第二十六】鼻渊鼻痔：上星、风府。

问道：针刺这些穴位没有作用，再刺什么穴呢？

答道：再针刺后面的穴位：禾髎、风池、人中、百会、百劳、风门。

【第二十七】鼻血不止：合谷、上星、百劳、风府。

问道：这个病从哪里得来的？出血不止。

答道：血气上行壅滞于上，阴阳升降失调，血不藏于肝，肝主藏血，血热妄行，所以血气不调，前面穴位针刺没有效果，再针刺后面的穴位：迎香、人中、印堂、京骨。

【第二十八】口内生疮：海泉、人中、承浆、合谷。

问道：这个病怎么得来的？

答道：邪气实于上，正气虚于下，心火上炎，脾胃都虚，所以患病，再针刺后面的穴位：金津、玉液、长强。

【第二十九】口眼歪斜：颊车、合谷、地仓、人中。

问道：这个病从哪里得来？

答道：酒醉过后，睡觉时风邪入体，风邪串入经络，痰饮流注，或者因为怒气伤肝，房事不节制，所以得病，再针刺后面的穴位：承浆、百会、地仓、瞳子髎。

【第三十】两颊红肿生疮（又叫枯曹风、猪腮风）：合谷、列缺、地仓、颊车。

问道：这个病从哪里得来？

答道：热气上行，痰饮滞留三焦，肿胀却不消散，两腮红肿生疮，名叫枯曹风。再针刺后面的穴位：承浆、手三里、金津、玉液。

【第三十一】舌肿难语：廉泉、金津、玉液。

问道：这个病从哪里得来？

答道：都是因为酒痰滞留在舌根，寒热相搏，导致不能说话，所以舌头肿的不能说话，再针刺后面的穴位：天突、少商。

【第三十二】牙齿肿痛：吕细（太溪穴别名）、颊车、龙玄、合谷。

【第三十三】上片牙疼：吕细、太渊、人中。

【第三十四】下片牙疼：合谷、龙玄（又名龙渊、龙元，在列缺穴之后的青络中）、承浆、颊车。

问道：牙痛这个病从哪里得来？

答道：都是因为肾经虚败，邪气实于上，正气虚于下，阴阳升降不调，所以得这个病，再针刺后面的穴位：肾俞、三间、二间。

【第三十五】耳鸣：肾俞、足三里、合谷。

问道：这个病从哪里得来？

答道：都是因为房事不节制，肾经虚败，气血耗散，所以患病，再针刺后面的穴位：太溪、听会、足三里。

【第三十六】耳红肿痛：听会、合谷、颊车。

问道：这个病肿痛是为什么？

答道：都是因为热邪壅滞，或者是耳朵受到外伤，热气不散，伤寒没有痊愈导致此病，不可以全都按一个方式针灸，需要辨析问清原因，针刺才能有效，再针刺后面的穴位：足三里、合谷、翳风。

【第三十七】耳生疮，出脓水：翳风、合谷、耳门。

问道：耳生疮，出脓水。经常听说小孩常患此病。

答道：洗澡水进耳朵里，所以得病。大人可能是因为掏耳朵时误伤同时有水流入，所以有这样的症状，再针刺后面的穴位：听会、足三里

【第三十八】耳聋气闭：听宫、听会、翳风。

问道：这个病从哪里得来？

答道：伤寒大热，汗不出，气机不畅，才有此病，前面针刺没有效果，再针刺后面的穴位：足三里、合谷。

【第三十九】手臂麻木不仁：肩髃、曲池、合谷。

问道：这个病从哪里得来？

答道：都是因为寒湿相搏，气血凝滞，所以才会麻木不仁，再针刺后面的穴位：肩髃、列缺。

【第四十】手臂寒冷酸痛：肩井、曲池、手三里、下廉。

问道：这个病从哪里得来？

答道：寒邪之气流入经络，晚上睡在凉枕、竹席、木凳等寒冷处，没发现风湿邪气流入经络，所以才得此病，再针刺后面的穴位：手五里、经渠、上廉。

【第四十一】手臂红肿疼痛：手五里、曲池、通里、中渚。

问道：这个病从哪里得来？

答道：气血壅滞，流而不散，经络闭塞不通，所以才得的这个病，再针刺后面的穴位：合谷、尺泽。

【第四十二】手臂红肿及疽：中渚、液门、曲池、合谷。

问道：这个病从哪里得来？

答道：气血壅滞，皮肤瘙痒，用热水泡洗，让红肿处再次受伤，所以才得此病，久不治疗，会变成手背疽。再针刺后面的穴位：上都（位于手示指、中指歧骨间，握拳取之）、阳池。

【第四十三】手臂拘挛，两手筋紧不开：阳池、合谷、尺泽、曲池、中渚。

问道：这个病从哪里得来？

答道：都是因为在湿气重的地方睡觉，夏天晚上出行，风湿相搏，也可能是醉酒或者行房事之后露天睡觉，所以才得此病，再针刺后面的穴位：肩髃、中渚、少商、手三里。

【第四十四】肩背红肿疼痛：肩颙、风门、中渚、大杼。

问道：这个病从哪里得来？

答道：都是因为腠理稀疏，风邪进入皮肤，与寒邪相搏，血气凝滞，再针刺后面的穴位：膏肓、肺俞、肩髃。

【第四十五】心胸疼痛：大陵、内关、曲泽。

问道：为什么会心胸痛？

答道：都是因为停积，或者因为吃了生冷的食物，胃脘冷积作痛，心痛有九种（虫心痛、注心痛、风心痛、悸心痛、食心痛、饮心痛、冷心痛、热心痛、去来心痛），有虫、食痛的人，有心痹冷痛的人，有阴阳升降失调的人，有怒气冲心的人，这个病不唯一，推断出他详细的症状来治：中脘、上脘、足三里。

【第四十六】胁肋疼痛：支沟、章门、外关。

问道：这个病从哪里得来？

答道：都是因为怒气伤肝，血不归元，触动肝经，肝藏血，怒气过大，导致肝血不归元，所以得此病，也有是伤寒过后胁痛的人，有外伤而痛的人，不可以用一种方法来治，最好详细推断再治疗，再针刺后面的穴位：行间（泻肝经，治怒气）、中封、期门（治伤寒后胁痛）、阳陵泉。

【第四十七】腹内疼痛：内关、足三里、中脘。

问道：腹内疼痛怎么治疗？

答道：过饥过饱，血气相争，荣卫失调，五脏不安，寒湿中体，或者顶风淋雨，饱醉行房事，饮食不化，都有此病，必须快速治疗，或是肾虚败损，邪气冲击肚脐，所以患此病，如果针刺不愈，再针刺后面的穴位：关元、水分、天枢（寒湿饥饱）。

【第四十八】小腹胀满：内庭、足三里、三阴交。

问道：这个病针刺穴位没有用，为什么？

答道：都是因为停饮不散，腹胀，这个病不单一，有膀胱疝气，寒冷致痛，小便不利，胀满疼痛，大便虚结，胀满疼痛，详细推断后再治疗，再针刺后面的穴位：照海、大敦、中脘（先补后泻）、气海（专治妇人血块攻筑疼痛，小便不利，妇人诸般气痛）。

【第四十九】两足麻木：阳辅、阳交、绝骨、行间。

问道：这个病是怎么得来的？

答道：都是因为湿气过重，与正气相互搏结，流注到经络而不散开，或是因为酒后行房事过度，寒暑失调，而致这个病。在上述穴位施行后再针刺后面的穴位：昆仑、绝骨、丘墟。

【第五十】两膝红肿疼痛：膝关、委中。

问道：这个病是从哪里得来的？

答道：都是因为脾脏受湿邪侵袭，湿聚成痰饮流注于脾胃而不得散，这个病并不是单纯由此得来的，或者是因为在腹泻后，寒邪侵袭机体流注于经脉，于是得这个病。又或是因为外感寒邪侵袭机体，流注于经络，也会得这个病。施行上述穴位操作后，再针刺后面的穴位：阳陵泉、中脘、丰隆。

【第五十一】足不能行：丘墟、行间、昆仑、太冲。

问道：这个病是怎么得来的？

答道：大多数是因为醉酒之后行房事，肾经受损，以至于脚软弱乏力，所以导致不能行走。之前的治疗效果不佳，再针刺后面的穴位：足三里、阳辅、三阴交、复溜。

【第五十二】脚弱无力：公孙、足三里、绝骨、申脉。

问道：这个病是怎么得来的？

答道：都是因为湿邪侵袭人体，流入到经络，与气血相互搏结，或者是因为房劳过度而损伤肾精，耗伤气力，或是因为走路过多损伤筋骨，而导致这个病。再针刺后面的穴位：昆仑、阳辅。

【第五十三】红肿脚气生疮：照海、昆仑、京骨、委中。

问道：针刺前面的穴位对这个病的治疗不奏效，这是为什么呢？

答道：气血凝滞不消散，寒热病久且久久没有痊愈，于是形成这个病。再针刺后面的穴位：足三里、三阴交。

【第五十四】脚背红肿痛：太冲、临泣、行间、内庭。

问道：这个病是怎么得来的？

答道：都是因为劳累过度，用热水泡脚，血气不得布散，而导致脚红肿疼痛，最好使用针刺而不用灸法。丘墟、昆仑。

【第五十五】穿跟草鞋风：照海、丘墟、商丘、昆仑。

问道：这个病是怎么得来的？

答道：都是因为劳动过度，湿气流滞下部而导致脚部寒冷，或者是因为大热天在外行走，回去又用冷水浸泡，才会得这个病。再针刺后面的穴位：太冲、解溪。

【第五十六】风痛不能转侧，举步艰难：环跳　风市、昆仑、居髎、足三里、阳陵泉。

问道：这个病是从哪里得来的？

答道：都是因为行房事过度，在湿冷的地面上睡觉，邪气流注于经络，扭伤后腰部疼痛，活动与不活动都很难进行。针刺前面的穴位不奏效，则再针刺接下来的穴位：五枢、阳辅、支沟。

【第五十七】腰脚疼痛：委中、人中。

【第五十八】肾虚腰痛：肾俞、委中、太溪、白环俞。

【第五十九】腰脊强痛：人中、委中。

【第六十】挫伤腰胁痛：尺泽、委中、人中。

问道：这个病是从哪里得来的？

答道：大多数是因为房劳过度，损伤肾经，精血耗散，导致肾虚腰痛；负重出远门，气血错乱，血热溢脉外妄行，而不回归真元，所以腰痛。或者是因为与其他的事情有关，气逆上攻两肋以致疼痛，所以得此病。再针刺后面的穴位：昆仑、束骨、支沟、阳陵泉。

【第六十一】浑身浮肿生疮：曲池、合谷、足三里、三阴交、行间、内庭。

问道：这个病从哪里得来？

答道：过饥过饱，房劳过度，或者是食用生冷。

【第六十二】四肢浮肿：中都、合谷、曲池、中渚、液门。

问道：这个病是从哪里得来的？

答道：都是因为受寒饥饿，邪气流入经络，喝水过多，流注四肢。或者是喝酒过度，不躲避风寒，而得这个病。再针刺后面的穴位：行间、内庭、三阴交、阴陵泉。

【第六十三】单蛊胀：气海、行间、足三里、内庭、水分、食关。

【第六十四】双蛊胀：支沟、合谷、曲池、水分。

问道：这种病证是怎么得来的？

答道：都是因为饮酒纵欲过度，损伤脏腑，气血不得通达，于是形成臌胀。饮食不消化，痰饮积聚停滞，全身浮肿，水湿内停，小便不畅，气血不能运行，于是四肢浮肿，胃气不足，酒色不节制，于是形成以腹部胀大而四肢不肿为特征的病证。肾水衰败，肾水与心火、肾阴与肾阳不能协调制衡，所以形成以头面四肢及腹部皆胀大为特征的病证。这种病证确实较难治疗，医生应当详尽仔细推敲研究。再刺后面的穴位：足三里、三阴交、行间、内庭。

【第六十五】小便不通：阴陵泉、气海、三阴交。

问道：这种病证是怎么得来的呢？

答道：都是因为膀胱受邪气侵袭，使得热气不能散发。或者劳累过度，大怒气结伤胞，气闭入窍；或者是妇女强忍小便或孕妇胎满挤压膀胱，都会出现这种症状。然后针刺后面的穴位：阴谷、大陵。

【第六十六】小便滑数：中极、肾俞、阴陵泉。

问道：为什么会有这种症状？

答道：这是由于膀胱受寒邪侵袭，足少阴肾经滑利频数，小便时觉寒冷，有痛感，尿频且淋漓不尽。然后针刺后面的穴位：三阴交、气海。

【第六十七】大便秘结，不通：章门、太白、照海。

问道：这种病证是怎么来的？

答道：导致这种症状的病因并非一种，有热结便秘，也有冷结便秘，应该先补益后泻下。

【第六十八】大便泄泻不止：中脘、天枢、中极。

泄泻：排便次数增多，粪便稀溏，甚至泻如水样为主症的病证。

大便次数增多，粪便稀溏，泄如水样不止，针刺中脘、天枢、中极。

【第六十九】积聚成痢，与热邪相互搏结则为赤，风寒湿之气侵袭胃肠，导致津液凝滞则成白。

如果是赤，可取以下的穴位：内庭、天枢、隐白、气海、照海、内关。

如果是白，里急后重，疼痛剧烈，可用以下的穴位：外关、中脘、隐白、天枢、申脉。

【第七十】无论是脏腑中积毒所致的痢疾，或者是内伤积久的便血，又或是肛门肿硬疼痛流血，都可以针刺以下穴位：承山、脾俞、精宫、长强。

【第七十一】脱肛久痔：二白、百会、精宫、长强。

【第七十二】脾寒发疟：后溪、间使、大椎、身柱、三里、绝骨、合谷、膏肓。

【第七十三】疟，先寒后热：绝骨、百会、膏肓、合谷。

【第七十四】疟，先热后寒：曲池（先补后泻）、绝骨（先泄后补）、膏肓、百劳。

【第七十五】热多寒少：后溪、间使、百劳、曲池。

【第七十六】寒多热少：后溪、百劳、曲池。

问道：这种病证是怎么得来的？

答道：大多是因为脾胃虚弱，夏季受暑热之邪侵袭，则秋季一定会发展为疟疾，有寒热多少，单寒单热之分，气盛则热多，痰胜则寒多，都是水湿痰饮停滞不行，气血消耗散失，脾胃虚弱衰败，房事不加节制所导致的。有的每天都发作，有的隔天发病一次，还有的三天发病一次，长久发展而不去治疗，则会越来越严重。疟疾发作后有浮肿，虚损疲累，大便下利，腹部膨大胀满等症状的患者，又或者是多饮，疟疾久延导致胁下成痞的患者，需要服用调理脾胃化解痰饮的食品，取穴则按照上文所述治之。

【第七十七】翻胃吐食：中脘、脾俞、中魁（位于中指第一、二指骨间背面，关节横纹中点处）、三里。

【第七十八】饮水不能进，为之五噎：劳宫、中魁、中脘、三里、大陵、支沟、上脘。

问道：翻胃（一指反胃，亦称胃反）之症，是怎样得来的？针刺可以治疗吗？

答道：这种病证有可以治的，也有不可以治的。疾病刚起时，都是因为纵酒过度、房事不节制、寒邪侵袭于胃、呕吐酸水。或者是食物刚刚吃下就立即吐出，或是食后一天才吐的，有两三天才吐的。随时吐的可以治疗，三两日才吐的，是脾气胃津枯竭、不能运化水谷。所以有五噎：气噎、水噎、食噎、劳噎、思噎，应当推敲研究详细后论治。然后针刺后面的穴位：脾俞、胃俞、膻中、太白、下脘、食关（建里穴旁开 1 寸）。

【第七十九】哮吼嗽喘：俞府、天突、膻中、肺俞、三里、中脘。

问道：这种病证是怎么得来的？

答道：都是因为喜欢吃热的酸的或鱼腥的食物，并有风邪侵袭，痰饮之类内停，进入肺中，大怒则气逆伤肝，依趁怒气，食物不能消化，酒醉行房不能节制。导致这种病证的病因也并非只有这个,有因为饮水就发作的水哮;有由怒气引起的,寒邪与体内正气相互搏结,痰饮壅塞胀满发作的气哮;有因食用味咸而发的咸哮;或是食用油炸火烤的食物而诱发的,医者应当用心详细推究。小儿得此症的最多。然后针刺以下穴位:膏肓、气海、关元、乳根。

【第八十】咳嗽,痰中带血:百劳、肺俞、中脘、三里。

问道:这种病证是怎么得来的?

答道:都是因色欲过多,脾肾衰败,大怒则气逆伤肝,血不能回归真元,化为痰饮,串入肺经,日久而不进行治疗,于是变成痨瘵(肺痨)。然后针刺以下的穴位:膏肓、肾俞、肺俞、乳根。

【第八十一】吐血等症:膻中、中脘、气海、三里　乳根、支沟。

问道:这个病是怎么得来的? 有什么方法可以治疗?

答道:都是因为忧愁思虑内伤七情所致,内动于心则伤神,外劳于形则伤精。古人言:心生血,肝纳血。心肝二经受到克制,心火上炎,气血向上壅滞,肾水枯绝以致水火不能相济,所以造成此症。医者在临症施治时,必须细心分辨虚实,不可粗枝大叶。治疗采用肺俞、肾俞、肝俞、心俞、膏肓、关元。

【第八十二】肺壅咳嗽:肺俞、膻中、支沟、大陵。

问道:肺气壅塞咳嗽是怎么得来的?

答道:因为外感风邪,表里未解,咳嗽不停,咳吐脓血,则为肺痈。然后针刺以下穴位:风门、足三里、支沟。

【第八十三】久嗽不愈:肺俞、三里、膻中、乳根、风门、缺盆。

问道:咳嗽日久而不能痊愈是怎么得来的?

答道:都是因为食用性味咸物而伤肺,酒色不加节制,或是外感风邪未解,痰饮流注经络,咳嗽不能停止。可以针刺上述穴位。

【第八十四】传尸痨瘵:鸠尾、肺俞、中极、四花(先灸)。

问道:此症是怎么得来的?

答道:都是因为饱食后行房,气血消耗散失,咳嗽咳血,潮热盗汗,身体逐渐消瘦,曾有造成全家死亡的。然后针刺以下穴位:膻中、涌泉、百会、膏肓、足三里、中脘。

【第八十五】消渴:金津、玉液、承浆。

问道:这种病证是怎么得来的?

答道:都是因为肾水枯竭,水火不能协调制衡,脾胃衰败,病久不治疗,会生痈疽于背脊,难以治疗。然后针刺以下穴位:海泉、人中、廉泉、气海、肾俞。

【第八十六】遗精白浊:心俞、肾俞、关元、三阴交。

问道：此症从何而得？

答道：都是因为房事失宜，惊动于心而悸动，在内不纳精，在外伤于肾，忧愁思虑七情内伤，心肾不能协调制衡，患者逐渐羸弱，甚者骨瘦如柴，气血耗散，所以形成此症。然后可针刺以下穴位：命门、白环俞。

【第八十七】阴茎虚痛：中极、太溪、复溜、三阴交。

问道：这种病证是怎么得来的？

答道：都是因为年少的时候，妄自使用金石类药物，伤到茎孔，使得男女行房事时，精液不能排泄，于是形成这种病证。然后针刺以下穴位：血郄、中极、海底、内关、阴陵泉。

【第八十八】阴汗（外阴多汗）偏坠：兰门（经外奇穴。曲泉穴两旁各三寸脉中）、三阴交。

【第八十九】木肾（睾丸肿硬）不痛，肿如升：归来、大敦、三阴交。

【第九十】贲豚乳弦：关门、关元、水道、三阴交。

问道：这三种病证是怎么得来的？

答道：都是因为纵酒色欲过度，肾水枯竭，房事不加节制，精气无力，不能行房事而勉强为之，使得精气不能向外排泄流入胞中。这种病证并非一种，或者肿大如升，或单侧睾丸肿大，疼痛下坠如鸡蛋状，用手按压上腹时可听见腹中有声，这是乳弦疝气。治疗可以针刺以下穴位：海底、归来、关元、三阴交。

【第九十一】妇女赤白带下：气海、中极、白环俞、肾俞。

问道：这个病是怎么得来的？

答道：都是因为女子不顾惜身体，放纵情欲肆意行房事，使得精血损伤。或是在行经期与男子交感，使得精气不得收纳，白水遗下，从阴中连绵不绝地流出味臭的赤白夹杂黏液。应当针刺以下穴位：气海、三阴交、阳交。

【第九十二】妇女无子：子宫、中极。

【第九十三】妇女多子：石门、三阴交。

【第九十四】经事不调：中极、肾俞、气海、三阴交。

【第九十五】妇女难产：独阴、合谷、三阴交。

【第九十六】血崩漏下：中极、子宫。

【第九十七】产后血块痛：气海、三阴交。

【第九十八】胎衣不下：中极、三阴交。

【第九十九】五心烦热，头目昏沉：合谷、百劳、中泉、心俞、劳宫、涌泉。

问道：这病证是怎么得来的？

答道：都是因为生产后劳累过度，外感风邪流窜入经络。或是因辛勤太过而得这个病,也有未婚女子得此症,为什么?

答道:或阴阳失调,气血壅塞胀满而导致,或是忧愁思虑七情所伤而得。然后针刺以下穴位:少商、曲池、肩井、心俞。

【第一百】阴门忽然红肿疼:会阴、中极、三阴交。

【第一百一】妇女血崩不止:丹田、中极、肾俞、子宫。

问道:血崩这个症状是怎么引起的?

答道:血崩是因妇人在经期和男子同房后,人逐渐的消瘦,再外感寒邪,精气内伤,寒热往来,精血相搏于内,导致内不固纳精气,外没有血的滋养,邪气侵入子宫,风邪侵袭肺部,咳嗽吐痰,因此得了血崩的症状。如果不能明了脉的虚实,当作虚劳来治,是错误的。或者两情交感,百脉错乱,精血不能归于本元,也会如此。再刺后面的穴位:百劳、风池、膏肓、曲池、绝骨、三阴交。

【第一百二】妇人无乳:少泽、合谷、膻中。

【第一百三】乳痛:针乳疼处、膻中、大陵、委中、少泽、俞府。

【第一百四】月水断绝:中极、肾俞、合谷、三阴交。

问道:妇人的其他症状,为什么没有详细介绍后面的穴位?

答道:妇人的其他症状,难以再具体地论述,只用这些穴位,方法没有不奏效的。更应当辨别脉象虚实,加之调理即可。

【第一百五】浑身生疮:曲池、合谷、三里、行间。

【第一百六】发背痈疽:肩井、委中、天应、骑竹马。

问道:阴证疽,发于满背,都是无头疮,用什么方法可以治疗?

答道:可以用湿泥涂背,先干的地方,贴上蒜钱(将独头蒜切成片状,因其形如古代方孔铜钱),如同灸法一样,可以服用五香连翘散数帖发出疮头。

【第一百七】肾脏风疮(阴囊痒疮):血郄、三阴交。

【第一百八】疔疮(以针挑,有血可治;无血不可治):合谷、曲池、三里、委中。

【第一百九】夹黄〔胁退(腿)毒也〕:支沟、委中、肩井、阳陵泉。

【第一百一十】伤寒头痛:合谷、攒竹、太阳(眉后紫脉上)。

【第一百十一】伤寒胁痛:支沟、章门、阳陵泉、委中(出血)。

【第一百十二】伤寒胸胁痛:大陵、期门、膻中、劳宫。

【第一百十三】伤寒大热不退:曲池、绝骨、三里、大椎、涌泉、合谷(俱宜泻)。

【第一百十四】伤寒热退后余热:风门、合谷、行间、绝骨。

【第一百十五】发狂,不识尊卑:曲池、绝骨、百劳、涌泉。

【第一百十六】伤寒发痉（原书为"痒"，疑为"痉"之误），不省人事：曲池、合谷、人中、复溜。

【第一百十七】伤寒无汗：内庭（泻）、合谷（补）、复溜（泻）、百劳。

【第一百十八】伤寒汗多：内庭、合谷（泻）、复溜（补）、百劳。

【第一百十九】大便不通：章门、照海、支沟、太白。

【第一百二十】小便不通：阴谷、阴陵泉。

【第一百二十一】六脉俱无：合谷、复溜、中极（阴症多有此）。

【第一百二十二】伤寒发狂：期门、气海、曲池。

【第一百二十三】伤寒发黄：腕骨、申脉、外关、涌泉。

【第一百二十四】咽喉肿痛：少商、天突、合谷。

【第一百二十五】双乳蛾症：少商、金津、玉液。

【第一百二十六】单乳蛾症：少商、合谷、海泉。

【第一百二十七】小儿赤游风（类似丹毒）：百会、委中。

【第一百二十八】浑身发红丹：百会、曲池、三里、委中。

【第一百二十九】黄疸发虚浮：腕骨、百劳、三里、涌泉（治浑身黄）、中脘、膏肓、丹田（治色黄）、阴陵泉（治酒黄）。

【第一百三十】肚中气块、痞块、积块：三里、块中、块尾。

【第一百三十一】五痫等症：上星、鬼禄（又名"悬命"，经外奇穴。在上唇里之系带上）鸠尾、涌泉、心俞、百会。

【第一百三十二】马痫：照海、鸠尾、心俞。

【第一百三十三】风痫：神庭、素髎、涌泉。

【第一百三十四】食痫：鸠尾、中脘、少商。

【第一百三十五】猪痫：涌泉、心俞、三里、鸠尾、中脘、少商、巨阙。

问道：这个病是怎么得来的？

答道：都是因寒痰结于胃中，神志不定，故出现数种症状，医生仔细推究病因后治疗，没有不应效的。

【第一百三十六】失志痴呆：神门、鬼眼、百会、鸠尾。

【第一百三十七】口臭难近：龈交、承浆。

问道：这个病是怎么得来的？

答道：都是因为用心操劳过度，劳役不止，或不漱口刷牙，藏隔夜物以致形成秽臭。

【第一百三十八】小儿脱肛：百会、长强、大肠俞。

【第一百三十九】霍乱转筋（上吐下泻，失水过多，以致两小腹腓肠肌痉挛，不能伸直,叫作霍乱转筋):承山、中封。

【第一百四十】霍乱吐泻:中脘、天枢。

【第一百四十一】咳逆发噫(形声字,表示叹息):膻中、中脘、大陵。

问道:这个病是怎么得来的?

答道:都是因为怒气伤肝导致胃气不足。也有胃受风邪,痰饮停滞得此症的;也有气逆不顺的,所以病因不一。如果刺前穴无效,可再刺后穴,三里、肺俞、行间(泻肝经怒气)。

【第一百四十二】健忘失记:列缺、心俞、神门、少海。

问道:这个症状是因为什么得来的呢?

答道:担忧思虑,内伤于心,外伤于情,或者是痰涎堵塞心窍,七情所伤,因此得了此病。复刺后穴:中脘、三里。

【第一百四十三】小便淋沥:阴谷、关元、气海、三阴交、阴陵泉。

问道:此症因何而得?

答道:都是因为酒色嗜欲没有节制,勉强为之,年少时的过错。或服用金石类药物热剂,或在有小便时不解而急于行房,或行房事阴阳交感的时候被打断,不能正常行房事,精气不得疏泄,阴阳不能顺利交通。因为此症病因并非一种,有砂淋、血淋、热淋、冷淋、气淋之分,因此要详细审察后再进行治疗。

【第一百四十四】重舌(舌下血脉胀起,形如小舌),腰痛:合谷、承浆、金津、玉液、海泉、人中。

【第一百四十五】便毒(鼠蹊部生疮)痛疽:昆仑、承浆、三阴交。

【第一百四十六】瘰疬结核:肩井、曲池、天井、三阳络、阴陵泉。

【第一百四十七】发痧等症(夏秋季的时令病,症见发寒热,胸腹痛胀,吐泻不止等。多因感受暑湿或秽疠之气所致):水分、百劳、大陵、委中。

【第一百四十八】牙关脱臼:颊车、百会、承浆、合谷。

【第一百四十九】舌强难言:金津、玉液、廉泉、风府。

【第一百五十】口吐清涎:大陵、膻中、中脘、劳宫。

【第一百五十一】四肢麻木:肩髃、曲池、合谷、腕骨、风市、昆仑、行间、三里、绝骨、委中、通里、阳陵泉(此症宜补多泻少。如手足红肿,宜泻多补少)。

二、东垣针法 《聚英》

李东垣说:《黄帝针经》提到有胃病的人,胃脘对着心窝的地方痛,上肢、两肋、膈肌和咽部闭塞不通,不思饮食,应取足三里施以补法。

脾胃虚弱,感受湿邪而成痿证,汗大出,不思饮食者,取足三里、气冲穴,用三棱针点刺放血。如果汗仍然不减或止不住,在手三里穴下3寸的上廉穴点刺放血。

禁止饮酒,忌食湿性大的食物以及吃面。

李东垣说,《黄帝针经》上讲到病从足下起而向身躯延伸的,须顺其势引清气上行以祛病邪。上焦心肺的清气不足,就用推而扬之的方法使上气充足。对阴盛阳病者,行从阴经引阳气之法,使邪气从腠理皮毛外泻。《针经》又说:如果看到有疼痛加剧的趋势,应该要先治疗。先用缪刺法,泻其经络壅滞之气。因为气不帅血而凝滞不流通,因此要先疏导经络,而后再治他病。

李东垣说:胃气下溜不固,五脏之气皆会打乱,其他病也因此显现出来。

黄帝问道:当五脏之气逆乱,用针治疗时有法可循吗?岐伯说:疾病是按一定的规律发生、发展和变化的。了解疾病产生的规律,就是掌握了养身除病之宝。黄帝说:我愿意知道它的方法。岐伯说:心主神明,心气不调时就应当刺手少阴心经的输穴神门和手厥阴心包经的输穴大陵。导引营卫之气与血相和,人就可以恢复健康了。

肺气盛时,应刺手太阴肺经的荥穴鱼际和足少阴肾经输穴太溪。如果成了痿证,就要宣导湿热,引胃气上行出心肺阳道,不让湿土克肾水。此时当刺足少阴肾经的输穴太溪。

肠胃之气不调时,应针刺足太阴脾经和足阳明胃经输穴。若病不愈,则针刺足三里、章门和中脘穴。若足太阴脾太过虚弱,应在它的募穴引气到血中。有一种说法是,腑的背俞穴可以治腑的病。胃虚而导致太阴脾无法禀受水谷精微,应在足阳明胃经的募穴导气。如果因肠胃气逆而导致霍乱上吐下泻,当针刺足三里,以逆气下行为度。如果逆气不下可再针刺三里治疗。

病气在头上,当针刺天柱、大杼穴。无效时,针刺足太阳膀胱经的荥穴通谷和输穴束骨。先针刺天柱、大杼,平补平泻,只导引经气;再针刺足太阳膀胱经二穴,平补平泻,但需深刺之。同时补我克(心之原穴)之神门,泻克我的脾之募穴章门,引导经气以驱除邪气。

病气在手、足上,先疏通四肢血脉,然后针刺手足阳明经的荥穴、输穴。观

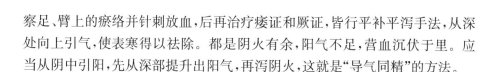

察足、臂上的瘀络并针刺放血，后再治疗痿证和厥证，皆行平补平泻手法，从深处向上引气，使表寒得以祛除。都是阴火有余，阳气不足，营血沉伏于里。应当从阴中引阳，先从深部提升出阳气，再泻阴火，这就是"导气同精"的方法。

黄帝说：补泻手法怎么操作呢？岐伯回答道：缓慢进针出针，这叫作导气。行针中见不到补泻之象，叫作同精。这不是有余不足的问题，而是气机逆乱的问题。黄帝说：你说得对，回答得很清楚。请把这些刻在玉板上珍藏起来，就叫作"治乱篇"。

李东垣说：阳虚阴盛当治于阳，阴虚阳亢当治于阴。《阴阳应象大论》提到：审查病机是属于阴还是属于阳，才能区别病的柔、刚。阳病为刚，治刚要用柔法；阴病为柔，治柔要用刚法。要确定邪在血分还是在气分，要按其各自的规律行事，血实之病，宜用放血之法，气虚之病，宜当用导引之法，使其气机旺盛。

凡阴邪侵袭人的肌肤，都是自然界的风寒乘人体的中虚而在背俞和脏俞的部位，由外而入内。有关人受风寒外邪的问题有两种说法。一种说法是风寒先伤于人体表传于太阳经，开始是外感风寒之症，等到经邪传腑，则外现大热。所以治风寒之邪，必须针刺各脏的俞穴，而不仅仅是外散风寒而已。六气（风、寒之外还有暑、湿、燥、火）伤人，都能导致五脏受病，筋、骨、血、脉受邪，针刺背部的五脏俞穴来驱除邪气。另一种说法是属伤寒病者，则应从仲景《伤寒论》的治疗法则，至于八方的虚邪贼风侵入，在《内经·风论篇》里已做论述，中暑则针刺背部的小肠俞，中湿则针刺胃俞，中燥则针大肠俞。这些都是六淫之邪中人所导致的实证，因此泻其背部的腑俞穴。如果病期一久，就将发生传变，这时病就有虚实的转化了。行针当补当泻则应视病的或虚或实而定，但均取背部的腑俞各穴来治疗，这是不变的。

另外有上热下寒的情况。《内经》说：阴病在阳的人，应当从阳中取阴，必须先清理经络的通道。如果阴中火旺，逆于上焦，致使阳经火邪不退，反而上充时，先刺其五脏的血络，引热下行。热气下行，则下方的寒证得除。特别注意不能只泻六阳经的经气。病表现为阳亢，是阴火的邪气滋长的缘故，只有泻阴火，只有损其经络的邪气，才能达到治疗的目的，切不可误治。

阳病在阴,是阳气下陷于阴分而致之阴盛阳衰之证。治此证,应当从下热阴分引得阳气上升于阳分。饮食入胃,寒热不调,易于损伤六腑。又说:饮食失调,加上劳累过度而损伤形体,则阴火侵袭于胃中,使得谷气、营气、清气、胃气、元气不能上升来滋养六腑的阳气,这是因为五脏阳气先绝于外。自然界的病邪作用于人体都是先由喜怒悲忧恐所伤而招致贼邪侵入而发病,进而导致胃气不行。再加劳役过度,饮食不节,以致元气大伤,这时应当用胃之合穴足三里,以推而扬之的手法,以助长元气。所以把它叫作"从阴引阳"。

如果元气日益趋于不足,则应取在腹部的六腑之募穴来治疗。若病传于五脏,则九窍不通,就各窍的不同而表现出不同症伏,针其在腹部的各脏的募穴。因此说,五脏阴阳的不平衡,是由六腑之气壅滞不通所致。又说:五脏之气不和,九窍不通,都是因为阳气不足阴气有余所致,因此说阳不胜阴。凡针刺腹部的募穴,都是因元气不足引起,一定要用腹部募穴引阳气上行,千万不能误治。

如果错补四肢的输穴,错泻四肢的荥穴,都是不可以的,尤其是错用泻法,其后果更为严重。因此,按岐伯所说,只能取背部五脏六腑对应的腧穴。在人体背部五脏六腑的输穴上,不该泻而错用泻法,这能救治病人吗?说到这里,真是令人心寒骨冷啊。如果是六淫邪气所致之病,上热下寒或筋骨、皮肉、血脉之病,错取了胃经的合穴足三里和腹部的各个募穴来治疗,必会使病情加重。正如岐伯所说,那些医术差的医生,怎么能不慎重呢?

李东垣说:三焦的元气盛衰有什么表现吗?《黄帝针经》说:上气不足,则不能濡养脑髓,常有耳鸣、头晕目眩的症状。中气不足,则二便失常,频频肠鸣。若下气不足,则表现为四肢痿软、厥冷、心胸满闷。针刺外踝部位,施以补法,并留针。

李东垣说:富贵之人,前阴有臊味,又因连续多日饮酒,脾胃不和,请求先师救治他。说:前阴是足厥阴肝经循行的部位,环绕阴器。凡是有异常的气味之症,都是心所主之病,散入到五个方位(五脏)对应着五种气味,肝对应的是臊,这是其中的一个原因。应当泻足厥阴肝经的行间穴,以治其根本;然后泻手少阴心经的少冲穴,以治其标。

三、名医治法 《聚英》

1. 疮毒

《原病式》说：凡是人开始发觉疮毒发于脊背部，背要结痂但是还没结，红肿热痛，先用湿纸覆盖在上面，站立等候，这张湿纸先干的地方就是结，也就是痛头。拿大蒜把它切成片，像三个铜钱那么厚，安放在头上，用大艾炷灸三壮就换一片蒜片，痛的地方灸到不痛，不痛的地方灸到痛方可停止。最好是越早发现越早进行艾灸，如果过了一两天，有七成把握可以治愈；三四日内发现，则有六七成机率；五六日内发现，则有三四成机率。超过七天才发现的则可以不用艾灸了。如果有十几个痛头在同一个地方生的，可以用大蒜研成膏，弄成薄饼状放在上面，把艾绒铺展在蒜饼上烧，也可以治愈。

如果背上刚发一片红肿，中间有一片类似黄米子，就用单个的蒜切去两头，留取中间半寸厚的蒜片，安敷在疮上面，艾灸十四壮，可多至四十九壮。又说：痛的地方灸到不痛为止，这就是药力先到达未发病的地方，所以痛，接着药力到达将要发病的地方，所以不痛。不痛的地方灸到痛为止，这就是药力先到达发病的地方，所以不痛，接着药力深透到没发病的地方所以痛。这就是痈疽早期的治疗方法。

如果疮痈日久不愈成瘘，经常会有脓水不断，脓水不臭，里面的肉还没腐烂的话，特别适合用附子泡水浸透，然后切成大片，每片两三分厚，放在疮的上面点燃艾绒去灸，仍然服用脱毒驱毒的药物。隔两三天再艾灸，不到五至七次，肌肉便丰满结实了。到了有脓水流出，疮口逐渐溃烂深到根基的时候，郭氏则是用白面、硫磺、大蒜三种放在一起捣烂，依照疮的大小，捻作饼状，大概三分厚，敷在疮上进行艾灸二十一壮，灸一次换一块药饼。四五天后，采用翠霞锭子和信效锭子，一起使用，内外兼治，坏肉都除去，好肉填充，然后再外贴收敛的药物，根据疾病的变化内服药剂，调理到康复。

2. 喉痹

《原病式》说：痹证，就是麻木不仁。通俗写作"闭"，就是壅塞不通。火表现为肿胀，于是热邪侵犯上焦表现为咽喉肿痛。张戴仁说：手少阴心经、手少阳三焦经两条经络并于咽喉，气热内结则肿胀，壅塞不通则预后差。后人将喉痹分为八种：单乳蛾、双乳蛾、单闭喉、双闭喉、子舌胀、木舌胀、缠喉风、走马喉闭。热气向上走行，于是传至咽喉两旁。咽喉发肿，因为形状像乳蛾，所以叫作乳蛾；单侧肿为单乳蛾，双侧肿为双乳蛾，比乳蛾形状小的叫作闭喉。

热邪聚结于舌头下，再生出一个小舌头，叫作子舌胀。热邪聚结于舌头中央而肿胀的叫作木舌胀，楮，舌头强硬不软。热邪聚结于咽喉，臃肿围绕喉咙又麻又痒，胀大的叫作缠喉风。突然发作立马就死去的叫作走马喉闭。八种喉痹虽然各有特点，都是火邪的缘故。轻微的病证可以用咸味法去软坚散结，严重的病证可以用下法散结。至于走马喉闭，生死只在一瞬之间，针刺出血就可治愈。曾经诊治过一个木舌胀的妇人，她的舌头肿胀得塞满整个嘴巴，用尖锐的针刺它，五到七次，三日后才恢复正常。总共出血满满几斗。

喉痹病急的要用吹药疗法，针刺取少商、合谷、丰隆、涌泉、关冲。

3. 淋闭

《原病式》说：淋证，小便不利疼痛。热邪入侵膀胱，郁结在内而不能流出导致的。严氏说：气淋，小便不利，常淋漓不尽。石淋，尿道疼痛，尿不出。膏淋，尿液如白膏浑浊。劳淋，劳倦就引发痛，痛及气冲处。血淋，热气入侵则发病，严重时会尿血。以上五种淋证，都用炒热的盐，填满病人的肚脐，并且用大艾炷，艾灸七壮，或者灸三阴交则可以治愈。

4. 眼目

李东垣说：五脏精气向上输注入目，而成为精，精汇聚的地方为眼。骨的精髓化为黑眼，血的精气化为眼络，气的精华化为白睛，肌肉的精气为调节控制两眼活动。筋骨血气之精，与血脉相并联系。眼睛，是五脏六腑精气的体现，荣卫魂魄所在的地方，精神意识的体现。张子和说：眼睛的五轮，是五脏六腑的精华体现，宗脉汇聚的地方。白色的部分属肺金，眼睑的肉属脾土，红色的部分属心火，黑色的瞳孔属肾水，兼属肝木。眼睛不犯火邪则不病，白轮变红，火邪犯肺的缘故；肉轮红肿，火邪侵脾的缘故；瞳孔昏暗，火邪犯肝肾的缘故；红色血络围绕于眼睛，火邪太盛的缘故。

凡是眼睛突然红肿，怕光晦涩，流泪不止，是大热入侵的缘故。适宜针刺神庭、上星、囟会、前顶、百会，眼睛晦暗的可以立刻消散，发肿的可以立刻消肿。只有小儿不可以针刺囟会，皮肉浅薄，怕伤到骨头。目内眦是足太阳膀胱经所经过的地方，血多气少。目的外眦，足少阳胆经经过的地方，血少气多。眼睛的上方是手太阳小肠经经过的地方，也是血多气少。眼的下方是足阳明胃经经过的地方，血气都多。

然而足阳明胃经起于眼睛的两旁，交会于鼻根凹陷中，与足太阳膀胱经、足少阳胆经交会于眼睛，只有足厥阴肝经，连接到目系就停止了。因此血太多的人，足太阳膀胱经、足阳明胃经是实证；血不足的人，是足厥阴肝经虚的表现。因此出血的人，适宜针刺足太阳膀胱经、足阳明胃经，大概这两条经血多的缘故。足少阳胆经这一经，不适宜放血，因为血少的缘故。针刺足太阳膀胱经、足阳明胃经出血,则视物更清晰;针刺足少阳胆经出血,则视物更不清晰。要知道为什么不能出血太多,是因为以血养目。雀目夜间看不清东西,是因为暴怒大忧所造成的,都是因为肝血亏虚。禁止放血,要治目疾适宜补肝养胃。

刘氏说:内障可以由痰热、气郁、血热、阳陷、阴脱造成。各种原因古人都不讨论,何况外障的晦暗,有起于内眦、外眦、眼睛上方、眼睛下方、眼睛中央,应当观察眼睛晦暗的颜色是从哪条经而来的。像李东垣治疗魏邦彦夫人的眼睛晦暗,绿色从下到上,是足阳明胃经的病变。绿色不是五脏常规的颜色,大概是肺、肾合病的表现。就像画工用墨加腻粉调合成色,道理就和晦暗一样。按照这种思路治疗,疾病便不发作了。

眼睛倒长睫毛的人,是由双目眼皮拘急、皮肤挛缩导致的。大概是热邪伤内,阴气外泄,应当去除内热与邪火。眼皮缓和而睫毛长出,黳膜也就消退了,用手法掰出内睑向外,用左手指甲迎贴着针锋,用三棱针迅速刺出血则马上病愈。

眼眶红肿溃烂日久,俗称为赤瞎。应当用三棱针刺眼眶外,泻湿热而病愈。

偷针眼,观察他背上有像疮一样细小的红点,用针刺破则病愈,实际上是消除了太阳的郁热。

5. 损伤

《内经》说:有人从高处坠下,坏的血瘀积在腹中,腹部胀满不能够前行或者后行,先喝利水的药。如果向上侵犯足厥阴肝经之脉,向下侵犯足少阴肾经之络,则应当针刺足内踝下然谷的前方放血;针刺脚背上的动脉;不愈的,针刺行间,左右各刺一下,见出血即停止。左边病变的针刺右边的经脉,右边病变的针刺左边的经脉。脉动坚硬有力的可以生还,脉动微弱的预后不良。

四、针邪秘要(删)

五、孙真人针十三鬼穴歌

原文

百邪颠狂[1]所为病,针有十三穴须认,
凡针之体先鬼宫,次针鬼信无不应,
一一从头逐一求,男从左起女从右。
一针人中鬼宫停,左边下针[2]右出针;

第二手大指甲下,名鬼信刺三分深;

三针足大指甲下,名曰鬼垒入二分;

四针掌上大陵穴,入针五分为鬼心;

五针申脉为鬼路,火针三分七锃锃[3];

第六却寻大椎上,入发一寸名鬼枕;

七刺耳垂下八分,名曰鬼床针要温;

八针承浆名鬼市,从左出右[4]君须记;

九针劳宫为鬼窟,十针上星名鬼堂;

十一阴下缝[5]三壮,女玉门头为鬼藏;

十二曲池名鬼腿,火针仍要七锃锃;

十三舌头当舌中,此穴须名是鬼封。

手足两边相对刺,若逢孤穴只单通[6],

此是先师真妙诀,狂猖恶鬼走无踪。

一针鬼宫,即人中,入[7]三分。

二针鬼信,即少商,入三分。

三针鬼垒,即隐白,入二分。

四针鬼心,即大陵,入五分。

五针鬼路,即申脉(大针),三分。

六针鬼枕,即风府,入二分。

七针鬼床,即颊车,入五分。

八针鬼市,即承浆,入三分。

九针鬼窟,即劳宫,入二分。

十针鬼堂,即上星,入二分。

十一针鬼藏,男即会阴,女即玉门头,入三分。

十二针鬼腿,即曲池(火针),入五分。

十三针鬼封,在舌下中缝,刺出血,仍横安[8]针一枚,就两口吻,令舌不动,此法甚效。更加间使后溪二穴尤妙。

男子先针左起,女人先针右起。单日为阳,双日为阴。阳日阳时[9]针右转,阳日阴时针左转。

注释

[1]颠狂:颠通癫,精神抑郁,表情淡漠,沉默痴呆,语无伦次,静而少动;狂指精神亢奋,躁扰不宁,打人毁物,动而多想为特征。

[2]下针:进针。

［3］七锃锃：烧得七分光亮的样子。

［4］从左出右：从左边进针右边出针。

［5］阴下缝：阴部的缝隙。

［6］单通：针刺一边。

［7］入：针刺深度。

［8］横安：横着安插。

［9］阳日、阳时：日期、时间为单数的为阳日、阳时。

六、捷要灸法 《医学入门》

鬼哭穴：治疗厉邪附身或咽喉及前后阴之疮所引起的神情惑乱不定、少言、卧起不安之症。将患者两手大拇指并在一起并固定,在两指指甲角及指甲周围指缝肉的地方点燃艾炷进行灸疗,如果患者悲痛地请求:我自己离开。为有效果。

灸卒死：所有急性病突然发作,灸足两大趾内侧,距离指甲旁一韭叶的宽度。

灸精宫：专门治疗梦遗。在第十四椎骨棘突下左右旁开各 3 寸处,灸七壮为有效果。

鬼眼穴：专门治疗肺痨。让病人双手向上举,身体略微后转,则腰上可以看见两处凹陷的地方,此为腰眼。用墨点标记好腰眼,在六月癸亥夜亥时灸此处,不要让人知道。四花穴、膏肓穴、肺俞穴亦可以治疗肺痨。

病根穴：专门治疗痞块。在第十三椎骨棘突下左右旁开各 3.5 寸处,大多数时候灸左边。如果左右都有痞块,则左右病根穴都要灸。

治疗痞块的另一方法：用秆心量取时与病人足大指对齐,量到足后跟中间截断,把这个秆心从尾骨尖端量至秆心的末端,左右各旁开大约两韭叶的宽度,痞块在左则灸右边,痞块在右则灸左边,针刺 3 分深,灸七壮,有极好的疗效。

治疗痞块的另一方法：在第二趾的跖骨处灸五到七壮,左边患病灸右边,右边患病灸左边,灸后一天的傍晚,感觉腹中有响动,则证明有效。

肘尖穴：治疗颈淋巴结结核、痈疗,左边患病灸右边,右边患病灸左边,如果是刚刚患病,则男性患者灸左边的风池穴,女性患者灸右边的风池穴。

治疗颈淋巴结结核、痈疗的另一方法：用秆心量取患者两嘴角之间的长度作为标准,然后将秆心从中间折成两段,在手腕窝中量取,秆心的上下左右尽头都是穴位,灸这些穴位也有效果。

灸尸疰客忤：由尸传而患的疰病，小孩平素神气虚弱又因受到惊吓而引起的惊厥之症，或者突然受到不正之气的侵犯而引起的昏厥之症，在乳头向后3寸取穴，男性灸左边女性灸右边。或者灸两手大拇指的顶端。

治疗疝痛偏坠：用一根秆心，量取患者两嘴角之间的长度作为标准，折成三段，如一个三角形，将其中一角置于肚脐正中心，其余两角在肚脐下两边，角尖处是穴位。左面患病灸右面，右面患病灸左面，如果左右都患病，则左右都要灸。像粟米一般大小的艾炷，灸四十壮有奇效。

治疗疝痛偏坠的另一方法：在第二趾下面中间的横纹中点取穴，男性患者灸左边，女性患者灸右边。同时可以调理气机，治疗心腹疼痛，睾丸肿胀所致的垂悬，小腹突发疼痛等病证。

治疗食后脘腹胀满、朝食暮吐或暮食朝吐：取两乳头下1寸的地方，或内踝下三指稍微向前倾斜的地方。

治疗热积肠胃、痔疮：取第十四椎骨棘突下左右各旁开1寸的地方，患病较久者最有效果。

治疗肿满：在两手大指指缝或足第二趾上1寸半的地方。

治疗一切突出皮肤表面的皮肤病：在左右手手指中间弯曲的地方治疗。所有突出皮肤表面的皮肤病，灸这个地方没有不是立即有效果的。

七、崔氏取四花穴法

治疗男子妇人劳累虚损，气血虚弱，骨蒸潮热，咳嗽有痰气喘，久治不愈的慢性疾病。用腊绳量患者两嘴角的长度，照此长度裁出一张四方形的纸片，在纸片中间剪出一个小孔，用另外一根长腊绳踩在脚下，前端与足大趾平齐，后端向上在膝盖弯曲正中央横纹处截断。如果有妇人缠足不方便测量，则贴身取右臂肩髃穴，量至中指指尖截断，将绳子中点置于喉结处，绳子两端经肩循背自然下垂，在绳子尽头用笔标记，然后将绳子两端点在正中线合为一点，最后将之前裁好的纸片的小孔对准这一点，纸片四角平分在脊柱两侧，每个角为一个穴位，灸纸片四个角各七壮。

按语：四花穴，古人怕其他人不知道这个穴位，因此发明了这种简便取穴位的方法，应当与五脏俞穴相符合。现在按照这种方法点穴，果然与足太阳膀胱经循行于背部的两处，与膈俞穴、胆俞穴四穴重合。《难经》写到：气血汇聚于膈俞穴。曰：气血的疾病在膈俞穴治疗。骨蒸潮热，血虚火旺，所以取此穴用来补。胆是肝对应的腑，肝主藏血，所以取这个俞穴。崔氏只说四花穴，但是不说膈俞穴、胆俞穴这四穴，是粗略地表述了功效。但每个人的嘴的大小、宽窄不同,故用此法取四花穴亦不是十分准确,不如只通过摸脊柱骨找到膈俞穴、胆俞穴准确,再取膏肓穴进行艾灸,没有不反映疗效的。

膈俞穴:在第七胸椎棘突下两旁,距离脊柱各旁开1.5寸。

胆俞穴:第十胸椎棘突下两旁,距离脊柱各旁开1.5寸。

膏肓穴:在第四胸椎棘突下1分,第五胸椎上2分两边,距离脊柱各旁开3寸,第三、四肋骨之间。

八、取膏肓穴法 《医学入门》

膏肓穴主治阳气不足虚弱,由诸风引起的真阳不足,内有寒邪、梦遗、气息急促、呃逆、发狂、多疑、健忘、易误等病证。取穴时必须要让病人靠近床边处于坐位,屈膝与胸相平,两手抱膝,使两侧肩胛骨分离开,并且不要让病人晃动,用手指按压第四椎骨棘突下一分,第五胸椎棘突上两分,用墨标记好此处,再用墨从此点平画,距离脊柱旁开大约六寸处,第三四肋骨之间,肩胛骨之内,肋间空软的地方,大约容放得下旁边的手指,接近脊柱两侧的肌肉群的表面,筋骨的空软处,按这个地方患者会觉得胸肋中、手指疼痛,此为真正的穴位所在之处。灸到百壮、千壮,灸后会觉得火气壅积,可灸气海穴及足三里,用来泻下实火。灸后使人阳气兴盛,需要稍微休息以保养自身,不可纵欲。

九、骑竹马灸穴法

这两个穴位专用于治疗痈疽、恶疮,生于背部的疔疮痈毒,及由风热所生的瘰疬这种病证。男士用其左臂,女士用其右臂,先用一条薄竹篾量取从肘横纹至中指尖的长度,不量取多出的指甲,截断竹篾;再次用竹篾量取中指同身寸1寸;然后让病人脱下衣服,跨过一条大竹杠然后坐稳,随之两人缓慢抬起竹杠,使病人脚离地3寸,两人在两旁扶稳患者,将前一条竹篾一端置于竹杠上竖起沿着脊柱从尾骶骨量至竹篾尽头,用笔画点标记,再用取同身寸的竹篾,在此点左右各旁开1寸取穴位。灸七壮。

这是杨氏灸法。按照《神应经》:如果两个人不能抬稳竹杠,应该用两个木凳,放置在竹杠的两端,令患者足尖微微点地,再让两个人在两旁扶着患者,尤为精妙。又按照《聚英》所说:脊柱旁开各1寸,可能是1.5寸,应当与膈俞穴、肝俞穴重合。

十、灸劳穴法 《聚英》

《资生经》写道:长期劳累,会表现出手脚心发热,盗汗,精神萎靡,骨关节

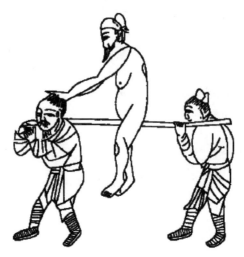

图9-1　骑竹马灸穴图

冰冷疼痛,发病初期为咳嗽,逐渐会呕吐脓血,面色萎黄形体消瘦,食欲减退,身体乏力。让患者坐端正,男左女右,用一根长草从脚中指指尖开始经脚心下,过脚跟量至大腿横纹处截断;再将这根草从鼻尖开始,经过头正中,分开头发,量至脊柱,在草的尽头用墨标记;再用另外一根草,量取病人自然合口时两嘴角的长度后截断;再将这根草中间横置于墨点上,草两端为穴位。灸时比年龄多一壮。例如一个人三十岁,则灸三十一壮,以此类推。

按:此穴,在第五胸椎两边旁开1.5寸,即为两个心俞穴。心主血脉,所以灸此穴。

十一、取肾俞法

在平地上站立,用木棍垂直于地面量至肚脐,可继续用这根木棍,沿着后背脊骨向上测量,至前次测量时木棍与肚脐相平的位置。然后左右各取0.5寸,这两个穴位就是肾俞穴。

十二、取灸心气法

先将一条长草按照男左女右从大拇指根的横纹开始测量,到指甲内边缘停止,用墨点在长草上标记好;然后将盐指、中指、四指、小指五指都用像上面一样的方法测量标记;再加同身寸1寸最终定为一点。另取一条与之前的草等长的秆草,在前根草墨点上1寸与该草打一个小结,让患者端坐,脱去衣服,将连在一起的那条长草分开,放于颈上,用手指按住,草结放在天突骨上,然后让长草两端从后背垂下,两草在背部要一样齐,两端连线与脊正中线交会的地方便是所要取的穴位,灸七壮有效。

十三、取灸痔漏法

得痔疮时间不长的时候,只灸长强穴的效果就很好。如果患者病程较长,可以用槐枝、马蓝菜根一束,用三碗水煎至一碗半,乘热用小口瓦器装着熏蒸清洗,使红肿消退。在所生痔疮的根部进行艾灸才可以,如果仅仅灸痔疮尖头是没有效果的。或者用盆子盛装药水清洗,略微消肿后进行艾灸,觉得一团火热之气从腹部上窜到胸口,便是有了效果。灸至二十多壮。痔疮患者应忌食辛辣刺激之品,才能完全康复。艾灸过程中用两片竹片放于肛门周围以防火热之气烫伤周围健康的皮肤。

十四、灸小肠疝气穴法

若小肠疝气突然发作,任何寒凉之气,都会导致脐周及小腹部的疼痛,遗尿。左右两个大敦穴,在足大指指端,距离指甲约韭叶般宽度,在大脚趾有汗毛的地方便是该穴。灸三壮即可。

若突发小肠疝气,脐周及腹部疼痛,四肢不能抬起,小便滞塞不通,身体沉重,痰湿壅盛,可取两个三阴交穴,在左右足内踝上 3 寸,适宜针刺 3 分,艾灸三壮,效果极好。

十五、灸肠风下血法

以男左女右取手的中指长度为标准,从尾骨尖处,沿着脊正中线中指指根在下指尖在上向上测量,到指端与腰脊骨的交点处,这是第一个穴位。又用手第二指,在第一穴上量至二指中点的地方与中指成一字分开,两指端取穴,灸七壮。上述穴位艾灸壮数多一点会更有效。如果疾病较严重,到第二年发作的时候还要进行艾灸,但是要以中指为标准,临床治疗时要更加深入地揣摩。

十六、灸结胸伤寒法

用七寸长的黄连,捣成粉末,巴豆七个,去壳不去油,一起研磨成膏状,如果有点干不能成膏,则加少量水,放入肚脐中,用艾炷来灸至腹部感觉通畅,疼痛减轻便可以停止。

十七、灸阴毒伤寒

取十粒巴豆研碎,加入一钱面,弄成一个药饼,放在肚脐中央,上面用如豆子大小的艾炷灸七壮,若感觉到腹中肠鸣,一段时间后自然就会通畅;再用一束葱白扎紧,切作饼饊,火灸让其发热,然后熨帖在肚脐下方;更用灰火熨斗烙其饼饊,使其真元之气生发,渐渐感觉身体温热,再用五积散二钱,加附子末一钱,水盏半,再加姜枣,青盐一捻,一起煎至七分水,待药变温后服之,一日共服两三次,出汗后自然会痊愈。

十八、雷火针法

治疗闪挫扭伤、骨间疼痛,以及内有寒湿且害怕针刺的人。用沉香、木香、乳香、茵陈、羌活、干姜、川山甲各三钱,麝香少许,蕲艾二两,用半尺棉纸,先将艾茵铺在棉纸上,燃后将药末倒入其中并掺卷紧凑,收起来备用。按压并确定疼痛的穴位,用笔点出标记,另外用六七层纸放于穴上隔开穴位,将卷好的叫作雷火针的艾药用圆珠、火镜等反射出的极强的太阳光点燃,烧红后按在穴位上,过一阵拿起,剪去灰烬,再点燃按在穴位上,九次之后可以痊愈。

十九、蒸脐治病法

五灵脂八钱,生用;斗子青盐五钱,生用;乳香一钱,没药一钱;天鼠粪即夜明沙,二钱,微炒;地鼠粪三钱,微炒;葱头干者,二钱;木通三钱,麝香少许。

研为细末,用水将莜面和成为一个圆圈,放置在肚脐上,将之前的药末取二钱放在肚脐内,用槐皮剪成铜钱大小,放在药末上,用艾灸它,一岁灸一状,艾灸过程中药与槐皮隔一段时间要添加或者更换,依后开日时,可以获取天地阴阳正气,存于五脏之内,诸邪无法侵犯人体,可百病不生,身体更加健康,脾胃运化功能更加良好。

立春巳时,春分末时,立夏辰时,夏至酉时,立秋戌时,秋分午时,立冬亥时,冬至寅时。这些时辰与四时的正气相合,天地间万物都运行有序,艾灸没有不灵验的。

二十、相天时

《千金方》写道:正午之后才可以进行灸法,因为阴气还没有到,所以灸没有不合适的,上午和黎明之时谷气虚衰,会使人癫狂眩晕,不可以进行针灸。但是若是急症,则可以不依循此例。

《下经》写道：进行艾灸时若是遇到阴天、大雾、大风雪、炎热、雷电阵雨，则要暂时停止，等到天气晴朗时再进行艾灸。病情严重者同样可以不依循此例。

正午的时候，经气注入心经，未时注入小肠经，气至可以灸极泉、少海、灵道、通里、神门、少府、少冲、少泽、前谷、后溪、腕骨等穴位，其他的经络，也各有不同的经气灌注的时间。所以《宝鉴》写道：经气未灌注到此经脉，即使艾灸阳气依然不得升发，《千金方》写道：正午后才可以进行艾灸的言论，恐怕并不是孙思邈所言。

二十一、《千金》灸法

《千金方》写道：官吏在吴蜀一带游历，身体上有两三处要经常进行艾灸，但相反要使灸疮暂时愈合，如此则瘴疠温疟等邪毒就无法侵犯机体，因此吴蜀一代常用灸法。所以说：若要身体健康，就要在足三里常留灸疮。有风寒之邪的，尤其更要留意。

二十二、《宝鉴》发灸法

《宝鉴》书中写道：但凡是用针刺之法治疗疾病精气不达就没有效果，艾灸亦不会升发阳气。是因为十二条经脉对应十二个时辰，各经络经气只有在其对应的时辰才会到达，所以如果不知道各经络气血多少，也不知感应经气到达经脉的特征，就去进行艾灸，那么疮痛就不发出，世上的医生没有不知道的。

二十三、艾叶 《医统》

《本草》上说：艾叶，气味苦性微温，为阴中之阳药，没有毒性，用艾灸可以治疗许多疾病。在三月三日、五月五日这两天采摘下来，放在太阳下晒干，晒得时间越久艾叶就越好，可以驱邪杀鬼，祛除病痛。就采艾的原则而言，在五月五日烧艾非常有效。炮制艾叶的方法如下：把艾放干之后，放入臼中将它捣碎，用细筛去除垃圾碎屑，再将剩下的艾草放入石臼，继续捣碎研磨，直到艾叶的颜色变白为止。必须烘焙一下，使它变得干燥，才能灸的药效更好，艾条更容易点燃，如果艾叶是潮湿的就没有功效了。

《证类本草》上说，艾出自明州。《图经》上说，古人未说明它出自哪里，只说长在田野里，但现如今它到处都有。只有蕲州的艾叶长得茂密而枝干高挑，果实气味浓厚，用起来效果很好。

孟子说，有七年病程的疾病需要进行艾灸三年。朱丹溪说，艾草的药性大热,用火灸就会上行,内服就会下行。

二十四、艾灸补泻

邪气盛就要用泻法,正气虚就要用补法。

针刺如果不能达到治疗目的的话,用艾灸去治疗是很适宜的。阴阳两虚的,可以用艾灸治疗。经气下陷者,艾灸是很合适的。如果络脉因寒邪聚结而坚紧的,采用艾灸治疗;如果气虚而脏器下垂,则可用艾灸来升阳举陷。

络脉满而经脉虚,灸阴经穴而针刺阳经穴,经脉气血充足而络脉亏虚,刺阴经穴而灸阳经穴。

用艾灸补法的时候,不要吹艾火,要等它自己慢慢熄灭,这就像按住穴位,不让经气外散。用艾灸泻法的时候,应快速地吹旺火,这就像打穴位,使得邪气向外驱散。

二十五、艾炷大小

黄帝说,艾炷的基底不能小于3分,否则就达不到治疗的目的,艾炷要大一点。给年幼体弱者施灸艾炷可以小些。所以又说,对七天以上一周岁以内的小儿,艾炷要如雀粪大小。

《明堂下经》上说,但凡针灸就要使艾炷的基底大于3分,如果没有3分,那么火气就到达不了,病痛就无法痊愈,所以艾炷一定要足够大,如果灸头面和四肢时炷头可以小些。

《明堂上经》就说,如果艾炷做得如筷子头般大小时,那么它所治的病脉的粗细应该像线一样细,只需对着脉艾灸。艾炷相当于雀粪大小,也能治好。还有一种用途,像腹胀、疝瘕、癖、伏梁气等病,应当用大的炷头。所以《小品》上说,腹背溃烂发热,四肢只需祛除风邪就可以了,不适合用大炷头的艾炷。在灸巨阙、鸠尾这些穴位的时候,四五壮就够了。如果艾炷做得如筷子头般大小,应该在其病脉上艾灸,如果炷头过大,则会使此人心力不足。如果头上艾灸过多,则会使人失去精神;背脚艾灸过多的话,就会令人血脉枯竭,四肢酸软无力,既让人没有精神,再加上肢体细弱,就会减少人的寿命。所以王节斋说,头面部的艾灸炷头应当小,手足上可以粗点。

二十六、点艾火

《明堂下经》上说,自古以来用艾灸治病,忌用松、柏、枳、橘、榆、枣、桑、竹八种木材所取的火。用玻璃珠聚集太阳光所取得的火所点燃的艾炷是最好的；其次用镜子聚集太阳之光所得之火，品质也是比较好的。各少数民族的部落有用精铁击打石头而得来的火，用以引燃艾炷。以上所说的取火方式因没时间准备或筹备比较困难时，也不必用木火，清麻油点灯燃烧艾茎，点燃灸条，还可以滋润灸疮，到痊愈之后都不会痛，用蜡烛的话会更好。

二十七、壮数多少

《千金》说，但凡提到艾灸炷的壮数，如果这个人年壮且病根很深，可以给他加倍，老少羸弱的人可以减半。扁鹊的灸法中，有灸三五百壮、千壮的，这个量就太大了。曹氏灸法，有百壮，有五十壮。《小品》中也是这么说的。只有《明堂本经》说，针入 6 分的时候，需要艾灸三壮，再没有其他论述。所以后人艾灸的时候也说不准，就根据病情的轻重缓急来判断艾灸的增减变化。

但凡艾灸头顶，最多七壮就可以了，累积到七次之后就应该停止。

《铜人》说治疗中风，需要灸上星、前顶、百会，至二百壮，腹背灸五百壮。若灸鸠尾、巨阙时，壮数也不能过多，灸多就会四肢酸软而没有力气。《千金方》说对于足三里穴来说，最多灸三百壮就好了。心俞禁止艾灸。如果中风就紧急灸一百壮。这都要看所要治的病痛的轻重来判断艾灸的多少，不可拘泥于一种说法，而不知道变通。

二十八、灸法

《千金方》说，说到灸法，如果是在坐姿的时候所取的穴，就要坐着艾灸；如果是在躺着的时候所取的穴，就要躺着艾灸；如果是在站姿的时候所取的穴，就要站着艾灸，要求病人四体平直，不要倾侧身体。如果倾侧身体，则会使取穴不正确，白白破坏了皮肤。

《明堂》说，艾灸的时候必须使身体平直，不要使身体蜷缩起来，坐的时候不要俯仰身体，站的时候也不要倾斜身体。

二十九、炷火先后

《资生》说，在艾灸的时候，应该是先阳后阴，从头面部开始的话可以先从左面依次渐渐向下，再从右面依次向下，先上后下。

《明堂》说，先灸上，后灸下，先灸少，后灸多，这些都是可以参考的。王节斋说，艾灸的顺序必须自上而下，不可先灸下，后灸上。

三十、灸寒热

艾灸寒热的方法是，先灸大椎，接下来灸长强穴，均以年龄来决定灸多少壮。肩髃穴、京门穴、阳辅穴、侠溪穴、承山穴、昆仑穴、缺盆穴、天突穴、阳池穴、气冲穴、足三里、冲阳穴、百会穴等依次艾灸。

三十一、灸疮要法

《资生》说，但凡是在艾灸的作用下有灸疮发出，所患疾病便可得到治愈，若没有，则疾病难以痊愈。《甲乙经》说，若没有灸疮的时候，就用加热的鞋底放在上面，几天后就一定会有灸疮。当世之人用几根去皮的赤皮葱放在火中烧熟，拍破，放在施灸的地方上熨热多次，那么几日后就会发疮。还有一种方法是滴几滴生麻油也会使疮口生发，也有人用皂荚熬汤，待汤冷却之后在灸疮处多次点滴，也会生发疮口。可能也会有气血不足而导致的灸疮不发，所以应该服用四物汤来滋养气血，这些都是不可以一概而论的。有的人在艾灸一二壮后就会有效果，有的人因为吃了有助于艾灸生热的食物，如烧鱼、煎豆腐、羊肉之类的东西而发出灸疮，所以说使灸疮发出是需要人为的帮助的，有的时候顺其自然是永远也不会有效果的。

三十二、贴灸疮

古时候的人贴灸疮，是不需要膏药的，脓包出得越多疾病就会好得越快。《资生》说，春天用柳絮，夏天用竹膜，秋天用新绵，冬天用兔腹下白细毛，或猫腹毛来做贴灸疮的东西。现在的人都用膏药来贴灸疮，过了两三天就将药贴换下，想要使创口快速愈合，这并不是治疗疾病的本意。现在的人贴膏药，也是因为它的方便，但不可以把药贴去得太快，如果膏药没有腐坏，那么贴的越久越好。如果药贴更换得很频繁的话，创口的愈合也会很快，但是并没有将疾病根除。

三十三、灸疮膏法

用白芷、金星草、淡竹叶、芩、连、乳香、当归、川芎、薄荷、葱白等草药和炒铅粉、香油等一起煎成膏药贴。如果用别的膏药则不对病证。如果灸疮容易愈合的话，那么病气就无法散发出来。如果换作其他的东西，那么就会变得干燥，使灸疮口发疼，这也是很不好的。

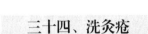

三十四、洗灸疮

古人的艾炷较大,其灸疮也较大,所以常常用洗法。用赤皮葱、薄荷煎汤,温洗疮口周围约一个时辰,可使风邪由疮口散发而去,而且使经脉气血往来通畅,疾病自会痊愈。若灸疮结痂已退后,用东南桃枝青嫩皮煎汤温洗,能消炎排脓,防止疮口中风;如果疮口变得发黑且烂,可以用胡荽煎汤清洗;如果疼痛难忍,可以用黄连汤洗,效果很好。

三十五、灸后调摄法

但凡做过艾灸后是不可以马上喝茶的,否则会消解艾灸后的火气;立刻吃东西的话,就会使经气瘀滞,所以就需要静心休养一两个小时,远人事,远色欲,平心定气,遇到不顺心的事情要多多宽解,这样效果就会好很多。尤忌大怒、大劳、大饥、大饱、受热、冒寒。至于生冷瓜果,也是要忌食的。只有食用清淡而又滋补脾胃的食物,使气血通流,艾火便可逐出病气。如果过食肥甘厚腻之物又或者酗酒,使痰湿内生,这就会造成病气疏泄不通,而产生疾病。在艾灸初期的十天内可以食用鲜鱼鸡羊,它们可以生火气,但是在艾灸十五天后,就没有效果了。现在的人大多都不知调理精神保养身体,即使艾灸效果很好又有什么用呢?所以因只愿意艾灸而不懂灸后调摄而反受其害的人,就是这个缘由啊。仅仅只是抱怨艾灸效果不佳,怎么行呢?

三十六、医案

案一:乙卯年,到建宁滕柯山一带,有个病人手臂不能举起来,背部怕冷而且身体疲倦困乏,即使在盛夏也喜欢穿棉袄,大多数医生都以他是身体虚而体内兼有寒证来治之。我诊其脉为沉滑,这是痰在人的经脉中。我针刺了肺俞、曲池、三里穴,第二天他觉得身体变得舒畅了,手能举起来了,也不怕冷,不穿棉袄了。后来又服用了除湿化痰的方药,到现在患者身体健康,没有再复发。如果以正气虚而内寒的症候来治的话,那么就会加重他的病情,所以要谨慎地来治病。

案二:戊午年春,在鸿胪吕的小山上,病人在手臂上长了一个结核,大的像柿子,不红不痛。一般医者认为是肿毒。我说,这个是痰核凝结在皮里膜外,不是药物所能治愈的。后来针刺了手上曲池穴,次数为六阴法,再灸二七壮,用来通其经气,不过几天就能痊愈。如果当作肿毒来治的话,用去除肿毒的药剂来治,那岂不是会伤了脾胃的清阳之气?

案三：己巳年夏天，文选李渐庵公祖的夫人，因产后失血过多而出现厥证，两只脚突然肿得像大腿一样大，情况很危急。徐、何两位医生都请我来看看这个情况，诊其脉为芤脉而有歇止，这必定是由于产后恶露没有排尽，兼感受风邪，阴阳、正邪之气相互搏击，所以才会导致厥证并且昏迷，不省人事，下肢肿痛，疾病虽然危急，但针刺足三阴经，就会没事。果然如我所说，针刺结束后，一顿饭的时间，病人就苏醒了，肿痛也就消失了。

案四：癸酉年秋天，大理李义河翁，患有两腿疼痛十余年，喝了很多药都没有效果。相公推荐我来给他治病，我诊其脉滑浮，是风湿邪气进入到筋骨，不是药剂所能治愈的，必须用针刺来治疗才可痊愈，立即取风市、阴市等穴来针刺。患者后来官位都当到工部尚书了，病都没有复发。

案五：甲戌年夏，员外熊可山公，患有痢疾而且吐血不止，身体发热咳嗽，有一痞块绕着肚子，并且痛得要死，脉气将要危绝。众位医生都说，治不好了。工部正郎隗月潭公向来和善，告诉我他觉得虽然脉危绝，但是胸部还是暖的，脐中一块高起如拳头大。虽然这一天是不适合针刺的，但是情况危急，急忙针刺气海穴，再灸至五十壮之后病人苏醒了，肿块也散了，也不痛了。后来又治了他的痢疾，痢疾好了之后，再治他的咳嗽吐血，依次调理即可痊愈。第二年，病人升官了，问我为何要这样治疗。我说，疾病有标本，治疗有缓急，如果拘泥于时间的忌讳，而不针刺气海穴，那脐中的肿块如何消散？肿块消散后，经气才能疏通，从而疼痛停止，脉气得以恢复。这就是急症治疗疾病之标的道理。你的身体虽然康复了，但是你饭后不可以发怒，要平心静气，否则就会导致正气衰而肝气亢盛，导致脾受到克制，过不了几日就会复发。

案六：辛未年夏，刑部王念颐公，患有咽部之疾患，仿佛有核块在喉咙之间，这是病在肺膈，岂是一般的药剂所能治愈的。东皋徐公推荐我用针刺来治疗，取膻中、气海，下取三里二穴，再灸数十壮，慢慢地调理，最后痊愈了。东皋是一位名医，且才高识博，没有什么不会治的。即使是李东垣治妇人伤寒，热入血室，不针刺是不会痊愈的，所以必须等待善于针刺的医生来治，刺期门穴就会痊愈。东皋之心，即东垣心也，他的医德是能和东垣并称的。这和当今嫉妒贤能的医者是不能相比的。但是现如今，嫉妒贤能的人大大有之，是和前人无法比拟的。我曾往磁州，途经汤阴的伏道路旁，有先师扁鹊的墓，下马去拜了一拜。有人问我原因，我说，先师扁鹊是河间人。因为高超的医术而闻名天下，却被当时的太医李醯刺死在道路旁，所以这条路叫伏道，真是令人感到惋惜。这是有据可查的。

案七：戊辰年，给事杨后山公祖乃郎，患有疳疾，每天都服药但是人却日渐消瘦。同科郑湘溪公，邀请我去诊病。但我认为，这个病人虽然消瘦，确实也有疳疾，但是腹部内有肿块，依附在脾胃旁边。若只是治疗疳疾，而不治腹中的肿块，则不能治到疾病的本质，反而只揣摩到疾病的皮毛。治疗的方法应该是，先取章门灸针，消除肿块后，再来治疗脾胃的病，就像是小人去除了，君子才可以在天下有所作为。果然如我所说，针刺块中，灸章门，再兼服蟾蜍丸药，病人身体渐渐康复，疳疾也渐渐痊愈了。

案八：壬申年，四川陈相公长孙，病人胸前突起，这不是一般的疾病。人们都认为这不是一般的药剂所能治愈的。钱诚翁堂尊，推荐我来治疗。我说，这是因为肺经内有痰郁结，导致肺气不能疏散，时间长了越长越高。必需尽早针刺俞府、膻中，之后择日针刺，行六阴之数，再灸五壮，令其贴上膏药，痰出来之后胸自然就会平了。钱诚翁堂尊听了就很高兴。

案九：辛未年，武选王会泉公亚夫人，患有一种危重而又诡异的病，她半个月不想吃饭，眼睛很久没有睁开过了，脉象似有若无，此病不针刺是不会苏醒的。同寅诸公，推荐我去施针，但此病人神都有所忌讳，怎么办？如果等到合适的时机，病人早就去鬼门关了，不得已之下，立即针刺内关二穴，病人的眼睛睁开了，之后又能吃东西了，慢慢地用乳汁来调养之后就痊愈了。当时一起会诊的医生询问这是什么病，我说，这天下运行之气，常规的话就没病，有变化的话就会发生病变。况且人禀天地之气，五运在外面被侵犯，七情在体内交战，所以以圣人对于气，就像拿到了宝贝，糊涂的人胆大妄为，而伤了和气，这就是轩岐所说的诸痛都来源于气，百病都来源于气，所以有九窍不同的说法。我和你们曾经都想把这个道理论述得很详细。是因为气本是一体的，因为有所触犯而分为了九种，怒、喜、悲、恐、寒、热、惊、思、劳也。如果怒气太盛，就会呕血和飧泄，是气逆上所导致。怒则阳气逆上，而肝木乘脾，所以就会呕血及飧泄。喜则气和志达，荣卫通和，所以气就和缓。悲生于心使心系急促，心肺同居上焦，心系急则肺叶上举，阻遏上焦营卫之气的宣发，气郁生热，热消心肺精气，故云气消。恐则精气神上行，就会使上焦闭合，闭合后使气逆，气逆则使下焦胀，所以气不行矣。遇寒则腠理闭合，气无法运行，所以气收敛。热就会使腠理打开，荣卫通畅，汗大量泄出，所以气泄。受惊则会使心无所倚，神志无所归，焦虑无所安定，故气乱矣。过劳则会使喘息汗出，内外都气越，所以就会导致气耗。思就会使心神有所存，神志有所归，正气流而不通畅，所以使气结聚矣。

我曾经仔细地思考了一下详细的病情，变化多端，如怒气所致的病有：呕血，飧泄，煎厥，薄厥，阳厥，胸满痛；食则气逆而气无法下行，就会导致喘渴烦心,肥气,目暴盲,耳暴闭,筋松弛;若发病在外就是痈疽。喜气所导致的病为:笑不休,毛发变焦,肌肉有病,阳气不收,甚至还有狂病。悲气所致,阴缩,筋挛,肌痹,脉痿,男子为数溺血;女子为血崩,酸鼻辛颐,目昏,少气不能息,哭泣,臂麻也。恐气所致,破脱肉,骨酸痿厥,暴下清水,面热肤急,阴痿,太恐惧而使下巴脱白。受惊气所致,潮涎,目盲,癫痫,不省人事僵仆,时间长了就会发展为痿痹。劳气所致,噫噎,喘促,嗽血,腰痛骨痿,肺鸣,高骨坏,阴痿,唾血,瞑目,耳闭,男子为少精,女为无月经,更加衰弱则形体乱像坏了一样,汨汨乎不可止也。思气所导致的,不眠,嗜卧,昏瞀,中痞,三焦闭塞,咽嗌不利,胆瘅呕苦,筋痿,白淫,不嗜食也。寒气所导致的,为上下所出水液澄清冷,下痢青白等症也。热气所致,为喘呕吐酸,暴注下迫等病也。

我曾经查找过《内经》中的治法,运用的就是五行相胜理论,互相为治法。比如说怒伤肝,肝属木,怒则气并行于肝,而脾土就会受邪,木太过则肝自己也会病变。喜伤心,心属火,喜则气并于心,而肺金受邪,火太过,则心亦自病。悲伤肺,肺属金,悲则气并于肺,而肝木受邪,金太过则肺亦自病。恐伤肾,肾属水,恐则气并于肾,而心火受邪,水太过,则肾亦自病。思伤脾,脾属土,思则气并于脾,而肾水受邪,土太过,则脾亦自病。寒伤形,形属阴,寒胜热,则阳受病,寒太过,则阴亦自病矣。热伤气,气属阳,热胜寒,则阴受病,热太过,则阳亦自病矣。根据这个原理,互相为治,所以悲可以治怒也,以怆恻苦楚之言感之。喜可以治悲也,那么就以谑浪亵狎的语言来娱乐一下。恐可以治喜也,以遽迫死亡的话来使病人感到恐怖。怒可以治思也,以污辱欺罔的话来触犯他。思可以治恐也,以虑彼忘此的话来化解恐怖。但凡得这五种病的人,其症状一定会稀奇古怪,没有什么你所想不到的,然后就可以使人耳目一新,容易混淆人们的判断,如果是胸中没有才气的人,是不会想到这些方法的。热可以治寒,寒可以治热,休息可以治劳,习可以治惊。《内经》上说,受惊的人可以用平的方法来医治。所以当大灾大难来临时,使人觉得只是稀松平常的事,就不会受惊了。比如说,丹溪治女人在婚后,丈夫外出经商三年而没有回家,所以就不吃东西了,躺在床上就像痴傻了似的,并没有其他的病,但就喜欢在床上躺着,这是因为思而导致气结也。独独用药剂是无法治愈的,得有喜事才能缓解;不然的话就使她发怒,刺激的她大怒后,大哭一回,令人解之,再服药一贴,就会想要吃东西。这是因为脾主思,思过则脾气结而不想吃东西,怒属肝木,木能克土,木气冲发而脾气开矣。又比如说子和治疗一妇女,因为长时间的忧思而失眠,使其发怒,到了晚上果然困倦易睡,一直睡到日光出来之后。只有过劳而使气耗,恐而导致气夺的人,是很难治。又同寅谢公,治疗妇人丧妹之后过度悲伤，不思饮食，以亲家的女儿陪同，再服用解郁的药，即能饮食。又闻庄公治喜劳之极而病，切脉之后诊断为失音症。令其恐惧即痊愈。然而喜者之人很少得病，这是因为其百脉舒和的缘故。《内经》上说，恐胜喜，可谓得玄关者也。但凡得了这些病证的人，《内经》都会有治法，行医的人放着这些方法不用，做什么？附上这些记录用来告知大家我从事的事情。

案十：己巳年，尚书王西翁乃爱，颈项长有圆形的肿块感觉肿痛，喝药而无法治愈，传召我问我是什么缘故，我说，项颈部的疾病，是各经原络并俞会合的地方，取它的原穴来针刺。后来针刺过后，果然痊愈了。再艾灸了几壮之后，再也没有复发。大抵在颈项的部位，是横肉所在的地方，各个经脉所会聚的地方，但凡有核肿，这并不是好事。倘若不循其根本，用艾灸针刺来治疗，按照流窜的态势，势必会使之病情加重。患者要谨慎小心了。

案十一：戊寅年冬，张相公长孙，患有泻痢半年了，喝什么药都没有效果，相公命令我来治，并说，昔日我当翰林的时候，也曾患有肚腹的疾病，不能吃东西，喝什么药都没有效果，艾灸中脘、章门后即可以饮食，针灸是如此的神奇。现在我的长孙患有泻痢，不能进食，可以针灸吗？我回答说，泻痢的时间太长了，身体的原貌已发生改变，须等到元气稍微恢复，选择时机来针灸了。华岑公子说，事情已经很危急的时候，就必须立即来治疗，不能再另择日期，立即针灸中脘、章门，果然能饮食。

案十二：丁丑年夏，锦衣张少泉公夫人，患有痫症二十余年，曾经看过数十个医生，都没有效果。来告诉我，我诊其脉，知道其病已经侵入经络，所以手足受到了牵引，眼目黑督，入心经就会抽搐喊叫，须根据它的机理来取穴，才能保证疾病得到痊愈。张公善书而知医，并不是一般的人。听我的话，取鸠尾、中脘，治疗其脾胃，取肩颙、曲池等穴，疏理它的经络，疏导痰气，使气血流通，而痫自会去除。第二天就会平安，然后再服化痰健脾的药，每日服用一剂。

案十三：戊辰年，吏部观政李遂麓公，胃旁有一块像倒置的杯子的痞块，形体羸瘦，喝了很多药都没有痊愈。我看了之后说：既然体内有异物，又岂是药力所能消除的，必须用针灸方可消除。使用盘针手法，再艾灸食仓、中脘穴之后就会痊愈。遂麓公问：人的体内有生痞，与疝癖、积聚、癥瘕有什么不一样？我回答说：痞者就是否的意思，就如《易经》上所说，所谓天地不交就是否，内柔外刚、万物不通的意思。万物不能始终否塞不通，所以痞的时间长了就会形成胀满，而无法得到治愈。疝癖者，悬绝隐僻，又有玄妙莫测的意思。积就是迹，挟痰血以成形迹，也有瘀滞的时间长的意思。聚就是绪，根据学说中元气为端绪，所以有聚散不常的意思。癥者征也，又有精的意思，因为他有很丰富的经验，所以时间长了就成了精萃。瘕就是假，又有遐的意思，因为他是假借气血而成形的，以及历年有遐远的称谓。大抵上痞与癖就是胸膈之上的病，积与聚为腹内的疾病，他们都是上、中二焦的病，所以多见于男子。其癥与瘕，只有在脐下有，所以是下焦的病候，所以常常见于妇人。但凡腹中有肿块，不问男妇积聚、癥瘕，都是很严重的疾病，千万不要当作寻常的疾病来看待。如果刚刚有肿块而没有及早治疗，那么等到痞疾胀满，就已经变成胸腹胀臌的急证了，即使扁鹊能复生，也不能救他了，得了这种病的人，能不感到恐惧吗？李邃麓公也是这么认为的。

案十四：戊辰年，户部王缙庵公乃弟，患有心痫疾数十年了。徐堂翁召我来看看，必须应用灵龟八法六十六穴按时开阖才可以治疗，他们就照我所说的做了。之后我又针刺照海、列缺，艾灸了心俞等穴，其针等到得气之后，行生成之数的针次，就能痊愈。但凡治疗此类病证，就需要和五痫区分开来治，这个之前有提到，就不详细叙述了。

案十五：壬申年，大尹夏梅源公，在到达蛾眉庵寓的时候，受伤寒，同行的各位医生，迎接我去诊视时感觉其六脉微细，阳证得阴脉。《内经》上说，阳脉见于阴经，你就可以看到他在康复；阴脉见于阳经，那就离死不远了。我正好居住在玉河坊，当时正值考绩，不顾来去的辛苦，去给其看病，这个人居住在远方的客邸，而且廉洁清苦，我对他很是同情。先给他开了柴胡加减的药剂，疗效很小，他的脉象也并没有恢复，我耗尽心血想了很久，又换了别的药，更针刺内关，六脉转阳了。所以之后又喝了汤散，之后就痊愈了。后来转升户部，现在为正郎。

案十六：壬戌年，吏部许敬庵公，住在灵济宫，患有腰痛的疾病。同乡董龙山公推荐我去看看。我诊其脉，尺部沉数有力。然而男子的尺脉应该是沉实才合适，如果是数有力，那么就是湿热所导致的，是身体机能过盛所导致的疾病。若当作是身体虚来治疗的话，就不会痊愈。又因为病人害怕针，所以就用手指来按摩肾俞穴来进行补泻的方法，痛稍稍减少，再煎点除湿行气的药剂，一服就不痛了。许敬庵公说：用按摩手法来代替针刺，已经觉得痛减少了，为何还要再服渗利的药呢？我说：针刺能够治病，但是因为你晕针，害怕针，所以不得已，采用按摩的手法来缓解疼痛，这样是无法驱除病根的，不过是暂时减少了痛而已。如果你想要痊愈，需要针刺肾俞穴，现在既然不能针刺，那么就得用渗利的药剂。你难道没有听说过这样一句话吗，腰是肾之府，人身的大关节。脉沉数的人，大多是湿热壅滞，需要用渗利的药物，不可以用补剂。现在的人不分虚实，一概误用，多致绵缠，痛疼不休（出《玉机》中）。大抵喜补恶攻,这是人之常情的。邪湿去而新血生,这难道不是在攻邪的时候再添加补剂的道理吗?

案十七:壬申年,行人虞绍东翁,患有膈气的疾病,形体消瘦,喝了很多药都没有痊愈。召我去看看,六脉沉涩,需要取膻中穴,用来调和其膈,再取气海,用来保养其源,元气充实之后,脉息自然会强盛。之后再选择时机针刺上穴,行六阴之数,下穴行九阳之数,各艾灸七壮,之后就会痊愈。现在是扬州府太守。庚辰过后,我又看到他体型日益强健。

案十八:壬申年夏,户部尚书王疏翁,患有痰火炽盛的症候,手臂难以伸展,我看见他形体强壮,多是由于湿痰流注于经络之中,针刺肩髃穴,疏通手太阴经与手阳明经的湿痰,复艾灸肺俞穴,用来梳理其本,那么痰气就可以清除,而且手臂也能举起了。官至吏部尚书,身体也越来越强壮。

案十九:辛未年,浙抚郭黄公祖,患有大便下血的症候,痊愈之后又发作了,向我询问是什么导致他的疾病的?我对他说:心生血,而肝藏之,则脾为之统。《内经》说:如果吃得太多,就会伤到肠胃,肠癖而下血。这都是可以考证的。但是却不知道肠胃本来没有血,大多是痔疾,隐藏在肛门之内,有的是因为饮食过伤,有的是因为劳欲怒气,触动了痔窍,血便随大便出来。先贤虽然有远血、近血的区别,但是却没有心、肺、大肠分别。又有所谓的气虚肠薄的说法,自荣卫渗入的人,所感受的情况不同,需要求其根本。在长强穴针2分,灸七壮,内痔一消则血就不流了。但当时刚刚好公务繁忙,没有时间针灸,过了数年,升工部尚书,之前的疾病发作,才知道有痔隐于肛门之内,以法调理之后痊愈了。直到己卯复会于汶上的时候,也没有复发。同年公子箕川公长爱,忽然患有惊风,情势很是危急,艾灸中冲、印堂、合谷等穴,各数十壮,才有效果。如果根据古法而只灸三五壮,又怎么能痊愈? 这都是要根据病情的轻重缓急来判断的。

案二十:己卯年,在磁州偶遇一同乡,因欠俸资而回乡去取,道经临洛关,会见了旧知宋宪副公,说去年长子得一痞疾,近来因为没有中第而抑郁,病情加重,喝了很多药都没有效果,我们该怎么办? 我回答说:立即就能痊愈。我即针章门等穴,饮食渐渐增长,形体清爽,而且腹块立即消失了。欢快地度过了很长时间,偕亲友送至吕洞宾度卢生祠,不忍分别。

案二十一:庚辰年夏,工部郎许鸿宇公,患有两腿中风,日夜痛得不能停止,卧床一个多月了。宝源局王公,乃其属官,力荐我来治之。当时有很多名医在诊断,我就坚决不看。许公疑惑地问:两腿到足,没有哪里是不痛的,岂是一二针就能治愈的? 予曰:治病必求其本质,知道了它本穴回归的地方,痛就会立即而停止,痛止就能行走,十五天之内,一定能够痊愈。这个人很爽快,独独只听我的话,针环跳、绝骨、随针而痊愈。不过十五天,果然进步,人们都很惊讶。假使当时不信王公之言,而听旁人之语,则药力岂能治疗的?这是因为在乎信之笃而已,有信心的话,就可以获得想要的效果。

案二十二:己巳年,张相公患得肛门忽然肿起的疾病,戎政王西翁,推荐我去诊视,命之曰:元老的疾病,并不是一般人的病,你必须竭尽全力去调治,才不负我所望!我去看诊,诊右寸浮数,是肺金受风热,移于大肠之中。然而肛门又是居下之地,而且饮食糟粕,都流至于此地,如果没有七情四气所干预,则就会润泽而下。有时候湿热内蕴,邪气所加,就会壅滞而作肿痛。我开了加减搜风顺气的药剂一罐,倍加酒蒸大黄,借酒力上升,荡涤邪热,加麻仁润燥,枳壳宽肠,防风、独活驱除风热,当归清血凉血养血,枯芩以清肺与大肠,共制成丸,服完之后就会痊愈。

案二十三:隆庆二年,四月初四日,奉旨去圣济殿,着医去看徐阁老病,钦此。臣等谨钦遵,前至徐阁老秋家,诊得六脉数大,积热积痰,脾胃虚弱,饮食减少。宜用清热健脾化痰汤来医治,黄芩、白术、贝母、橘红、茯苓、香附、芍药、桔梗、川芎、前胡、槟榔、甘草,水二钟,姜一片,煎至一钟,不定时服,药剂能够对症,立刻就痊愈了。

案二十四:乙亥年,通州李户侯夫人,患有怪病,我采用孙真人治邪十三鬼针的方法,询问病人是什么病邪加害,她回答说:是某天来到某个地方,被鸡精所害。我采用十三针让它快速离去。病人回答说:我的病痊愈了,怪邪已经走了,于是语言恢复正常,精神复原,以此来看十三针是有效果的。

案二十五:己巳年,尚书毛介川翁,患有肝脾虚弱,时常泻痢,四肢略浮肿。我就说:时常泄泻,多是由于湿热。人之一身,心生血,肝藏之,而脾为之统;脾得其统,则运化有常,水谷通调,所以没有所谓湿,也无所谓热。只有精元之气,既不能在平时保存,需要五味来养,又不在将来节约使用,是精血都会消耗,然而脾无法统血。脾失所统,则无法运化通调,那么是什么来做这项工作呢?想要让它不要泄泻,是不可能的。然而什么又是湿热呢?因为运化通调,即脾失职,则水谷不分,湿郁于内,而为热矣。于是便血稠黏,里急后重,泻不独泻,而又兼之以痢焉,都是因为这个。治疗它的方法,宜荡涤其湿,然后分利,所以脾胃得统,而其症安矣。否则土不能治水,泛滥盈溢,浸于四肢,变而为气者有之。他相信了我的话,调理之后痊愈了。

案二十六:己卯年,行人张靖宸公夫人,血流不止,身热骨痛,烦躁病笃,召我诊断,得六脉数而止,必定是外感病,误用凉药来治疗。用羌活汤来退热,

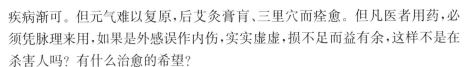

疾病渐可。但元气难以复原，后艾灸膏肓、三里穴而痊愈。但凡医者用药，必须凭脉理来用，如果是外感误作内伤，实实虚虚，损不足而益有余，这样不是在杀害人吗？有什么治愈的希望？

案二十七：辛酉年，夏中贵患瘫痪，脚不能动，有医何鹤松，治了很久都没有痊愈。召我去看看，我说：这个病一针就可以痊愈。鹤松就惭愧地回去了。我遂针环跳穴，果然立即能走。夏赠送了厚礼，我接受了，过了几年后他又瘫痪了。又来传召我去看病，把我囚禁起来，不顾及昔日旧情，原来是受何鹤松反间而使他非常生气。这和昔日扁鹊被刺杀于伏道上又有什么区别呢？

案二十八：己巳年，蔡都尉长子碧川公，患有痰火，喝了很多药都没有痊愈。辱钱诚斋堂翁，推荐我来治疗。我针肺俞等穴就痊愈了。后来其女患风痫很危急，其乃郎秀山、乃婿张少泉，邀请我去治疗她，乃针内关而苏醒，以厚礼赠予我，我固辞不接受。于是就以女许聘豚儿杨祯焉。

案二十九：庚辰岁经过扬州，大尹黄缜庵公，昔日在京城朝夕相处的朋友，情谊很深，进谒留疑，不忍分别，提到他的三儿子患有面部疾病，很多年都没有痊愈，很是担忧。昨天去烧香拜佛的时候卜灵棋课上说：兀兀尘埃久待时，幽寂寞有谁知，运逢宝剑人相顾，利遂名成总有期。知道的人就告诉他：宝者是珍贵的物品，剑者锋利之物，必定会逢珍贵之人，就会痊愈。现在和你认识之后，了解到你善于用针，疾病痊愈有希望了。我针巨髎、合谷等穴，更灸三里，徐徐调之而痊愈。时逢工匠刊书，承蒙斛米之助。

案三十：甲戌年，观政田春野公乃翁，患脾胃之疾，在天坛养病，远离他的住宅数十里的路程，春野公每次请安必定会亲自到，竭力尽孝。我被他的诚意所感动，不嫌弃路程远，出朝之后就去看看他。告诉他说：脾胃乃一身的根蒂，五行形成的根基，万物的父母，你怎么能不让脾胃健运呢？如果脾胃不健运，那么就一定会发生沉痛。然而你的疾病，并不是一朝一夕所得的，是脾喜甘燥，而恶苦湿，药热则消于肌肉，药寒则会使饮食减少，医治的时间长了就达不到效果了，不如尽早艾灸中脘、食仓穴。欣然地答应了，每穴各灸九壮，更针行九阳之数，疮发而疾病渐渐痊愈。春野公今任兵科给事中，乃翁、乃弟，俱登科而盛壮。

案三十一：庚辰年，路经扬州，御史桑南皋公夫人，七十多岁，发热、头眩、目涩、手挛、食少，公子让我去诊治。诊得人迎浮而关带弦，症状虽然很多，现在宜以清热为先，以天麻、僵蚕为君，升麻、知母为臣，蔓荆、甘草等为使佐，服至三帖，热退身凉，饮食渐进，余症亦减少，次日复诊，六脉均恢复正常。昆玉喜曰：发热数月，看了很多医生都没有效果，昨日方才服了一帖药，热退食进，这是为什么？我说：诊治疾病的规律，掌握这种规律，就把握住了做医生的关键。昔日司马迁曾经称扁鹊随环境改变而改变治病方略，并且论述齐桓侯的疾病，言语中有许多治病的规律，这些道理都是相通的。昨天夫人脉浮弦，我怀疑她是过用养血补脾之剂的，这些药物使火邪闭塞，时间长了火邪就会流溢于太阳膀胱经，膀胱经起于至阴，终于睛明，火邪侵袭所以目涩头眩；膀胱经支脉走三焦经，所以手挛。少南、少玄公与缜庵公姻联，我为了不辱故人的拜托之情，仔细思考脉理，推敲研究其病源，所以制定了这个方剂，用来当作引经的药剂，其热速退，热退之后，脾阴渐长，而荣血自生，其余的病证也因此而除去了。二公说：原来如此。

卷　十

一、保婴神术　《按摩经》

　　小孩子的疾病，没有七情的干涉，不在肝经，那么就在脾经；不在脾经，那么就在肝经，小孩所患疾病多在肝、脾两脏，这是要诀。急惊风属肝木，风邪过多的症候，治疗应该清凉苦寒，泻气化痰。他的症候或是因听到风吹草木声而受惊，或遇到禽兽驴马的吼叫声，以致面目发青，口不能说，或者是大声啼哭而至休克。发作过后面色恢复正常，不久会再发。小孩身体发热，面色发红，是因为体内热邪从口鼻而出，他的大便红黄色，小孩睡眼矇眬却睡不着。因为热气太过就会滋生痰，痰太多就会生风，遇到惊吓时就会发作。内服镇惊清痰的方剂，外用掐揉等按摩穴位的方法，没有不痊愈的道理。至于慢性惊风，属于脾土中气不足的症状，治疗应该中和脾胃，用甘温补中的方剂。这种症候多是因为饮食没有节度，而损伤脾胃，以致泄泻日久，中气虚弱，所以导致抽搐发作，病发则没有休止，患者的身体冰冷，面色发黄，口不渴，口鼻中呼出的气体寒冷，大小便呈青白色，睡觉时眼闭不合，看人时眼睛斜向上，手足痉挛，筋脉拘挛。因为脾虚，导致肝风内动，肝风盛则筋脉拘急，俗称叫天吊风就是这种

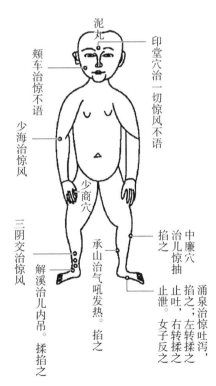

图 10 - 1　要穴图

症候。治疗应以补足中气为主，仍用掐揉按摩穴位的方法，细心运用，可以使小孩保全。又有吐泻还未造成慢性惊风的人，立即用健脾养胃的方子，外加用手法按摩与病证有关的穴位，使筋脉调和，而不致病变为慢性惊风。如果有其他的症候，穴位布局弄清楚后，根据临床需要选择。

二、手法歌

原文

心经有热作痰迷，天河水[1]过作洪池，
肝经有病儿多闷，推动脾土病即除。
脾经有病食不进，推动脾土效必应，
肺经受风咳嗽多，即在肺经久按摩。
肾经有病小便涩，推动肾水即救得，
小肠有病气来攻，板门[2]横门[3]推可通，
用心记此精宁穴[4]，看来危症快如风。
胆经有病口作苦，好将妙法推脾土，
大肠有病泄泻多，脾土大肠久搓摩。
膀胱有病作淋疴，肾水八卦运天河，
胃经有病呕逆多，脾土肺经推即和，
三焦有病寒热魔，天河过水莫蹉跎。
命门有病元气亏，脾上大肠八卦推，
仙师授我真口诀，愿把婴儿寿命培。

注释

〔1〕天河水：用食、中二指面自腕推至肘，称清天河水。

〔2〕板门：板门穴位于小儿手掌大鱼际处。操作时，操作者左手握住小儿的手指，用右手拇指蘸滑石粉，按揉板门穴。按揉时，顺、逆时针皆可；也可使用推法，由拇指指根推向腕横纹可止泻，由腕横纹推向拇指指根能止呕，来回推可调整脾胃功能。

〔3〕横门：横门位于腕部掌侧横纹中点稍上方。自横门推向板门，止吐；自板门推向横门，止泻。（《小儿按摩经》）

〔4〕精宁穴：推拿穴位名。又名精灵。①位于手腕背横纹的桡侧端。有祛风、化痰、治急惊等作用。《小儿按摩经》："掐精宁穴，气吼痰喘，干呕痞积用之。"②位于手背第4—5掌骨间，距掌指关节半寸处，约与外劳宫相平。治痰壅，气促，气攻。③在无名及小指夹缝的连结处。用揉法，有行气破积等作用（《小儿推拿学概要》）。

原文

　　五脏六腑受病源,须凭手法推即痊,
　　俱有下数不可乱,肺经病掐肺经边。
　　心经病掐天河水,泻掐大肠脾土全,
　　呕掐肺经推三关,目昏须掐肾水添。
　　再有横纹[1]数十次,天河兼之功必完,
　　头痛推取三关穴[2],再掐横纹天河连。
　　又将天心[3]揉数次,其功效在片时间,
　　齿痛须揉肾水穴[4],颊车推之自然安。
　　鼻塞伤风天心穴,总筋脾土推七百,
　　耳聋多因肾水亏,掐取肾水天河穴。
　　阳池兼行九百功,后掐耳珠旁下侧。
　　咳嗽频频受风寒,先要汗出沾手边,
　　次掐肺经横纹内,乾位须要运周环。
　　心经有热运天河,六腑有热推本科,
　　饮食不进推脾土,小水短少掐肾多。
　　大肠作泻运多移,大肠脾土病即除,
　　次取天门入虎口,揉脐龟尾[5]七百奇。
　　肚痛多因寒气攻,多推三关运横纹,
　　脐中可揉数十下,天门虎口法皆同。
　　一去火眼推三关,一百二十数相连,
　　六腑退之四百下,再推肾水四百完,
　　兼取天河五百遍,终补脾土一百全。
　　口传笔记推摩诀,付与人间用意参。

注释

　　[1]横纹:经外穴名。《千金翼方》:"多汗,四肢不举少力,灸横纹五十壮,在侠脐相去七寸。"即神阙旁开3.5寸处,与大横穴定位相同。

　　[2]三关穴:三关位于小儿前臂桡侧缘,在掌横纹的拇指端同肘横纹的拇指端的连线上。推三关可以补气行气,温阳散寒,发汗解表,主治小儿一切虚寒病证。

　　[3]天心穴:天心为经外奇穴名。出《小儿推拿方脉活婴秘旨全书》。位于手掌部,第四掌骨基底前方。左右计二穴。主治急惊风、口眼歪斜。一般直刺0.1～0.3寸;可灸。

　　[4]肾水:小指掌面,由指尖到指根,属线型穴位。操作用推法。分补肾、清肾二法。自指尖推向指根为补肾;反之为清肾。

［5］龟尾：龟尾穴位于人体臀部的尾椎骨处。该穴能调理大肠,止泻通便。

三、观形察色法

但凡给小孩子看病,先要观察他的体型和肤色,然后切脉。面部的气色,总是满面发青的,是惊吓还没有恢复,将要发作风候;满面通红的人,体内痰多瘀滞,人会惊悸不得安宁;面目发黄的人,是因为饮食积滞,消化不良,易发疳候痞癖;面色发白的,肺气虚弱,有泄泻呕吐的症状;面色发黑的人,脏腑精气快要断绝,是急症。脸色和眼眶发青的人是肝脏有病,脸面赤色是心脏处的病变,面色发黄是脾脏处的病变,面色发白是肺病,面色发黑是肾病。先分别五脏,五脏各有所主的疾病,再查探病因的表里虚实之分。肝病主风,实证表现为眼睛大睁,大叫,脖子僵硬心中烦闷;虚证表现为咬牙,打哈欠,哈出的气热的是感受外风,气温的是内风。心病主惊,实证表现为哭叫不宁,身体发热,喝水则抽搐,手足摇摆;虚证表现为困倦想要睡觉,心悸不安。脾病主困,实证表现为困顿欲睡,身体发热不思饮食;虚证表现呕吐泄泻。肺病主喘,实证主要症候是气喘气急,有人可以喝水,有人不想喝水;虚证表现为气机梗塞,吸的气多出的气少,喘息。肾病主要是虚证没有实证,表现为眼睛无光,怕光,身体骨头沉重,发痘疹黑斑。以上的症状,应该明辨病证的虚实,例如肺病,又有肝病证候,磨牙打哈欠的容易治疗,是木虚不能胜金的原因。如果眼睛瞪直大叫,颈背僵硬心口烦闷的难治。因为肺病经久不治是为阳虚阴盛,肝木强实而胜肺金。看病要查其虚实,虚则补其母,实则泻其子。

1. 论色歌

原文

眼内赤者心实热,淡红色者虚之说,
青者肝热浅淡虚,黄者脾热无他说,
白面混者肺热侵,目无精光肾虚诀。
儿子人中青,多因果子生,
色若人中紫,果食积为癖。
人中现黄色,宿乳蓄胃成,
龙角[1]青筋起,皆因四足惊。
若然虎角[2]黑,水扑是其形。
赤色印堂上,其惊必是人。
眉间赤黑紫,急救莫沉吟,
红赤眉毛下,分明死不生。

注释

〔1〕龙角：又名文台。位于左鬓发处。《幼科推拿秘书》："龙角，一名文台，在左鬓毛"。

〔2〕虎角：推拿穴位名。又名武台。位于右鬓发处。《幼科推拿秘书·穴象手法》："虎角，一名武台，在右鬓毛"。

2. 认筋法歌

原文

囟门八字甚非常，筋透三关命必亡，

初关乍入或进退，次部相侵亦何妨。

赤筋只是因膈食，筋青端被水风伤，

筋连大指是阴证，筋若生花定不祥（此有祸祟之筋）。

筋带悬针主吐泻，筋纹关外命难当，

四肢痰染腹膨胀，吐乳却因乳食伤。

鱼口[1]鸦声并气急，犬吠人谑自惊张，

诸风惊症宜推早，如若推迟命必亡，

神仙留下真奇法，后学能通第一强。

凡看鼻梁上筋，直插天心一世惊。

初生时，一关有白，谨防三朝。

二关有白，谨防五日之内。

三关有白，谨防一年之外。

凡筋在坎上者即死，坎[2]下者三年。又有四季本色之筋，虽有无害。

青者是风，白者是水，红者是热，赤者乳食所伤。凡慢惊将危，不能言，先灸三阴交，二泥丸，三颊车，四少商，五少海穴，看病势大小，或三壮、五壮、一壮，至七七壮，辨男女右左，十有十活。如急惊天吊惊[3]，掐手上青筋，煅脐上下，掐两耳，又掐总心穴。

内吊惊，掐天心穴。

慢惊不省人事，亦掐总心穴。

急惊如死，掐两手筋。

眼闭，瞳子髎泻。

牙关紧，颊车泻。

口眼俱闭，迎香泻。

以上数法，乃以手代针之神术也。亦分补泻。

注释

〔1〕鱼口：病名。性病之于阴部结肿成疮者。《外科正宗》卷三："夫鱼便者，左为鱼口，右为便毒。总皆精血交错生于两胯合缝之间，结肿是也。近之生小腹之下，阴毛之傍，结肿名曰横痃"。

〔2〕坎：《周易》六十四卦中第二十九卦。原文"习坎"。有孚，维心亨，行有尚。

象曰：水洊至，习坎。君子以常德行，习教事。

〔3〕天吊惊：即天吊惊风为病证名，出《本草纲目》，即天钓。天钓出明代万全《育婴家秘》。惊风的一种。又名天吊惊风、天钓惊风。临床以高热惊厥，头目仰视为特征。多由外感风热，或乳哺失宜，以致邪热痰涎，蕴积上焦，心膈壅滞，不得宣通而成。

四、面部五位歌

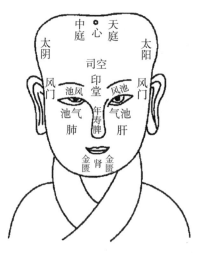

图 10-2 面部五位图

原文

面上之症额为心，鼻为脾土是其真，

左腮为肝右为肺，承浆属肾居下唇。

五、命门部位歌

原文

中庭与天庭[1]，司空及印堂，

额角方广处，有病定存亡。

青黑惊风恶,体和润泽光,

不可陷兼损,唇黑最难当。

青甚须忧急,昏暗亦堪伤,

此是命门地,医师妙较量。

面眼青肝病,赤心,黄脾,白肺,黑肾病也。

注释

[1] 天庭:为经穴别名,即神庭穴。

六、阳掌图各穴手法仙诀

原文

掐心经,二掐劳宫,推上三关,发热出汗用之。如汗不来,再将二扇门揉之,掐之,手心微汗出,乃止。

掐脾土,曲指左转为补,直推之为泻,饮食不进,人瘦弱,肚起青筋,面黄,四肢无力用之。

掐大肠,倒推入虎口,止水泻痢疾,肚膨胀用之。红痢补肾水,白多推三关。

掐肺经,二掐离宫起至乾宫止,当中轻,两头重,咳嗽化痰,昏迷呕吐用之。

掐肾经,二掐小横纹,退六腑,治大便不通,小便赤色涩滞,肚作膨胀,气急,人事昏迷,粪黄者,退凉用之。

推四横纹,和上下之气血,人事瘦弱,奶乳不思,手足常掣,头偏左右,肠胃湿热,眼目翻白者用之。

掐总筋,过天河水,能清心经,口内生疮,遍身潮热,夜间啼哭,四肢常掣,去三焦六腑五心潮热病。

运水入土,因水盛土枯,五谷不化用之。运土入水,脾土太旺,水火不能既济用之。如儿眼红能食,则是火燥土也。宜运水入土,土润而火自克矣。若口干,眼翻白,小便赤涩,则是土盛水枯,运土入水,以使之平也。

掐小天心,天吊惊风,眼翻白偏左右,及肾水不通,用之。

分阴阳,止泄泻痢疾,遍身寒热往来,肚膨呕逆用之。

运八卦,除胸肚膨闷,呕逆气吼噎,饮食不进用之。

运五经,动五脏之气,肚胀,上下气血不和,四肢掣,寒热往来,去风除腹响。

揉板门,除气促气攻,气吼气痛,呕胀用之。

揉劳宫,动心中之火热,发汗用之,不可轻动。

推横门向板门,止呕吐;板门推向横门,止泻。如喉中响,大指掐之。

总位者,诸经之祖,诸症掐效。嗽甚,掐中指一节。痰多,掐手背一节。手指甲筋之余,掐内止吐,掐外止泻。

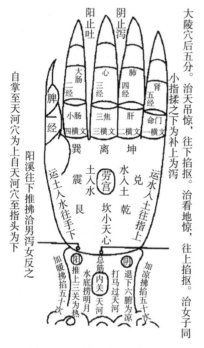

图10-3 男子左手正面之图

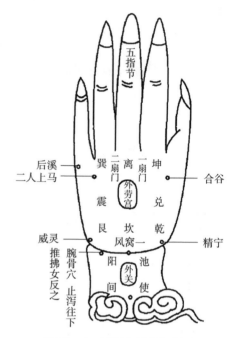

图10-4 男子左手背面之图

语译

掐心经,再掐劳宫,推及至三关,发热汗出可用此法。如果不出汗,再按揉二扇门,掐它,直至手心发汗才停止。

掐脾经,屈指向左为补,直推为泻,治疗吃不下饭,身体消瘦,肚子上青筋暴起,面色发黄,四肢无力。

掐大肠经,逆推虎口,可治疗泄泻痢疾,肚子膨胀。泻痢红尿要补益肾水,白痢多推拿三关。

掐肺经,再掐起于离宫与乾宫的穴位,手法应当中间轻,两头重,可止咳化痰,治疗昏迷呕吐。

掐肾经,再掐横纹,退六腑实热,治疗大便不通,小便赤涩,肚子膨胀,气急,人事不知,昏迷,大便黄,退热用。

推拿四横纹处,调和上下气血,身体消瘦,不思饮食,手足震颤,头左右摇摆,肠胃湿热眼露白睛者可用此法。

掐总筋,能清心经热,治口舌生疮,全身潮热,夜间啼哭,四肢经常性震颤,清泻三焦六腑五心潮热。

运水入土,治疗因为水液多而脾土虚弱,饮食水谷不能运化吸收的病证。运土入水,治疗脾土旺盛,水火不能平衡而用之。如小孩眼睛红肿,吃不下饭,就是热气太过燥伤脾土。应该运输水液到达脾土,脾土湿润则火热自能克制。如果口干,翻白眼,小便赤涩,则是热气太盛燥伤脾胃,运土入水,使脾胃燥湿相和。

掐小天心,可以治疗癫痫惊风,两眼翻白偏向一侧,以及肾不能输布致水液积滞。

分推阴阳,可以止泄泻痢疾,治疗全身寒热往来,腹胀呕逆不止。

运八卦,可以治疗胸腹部肿胀烦闷,呕逆嗳气,吃不下饭。

运五经,调动五脏之气,可以治疗腹胀,上下气血不和,四肢掣痛,寒热往来,可去除肠鸣。

按揉板门,可治疗气促气喘,呼吸疼痛气短,呕吐胸部胀痛。

按揉劳宫,清泻心热,发汗时可以用此法。不可以轻易按揉。

从横门向板门推拿,止呕吐;从板门向横门推拿,止泄泻。如果咽喉中有声响,用大拇指掐穴位。

总位,所有经脉的交会处,各种症状都可以掐它。咳嗽厉害,再掐中指那部分。痰多,掐手背那部分。余下的手指筋甲,掐手指内侧可止吐,掐外侧可止泄。

七、阴掌图各穴手法仙诀

原文

自掌至天河穴为上,自天河穴至指头为下。

掐两扇门,发脏腑之汗,两手掐揉,平中指为界,壮热汗多者,揉之即止。又治急惊,口眼歪斜,左向右重,右向左重。

掐二人上马,能补肾,清神顺气,苏醒沉疴,性温和。

掐外劳宫,和脏腑之热气,遍身潮热,肚起青筋揉之效。

掐一窝风,治肚疼,唇白眼白一哭一死者,除风去热。

掐五指节,伤风被水吓,四肢常掣,面带青色用之。

掐精宁穴,气吼痰喘,干呕痞积用之。

掐威灵穴,治急惊暴死。掐此处有声可治,无声难治。

掐阳池,止头痛,清补肾水,大小便闭塞,或赤黄,眼翻白,又能发汗。

推外关,间使穴,能止转筋吐泻。外八卦,通一身之气血,开脏腑之秘结,穴络平和而荡荡也。

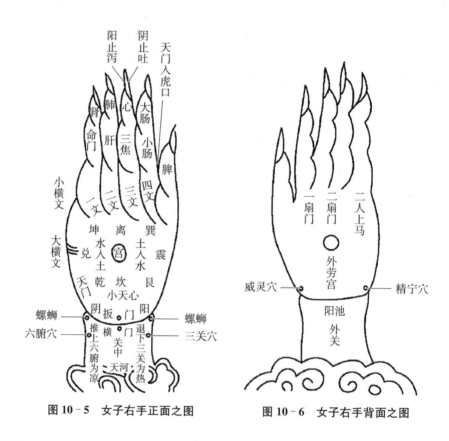

图 10-5　女子右手正面之图　　　　图 10-6　女子右手背面之图

语译

从掌横纹至天河穴为上,从天河穴至指头为下。

掐两扇门,发散脏腑热汗,两手掐揉,以中指为界,壮热汗多的人,按揉即可止汗。治疗急性惊风,口眼歪斜,右侧病重偏向左边,左侧病重偏向右边。掐两边的人上马,能补益肾气,使人神清气爽,治疗陈年旧病,性质温和。掐外劳宫,清泻脏腑之热气,若全身潮热,肚子青筋暴起,按揉效果很好。掐一窝风,治疗肚子疼痛,口唇发白,眼睛白仁居多,像是快要死的人,祛除风热。掐五指关节,治疗伤风水湿,四肢经常掣痛,面目发青。掐精宁穴,治气喘气急咳痰，干呕胸脘痞闷。掐威灵穴，治疗急性惊风突然死亡。掐威灵穴，有声音可以治愈，没声音难治愈。掐阳池穴，治疗头痛，清热补肾气，治大小便不通，或大小便赤黄，两眼翻白，还能发汗。推拿外关、间使穴，能止吐泻筋脉拘急。外八卦，通调一身的气血，开通脏腑导通秘结，使筋脉腧穴平和通畅。

八、小儿针

原文

《宝鉴》曰："急慢惊风，灸前顶。若不愈，灸攒竹，人中各三壮。"或谓急惊属肝，慢惊属脾，《宝鉴》不分。灸前顶，攒竹二穴，俱太阳督脉，未详其义。

小儿慢惊风，灸尺泽各七壮。初生小儿，脐风撮口，灸然谷三壮，或针三分，不见血，立效。小儿癫痫、瘛疭、脊强互相引，灸长强三十壮。小儿癫痫惊风，目眩，灸神庭一穴七壮。小儿风痫，先屈手指如数物，乃发也，灸鼻柱直发际宛宛中三壮。小儿惊痫，先惊怖啼叫乃发，灸后顶上旋毛中三壮，两耳后青丝脉。小儿癖气久不消，灸章门各七壮，脐后脊中灸二七壮。小儿胁下满，泻痢体重，四肢不收，痃癖积聚，腹痛不嗜食，痎疟寒热，又治腹胀引背，食饮多，渐渐黄瘦，灸十一椎下两旁，相去各一寸五分，七壮。小儿黄疸，灸三壮。小儿疳瘦脱肛，体瘦渴饮，形容瘦瘁，诸方不瘥，灸尾闾骨上三寸陷中三壮，兼三伏内，用杨汤水浴之，正午时灸。自灸之后，用帛子拭，见有疳虫随汗出，此法神效。小儿身羸瘦，贲豚腹胀，四肢懈惰，肩背不举，灸章门。小儿吐乳汁，灸中庭一壮。小儿脱肛泻血，秋深不效，灸龟尾一壮。脱肛，灸脐中三壮；《千金》云："随年壮。"脱肛久不瘥及风痫中风，角弓反张，多哭，语言不择，发无时节，甚则吐涎沫，灸百会七壮。

语译

《宝鉴》说："急、慢性惊风，灸前顶。如果不痊愈，灸攒竹、人中各三壮。"有人说急性惊风属肝病，慢惊风属脾，《宝鉴》没有分急、慢性惊风。灸前顶、攒竹两个穴位，都是太阳经脉和督脉上的，没有详细地阐明它的意义。

小孩慢性惊风，艾灸尺泽七壮。刚出生的小孩，肚脐吹风口角歪斜，灸然谷三壮，或针刺3分，不能见血，立即有效。小孩癫痫、瘛疭、颈项僵直，灸长强三十壮。小孩癫痫惊风、目眩，灸神庭七壮。小孩惊风癫痫，手指屈曲像在数东西，是疾病发作，灸鼻柱到头顶的宛中三壮。小孩子中风惊痫，先惊恐啼哭然后病才发作，灸后项上旋毛三壮，两只耳朵后青丝脉。小孩子感受癖气没有消散，灸章门七壮，在肚脐后的背脊灸十四壮。小孩子两胁下胀满，泄利身体沉重，四肢不能屈伸，肚子感觉有色块，肚子痛不想吃饭，泄泻寒热往来，又有肚子胀使腰背屈前，吃很多饭，但却越来越瘦，灸十一椎下脊柱两旁的穴位，穴位距离脊柱1.5寸，灸七壮。小孩子患黄疸，灸三壮。小孩患疳积脱肛，身体消瘦口渴喜饮，形体消瘦，各种方法都不能治好，灸尾闾骨上方3寸的凹陷中三壮，再者在三伏内，用杨树熬的汤洗澡，在中午时分灸。灸后用布帛搽拭，看见有疳虫随汗流出，这种方法很有效果。小孩子身体消瘦羸弱，肠鸣腹胀，四肢无力不想动，肩背不能伸举，灸章门。小孩子口吐乳汁，灸中庭一壮。小孩子脱肛便血，在深秋不能痊愈，灸龟尾一壮。脱肛，灸脐中三壮；《千金》说："随着年龄的增加灸的壮数增加。"脱肛很久没好又感染风寒痫病，角弓反张，常哭泣，胡言乱语，病发没有规律，甚至口吐涎沫，灸百会七壮。

九、戒逆针灸

原文

小儿新生，无病不可逆针灸之，如逆针灸，则忍痛动其五脏，因善成痫。河洛关中，土地多寒，儿喜成痉，其生儿三日，多逆灸以防之。吴蜀地温，无此疾也。古方既传之，今人不分南北灸之，多害小儿也。所以田舍小儿，任其自然，得无横夭也。

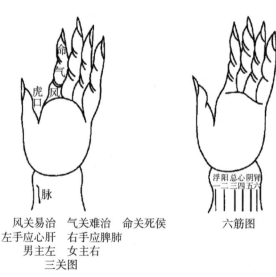

风关易治　气关难治　命关死侯
左手应心肝　右手应脾肺
男主左　女主右
三关图

六筋图

图10-7　三关图、六筋图

语译

　　小孩子刚出生时，没有病就不用施针灸，若对健康小儿施用针灸，则会伤五脏，生胎病。河洛关中地区，气候寒冷，小孩多生痉挛，当地人生小孩三天后，大多为了预防而行针灸。吴蜀地区气候温暖，没有这种疾病。古方虽然流传下来，但现在的人却不分地方南北差异而施行针灸，大多害了小孩。所以乡村的小孩，顺其自然，反而没有夭折的。

　　流珠：只有一点红色，主横隔的热病，三焦不和，饮食所伤，有呕吐、肠鸣泄泻，烦躁啼哭。宜消食，补益脾胃。

　　环珠：比流珠稍大，主脾虚饮食停滞，胸腹胀满，烦渴发热，宜健脾胃，消食调气。

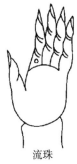
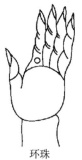

图 10 - 8　流珠、环珠

　　长珠：形状为一边大，一边尖，主饮食伤脾，积滞腹痛，寒热不能食，宜消食健胃。

　　来蛇：下端粗大，主脾胃湿热，中脘部气机不利，干呕而不能食，是疳邪在体内影响，宜节制饮食，健补脾胃。

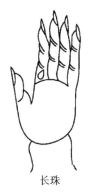
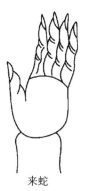

图 10 - 9　长珠、来蛇

507

去蛇：上端粗大，主脾虚寒冷积滞，呕吐泄泻，烦渴，气短而精神困乏，多睡而不食，宜健脾胃，消积聚，先治疗吐泻。

弓反里弯向中指：主感受寒热邪气，头目都显得困重，心神惊悸，倦怠，四肢稍冷，小便色赤，咳嗽吐逆，宜发汗逐惊，清退心火，补脾清肺。

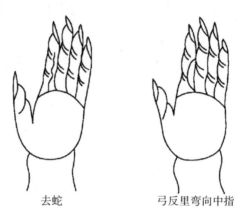

去蛇　　　　　　　弓反里弯向中指

图 10-10　去蛇、弓反里弯向中指

弓反外弯向大指：主痰热，心神恍惚而发热，兼夹惊恐与食积，风痫。凡是纹理向内者为吉，向外者为凶。

枪形：主风热，风热痰湿而致惊痫抽搐。

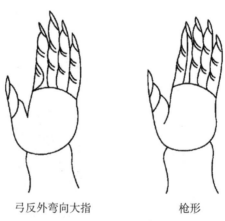

弓反外弯向大指　　　　　　枪形

图 10-11　弓反外弯向大指、枪形

针形：主心肝热极生风，惊悸顿闷，困倦不食，痰盛引发抽搐。又曰："悬针，主泻痢。"

鱼骨形：主惊痰发热，甚则痰盛发搐，或不食，乃肝盛克脾，宜逐惊。或吐痰下痰，再补脾制脾。

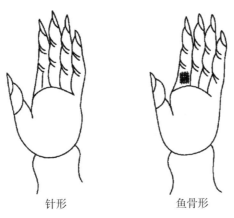

针形　　　　　　　鱼骨形

图 10 - 12　针形、鱼骨形

鱼刺：病情在风关时主惊，气关时主疳，命关时主虚，难治。

水字形：主惊风食积，烦躁顿闷，少食，夜间啼哭，痰盛，口噤搐搦，这是脾虚积滞，木克土也。又曰："水字，肺疾也，谓惊风入肺也。"

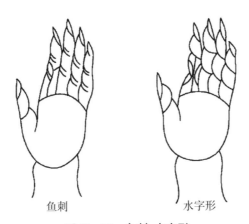

鱼刺　　　　　　　水字形

图 10 - 13　鱼刺、水字形

乙字：在风关时主肝惊，气关时主急惊，命关时主慢惊脾风。

曲虫：肝病严重。

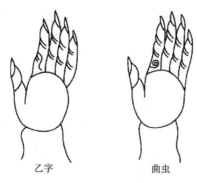

乙字　　　　　　　曲虫

图 10‑14　乙字、曲虫

如环：肾有邪毒。

长虫：主伤冷。

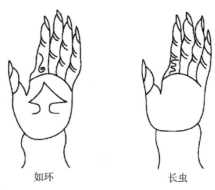

如环　　　　　　　长虫

图 10‑15　如环、长虫

虬文：感觉有虫子在活动。

透关射指：向里为射指。主惊风,痰热积聚于胸膈,是脾肺损伤,痰邪积聚,宜清脾肺,化痰涎。

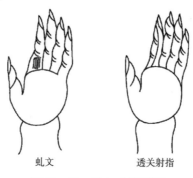

虬文　　　　　　　透关射指

图 10‑16　虬文、透关射指

透关射甲：向外为射甲。主惊风恶症，受惊传于经络。风热发生，十死一生。

勾脉：主伤寒。

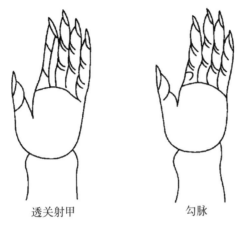

透关射甲　　　　　勾脉

图 10 - 17　透关射甲、勾脉

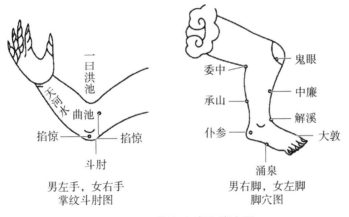

一曰洪池

天河水

曲池

掐惊　　掐惊

斗肘

男左手，女右手
掌纹斗肘图

委中

承山

仆参

涌泉

鬼眼

中廉

解溪

大敦

男右脚，女左脚
脚穴图

图 10 - 18　掌纹斗肘图、脚穴图

十、初生调护

原文

怀娠：

怀娠之后，必须饮食有常，起居自若，使神全气和，则胎常安，生子必伟。最忌食热毒等物，庶生儿免有脐突疮痛。

初诞：

婴儿在胎，必借胎液以滋养之。初离母体，口有液毒，啼声未出，急用软绵裹大人指，拭儿口中恶汁，得免痘疮之患。或有时气侵染，只出肤疮，易为调理。

回气（俗谓草迷）：

初生气欲绝，不能啼者，必是难产。或冒寒所致，急以绵絮包裹抱怀中，未可断脐，且将胞衣置炭火炉中烧之，仍作大纸捻，蘸清油点着于脐带上，往来遍燎之。盖脐带得火气，由脐入腹，更以热醋汤洗脐带，须臾气回，啼声如常，方可浴洗毕，断脐带。

便结：

小儿初生，大小便不通，腹胀欲绝者，急令大人以温水漱了口，吸咂儿前后心，并脐下手足心，共七处，每处咂三五次，每次要漱口，以红赤为度，须臾自通。

浴儿：

浴儿用猪胆一枚，投汤中，免生疮疥。浴时看汤冷热，无令儿惊而成疾也。

断脐：

断脐不可用刀剪，须隔单衣咬断，后将暖气呵七遍，缠结所留脐带，令至儿足附上，当留六寸，长则伤肌，短则中寒，令儿肚中不调，或成内吊。若先断后浴，恐水入脐中，令儿腹痛。断讫，连脐带中多有虫者，宜急剔去，不然，虫自入腹成疾。断脐之后，宜用热艾厚裹，包用白绵。若浴儿将水入脐中，或尿在裙包之内，湿气伤脐；或解脱裙包，为风冷邪气所侵，皆令儿脐肿，多啼不乳，即成脐风。

脐风：

儿初生六七日，患脐风，百无一活。用青绢裹大人指，蘸温水于儿上下牙根上，将如粟米大红泡子，拭破即愈。

剃头：

小儿月满剃头，须就温暖避风处。剃后以杏仁三枚，去皮尖研碎，入薄荷三叶同研，却入生麻油三四滴，腻粉拌和头上拭，以避风伤，免生疮疥热毒。

护养：

小儿脾胃嫩弱，父母或以口物饲之，不能克化，必致成疾。小儿于天气和暖，宜抱出日中嬉戏，频见风日，则血凝、气刚、肉坚，可耐风寒，不致疾病。

抱小儿勿泣，恐泪入儿眼，令眼枯。

小儿夜啼，用灯心烧灰，涂乳上与吃，即止。

小儿腹胀,用韭菜根捣汁和猪脂煎服。

小儿头疮,用生芝麻口中嚼烂,涂之,切忌不可搽药。

小儿患秋痢,与枣食之良,或与柿饼子食。

小儿宜以菊花为枕,则清头目。

小儿入夏,令缝囊盛杏仁七个去皮尖,佩之,闻雷声不惧。

小儿一期之内,衣服宜以故帛、故绵为之。用新太暖,令肌内缓弱,蒸热成病。不可裹足覆顶,致阳气不出,多发热。

小儿不宜食肉太早,伤及脾胃,免致虫积、疳积,鸡肉能生蛔虫,宜忌之,非三岁以上勿食。

忍三分寒,吃七分饱,多揉肚,少洗澡。

小儿不可令就瓢及瓶饮水,语言多讷。

小儿勿令入神庙中,恐神精闪灼,生怖畏。

语译

妊娠:

怀孕之后,必须饮食正常,起居按时,神清气和,这样胎儿安定,孩子一定健壮。最忌吃辛辣的食物,以后小孩才能避免出现脐周疮痛。

初诞:胚胎时期的婴儿,必须依靠胎液的滋养。刚离开母体的时候,口中尚有污浊的液体,还没哭的时候,赶快用柔软棉布裹住大人手指,擦去小孩口中污浊的液体,免除得痘疮的忧虑。有时被胎毒侵染,只有肌肤出现疮痛,比较容易调理。

回气(俗称草迷):初生儿气闭不通,不能哭的,一定是难产。有时因感受寒邪所导致,赶快用棉絮包裹婴儿抱在怀里,还不能断脐带。并且把胎盘放在炭火炉里烧,再用纸捻蘸清油点在脐带上,反复几遍来治疗婴儿。大概脐带受了火气,从脐入腹,再用热醋汤洗脐带,一会儿气通顺了,婴儿正常啼哭,才可给婴儿沐浴,断脐带。

便结:刚出生的小孩,倘若大小便不通,腹胀的,赶快让大人用温水漱口,吸咂小孩的前后心和肚脐下、手足心,一共七个地方,每个地方吸咂三五次,每次要漱口,到发红的程度方可,不久就通便。

浴儿:给小孩洗澡时,用一枚猪胆放到洗澡水中,以免生疥疮。洗澡时注意水的冷热,不要让小孩受惊而生病。

断脐:脐带不能用刀剪,必须隔着一层衣服咬断,然后呵暖气七遍,把留下的脐带打结,到小孩脚背上,应当留6寸,过长则伤肌肤,过短则受寒,使婴儿肚子不适,有的陷入腹内内挂。倘若先断脐带后沐浴,恐怕水进入脐中,使婴儿腹痛。断后，连着的脐带有虫的话，应当赶快剔去，不然，虫子将进入腹中使人生病。脐带断后，应当用热的艾条厚厚包裹，包裹要用白棉。倘若沐浴的婴儿不慎水进入肚脐内，或者尿在包裹的衣服里，湿气伤脐；或者解开包裹，被风寒邪气侵犯，都让婴儿肚脐肿胀，经常啼哭不喝奶，这就是患脐风。

脐风：婴儿刚出生六七天，患脐风（新生儿破伤风），一百个小孩中没有一个能活下来的。用青绢包着大人手指，蘸温水在婴儿上下牙根上，将像粟米样的大红泡，擦破就可痊愈。

剃头：婴儿满月剃头，应当在温暖避风的地方。剃头后把二三枚杏仁去掉皮和尖后碾碎，加入三叶薄荷后共同碾碎，再加入三四滴生麻油，用腻粉拌好擦在头上，用以避风寒，以免生疮疖热毒。

护养：婴儿脾胃娇嫩，父母有时用嚼碎的食物来喂，婴儿不能消化，必然会生病。在天气暖和时，小孩应该抱到太阳下面玩耍，经常吹风晒太阳，能使气血畅通骨肉坚实，耐受风寒，不会生病。

抱小孩的时候不要哭，恐怕眼泪进入小孩眼里，使眼干。

小孩夜晚哭泣的时候，用灯芯烧成灰，涂在母乳上给小孩吃，马上就停止。

小孩腹部胀满的时候，用韭菜根捣成汁，和猪脂一起煎服。

小孩头上长疮的时候，用生芝麻在口里嚼烂，涂上，切记不可搽药。

小孩得痢疾的时候，与大枣一起吃较好，或者与柿饼一起吃。

小孩最好用菊花做的枕头，会头清目明。

小孩在进入夏天的时候，用香囊装七个去皮去尖的杏仁，佩戴，听到打雷也不怕。

一岁以内的小孩，衣服应当用旧帛旧棉做。用新的太暖，使肌肤弛缓羸弱，潮热生病。不能包裹脚和头，导致阳气无法外出，容易得热病。

小孩不应当太早吃肉，伤了脾胃，以免虫积、发疳，鸡肉能生蛔虫，应当不吃，不是三岁以上不吃。

忍耐三分寒气，吃饭七分饱，经常揉肚子，少洗澡。

小孩不能直接就着瓢和瓶子喝水，会使说话迟钝。

小孩不能进入神庙里，以免精神紧张，生惊害怕。

十一、面色图歌

原文

额印堂、山根

额红大热燥，青色有肝风，

印堂青色见，人惊[1]火则红，

山根青隐隐，惊遭是两重[2]，

若还斯处赤，泻燥定相攻。

年寿

年[3]上微黄为正色，若平更陷夭难禁，

急因痢疾黑危候，霍乱[4]吐泻黄色深。

鼻准、人中

鼻准[5]微黄赤白平，深黄燥黑死难生，

人中短缩吐因痢，唇反黑候[6]蛔必倾。

正口

正口[7]常红号曰平，燥干脾热积黄生，

白主失血黑绕口[8]，青黑惊风尽死形。

承浆、两眉

承浆青色食时惊，黄多吐逆痢[9]红形，

烦躁夜啼青色吉，久病眉红死症[10]真。

两眼

白睛赤色有肝风，若是黄时有积[11]攻，

或见黑睛黄色现，伤寒病证此其踪[12]。

风池、气池、两颐

风气[13]二池黄吐逆，躁烦啼叫色鲜红，

更有两颐[14]胚样赤，肺家客热此非空。

两太阳

太阳青色惊方始，红色赤淋萌蘖起[15]，

要知死症是何如，青色从兹[16]生入耳。

两脸

两脸黄为痰实咽，青色客忤[17]红风热，

伤寒赤色红主淋[18]，二色请详分两颗。

两颐金匮、风门

吐虫青色滞颐黄，一色颐间两自详，

风门黑疝[19]青惊水，纹青金匮主惊狂。

辨小儿五色受病证

面黄青者，痛也。色红者，热也[20]。色黄者，脾气弱也。色白者，寒[21]也。色黑者，肾气败[22]也。

哭者，病在肝也。汗者[23]主心，笑者主脾而多痰；嚏者主肺有风，睡者[24]主肾有亏。

注释

[1] 人惊：人感受惊骇，受惊吓。

[2] 重：主要，要紧。此处为受到更严重的惊吓，疾病更加重。

[3] 年：望诊部位名。指眉心至鼻尖之间的部位。

[4] 霍乱：泛指有剧烈吐泻、腹痛等症状的胃肠疾患。

[5] 鼻准：系指鼻前下端隆起之顶部。又名准头、鼻尖、面王。《东医宝鉴》卷一："山根之下曰鼻准。"也即现代解剖学所谓鼻尖。

[6] 候：征候，征兆。

[7] 正口：嘴唇。

[8] 黑绕口：这里指口唇周围似有黑色围绕着。

[9] 痢：痢疾，指外感时邪疫毒或饮食所伤导致传导失常，脂络受伤，表现以腹痛腹泻，里急后重下痢赤白脓血便为主症的一类病证。

[10] 死症：泛指预后不良。

[11] 积：积聚。

[12] 踪：踪迹，即可以由此看出疾病。

[13] 气池：①气池，小儿头面部望诊部位。见《奇效良方》。眼平视，瞳孔直下1寸处，相当于眶下孔之部。气池红，主伤风传变在脏，三焦有热之证。②气池：推拿穴位名。

[14] 两颐：面颊。《孙子·九地》："偃卧者涕交颐。"

[15] 萌蘖起：预示祸患（生病）。

[16] 兹：这，这里。

[17] 客忤：旧俗以婴儿见生客而患病为客忤。

[18] 淋：指以小便频数短涩，滴沥刺痛，欲出未尽，小腹拘急，或痛引腰腹为主症的病证。

[19] 疝：疝气。

[20] 面色发青主痛证，色红主热证。

[21] 寒：面色发白，为寒证的表现。

[22] 败：衰败。

[23] 汗者：汗多的小儿。

[24] 睡者：指嗜睡的小儿。

十二、察色验病生死诀

原文

面上紫，心气绝，五日死。

面赤目陷,肝气绝,三日死。

面黄,四肢重,脾气绝,九日死。

面白,鼻入奇论,肺气绝,三日死。

胸如黄熟豆,骨气绝,一日死。

面黑耳黄,呻吟,肾气绝,四日死。

口张唇青,毛枯,肺绝,五日死。

大凡病儿足跗肿,身重,大小便不禁,目无转睛,皆死。

若病将愈者,面黄目黄,有生意。

语译

面色发紫是心气衰绝,五天内死。面红赤,眼睛凹陷,是肝气欲绝,三天内死。面色发黄,四肢沉重,是脾气微绝,九天内死。面色㿠白,鼻入奇论,肺气衰微,三天内死。胸胀像熟黄豆一样,骨气将绝,一天内死。面色黑耳朵黄,呻吟,肾气将绝,四天内死。嘴巴张开嘴唇发青,毛发干枯,肺气将绝,五天内死。大多病儿脚背肿大,身体感到沉重,大小便失禁,眼睛不能转动,都是死的征兆。如果疾病将痊愈,面色发黄眼睛发黄,有生机。

原文

痢疾眉头皱,惊风面颊红,

渴来唇带赤,吐泻面浮黄。

热甚眼朦胧,青色是惊风,

白色是泄泻,伤寒色紫红。

汤氏歌

原文

山根[1]若见脉横青,此病明知两度惊,

赤黑因疲时吐泻,色红啼夜不曾停。

青脉生于左太阳,须惊一度见推详[2],

赤是伤寒微燥热,黑青知是乳多伤。

右边赤脉不须多,有则频惊怎奈何[3]?

红赤为风抽眼目[4],黑沉三日见阎罗。

指甲青兼黑暗多,唇青恶逆病将瘥[5],

忽将鸦声心气急[6],此病端的命难过。

蛔虫[7]出口有三般,口鼻中来大不堪,

如或白虫兼黑色，此病端的命难延。

四肢疮痛不为祥，下气冲心兼滑肠，

气喘汗流身不热，手拿胸膈定遭殃[8]。

注释

[1] 山根：鼻根。

[2] 青脉生于左太阳，须惊一度见推详：肝色为青，当青为病色时，则肝胆主情志失常，小儿多会惊风。

[3] 右边赤脉不须多，有则频惊怎奈何：此处应有热极生风之意。

[4] 红赤为风抽眼目：风热上袭而致眼红目赤。

[5] 指甲青兼黑暗多，唇青恶逆病将瘥：此处为病情加重之象，却用"瘥"字，可能是传抄之误。

[6] 忽将鸦声心气急：表明患者心胆气虚，体质虚弱。

[7] 蛕虫：蛔虫。

[8] 气喘汗流身不热，手拿胸膈定遭殃：气喘而大汗淋漓，身体却反而不热，此处似为亡阳之候。

十三、内八段锦

原文

红净为安不用惊，若逢红黑便难宁，

更加红乱青尤甚，取下风痰病立轻。

赤色微轻是外惊，若如米粒势难轻，

红散多因乘怒乱，更加搐搦实难平。

小儿初诞月腹病，两眉颦号作盘肠，

泣时啼哭又呻吟，急宜施法行功作。

小儿初诞日，肌体瘦尫羸，

秃发毛稀少，元因是鬼胎。

十四、外八段锦

原文

先望孩儿眼色青，次看背上冷如冰，

阳男搐左无防事，搐右令人甚可惊。

女搐右边犹可治，若逢搐左疾非轻，

歪邪口眼终无害，纵有仙丹也莫平。

囟门肿起定为风,此候应知是必凶,
忽陷成坑如盏足,未过七日命须终。
鼻门青燥渴难禁,面黑唇青命莫存,
肚大青筋俱恶候,更兼腹肚有青纹。
忽见眉间紫带青,看来立便见风生,
青红碎杂风将起,必见疳癥膈气形。
乱纹交错紫兼青,急急求医免命倾,
盛紫再加身体热,须知脏腑恶风生。
紫少红多六畜惊,紫红相等即疳成,
紫黑有红如米粒,伤风夹食症堪评。
紫散风传脾脏间,紫青口渴是风痫,
紫隐深沉难疗治,风痰祛散命须还。
黑轻可治死还生,红赤浮寒痰积停,
赤青皮受风邪症,青黑脾风作慢惊。
红赤连兮风热轻,必然乳母不相应,
两手忽然无脉见,定知冲恶犯神灵。

十五、入门歌

原文

五指梢头冷,惊来不可安,
若逢中指热,必定见伤寒。[1]
中指独自冷,麻痘症[2]相传,
女右男分左,分明仔细看。
儿心热跳是着唬,热而不跳伤风[3]说,
凉而翻眼是水惊,此是入门探候诀。

注释

[1] 伤寒在古代是对外感病的通称,并不是某一疾病的专门病名,古人常把疾病的诱因当作病原,所谓"人之伤寒者则为热病",认为一切发热的疾病,都是因受冷发生的,所以通称"伤寒",因此"伤寒"二字,包含多种流行性热病。

[2] 在《保婴撮要》卷十八中:"汤民望先生云:麻痘乃天行时气,热积于胃,胃主肌肉,故发于遍身,状如蚊子所啮。色赤者十生一死,色黑者十死一生。此症亦与麻症不同。其症如锦纹,而但空缺处如云路之状。麻症乃遍身而无空处,但以疏密之不同耳。"

[3] 感冒是由于感受风邪或时行毒邪,引起卫表不和,以鼻塞、流涕、喷嚏、头痛、恶寒

发热、全身不适为主要表现的一种外感疾病,病情轻者,俗称伤风。

十六、三关

原文

风关易治,气关难治,命关死候。

左手应心肝,右手应脾肺,男主左女主右。

三关者,手示指三节也。初节为风关,寅位;二节为气关,卯位;三节为命关,辰位。

夫小儿初生,五脏血气未定,呼吸至数太过,必辨虎口色脉,方可察病之的要,男以左手验之,女以右手验之。盖取左手属阳,男以阳为主;右手属阴,女以阴为主。然男女一身,均具此阴阳,左右两手,亦须参看,左手之纹应心肝,右手之纹应脾肺,于此消息,又得变通之意。

初交病纹出虎口,或在初关,多是红色,传至中关,色赤而紫,看病又传过其色紫青,病热深重;其色青黑,青而纹乱者,病势益重,若见纯黑,危恶不治。凡在初关易治,过中关难治,直透三关不治。古人所谓,初得风关病犹可,传入气命定难陈,是也。

色红者风热轻,赤者风热盛,紫者惊热,青者惊积。青赤相半,惊积风热俱有,主急惊风。青而淡紫,伸缩来去,主慢惊风。紫丝青丝或黑丝,隐隐相杂,似出不出,主慢惊风。若四足惊,三关必青。水惊,三关必黑。人惊,三关必赤。雷惊必黄。或青或红,有纹如线,一直者,是乳食伤脾及发热惊。左右一样者,是惊与积齐发。有三叉或散,是肺生风痰。或似鮕鯜声,有青,是伤寒及嗽。如红火是泻,有黑相兼,加渴不虚,虎口脉纹乱,乃气不和也。盖脉纹见有五色,黄红紫青黑,黄红有色无形,即安宁脉也。有形即病脉,由其病盛色脉加变,黄盛作红,红盛作紫,紫盛作青,青盛作黑,至纯黑则难治,又当辨其形如:

语译

病邪俗于风关时容易治疗,学病邪到了气关时就难治了,到了命关时就是死亡的征候了。

左手对应心肝二脏,右手对应脾肺二脏,男孩看左手,女孩看右手。

所谓三关,指的是示指的三节,初节为风关,寅位;第二节为气关,卯位;第三节为命关,辰位。

小儿初生的时候,五脏血气还不稳定,如果呼吸的次数太过,一定要辨别虎口的颜色以及血脉,才可以审查疾病的要点,男性以左手检验,女性以右手检验。这样取的原因是左手属阳,而男性以阳为主;右手属阴,女性以阴为主。对于男女本身而言,都是具有阴阳的,左右两个手必须互相参照,左手的纹路对应心、肝,右手对应脾、肺,对于这个说法,依然是需要变通的。

起初病理性的纹路出现在虎口时,如果在初关,则肤色多为红色,传到中关的时候,色泽由赤变成紫色,在治疗的过程中病色又变的紫青,这是疾病的热比较深重;虎口穴的色泽为青黑,青重而纹理乱者,病势更重,如果见到色泽纯黑,则是极其危险且不能治疗的。凡是疾病在初关则容易治疗,过了中关治疗就难了,当透达三关的时候就没有办法治疗了。这就是古人所说的,刚刚得病在风关的时候可以治疗,当传到气命的时候必定难以挽救。

虎口色红者是风热较轻,也可以是风热较盛,色紫者是受惊与感热相并,色青者是因为惊恐积聚。当青赤相伴时,是惊恐与风热都具备,造成急惊风。青色之中兼夹淡紫色,肢体伸缩往来,主要是慢惊风。从肤色见到紫、青、黑隐隐混杂,似出不出时,主要是慢惊风。如果四肢都受惊,则三关一定是青色的。如果肾脏受惊则三关必黑,心受惊则三关必赤,肝受惊则发黄。不管是青还是红,当有纹理如线状,且很长时间都是这样的话,是因为食物伤及脾脏以及发热受惊所致。左右手都是一样的话,是惊恐与积聚并发。如果纹理有分叉或者比较散漫时,是肺滋生风痰所致。如果像是鼻息声,而且肤色青,是因为伤寒及咳嗽。如虎口肤色红是需要用泻法的,有黑色相兼存在,外加口渴但不见虚症,虎口血脉紊乱,这是气血不和的表现。当见到血脉的纹理有五种颜色,黄、红、紫、青、黑,且黄色与红色不表现于形体时,这是和谐的脉象。当黄红两色表现于形体时即为有病的脉象,由于其病越加严重,皮肤色泽及脉象变化更加快,黄色旺盛到发红,红色旺盛到发紫,紫色旺盛到发青,青盛到黑,等到纯黑的时候则难以治疗,此时又当辨别其脉的形状,如:

"●"流珠:只有一点红色,主横膈的热病,三焦不和,饮食所伤,有呕吐、肠鸣泄泻,烦躁啼哭等症状时宜消食、补脾胃。

"○"环珠:比流珠稍大,主脾虚饮食停滞,胸腹胀满,烦渴发热,宜健脾胃,消食调气。

"✦"长珠:形状为一边大,一边尖,主饮食伤脾,积滞腹痛,寒热不能食,宜消食健胃。

"〳"来蛇:下端粗大,主脾胃湿热,中脘部气机不利,干呕而不能食,是疳邪在体内影响,宜节制饮食,健补脾胃。

"〵"去蛇:上端粗大,主脾虚寒冷积滞,呕吐泄泻,烦渴,气短而精神困乏,多睡而不食,宜健脾胃,消积聚,先治疗吐泻。

"（"弓反里弯向中指：主感受寒热邪气，头目都显得困重，心神惊悸，倦怠，四肢稍冷，小便色赤，咳嗽吐逆，宜发汗逐惊，清退心火，补脾清肺。

"）"弓反外弯向大指：主痰热，心神恍惚而发热，兼夹惊恐与食积，风痫。凡是纹理向内者为吉，向外者为凶。

"ᛁ"枪形：主风热，风热痰湿而至惊痫抽搐。

"ᛁ"针形：主心肝热极生风，惊悸顿闷，困倦不食，痰盛引发抽搐。又曰："悬针，主泻痢。"

"▦"鱼骨形：主惊痰发热，甚则痰盛发搐，或不食，乃肝盛克脾，宜逐惊。或吐痰下痰，再补脾制脾。

"ᚦ"鱼刺：病情在初关时主惊，气关时主疳，命关时主虚，难治。

"水"水字形：主惊风食积，烦躁顿闷，少食，夜间啼哭，痰盛，口噤搐搦，这是脾虚积滞，木克土也。又曰："水字，肺疾也，谓惊风入肺也。"

"乙"乙字：在初关时主肝惊，二关时主急惊，三关时主慢惊脾风。

"◎"曲虫：肝病严重。

"◐"如环：肾有邪毒。

"⊏"曲向里：主气疳。

"⊐"曲向外：主风疳。

"＼"斜向右：主伤寒。

"／"斜向左：主伤风。

"ᚨ"勾脉：主伤寒。

"ᚨ"长虫：主伤冷。

"▥"虬文：感觉有虫子在活动。

"）"透关射指，向里为射指：主惊风，痰热积聚于胸膈，是脾肺损伤，痰邪积聚，宜清脾肺，化痰涎。

"（"透关射甲，向外为射甲：主惊风恶症，受惊传于经络。风热发生，十死一生。青白紫筋，延伸到环指的三关难治，延伸到中指的三关易治。

1. 要诀

原文

三关出汗行经络，发汗行气此为先，

倒推大肠到虎口，止泻止痢断根源。

脾土曲补直为推，饮食不进此为魁，

疟痢疲羸并水泻，心胸痞痛也能祛。

掐肺一节与离经,推离往乾中间轻,
冒风咳嗽并吐逆,此经神效抵千金。
肾水一纹是后溪,推下为补上清之,
小便秘涩清之妙,肾虚便补为经奇。
六筋专治脾肺热,遍身潮热大便结,
人事昏沉总可推,去病浑如汤泼雪。
总筋天河水除热,口中热气并拉舌,
心经积热火眼攻,推之方知真妙诀,
四横纹和上下气,吼气腹疼皆可止。
五经纹动脏腑气,八卦开胸化痰最,
阴阳能除寒与热,二便不通并水泻。
人事昏沉痫疾攻,救人要诀须当竭,
天门虎口揉斗肘,生血顺气皆妙手。
一掐五指爪节时,有风被吓宜须究,
小天心能生肾水,肾水虚少须用意。
板门专治气促攻,扇门发热汗宣通,
一窝风能除肚痛,阳池专一止头疼,
精宁穴能治气吼,小肠诸病快如风。

2. 手法治病诀

原文

水底捞月最为良,止热清心此是强,
飞经走气能通气,赤凤摇头助气长。
黄蜂出洞最为热,阴症白痢并水泻,
发汗不出后用之,顿教孔窍皆通泄。
按弦走搓摩,动气化痰多,
二龙戏珠法,温和可用他。
凤凰单展翅,虚浮热能除,
猿猴摘果势,化痰能动气。

3. 手诀

三关:凡是做这个手法,要先按心经上的穴位,点劳宫穴。男子自腕推向肘做直推,向上推三关,可以温阳祛寒,产生热感。女子与此手法相反,自肘部推至腕,向下推,产生热感。

六腑:凡是做这个手法,先按心经上的穴位,点劳宫穴。男子向下推六腑,可以清热滋阴,产生凉感。女子与此手法相反,向上推六腑产生凉感。

黄蜂出洞:是大热的手法。做法:先按心经上的穴位,再按劳宫穴,开三关,最后再用左右两拇指从阴阳处开始,一撮一上,捏至关中穴处,用拇指甲掐坎宫、离宫穴。这种手法可用来发汗。

水底捞月:是大寒的手法。做法:先清天河水,用拇指或示、中二指指面自腕向肘作直推,然后五指屈曲,中指较其余四指稍前,用中指指间关节髁在内劳宫旋推,同时配合轻轻吹凉气,可用来清热取凉。如果用示、中指指面蘸凉水自洪池穴沿天河穴自上而下推至内劳宫,同时配合用中指指间关节髁在内劳宫旋推轻轻吹暖气,可用于发汗,也属热。

风单展翅:有温热之功效。用右手大拇指掐总筋穴,其余四指翻在大拇指下,大拇指又起又翻,这样一直做到关中穴处,这时五指按关中穴。

打马过河:有温凉之功效。用右手的中指面运内劳宫后,再示、中二指沿内关、阳池、间使方向弹击到肘弯处,可用来生凉退热。

飞经走气:先运心、肝、脾、肺、肾五经,然后将手指一伸一曲,做到关中穴处再用手拍打,这是运行一身之气,治疗气机紊乱可以用此手法。又用手推心经,到指间关节处停止,用手揉气关,这有通窍的作用。

按弦搓摩:先运病人八卦,然后用手指搓病人手,关上、关中、关下处各搓一次,再拿住病人的手指轻柔地摇动,此手法可以理气化痰。

天门入虎口:用右手大拇指掐着患儿的虎口,中指掐天门穴,示指掐住总筋,用左手手指握住斗肘穴,轻轻慢慢地摇动,可顺气行气。另一种操作:从患儿示指桡侧缘经大肠推至虎口,再掐按虎口。可健脾理气。

猿猴摘果:用手指捏住患儿的螺蛳骨(尺骨小头桡侧缘上方缝隙处,相当于手太阳经“养老穴”处)表面的皮肤,一扯一放,有健脾消食之效。

赤凤摇头:医者用两手摇小儿的头,手放在耳前稍微向上的地方。可治疗小儿惊风。

二龙戏珠:医者用两手从上向下快速捏揉患儿两耳郭如嬉戏之状,可镇惊定搐。眼珠向左边斜视则右边手法重一些,向右斜视则左边手法重些;如果刚刚受惊,眼睛没有斜视,左右手法轻重一样,如果眼睛向上翻则向下手法重,向下翻则向上手法重。

丹凤摇尾:一手掐患儿内、外劳宫,一手掐其中指尖心经,同时摇动中指。可治疗惊风。

黄蜂入洞:医者辅手屈患儿小指,再揉患儿内、外劳宫。可以祛除风寒。

凤凰鼓翅:医者两手拇指甲掐患儿手背部精宁、威灵两穴,两手食中指和腕部上下摇动,可治疗黄肿痰鸣、昏厥。

孤雁游飞:医者用一手拇指自患儿脾经开始,直上推三关、六腑至劳宫处,再转至回脾经,也主治黄肿、虚胀。

运水入土:用大指外侧缘自肾经穴沿掌根经过兑、乾、坎、艮推向大指端脾穴。脾土过于旺盛,水火不能相互既济,用此操作手法,可以治疗脾失健运。

运土入水:按照上面操作手法返回就是运土入水。用于治疗小便频数,也可以治疗小便赤涩。

老汉扳罾:医者用一手拇指掐住患儿拇指根处,另一手掐捏脾经,并摇动拇指,可治疗食积痞块。

斗肘走气:医者用一手拇、食、中三指托患儿斗肘,男子用左肘女子用右肘,然后屈患儿之手上下摇之,可治疗痞证。

运劳宫:用中指或拇指端自小指根掐运起,经掌小横纹沿手掌尺侧缘,过小天心至本穴,称运劳宫。右运可取凉,左运可发汗。

运八卦:用拇指或中指面自乾位开始运起,乾→坎→艮→震→巽→离→坤→兑。男子运左手女子运右手,有宽胸理气化痰的功效。(内八卦:手掌面,以掌心为圆心,以圆心至中指根 2/3 长为半径,所作的圆周即为本穴,在此圆周上从小鱼际开始分布成八个卦位,依次为乾、坎、艮、震、巽、离、坤、兑。)

运五经:用大拇指往来搓小儿五指的横纹。可以调理脏腑气机。

推四横:用拇指面逐个纵向上下来回直推本穴,能理中和气,气喘腹胀腹疼可以用此法(四横纹:手掌面,食、中、无名、小指第一指间关节横纹处)。

分阴阳:将小儿手指屈成拳头置于手背上,把四指节由小儿腕掌部中点向两侧分推,有利于调和气血(阴阳:掌侧腕横纹。又称大横纹。拇指侧为阳池,小指侧为阴池)。

和阴阳:自两旁(阴池、阳池)向中央(总筋穴)合推。调理气血可用这个手法。

天河水:推法:用食、中二指面自下而上由腕推至肘。按住间使穴,是退天河水。(天河水:前臂正中,腕横纹至肘横纹成一直线)

掐后溪:用拇指面在穴位上向上直推是清法,向下推是补法。小便赤涩适宜用清法,肾经亏虚适宜用补法。

掐龟尾:用拇指端或中指端掐龟尾穴(龟尾:尾椎骨端)并且按揉患儿脐部,治疗小儿水泻,乌痧,膨胀,脐风,月家盘肠等症状。

揉脐法:掐完斗肘后,再用左手大拇指按在患儿脐下丹田处保持不动,用右手大拇指在其周围搓摩,来回数次。沿斗肘掐到曲池再掐到总筋处,可治疗小儿急惊风。

止吐泻法：

从横门刮推至中指端，用掐法，降逆止呕，从中指端内推上，降逆止吐。

从板门推向横门，用掐法，功专止泻；从横门推向板门用掐法，功专止呕。

提小儿手背四指内顶横纹，降逆止吐；又推上去，降逆止吐。

从手背刮至中指一节处，主治泄泻；从中指外一节用掐法，主治泄泻。

如果患儿被水惊吓了，板门会大冷；如果患儿被风惊吓了，板门会大热。

如果患儿被惊吓，浑身发热又躁动，先扯五指，要辨别冷热证。

如果患儿泄泻、小便呈黄色，说明有热证；泄泻、小便清长，冷证，推脾经以补脾虚，可止泄泻。

十七、六筋

原文

手六筋，从大指边，向里数也。

第一，赤筋：乃浮阳属火，以应心与小肠。主霍乱，外通舌；反则燥热，却向乾位掐之，则阳自然即散也。又于横门下本筋掐之，下五筋仿此。

第二，青筋：乃纯阳属木，以应肝与胆。主温和，外通两目；反则赤涩多泪，却向坎位掐之，则两目自然明矣。

第三，总筋：位居中属土，总五行，以应脾与胃。主温暖，外通四大板门；反则主肠鸣霍乱，吐泻痢症，却在中界掐之，四肢舒畅矣。

第四，赤淡黄筋：居中分界，火土兼备，以应三焦。主半寒半热，外通四大板门，周流一身；反则主壅塞之症，却向中宫掐之，则元气流通，除其壅塞之患矣。

第五，白筋：乃浊阴属金，以应肺与大肠。主微凉，外通两鼻孔；反则胸膈胀满，脑昏生痰，却在界后掐之。

第六，黑筋：乃重浊纯阴，以应肾与膀胱。主冷气，外通两耳；反则主尪羸昏沉，却在坎位掐之。

内热外寒，掐浮筋止。作冷，掐阳筋即出汗。

诸惊风，掐总筋可治。作寒，掐心筋即转热。

作热，掐阴筋即转凉。内寒外热，掐肾筋止。

语译

手六筋，从大拇指边，依次向里数也。

第一条是赤筋：是浮阳，属于火，代表心与小肠。主治霍乱，向外通于舌头；赤筋反常时则会燥热，向乾位掐捏，则阳（邪）自然就会消散。又掐横门穴下面本筋所在的地方，以下五筋都按照此方法（横门穴，即掌与肱交界之横纹；乾位：在兑位的下方，小鱼际的根部）。

第二条是青筋：是纯阳，属于木，代表肝和胆。主治有关的温和病证，向外通于双眼；青筋有异常变化时，眼睛就会赤涩多泪，掐坎位，眼睛自然就会感觉明亮了（坎位：在掌根部，腕横纹中点向中指中线上约 1.5 寸处，相当与自身的示指和中指的宽度，在大、小鱼际的分界部）。

第三条是总筋：位置居中，属于土，统领五行，代表脾与胃。主治有关的温暖病证，向外通于四大板门；有异常变化就会主要表现出肠鸣、霍乱、呕吐、腹泻、痢疾等症状。掐中界，四肢就能感到舒服畅快了（板门：位于掌侧腕横纹的远心端，大小鱼际之间）。

第四条是赤淡黄筋：居中分界，具有火和土的性质，代表三焦。主治半寒半热的病证，向外通于四大板门，环绕全身流行一圈。有异常变化时，就会出现感觉身体的气血运行被阻塞了的症状，掐中宫，元气就能恢复流通，气血堵塞的症状也就得到了消除。

第五条是白筋：是浊阴，属于金，代表肺与大肠。主治有关的微凉病证，向外通于两鼻孔；有异常变化时，就会感到胸膈胀满，神昏颠倒，体内有痰浊内生（脾虚运化水湿功能减退，津液代谢失调，痰浊内生的病理变化），掐界后就能治疗。

第六条是黑筋：是重浊，属于纯阴，代表肾与膀胱。主治有关的冷气病证，向外通于双耳；有异常变化时，就会表现出瘦弱或（身体）虚弱，神昏的症状，掐坎位就可以起作用。

内热外寒，掐浮筋就能治疗。发冷，掐阳筋就能发汗解表。

各种惊风，掐总筋都能治疗。发寒，掐心筋就能转热。

发热，掐阴筋就能转凉。内寒外热，掐肾筋（黑筋）就能治疗。

1. 手面图

原文

脾土[1]赤色，主食热，青色主食寒。

大肠经[2]赤红色，主泻痢，青色主膨胀。

小肠经[3]赤色，主小便不通，青色主气结。

心经[4]赤红色，主伤寒，青色主多痘。

三焦经[5]青红色，主上焦火动，一寒一热。

紫色主中焦火动发热。青色主下焦动阴也。

肺经[6]筋见多嗽，主痰热。

肝经[7]赤红色，主伤食，青紫色主痞块。

肾经[8]筋见，主小便涩，赤轻青重。

命门[9]青红色，主元气虚，青黑色主惊。

五指梢头冷，主惊。中指热，伤寒。中指冷，主麻痘疹。

掌中五色属五脏。

诸经脉俱隐不见，是伏于掌心，当以灯照之，则可辨症候，宜发汗表出。亦有掌心关上下有筋者，无定形定色，临推验看治。

注释

[1] 脾土：小儿推拿特定穴位之一，又称脾经。拇指末节螺纹面或拇指桡侧缘从指端至指根。"掐脾土：曲指左转为补，直推之为泻，饮食不进，人瘦弱，肚起青筋，面黄，四肢无力用之。""脾土曲补直为清，饮食不进此为魁，泄痢羸瘦并水泻，心胸痞满也能开。"

[2] 大肠经：小儿推拿特定穴位之一。示指桡侧缘，自示指尖至虎口成一直线。"掐大肠，倒推入虎口，止水泻痢疾，腹膨胀用之。""大肠筋在示指外边，络联于虎口，直到示指侧巅。""向外正推泄肝火，左向里推补大肠。"

[3] 小肠经：小儿推拿特定穴位之一。小指尺侧边缘，自指尖到指根成一直线。"小肠，治尿白色。""小便闭，清膀胱，补肾水，清小肠……"

[4] 心经：小儿推拿特定穴位之一，又称心火。中指末节螺纹面。"掐心经，二掐劳宫，推上三关，发热出汗用之。""掐心经络节与离，推离往乾中要轻，胃风咳嗽并吐逆，此经推效抵千金。""推心火，凡心火动，口疮弄舌，眼大小眦赤红，小水不通，皆宜推而清之。至于惊搐，又宜清此。"

[5] 三焦经：小儿推拿特定穴位之一。中指掌面近侧指尖关节纹。

[6] 肺经：小儿推拿特定穴位之一，又称肺金。环指末节螺纹面。《小儿推拿广意》："肺金：推之止咳化痰，性主温和。""肺金在环指。属气，止咳化痰……凡小儿咳嗽痰喘必推此。""正推向外泄肺火""侧推向里补肺虚"。

[7] 肝经：小儿推拿特定穴位之一，又称肝木。示指末节螺纹面。《小儿推拿广意》："肝木：推侧虎口，止赤白痢、水泻。退肝胆之火。""肝穴在示指端。为将军之官，可平不可补，补肾即补肝。"

[8] 肾经：小儿推拿特定穴位之一，又称肾水。"掐肾经，二掐小横纹，退六腑，治大便不通、小便赤色涩滞，肚作膨胀，气急，人事昏迷，粪黄者，退凉用之。"

[9] 命门：小儿推拿特定穴位之一。小指掌面近侧指间关节纹。

语译

脾土反映为赤色，主要表现为小儿的食积热证；反映为青色主要表现为小儿的食积塞证。

大肠经反映为赤红色,主要表现为腹泻、痢疾;反映为青色主要表现为膨胀(腹胀)。

小肠经反映为赤色,主要表现为小便不通;反映为青色主要表现为气机不畅。

心经反映为红色,主要表现为外感伤寒,反映为青色主要表现为痤疮的增多。

三焦经反映为青红色,主要表现为上焦火气妄动,一青一红提示体内有一寒一热相互交争。反映为紫色则主要表现为中焦火妄动而发热。反映为青色则主要表现为下焦阴气妄动,偏离正常。

肺经指纹筋络浮而显露,多见于咳嗽,主要表现为肺热多痰。

肝经反映为赤红色,主要表现为饮食损伤,反映为青紫色主要表现为内有痞块。

肾经指纹筋络浮而显露,主要表现为小便干涩,反映为红色则症状比较轻,反映为青色则症状比较重。

命门反映为青红色,主要表现为元气虚,反映为青黑色主要是因受到惊吓。

五个手指末梢感觉寒冷,主要是由于受了惊吓。中指发热,主要表现为外感伤寒。中指发冷,主要表现为小儿麻疹、水痘。

手掌表现的五种颜色变化分别对应归属于内脏。

这些经脉都隐藏于体内无法被看见,但它们都浅藏于手掌心,我们可以用灯照亮以仔细观察掌面情况,(从而)指导我们更好地辨别内脏疾病的症候。应当发汗解表治疗的疾病,则按此法祛除邪气。也有手掌心三关(手指近、中、远节指骨)都有指纹筋络浮而显露的人,没有固定的形状和颜色的改变,则需要根据个人临床经验来推断治疗该疾病。

2. 掐足诀

原文

凡掐男左手右足,女右手左足。

大敦穴:治鹰爪惊[1],本穴掐之就揉。

解溪穴:治内吊惊[2](一名鞋带风)。往后仰,本穴掐之就揉。

中廉穴:治惊来急[3],掐之就揉。

涌泉穴:治吐泻,男左转揉之,止吐;右转揉之,止泻。女反之。

仆参穴：治脚掣跳[4]，口咬，左转揉之补吐，右转补泻。又惊又泻又吐，掐此穴及脚中指效。

承山穴：治气吼发热[5]，掐之又揉。

委中穴：治望前扑[6]，掐之。

注释

[1]鹰爪惊："鹰爪惊，两手爬人，捻拳切牙，手往下，口往上，身寒战，名曰鹰爪惊，此因被吓伤乳，心有风热也。"《幼科推拿秘书》："撒手乱抓，脚掣，头摇，身战，眼光，哭声不止，其原因肺受风，心经烦躁。"

[2]内吊惊：一名鞋带风。"内吊惊，两眼迷闭，哭声不止，面青眼黄，手眼望内掣者，名曰内吊惊，乃肺经受寒症也。"惊风内吊，又称惊风内钧，内钧，内吊。指因伤了寒冷之邪，脾胃虚寒所致内脏抽掣，腹痛，啼哭，伛偻拳曲，唇黑囊肿等症状。

[3]惊来急："急惊，口眼歪斜，四肢搐掣，痰壅心迷，人事不省，其状如死，名曰急惊，乃肝经积热，风火之症也。

[4]脚掣跳：腿部肌肉痉挛，即脚抽筋。

[5]气吼发热：气喘吼叫，发热的样子。

[6]望前扑：下肢痿软无力，似要往前扑倒。

语译

（治疗时）一般掐按男孩的左手和右足，掐按女孩的右手和左足。

大敦穴：治疗鹰爪惊（双手如鹰爪般乱抓）。掐揉本穴位即可。

解溪穴：治疗内吊惊（一名鞋带风）（双眼迷离，手眼往内抽搐），身体向后仰，掐揉本穴位即可（又称鞋带穴）。

中廉穴：治疗惊来急（急惊，口眼歪斜，四肢抽搐，昏迷不醒）。掐揉本穴位即可。

涌泉穴：治疗吐泻，男孩向左转揉此穴位可用于止吐；向右转揉此穴位可用于止泻。女孩反方向操作即可。

仆参穴：治疗脚掣跳（脚抽筋），张口似要咬物，向左转揉此穴位可治疗呕吐；向右转揉此穴位可治疗泄泻；若同时惊风、呕吐、腹泻，则掐此穴和脚中趾可有明显疗效。

承山穴：治疗气吼发热（气喘吼叫，发热的样子），掐揉本穴位即可。

委中穴：治疗望前扑（下肢痿软无力，似要往前扑倒），掐本穴位即可。

十八、治小儿诸惊推揉等法

原文

第一,蛇丝惊[1]:因饮食无度,劳郁伤神,拉舌,四肢冷,口含母乳,一喷一道青烟,肚上起青筋,气急,心经有热。推天河水[2]二百,退六腑[3],运八卦[4]各一百,推三关[5],运水入土[6]、运五经[7]、水底捞月[8]各五十,用火于胸前煅四焦,于小便头上轻掐一爪,用蛇蜕四足缠之,便好。

第二,马蹄惊:因食荤毒,热于脾胃,四肢乱舞是也。因风受热。推三关、肺经脾土各一百,运八卦五十,运五经七十,推天河水三百,水底捞月、飞经走气[9]各二十,掐天心穴[10]及总心二筋[11],煅手心、肩膊上、脐下、喉下各一壮,其气不进不退,浮筋掐之。

第三,水泻惊:因生冷过度,乳食所伤,脏腑大寒,肚响身软,唇白眼翻。推三关一百,分阴阳[12]、推太阳[13]各二百,黄蜂入洞[14]十二,将手心揉脐[15]及龟尾[16]各五十,男左女右手后,煅颊车各一壮,更推摩背心演[17]、总筋,脚上。

第四,潮热惊:因失饥伤饱,饮食不纳,脾胃虚弱,五心烦热,遍身热,气吼口渴,手足常掣,眼红。推三关一十,推肺经二百,推脾土、运八卦、分阴阳各一百,二扇门[18]二十,要汗后,再加退六腑、水底捞月各二十。

第五,乌痧惊:因生冷太过,或迎风食物,血变成痧,遍身乌黑是也。青筋过脸,肚腹膨胀,唇黑,五脏寒。推三关、脾土各二百,运八卦一百,四横纹[19]五十,黄蜂出洞[20]二十,二扇门、分阴阳各三十,将手心揉脐五十,主吐泻;肚上起青筋,于青筋缝上煅七壮,背上亦煅之,青筋纹头上一壮,又将黄土一碗研末,和醋一钟,铫[21]内炒过袱包,在遍身拭摩,从头往下推,引乌痧入脚,用针刺破,将火四心煅之。

第六,老鸦惊:因吃乳食受吓,心经有热,大叫一声即死是也。推三关三十,清天河水,补脾土、运八卦各一百,清肾水[22]五十,天门入虎口[23],揉斗肘[24],煅囟门、口角上下、肩膊、掌心、脚跟、眉心、心演、鼻梁各一壮。若醒气急掐百劳穴,吐乳掐手足心,或脚来手来,用散麻缠之。将老鸦蒜晒干为末,用车前草擂水调,在儿心窝贴之,或令儿服之。

第七,鲫鱼惊:因寒受惊,风痰结壅,乳气不绝,口吐白沫,四肢摆,眼翻,即肺经有病。推三关、肺经各一百,推天河五十,按弦搓摩[25]、运五经各三十,掐五指节[26]三次,煅虎口、囟门上、口角上下各四壮,心演、脐下各一壮。小儿半岁,用捞鱼网,温水洗鱼涎与吞。一二岁者,用鲫鱼为末,烧灰乳调,或酒调吞下。

第八，肚膨惊：因食伤脾土，夜间饮食太过，胃不克化，气吼，肚起青筋膨胀，眼翻白，五脏寒。推三关一百，推肺经一十，推脾土二百，运八卦、分阴阳各五十，将手揉脐五十，按弦搓摩，精宁穴[27]一十，青筋缝上煅四壮。如泻，龟尾骨上一壮；若吐，心窝上下四壮，脚软，鬼眼穴[28]一壮；手软，曲池侧拐各一壮；头软，天心、脐上下，各一壮；若不开口，心窝一壮。

第九，夜啼惊：因吃甜辣之物，耗散荣卫，临啼四肢掣跳，哭不出，即是被吓，心经有热。一推三关二十，清天河二百，退六腑一百，分阴阳、清肾水、水底捞月各五十。

第十，宿痧惊：到晚昏沉，不知人事，口眼歪斜，手足掣跳，寒热不均。推三关、退六腑、补脾土各五十，掐五手指、分阴阳各一十，按弦搓摩。

第十一，急惊：因食生冷积毒以伤胃，肺中有风，痰裹心经心络之间，手掐拳，四肢掣跳，口眼歪斜，一惊便死是也。推三关、脾土、运五经、猿猴摘果[29]各二十，推肺经、运八卦、推四横纹各五十，掐五手指节三次，煅鼻梁、眉心、心演、总筋、鞋带[30]，以生姜热油拭之，或在腕上阴阳掐之。

第十二，慢惊：因乳食之间，受其惊搐，脾经有痰，咬牙、口眼歪斜，眼闭，四肢掣跳，心间迷闷，即是脾肾亏败，久疟被吓。推三关一百，补脾土、推肺经各二百，运八卦五十，掐手五指节、赤凤摇头[31]各二十，天门入虎口，揉斗肘一十，运五经三十。若人事不省，于总筋心穴掐之，或鼻大小，于手青筋上掐之；若心间迷闷，掐住眉心，良久便好，两太阳、心演，用潮粉热油拭之，煅心窝上下三壮，手足心各四壮，其气不进不出，煅两掌心、肩膊上、喉下各一壮。

第十三，脐风惊：因产下剪脐，入风毒于脐内，口吐白沫，四肢掣动，手拈拳，眼偏左右，此症三朝一七便发，两眼角起黄丹，夜啼，口内喉演有白泡，针挑破出血，即愈。推三关、肺经各十一，煅囟门、绕脐各四壮，喉下、心中各一壮。

第十四，弯弓惊：因饮食或冷或热，伤于脾胃，冷痰壅于肺经，四肢向后仰，哭声不出。推三关、补肾水、运八卦各一百，赤凤摇头、推四横纹、分阴阳各二十，推脾土二百。脚往后伸、煅膝上下四壮，青筋缝上七壮，喉下二壮；手往后挽，将内关掐之。

第十五，天吊惊：因母在风处乳食所伤，风痰络于胃口，头望后仰，脚往后伸，手望后撑，肺经有热。推三关、补肾水各五十，推脾土、分阴阳各一百，推肺经二百，飞经走气一十，煅总筋、鞋带、喉下各一壮，绕脐四壮，大陵穴掐一下，总穴掐三下；若眼翻不下，煅囟门四壮，两眉二壮，耳珠下掐之。又总心穴往下掐抠之，仍用雨伞一柄撑起，将鹅一只，吊在伞下，扎鹅嘴，取涎水与儿吃之，便好。

第十六，内吊惊：因当风而卧，风雨而眠，风痰太盛，哭声不止，遍身战动，脸青黄，眼向前内掣，脾经受病，其心不下是也。推三关、肾水各五十，推肺经、脾土、分阴阳各一百，运土入水二百，按弦搓摩五十，用竹沥小儿吞之；手缩，用细茶、飞盐各二钱，研为末，皂角末五分，黄蜡二钱，酒醋各半小钟，铫内化成饼，贴心窝，一时去药筋倒，用胶枣三枚，杏仁三十个，银磨水为饼，贴手足心即安。

第十七，胎惊：因母得孕，食荤毒，受劳郁，儿落地，或软或硬，口不开，如哑形，即是在母腹中，中胎毒也。推三关三十，分阴阳一百，退六腑五十，飞经走气、运五经、天门入虎口、揉斗肘各二十，掐五指头。不醒，煅绕脐四壮；若醒，口不开，用母乳将儿后心窝揉之；若肚起青筋，煅青筋缝上七壮，喉下三壮。

第十八，月家惊：因母当风而卧，或因多眠，或儿月内受风，痰壅心口，落地眼红撮口，手掐拳，头偏左右，哭不出声，肚起青筋，半月即发，肚腹气急，母食煎炒过多所致。推三关、肺经各一百，运八卦、推四横纹各五十，双龙摆尾[32]二十，掐中指头、劳宫、板门。若不效，煅青筋缝上、胸前各七壮，绕脐四壮，百劳穴二壮，即安。

第十九，盘肠惊：因乳食生冷荤物，伤于脏腑，肚腹冷痛，乳食不进，人瘦软弱，肚起青筋，眼黄手软，六腑有寒。推三关、脾土、大肠、肺、肾经各一百，运土入水五十，揉脐火煅。

第二十，锁心惊：因食生冷过度，耗伤荣卫，鼻如鲜血，口红眼白，四肢软弱，好食生冷，皆因火盛。推三关二十，清心经[33]三百，退六腑，分阴阳，清肾水各一百，运八卦、水底捞月、飞经走气各五十，即安。

第二十一，鹰爪惊：因乳食受惊，夜眠受吓，两手乱抓，掐拳不开，仰上啼号，身寒战，手爪望下来，口望上来，是肺经有热，心经有风。推三关二十，清天河水二百，推肺经、清肾水各一百，打马过河[34]、二龙戏珠[35]各一十，天门入虎口，揉斗肘，将手足二弯掐之，煅顶心、手心各一壮，太阳、心演、眉心俱煅，将潮粉围脐一周，大敦穴揉或火煅。

第二十二，呕逆惊：因夜睡多寒，多食生冷，胃寒腹胀，四肢冷，肚疼响，眼翻白，吐乳呕逆。推三关、肺经各一百，推四横纹五十，凤凰展翅[36]一十，心窝、中脘，各煅七壮。

第二十三，撒手惊：因乳食不和，冷热不均，有伤脏腹，先寒后热，足一掣一跳，咬牙，眼翻白，两手一撒一死是也。推三关、脾土各一百，运土入水、运八卦、赤凤摇头各五十，将两手相合，横纹侧掐之。若不醒，大指头掐之，上下气闭,二扇门、人中穴掐之;鼻气不进不出,吼气寒热,承山穴掐之;若泻,随症治之,先掐承山、眉心,后煅总筋、两手背上各二壮。

第二十四,担手惊:因湿气多眠,或食毒物,乃伤脾土,眼黄口黑,人事昏迷,掐不知痛,双手往后一担而死是也。于太阴,太阳掐之,推三关、脾土、肺经、分阴阳各一百,黄蜂入洞一十,飞经走气、天门入虎口,揉斗肘各二十,煅眉心、囟门各四壮,心窝七壮,曲池一壮。

第二十五,看地惊:因乳食受惊,或夜眠受吓,或饮食冷热,两眼看地,一惊便死,口歪,手拈拳,头垂不起是也。推三关三十,天河水二百,赤凤摇头一十,推脾土八下,按弦搓摩,煅绕脐、囟门各四壮,喉下二壮,用皂角烧灰为末,入童便及尿碱,用火焙干,将囟门贴之,即醒。

第二十六,丫凳惊:两手如丫凳坐样。推三关一百,二扇门、飞经走气各一十,分阴阳、运八卦各五十,曲池、虎口各四壮,若子时起可救,只宜温拭之,煅大口纹,即安。

第二十七,坐地惊:如坐地样。推三关、揉委中、揉脐、鞋带各一百,二扇门一十,用桃皮、生姜、飞盐、香油、散韶粉和拭,即安,两膝、两关、龟尾用火煅之。

第二十八,软脚惊:软脚向后乱舞。揉脐,煅螺蛳骨[37]上侧缝各二壮,绕脐四壮,喉下三壮。

第二十九,直手惊:双手一撒便死,直手垂下。先推眉心,用火煅四壮,推三关,运曲池各五十,揉一窝风[38]一百,后煅总筋、手背上各四壮。

第三十,迷魂惊:昏沉不知人事,不识四方。推三关、运八卦、推肺经、清天河水各一百,补脾土五百,凤凰展翅一十,掐天心、眉心、人中、颊车,后煅心演、总筋、鞋带各一壮。

第三十一,两手惊:两手丫向前。先将两手掐之,后煅心演、总筋、囟门即愈。

第三十二,肚痛惊:哭声不止,手抱腹,身展转。推三关、补脾土、二扇门、黄蜂入洞、推大肠经、揉脐、揉龟尾各一百,次月便发,肚腹气急,脐中烧一炷香,即愈;不愈,绕脐四壮。

注释

[1] 蛇丝惊:即弄舌,舌频频伸出口外,又立即内收,上下左右伸缩不停,状如蛇舐,称为弄舌。在古代医学文献中,弄舌又称做吐舌、舒舌、频恬舌。

[2] 推天河水:从劳宫推至肘横纹。

[3] 退六腑:用拇指或示、中二指指面自肘向腕作直推。男退下六腑,退热加凉,属

凉;女反此,推上为凉也。六腑,前臂尺侧,阴池至肘成一直线。

　　[4]运八卦:医者以右手示、中二指夹住患儿拇指,然后医者用拇指自乾宫起向坎宫施运至兑宫止为一遍,叫作顺运内八卦或右运内八卦;如果从艮宫起以逆时针的方向旋运至震宫止,周而复始的旋运,称为逆运内八卦。

　　[5]推三关:又称推上三关,用拇指螺纹面或示、中指指面自腕向肘作直推。男推上三关,退寒加暖,属热;女反此,退下为热也。

　　[6]运水入土:①用运法由小儿小指指腹部的肾经穴起,沿手掌的尺侧和掌根部至大指指腹的脾经穴。治疗脾胃虚弱。因肾属水,脾属土,故名。②由肾经穴运至手掌大鱼际肌处,治大小便不通、痢疾等。

　　[7]运五经:以大指往来搓五经纹,能动脏腑之气。位于掌面的拇指掌指关节处横纹及示、中、环、小指近端指间关节横纹处。"五经纹,即五指第二节下之纹,用大指在儿五经纹往来搓之,治气血不和、肚胀、四肢抽掣、寒热往来,去风、除腹响。"

　　[8]水底捞月:小儿推拿手法名。用于治疗发热等证。先清天河水,后五指皆跪,中指向前跪,四指随后,右运劳宫,以凉气呵之,退热可用。若先取天河水至劳宫,左运呵暖气,主发汗,亦属热。操作方法是:先掐总筋,清天河水,后以屈曲的中指节向右运劳宫穴,并以口吹气,随吹随运。《幼科推拿秘书》则为医生以拇指自小儿小指尖推向手掌根部坎宫穴,再回转至内劳宫穴,如捞物状。

　　[9]飞经走气:"先运五经,后五指开张一滚,做关中用手打拍,乃运气行气也,治气可用。又以一手推心经,至横纹住,以一手揉气关,通窍也。"

　　[10]天心穴:小天心穴。手掌大小鱼际交界处的凹陷中。

　　[11]总心二筋:即总筋与心筋。总筋:手掌面,掌后腕横纹中点。心筋:即赤淡黄筋,腕部掌侧横纹,正对中指与环指之间处。

　　[12]分阴阳:小儿推拿方法名。"屈儿拳于手背上,四指节从中往两下分之,分利气血"。另常用部位有:①由小儿腕掌部中点向两侧分推。可调和气血,用于治疗惊风、痢症、昏迷、抽搐、泄泻、痢疾、咳喘痰喘及乍寒乍热等病证。"盖小儿之病,多因气血不和,故一切推法,必先从阴阳分起,诸症之要领,众法之先声,推此不特能和气血,凡一切膨胀泄泻,如五脏六腑有虚,或大小便不通,或惊风痰喘等症,皆可治之。至于乍寒乍热,尤为对症。"②分腹阴阳。即从中脘部向两侧分推,有健脾和胃,消食导滞等作用。治疗消化不良、伤食、停乳、胃痛、腹胀等病证。③分胸阴阳:用两手大指在胸口处向两旁分推。有宽胸利气,止咳平喘,发表解热等作用。④分头阴阳,即分推坎宫法。

　　[13]推太阳:在太阳穴眉梢后凹陷处,两拇指桡侧自前向后直推。

　　[14]黄蜂入洞:"屈儿小指,揉儿劳宫,去风寒也。"

　　[15]揉脐:掐斗肘毕,又以左大指按儿脐下丹田不动,以右大指周围搓摩之,一往一来。(一掐斗肘下筋,曲池上总筋,治急惊。)

　　[16]龟尾:尾椎骨端,揉龟尾,用拇指或中指指端揉之。

　　[17]心演:两乳间心窝处。

[18] 二扇门：掌背中指根本节两侧凹陷处，即示指、中指与环指指根交界处。

[19] 四横纹：以大指往来推四横纹，能和上下之气，气喘腹痛可用。四横纹，掌面示、中、环、小指第一指间关节横纹处。

[20] 黄蜂出洞："先掐心经，次掐劳宫，先开三关，后以左右二大指从阴阳处起，一撮一上，至关中离坎上掐穴。发汗用之。"

[21] 铫：即铫子，煎药或烧水用的器具，形状像比较高的壶，口大有盖，旁边有柄，用沙土或金属制成。

[22] 清肾水：由指尖向指根直推。肾水，又称肾经，小指末节螺纹面。

[23] 天门入虎口："用右手大指掐儿虎口，中指指住天门，示指掐住总位，以左手五指聚住揉斗肘，轻轻慢慢而摇，生气顺气也。又法：自乾宫经坎艮入虎口按之，清脾。"

[24] 斗肘：在肘部，曲池穴外方，肱骨外上踝之高点处。

[25] 按弦搓摩："先运八卦，后用指搓病人手，关上一搓，关中一搓，关下一搓，拿病人手，轻轻慢慢而摇，化痰可用。"

[26] 五指节：位于拇指间关节背面横纹及示、中、环、小指近端指间关节背面横纹处。

[27] 精宁穴：在手背第四和第五掌骨之间的缝隙中。

[28] 鬼眼穴：十三鬼穴之一，即隐白穴。

[29] 猿猴摘果：医者以两手示、中二指夹住患儿两耳尖向上提 10～20 次，再捏两耳垂向下扯 10～20 次，如猿猴摘果之状。"猿猴摘果：以两手摄儿螺蛳上皮，摘之。消食可用。"

[30] 鞋带：即解溪穴。

[31] 赤凤摇头：以两手捉儿头而摇之，其处在耳前少上，治惊也。

[32] 双龙摆尾：其法有三：①左手屈按小儿中指、环指，右手摇其食、小二指。②右手拿小儿示指，左手拿小指，往下摇拽。③左手托小儿斗肘，右手拿其示、小指扭摇。

[33] 清心经：从指尖向指根推。

[34] 打马过河：右运劳宫毕，屈指向上，弹内关、阳池、间使，天河边，生凉退热用之。

[35] 二龙戏珠：以两手摄儿两耳轮戏之，治惊。眼向左吊则右重，右吊则左重；如初受惊，眼不吊，两边轻重如一，如眼上则下重，下则上重。

[36] 凤凰展翅：以拇指掐按患儿精宁、威灵两穴，示、中二指辅之，使患儿腕关节前后摆动，如凤凰展翅之状的手法。

[37] 螺蛳骨：推拿穴位名，位于腕部两侧骨突起处，即尺、桡骨茎突处。

[38] 一窝风：在手背，腕横纹正中凹陷中，用中指或拇指端重揉本穴。

语译

第一，蛇丝惊：因为饮食没有节律，疲劳、忧郁等而损伤心神，说话不清晰，四肢寒冷，口中含着乳汁不能喝下，一喷一道青烟，腹部青筋浮起，呼吸急促，(此为)心经有余热。

推治疗应施以天河水二百下，退六腑、运八卦各一百下，推三关、运水入土、运五经、水底捞月各五十下，在胸前用火烧四壮艾炷，在小便头上轻轻掐一下，用蛇皮缠绕手足四肢，便可治好。

第二，马蹄惊：因为过食荤菜，热毒内蕴于脾胃，手足四肢舞动不止。这是由感受风邪热毒造成的。

治疗应施以推三关、肺经（环指末节螺纹面）脾土（拇指末节螺纹面或拇指桡侧缘从指端至指根）、运八卦各五十下，运五经七十下，推天河水三百下，水底捞月、飞经走气各二十下，掐按天心穴和总筋、心筋，熏烤温暖手心，肩膊上、脐下、喉下各灸一壮艾炷，若其气没有进退改变，则掐该小儿的浮筋（浮筋：即赤筋。腕部掌侧横纹，近桡动脉处）。

第三，水泻惊：因过食生冷食物，哺乳、饮食等喂养不当而伤于内，五脏六腑遭受严重的寒邪侵袭，腹鸣身体萎软，嘴唇发白，白眼上翻。

治疗应施以推三关一百下，分阴阳、推太阳各二百下，黄蜂入洞十二下，用手心揉脐以及揉龟尾穴各五十下，男左女右手后，灸艾炷左右颊车穴各一壮，还要推拿按摩背部心演、总筋、脚上。

第四，潮热惊：因长时间饥饿或饮食过饱而损伤身体，导致饮食不佳，脾胃虚弱，手足心发热，心胸烦热（即五心烦热），全身发热，气息粗壮有声音，口渴，手脚经常抽搐，眼红。

治疗应施以推三关十下，推肺经两百下，推脾土、运八卦、分阴阳各一百下，掐按二扇门二十下，出汗后，再加退六腑、水底捞月各二十下。

第五，乌痧惊：因为过多食用生冷食物，或迎着大风进行饮食，导致血变成痧，而全身乌黑的样子。青筋浮现于脸部，肚腹胀满，嘴唇发黑，（此为）五脏感受寒邪。

治疗应施以推三关、脾土各两百下，运八卦一百下，推四横纹五十下，黄蜂出洞二十下，二扇门、分阴阳各三十下，用手心按揉脐部五十下，治疗呕吐腹泻；若腹部青筋浮起，则在青筋缝上灸七壮艾炷，背上亦施行艾灸，青筋纹头起处灸一壮艾炷，将一碗黄土研成粉末，混合一盅醋，放入铫子内一起炒过后用布包裹着，再在全身擦拭涂抹，从头往下推，将乌痧引入脚底，用针刺破，用火熏烤温暖四心（手心脚心）。

第六，老鸦惊：小儿因为在食用乳食的时候受到惊吓，心经有大热，大叫一声就晕倒。

治疗应施以推三关三十下，清天河水，补脾土、运八卦各一百下，清肾水五十下，天门入虎口，按揉斗肘穴，在囟门、口角上下、肩膊、掌心、脚跟、眉心、心演、鼻梁施行艾灸各灸一壮艾炷。若小儿苏醒后出现气息急促，则掐按百劳穴，呕吐乳汁不能喝下则掐按手足心，有的出现手脚舞动不受限制，则用散麻缠绕他的手脚四肢。将老鸦蒜晒干研成粉末，用车前草擂水调和，贴在小儿的心窝上，或者让小儿内服（即可见效）。

第七，鲫鱼惊：因感受寒邪而受惊风，风痰互结壅滞气机，乳气不绝，口吐白沫，四肢摆动不受控制，眼睛上翻，这是肺经有病变。

治疗应施以推三关、肺经各一百下，推天河五十下，按弦搓摩、运五经各三十下，掐按五指节三次，灸虎口，囟门上方、口角上下各四壮艾炷，心演和脐下各一壮艾炷。小儿满半岁的时候，用温水清洗捞鱼网，洗出鱼体表分泌的黏液，让他吞下，若小儿已有一、二岁，则把鲫鱼剁成碎末，用火烧成灰再用乳汁调和，或者用酒调和让其吞下。

第八，肚膨惊：因饮食不当伤及脾土，夜间又饮食过度，胃腑不能消化，导致小儿气息粗犷有声，腹部膨胀青筋浮起，翻白眼，五脏感受寒邪。

治疗应施以推三关一百下，推肺经十下，推脾土两百下，运八卦、分阴阳各五十下，用手揉脐五十下，按弦搓摩精宁穴十下，青筋缝上灸四壮艾炷。如果有泄泻的症状，在龟尾骨上灸一壮艾炷；如果有呕吐的症状，则在心窝上下灸四壮艾炷；如果有脚软无力的症状，则在鬼眼穴灸一壮艾炷；如果有手软无力的症状，则在曲池侧拐各灸一壮艾炷；如果有头项软而不能抬头，或抬之不高、抬之不久的症状，则在天心、肚脐上下各灸一壮艾炷；如果是有不能开口言语的症状，则在心窝灸一壮艾炷。

第九，夜啼惊：因吃甜腻辛辣食物，消耗发散营卫之气，即将要哭啼的时候四肢抽搐，却无法啼哭出声音，这是由于受到惊吓，心经有热。

治疗应施以一推三关二十下，清天河两百下，退六腑一百下，分阴阳、清肾水、水底捞月各五十下。

第十，宿痧惊：每到晚上便昏昏沉沉，不省人事，口眼歪斜，手足抽搐，（身体）寒热不平衡，寒热往来。

治疗应施以推三关、退六腑、补脾土各五十下，掐五手指、分阴阳各十下，以及按弦搓摩手法。

第十一，急惊：因吃生冷食物寒毒积聚伤及胃气，肺中有风，痰阻塞于心经与心络之间，双手拳头紧握，四肢抽搐，口眼歪斜，导致惊风一发作就晕倒。

治疗应施以推三关、脾土、运五经、猿猴摘果各二十下，推肺经、运八卦、推四横纹各五十下，掐按五手指节三次，艾灸鼻梁、眉心、心演、总筋、鞋带，再用生姜热油擦拭，或者掐按腕上阴阳。

第十二,慢惊:因食用乳汁的时候受到惊吓而抽搐,此为脾经有痰,牙关紧闭,口眼歪斜,眼闭不睁,四肢抽搐,心胸沉闷,是脾肾之气衰败,久疟(发作日久不愈之疟疾)是被惊吓所导致的。

治疗应施以推三关一百下,补脾土、推肺经各二百下,运八卦五十下,掐按手五指节、赤凤摇头各二十下,天门入虎口,按揉斗肘十下,运五经三十下。如果不省人事,没有知觉,则掐按总筋心穴;如果鼻翼煽动,则掐按手上的青筋;如果是心胸沉闷,则掐按眉心,一段时间过后就会好转,两侧太阳穴,心演用潮粉热油擦拭,灸心窝上下三壮艾炷,双手心双足心各四壮艾炷,如果他的气没有进出变化,则灸两掌心、肩膀上,喉下各一壮艾炷。

第十三,脐风惊:因小儿出生后,剪下脐带时,有风邪流毒入于肚脐内,导致小儿口吐白沫,四肢抽搐,双手拳头紧握,眼偏左右,这个症状每几天便会发生,小儿两眼角起黄丹,在夜晚哭啼,口内喉中生有白泡,用针挑破就会出血,白泡就会愈合。

治疗应施以推三关,肺经各十一下,灸囟门、绕脐各四壮艾炷,喉下、心中各一壮艾炷。

第十四,弯弓惊:因饮食有时偏于生冷有时偏于辛热,伤及脾胃之气,寒痰阻滞肺经,弓角反张,哭声不能出。

治疗应施以推三关、补肾水、运八卦各一百下,赤凤摇头、推四横纹、分阴阳各二十下,推脾土二百下。如果脚向后伸(角弓反张样),则灸膝盖上下四壮艾炷,青筋缝上七壮艾炷,喉下两壮艾炷;手向后展,则掐按内关穴。

第十五,天吊惊:小儿因母亲在大风处进行哺乳而伤于内,风痰客于胃,头向后仰,脚向后伸,手向后撑,这是肺经有热。

治疗应施以推三关、补肾水各五十下,推脾土、分阴阳各一百下,推肺经二百下,飞经走气十下,灸总筋、鞋带、喉下各一壮艾炷,绕脐灸四壮艾炷,掐按大陵穴一下,总穴掐三下;若眼睛上翻不下,灸囟门四壮艾炷,两眉两壮艾炷,掐按耳珠下。往下用力掐按总心穴,撑起一把雨伞,把鹅吊在伞下,打开鹅嘴,取鹅口中的涎液给小儿喝下,便可治好。

第十六,内吊惊:小儿因为对着风口躺着,顶着风雨而睡觉,导致风痰过盛,哭声不止,全身颤动,脸色青黄,两眼向前内方抽动,这是脾经感受病邪,其心不下是也。

治疗应施以推三关、肾水各五十下,推肺经、脾土、分阴阳各一百下,运土入水二百下,按弦搓摩五十下,让小儿喝下竹子经加工后提取的汁液。如果上肢拘紧,则用细茶、飞盐各二钱,研成粉末,皂角末五分,黄蜡二钱,酒醋各半小蛊,在铫内化成饼,贴在心窝上,过一段时间,再将药去掉。如果四肢抽搐筋络不利,用胶枣三枚,杏仁三十个,银磨水为饼,贴手足心便可安稳。

第十七,胎惊:因在母亲怀孕期间,食用过多的荤菜蕴毒于内,又受过劳郁之苦,因此胎儿产下后,身体或软弱无力或僵硬,不能开口言语,如同哑巴,这是在母体之中时,中了胎毒。

治疗应施以推三关三十下,分阴阳一百下,退六腑五十下,飞经走气、运五经、天门入虎口、揉斗肘各二十下,掐按五指头。如果没有苏醒,则绕脐灸四壮艾炷;如果苏醒,但不能开口言语,则用母乳在小儿后心窝按揉;如果腹部青筋浮现,则在青筋缝上灸七壮艾炷,喉下三壮艾炷。

第十八,月家惊:小儿因母亲当风口而睡,或则因多眠,或者小儿在当月内感受风邪,痰壅于心口,出生的时候眼睛发红,口唇收缩撮起,不能吮乳,双手拳头紧握,头偏向左或右,哭不出声音,腹部青筋浮起,半月就发作,肚腹气急,这是母亲所吃煎炒食物太多所致。

治疗应施以推三关、肺经各一百下,运八卦、推四横纹各五十下,双龙摆尾二十下,掐按中指头、劳宫、板门。若没有效果,灸青筋缝上、胸前各七壮艾炷,绕脐灸四壮艾炷,百劳穴两壮艾炷,就可安稳。

第十九,盘肠惊:因吃生冷荤菜,伤及脏腑,而导致肚腹冷痛,吃不下乳汁,小儿渐瘦软弱,腹部青筋浮起,眼睛发黄,手脚软弱无力,六腑感受寒邪。

治疗应施以推三关、脾土、大肠、肺、肾经各一百下,运土入水五十下,用手揉脐并同时艾灸。

第二十,锁心惊:小儿因吃太多生冷食物,消耗营卫之气,鼻子颜色鲜红如血,口唇发红眼睛发白,四肢软弱,爱吃生冷食物,都是因为其内里火热旺盛(而造成的)。

治疗应施以推三关二十下,清心经三百下,退六腑,分阴阳、清肾水各一百下,运八卦、水底捞月、飞经走气各五十下,就可安稳。

第二十一,鹰爪惊:因食用乳汁的时候受到惊吓,夜晚睡眠受到惊吓,导致两手乱抓,握拳不放松,头向上仰,不停啼哭号叫,全身寒战,双手向下,口向上,这是肺经有热,心经有风的缘故。

治疗应施以推三关二十下,清天河水二百下,推肺经、清肾水各一百下,打马过河、二龙戏珠各十下,天门入虎口,按揉斗肘穴,掐按肘窝及腘窝,灸头顶中心、手心各一壮艾炷,太阳、心演、眉心都需要艾灸,用潮粉围绕脐部一周,大敦穴应按揉或艾灸。

第二十二,呕逆惊:因晚上睡觉经常受寒,又常吃生冷食物,胃寒冷腹胀,四肢寒冷,肚子疼痛有响声,白眼上翻,不能喝下乳汁且呕吐不止。

治疗应施以推三关、肺经各一百下,推四横纹五十下,凤凰展翅十下,灸心窝、中脘各七壮艾炷。

第二十三,撒手惊:因饮食不和,冷热不均,伤及脏腑,导致小儿先觉得寒后觉得热,足一掣一跳抽搐的样子,牙关紧闭,白眼上翻,两手一撒而昏倒。

治疗应施以推三关、脾土各一百下,运土入水、运八卦、赤凤摇头各五十下,将两手相合,掐两侧横纹。如果还是不醒,掐按大指头,上下气机不能沟通,掐按二扇门、人中穴;鼻气不进不出,吼气寒热,掐按承山穴;如果有泄泻,随其症状治疗,先掐按承山、眉心,然后灸总筋,两手背上各两壮艾炷。

第二十四,担手惊:因湿气困体而多眠,或食用有毒物品,伤及脾气,眼睛发黄口唇发黑,不省人事而昏迷,掐按不知疼痛,双手向后一担而昏倒。

治疗应施以掐按太阴,太阳,推三关、脾土、肺经、分阴阳各一百下,黄蜂入洞十下,飞经走气、天门入虎口、按揉斗肘各二十下,灸眉心、囟门各四壮艾炷,心窝七壮艾炷,曲池一壮艾炷。

第二十五,看地惊:因为食用乳汁的时候受到惊吓,或夜晚睡觉受到惊吓,或饮食冷热不均,导致两眼看地,一发作就昏倒,嘴角歪斜,双手拳头紧握,头向下垂无法抬起的样子。

治疗应施以推三关三十下,天河水二百下,赤凤摇头十下,推脾土八下,按弦搓摩,绕脐、囟门各灸四壮艾炷,喉下两壮艾炷,将皂角烧成灰碾成粉末,混合童子尿及尿碱,用火烘干,贴在囟门上,就可救治使其苏醒。

第二十六,丫凳惊:两手如坐在丫凳上一样。

治疗应施以推三关一百下,二扇门、飞经走气各十下,分阴阳、运八卦各五十下,曲池、虎口各灸四壮艾炷,若子时起可救,只需要用温热的东西擦拭小儿,艾灸大口纹,即可安稳。

第二十七,坐地惊:身体好像坐在地上一样。

治疗应施以推三关、按揉委中、揉脐、鞋带各一百下,二扇门十下,用桃皮、生姜、飞盐、香油、散韶粉混合擦拭,就可安定,艾灸两膝、两关、龟尾。

第二十八,软脚惊:两脚软弱无力,向后乱舞动,不受控制。

治疗应施以揉脐,灸螺蛳骨上侧缝各两壮艾炷,绕脐四壮艾炷,喉下三壮艾炷。

第二十九,直手惊:双手一撒就昏倒,双手竖直下垂。

治疗应施以先推拿眉心,再灸四壮艾炷,推三关,运曲池各五十下,按揉一窝风一百下,再灸总筋、手背上各四壮艾炷。

第三十,迷魂惊:头脑昏沉不省人事,不辨四方。

治疗应施以推三关、运八卦、推肺经、清天河水各一百下,补脾土五百下,凤凰展翅十下,掐按天心、眉心、人中、颊车,再灸心演、总筋,鞋带各一壮艾炷。

第三十一,两手惊:两手向前的样子。

治疗应施以先掐按两手,再艾灸心演、总筋、囟门即可治愈。

第三十二,肚痛惊:哭声不止,双手抱腹,身体翻来覆去。

治疗应施以推三关、补脾土、二扇门、黄蜂入洞、推大肠经、揉脐、按揉龟尾各一百下,第二个月发作,肚腹气急,脐中烧一炷香,即可治愈;若尚未痊愈,灸绕脐四壮艾炷。

十九、补遗

原文

孩儿惊:手足缩住,先笑后哭,眼光、筋红白难治,紫黄不妨。于太阴太阳穴掐之,用黄麻一束,烧灰,吹鼻中;不醒,中指掐之。

脐风惊:将太阴、太阳掐之,太阳日起而红,酽醋一钟,韶粉炼之,红脉各处治之。太阴日起而红,将龟尾骨煅之,天心穴一壮,吐则横门掐之,泻则中指掐之。初一为太阳日,初二为太阴日,余仿此。用黄麻烧灰,吹鼻中,掐中指。

水惊:眼翻白睛,眼角起黄丹者。将韶粉飞盐,清油煎干,五心揉之,眼角、天心、太阳、太阴、掐抠三五次,即愈。

肚胀惊:夜啼,肚上起青筋,肚胀如膨。将生姜、韶粉、桃皮、飞盐和,同拭眉梁心,煅眉心、太阳、囟门各四壮,喉下一壮,心中三壮,绕脐四壮。

凡看惊,掐筋之法,看在何穴,先将主病穴,起手掐三遍,后将诸穴,俱做三遍,掐揉之,每日掐三四次,其病即退。

语译

孩儿惊:手足蜷缩,先笑后哭,双眼无神,手足筋络如果是红、白色则比较难治疗,如果是紫、黄色则没有什么大碍,比较容易治疗。掐按太阴太阳穴,将一束黄麻烧成灰,吹入鼻中;若没有苏醒,则掐按中指(太阴:眉梢与目外眦之间向后约1寸处凹陷中)。

脐风惊:掐按太阴、太阳穴,太阳日起而红,则用一盏浓醋,加上韶粉(铅粉)来提炼(后),涂抹在各个红脉的地方来进行治疗。太阴日起而红,则艾灸尾椎骨处,天心穴灸一壮艾炷。如果有呕吐则掐按横门,有泄泻则掐按中指。

初一为太阳日,初二为太阴日,以此类推。将黄麻烧成灰,吹入鼻中,掐按中指。

水惊:白眼上翻,眼角生黄丹者。用清油炒干韶粉飞盐,并用这些来按揉五心,用力掐按眼角、天心(一曰位于掌心,一曰位于额前中)、太阳、太阴三五次,即可治愈。

肚胀惊:夜晚啼哭,腹部青筋浮起,腹部膨胀如鼓。将生姜、韶粉、桃皮、飞盐一起调和(后),一同擦拭眉梁心,灸眉心、太阳、囟门各四壮艾炷,喉下一壮艾炷,心中三壮艾炷,绕脐四壮艾炷。

但凡辨别治疗惊风,掐按的方法选择,要看在哪个穴位,先将治疗主要病证的穴位掐按几遍,后将所有要用的穴位,都掐按几遍,每日掐按三四次,疾病就可痊愈了。

1. 诸穴治法

原文

中指头一节内纹掐之,止泻,掐二次就揉。

阳溪穴,往下推拂,治儿泻,女反之。

大陵穴后五分,为总心穴,治天吊惊,往下掐抠;看地惊往上掐抠。女子同。

板门穴,往外推之,退热,除百病;往内推之,治四肢掣跳。用医之手大拇指,名曰:"龙入虎口。"用手拈小儿小指,名曰:"苍龙摆尾。"

惊,揉大脚趾,掐中脚趾爪甲少许。

语译

掐按中指的第一指关节内横纹,可以止泄泻,掐按两次然后进行按揉即可。

向下推拿按揉阳溪穴,治疗男孩泄泻,治疗女孩泄泻就应采取相反的方向进行推拿按揉。

大陵穴后五分的地方,是总心穴的位置,向下掐按此穴位可治疗天吊惊,向上掐按此穴位可治疗看地惊。在女孩身上也是一样。

向外推拿板门穴,可以退热,可以治疗多种疾病;向内推拿,可治疗四肢抽搐。用医之手大拇指操作,则叫作"龙入虎口。"用手捻小儿的小指,则叫作"苍龙摆尾。"

惊(受到惊吓,惊风),按揉大脚趾,掐按中脚趾的指甲。

2. 病证死生歌

原文

手足皆符脾胃气[1],眼精却与肾通神[2],
两耳均匀牵得匀,要知上下理分明。
孩儿立醒方无事,中指将来掌内寻,
悠悠青气人依旧,口关眼光命难当。
口眼歪斜人易救,四肢无应不须忙,
天心[3]一点掔膀胱,膀胱气馁痛难当。
丹田斯若绝肾气,闭涩其童命不长,
天河水遍清水好[4],眼下休交黑白冲。
掌内如寒难救兆,四肢麻冷定人亡。
阴硬气冷决昏沉,紫上筋纹指上寻,
阴硬气粗或大小,眼黄指冷要调停。
肾经肝胆肾相连,寒暑交加作楚煎[5],
脐轮[6]上下全凭火,眼翻手掔霎时安。
口中气出热难当,吓得旁人叹可伤,
筋过横纹人易救,若居坎离[7]定人亡。
吐泻皆因筋上转[8],横门四板火来提[9],
天心穴上分高下,再把螺蛳骨上煨。
鼻连肺经不知多,惊死孩儿脸上过,
火盛伤经心上刺,牙黄口白命门疴[10]。
口嗌[11]心拽并气喘,故知死兆采人缘,
鼻水口黑筋无脉,命在南柯大梦[12]边。

注释

[1] 手足皆符脾胃气:脾主四肢肌肉。

[2] 眼精却与肾通神:目为肾精之所藏。

[3] 天心:即天心穴,天心为经外奇穴名。位于手掌部,第四掌骨基底前方。左右计二穴。主治急惊风、口眼歪斜。一般直刺0.1～0.3寸;可灸。

[4] 天河水遍清水好:清天河水法可退热。

[5] 作楚煎:楚,痛楚。煎,煎熬。本句话指寒热往来的痛苦令人十分煎熬。

[6] 脐轮:肚脐正中。

[7] 坎离:内八卦中的两个点。小天心穴之上为坎属北。中指根下为离属南。

[8] 筋上转:转筋,筋脉牵掣拘挛,痛如扭转。

[9] 横门四板火来提：横门穴，即掌与肱交界之横纹。板门穴，在大指节下5分。从横门推到板门能止儿吐。

[10] 疴：病，重病。

[11] 口噤：咽喉梗塞。

[12] 南柯大梦：南柯一梦，比喻性命危在旦夕，病情危重。

3. 辨三关

原文

凡小儿三关青，四足惊；三关赤，水惊；三关黑，人惊。有此通度三关候脉，是急惊之症，必死。余症可知。

风关青如鱼刺易治，是初惊，色黑难治。气关青如鱼刺，主疳劳身热易治，用八宝丹，每服加柴胡黄芩；色黑难治。命关青如鱼刺，主虚风邪附脾，用紫金锭，每服加白术、茯苓；色黑难治。

风关青黑色如悬针，乃水惊，易治。气关如悬针，主疳，兼肺脏积热，用保命丹，每服加灯心、竹叶。命关有此是死症。

风关如水字，主膈上有痰，并虚积停滞，宜下。气关如水字，主惊风入肺，咳嗽面赤，用体前丹。命关如水字，主惊风疳症，极力惊，用芦荟丸。通过三关，黑色不治。

风关如乙字，主肝惊风。气关如乙字，主急惊风。命关如乙字，主慢惊脾风。青黑难治。

风关如曲虫，主疳病积聚。

语译

但凡小儿三关表现为青色，则是四足惊；表现为赤色，则为水惊；三关皆表现为黑色，则是人惊。由这些一起来衡量三关进行诊视，可见都是急惊的症，必定是病情凶险的。其他的症状也可以由此而了解。

风关表现为青色而且形状如同鱼刺一样，是惊风初起，容易治疗；若颜色变为黑色就难治了。气关表现为青色，形状如同鱼刺一样，是患疳积劳证，身体发热，容易治疗，治疗可用八宝丹，每剂加柴胡和黄芩；若颜色变为黑色就难治了。命关表现为青色如同鱼刺一样，是正气虚弱风邪客脾，治疗可用紫金锭，每剂加白术、茯苓；若颜色变为黑色就难治了。

风关表现为青黑色形状如悬针，是水惊，容易治疗。气关形状如悬针，主疳积，兼肺脏有积热，治疗可用保命丹，每剂加灯心草、竹叶。命关有这个表现就是死症，病情凶险了。

风关形状如水字，是膈上有痰，并且气虚痰积停滞，治疗应该采用下法。

气关形状如水字,是惊风犯肺,咳嗽面色赤,治疗可用体前丹。命关形状如水字,是惊风疳症,极力惊,治疗可用芦荟丸。三关形状都如水字,并且表现为黑色,则是病情非常凶险、预后不良。

风关形状如乙字,是肝惊风。气关形状如乙字,是急惊风。命关形状如乙字,是慢惊脾风。当颜色表现为青黑色时便难治了。

风关好像盘曲的虫子,是疳病积聚。

【说明】小儿脉象归纳

	形如鱼刺	形如悬针	形如水字	形如乙字	形如曲虫
风关	色青为惊风初起,色黑难治	水惊,易治	膈上有痰,气虚痰积停滞,治疗用下法	肝惊风	疳病积聚
气关	疳积劳证,易治(八宝丹,每剂加柴胡和黄芩);色黑则难治	疳积,兼肺脏有积热(可用保命丹,每剂加灯心草、竹叶)	惊风犯肺,治疗可用体前丹	急惊风	
命关	正气虚弱风邪客脾,易治(紫金锭,每剂加白术、茯苓);色黑则难治	病情凶险	惊风疳症,治疗可用芦荟丸	慢惊脾风	

4. 婴童杂症

原文

潮热方:不拘口内生疮,五心烦热,将吴茱萸八分,灯心一束,和水捣烂成一饼,贴在男左女右脚心里,裹住,退药后,推三关十下。

一、虚疟:补脾土[1]四百,推三关、运八卦、推肾经[2]、肺经、清天河水各三百。

二、食疟:推三关、运八卦各一百,清天河水二百,推脾土三百,肺经四百。

三、痰疟:推肺经[3]四百,推三关、运八卦、补脾土、清天河水[4]各二百。

四、邪疟:推肺经四百,推三关、退六腑[5]各三百,运八卦、补脾土、清天河水各二百,各随加减,五脏四指,六腑一截二指。

五、痢赤白相兼,寒热不调,感成此疾:用姜汁车前草汁,略推三关、退六腑、清天河水,水底捞月[6],分阴阳。

六、禁口痢：运八卦，开胸，阴阳，揉脐为之。推三关、退六腑、大肠经各一百，清天河水四十，推脾土五十，水底捞月一十，凤凰展翅[7]，泻用蒜推。补脾土，用姜推。

七、头疼：推三关、分阴阳、补脾土、揉大肠经各一百，煅七壮，揉阴池[8]一百；不止，掐阳池[9]。

八、肚痛：推三关、分阴阳、推脾土各一百，揉脐五十，腹胀推大肠；不止，掐承山穴。

九、湿泻不响：退六腑、揉脐及龟尾各二百，分阴阳、推脾土各一百，水底捞月三十。

十、冷泻响：推三关二百，分阴阳一百，推脾土五十，黄蜂入洞[10]、揉脐及龟尾各三百，天门入虎口、揉斗肘各三十。

十一、治口内走马疳：牙上有白泡，退六腑、分阴阳各一百，水底捞月、清天河水各三十，凤凰展翅，先推，后用黄连、五倍子煎水，鸡毛口中洗。

小儿眼光指冷：将醋一盏，皂角一片，烧灰为末，贴心窝。若吐即去药，用绿豆七粒，水浸研细，和尿碱为饼，贴囟门。

小儿四肢冷：将明矾钱半，炒盐三钱，黄蜡二钱，贴脐上。若气急，取竹沥服之。

小儿遍身热不退：用明矾一钱，鸡清调匀，涂四心即退。若不退，用桃仁七个，酒半钟，擂烂，贴在鬼眼便好。

小儿肚胀作渴、眼光：用生姜，葱白一根，酒半钟，擂烂吞下，则眼不光，又将雄黄不拘多少，烧热放在脐上，揉之即安。脚麻用散麻煎水，四心揉之。

小儿膀胱气：将黄土一块，皂角七个，焙为末，用醋和黄土炒过为饼，贴尾闾好。

小儿遍身肿：用胡椒，糯米，绿豆各七粒，黄土七钱，醋一盏，通炒过，袱包遍身拭之，即消。

小儿不开口：将朱砂一钱研末，吹入鼻中即安。

小儿咳嗽：掐中指第一节三下，若眼垂，掐四心。

小儿身跳：推肾筋[11]后四心揉之。

小儿喉中气响：掐大指第二节。

注释

[1] 补脾土：用拇指螺纹面顺时针旋推小儿拇指指腹即拇指末节螺纹面；或令小儿拇指屈曲，用拇指螺纹面循小儿拇指桡侧缘向指根方向做直推。

[2] 推肾经：用拇指螺纹面推小指。由小指指根直推向小指末节螺纹面为补肾经，

由小指末节螺纹面直推向小指指根为清肾经,两者统称为推肾经。

〔3〕推肺经:用拇指螺纹面推环指。用拇指螺纹面旋推环指末节螺纹面为补肺经,由环指末节螺纹面直推向环指指根为清肺经,两者统称为推肺经。

〔4〕清天河水:用拇指螺纹面或示、中二指指面在前臂正中自腕部向肘部做直推。

〔5〕退六腑:用拇指螺纹面或示、中二指指面在前臂尺侧自腕部向肘部做直推。

〔6〕水底捞月:医者以左手持患儿四指,以右手示、中二指固定患儿拇指,而后用拇指从患儿小指尖推至小天心,再转入内劳宫。

〔7〕凤凰展翅:医者以两手示、中二指固定患儿腕部,用拇指掐患儿精灵、威灵穴,并上下摇动如凤凰展翅状。

〔8〕阴池:腕部掌侧横纹尺侧边。

〔9〕阳池:膊阳池,手背腕横纹正中凹陷处直上3寸。

〔10〕黄蜂入洞:医者以左手扶患儿头部,以右手示、中二指轻入患儿鼻孔揉之。

〔11〕肾筋:即黑筋,位于腕部掌侧横纹,正对小指处。

语译

潮热方:小儿生病,不论是发生口内生疮,还是两手心两足心发热并心胸烦热,均取用吴茱萸八分、灯心草一束,将它们和水捣烂,做成一饼状。把做好的药饼贴在小儿的脚心里,因左为阳、右为阴,男以阳为主、女以阴为主,故男孩贴在左脚心,女孩贴在右脚心,贴完后包裹好。到时间把药取下后,推三关十次。

一、虚疟(指因平素体弱而感疟邪发病,或因久疟不愈而致体虚):补脾土操作四百次,推三关、运八卦、推肾经、推肺经、清天河水各操作三百次。

二、食疟(又称胃疟。指因平素饮食不节致胃气受损,再感受风暑等外邪而诱发的疟疾;或因诸疟而饮食不节。表现为发病时饥饿但又不能进食,进食后则可有吐逆、胀满疼痛、腹部膨大等症):推三关、运八卦各操作一百次,清天河水操作二百次,推脾土操作三百次,推肺经操作四百次。

三、痰疟(指内有宿痰,感受疟邪而引触发病。其发病特点为寒热交作、热多寒少、休作有时及胸中满闷、头痛呕逆、脉弦滑等,重者可出现昏迷):推肺经操作四百次,推三关、运八卦、补脾土、清天河水各操作二百次。

四、邪疟:推肺经操作四百次,推三关、退六腑各操作三百次,运八卦、补脾土、清天河水各操作二百次。各种疟疾发病均随症状的有无轻重进行适当的加减,病涉五脏加用四指穴,六腑则加一截二指穴。

五、下痢便脓血,赤白相兼,寒热错杂,得此病者,蘸取姜汁、车前草汁,稍稍推三关,并退六腑、清天河水,而后用水底捞月法,分推腹阴阳。

六、禁口痢(指因疫毒邪气等致胃气上逆而表现为不思饮食、食入即吐或呕恶不纳的一种痫疾）：施以运八卦、分推胸阴阳、分推腹阴阳、揉脐及龟尾等手法可以治疗。推三关、退六腑、推大肠各操作一百次，清天河水操作四十次，推脾土操作五十次，水底捞月法操作十次，再用凤凰展翅法，泻法蘸用蒜汁推。补脾土，则蘸用姜汁推。

七、头痛：推三关、分推头阴阳、补脾土、揉大肠经各操作一百次，而后点燃艾炷施灸法，灸七壮，并揉阴池穴一百次；若头痛不止，则掐阳池。

八、肚痛：推三关、分推腹阴阳、推脾土各操作一百次，用中指端、大鱼际或掌根揉脐五十次，若腹胀则推大肠；若肚痛不止，则掐承山穴。

九、湿泻不响（湿泻也称濡泻或洞泻。指湿伤脾胃致脾虚不能制水，水湿阻滞于胃肠造成的泄泻，不伴有响声。表现为身重、口不渴、胸闷、腹不痛或微痛、便溏、苔滑腻、脉濡缓等）：退六腑、揉脐及龟尾各操作二百次，分推腹阴阳、推脾土各操作一百次，水底捞月法操作三十遍。

十、冷泻响（指外感风寒或内伤生冷致脾胃虚寒、水谷不化造成的暴泻。表现为身微冷、腹中虚鸣、腹胀满、泄泻急骤猛烈伴响声等）：推三关操作二百次，分推腹阴阳操作一百次，推脾土操作五十次，再用黄蜂入洞法，揉脐及龟尾各操作三百次，天门入虎口法、揉斗肘法各操作三十次。

十一、治口内走马疳（走马疳即口颊坏疽。指体虚不胜邪，邪气积滞日久，蕴而成热，上蒸于口，致齿焦黑而间出清血、齿动似欲脱、牙边肉肿烂、口内气臭等的急性坏疽性龈口炎）：牙齿上有白色的脓点，退六腑、分推坎宫各操作一百次，水底捞月法、清天河水各操作三十次，并用凤凰展翅法，先按上述手法推拿，后将黄连、五倍子一同煎水，用鸡毛蘸取药汁扫于口内病处清洗之。

小儿眼神空洞、指端寒冷：用一盅醋浸泡一片皂角，而后烧成灰并研成粉末，贴在心窝处。若产生呕吐，则取下药物，取七粒绿豆，用水浸泡后研为细末，和上尿碱做成饼状，贴在囟门上。

小儿四肢冷：取明矾一钱半、炒盐三钱、黄腊二钱，贴于脐上。若产生气急，则取竹沥饮服。

小儿遍身热不退：取明矾一钱用鸡蛋清调匀，涂在两手两足心即可退热。若热仍不退，则取桃仁七个，用半钟酒浸泡，而后研磨打烂，贴在鬼眼即隐白穴便好。

小儿肚胀作渴，眼光：取生姜适量、葱白一根，用半钟酒浸泡，研磨打烂后吞下，则目光有神，再将雄黄不拘多少用量，烘热后放在肚脐上，并按揉肚脐，即可安定。若脚麻则用散麻煎成水，并用药水揉两手两足心。

小儿膀胱气（指小腹肿痛、小便不利的病证；也有指疝气者）：取黄土一块,皂角七个,用微火烘烤变为末,并用醋和黄土炒后做成饼状,贴在尾闾穴即可。

小儿遍身肿:取胡椒、糯米、绿豆各七粒,黄土七钱,用一钟醋浸泡,并将它们全部炒过,包裹在一起擦拭全身,肿即可消退。

小儿不开口:取朱砂一钱研成细末,吹入鼻中即可安好。

小儿咳嗽:掐中指第一指节三下,若眼睑下垂,则掐两手两足心。

小儿身跳:推肾筋而后揉两手两足心。

小儿喉中气响:掐大指第二指节。

5. 诊脉歌

原文

小儿有病须凭脉,一指三关定其息,
浮洪风盛数多惊,虚冷沉迟实有积。
小儿一岁至三岁,呼吸须将八至看,
九至不安十至困[1],短长大小有邪干[2]。
小儿脉紧是风痫,沉脉须至气化难,
腹痛紧弦牢实秘[3],沉而数者骨中寒。
小儿脉大多风热,沉重原[4]因乳食结[5],
弦长多是胆肝风,紧数惊风四指掣[6]。
浮洪胃口似火烧,沉紧腹中痛不竭[7],
虚濡有气更兼惊,脉乱多痢大便血。
前大后小童脉顺,前小后大必气咽,
四至洪来若[8]烦满,沉细腹中痛切切[9]。
滑主露[10]湿冷所伤,弦长客忤[11]分明说,
五至夜深浮大昼,六至夜细浮昼别,
息数中和八九至,此是仙人留妙诀。

注释

[1]困:此指邪气内扰。
[2]干:侵犯。
[3]牢实秘:便秘时脉象呈牢实之象。
[4]原:本来。
[5]乳食结:乳汁内停积聚。
[6]掣:掣动,抽动。
[7]竭:停止。

［8］若：疑为"苦"。

［9］切切：像刀割一样。形容痛的程度深。

［10］露：雾露之气。

［11］客忤：邪气侵犯。客，邪气；忤，违逆，抵触。

6. 识病歌

原文

要知虎口气纹脉，倒指看纹分五色，

黄红安乐五脏和，红紫依稀[1]有损益，

紫青伤食气虚烦，青色之时症候逆。

忽然纯黑在其间，好手医人心胆寒，

若也直上到风关，迟速短长分两端，

如枪衡射惊风至，分作枝叶有数般，

弓反里顺外为逆，顺逆交连病已难，

叉头长短尤可救，如此医工仔细看。

男儿两岁号为婴，三岁四岁幼为名，

五六次第年少长，七龆八龄朝论文，

九岁为童十稚子，百病关格[2]辨其因。

十一痫疾方癫风，疳病还同劳病攻，

痞癖定为沉积候，退他潮热不相同，

初看掌心中有热，便知身体热相从，

肚热身冷伤食定，脚冷额热是感风，

额冷脚热惊所得，疮疹发时耳后红。

小儿有积宜与塌[3]，伤寒两种解为先，

食泻之时宜有积，冷泻须用与温脾，

小儿宜与涩脏腑，先将带伤散与之。

孩儿无事忽大叫，不是惊风是天吊，

大叫气促长声粗，误食热毒闷[4]心窍，

急后肚下却和脾，若将[5]惊痫真堪笑。

痢疾努气眉头皱，不努不皱肠有风，

冷热不调分赤白，脱肛因毒热相攻，

十二种痢何为恶，禁口刮肠大不同。

孩儿不病不可下，冷热自汗兼自下，

神困[6]囟陷四肢冷，干呕气虚神却怕，

吐虫面白毛焦枯,疳气潮热食不化,

鼻塞咳嗽及虚痰,脉细肠鸣烦躁讶,

若还有疾宜速通。下了之时心上脱[7]。

孩儿食热下无妨,面赤青红气壮强,

脉弦红色肚正热,痄腮喉痛尿如汤[8],

屎硬腹胀胁肋满,四肢浮肿夜啼长,

遍身生疮肚隐痛,下之必愈是为良。

注释

[1]依稀:隐隐,隐现。

[2]百病关格:百病,代指常见病;关格,代指危重病。

[3]塌:此指攻下。

[4]闷:闭塞,闭阻。

[5]将:认为是,当作。

[6]困:疲乏,困倦,抑制。

[7]心上脱:心阳外脱,心气浮越。

[8]尿如汤:小便像汤药一样稠厚而多,形容小便数。

7. 诸症治法

原文

胎寒:孩儿百日胎寒后,足屈难伸两手拳[1],

口冷腹胀身战栗,昼啼不已夜嗷煎。

胎热:三朝旬[2]外月余儿,目闭泡浮[3]症百推[4],

常作呻吟火燥起,此为胎热定无疑。

脐风:风邪早受入脐时,七日之间验[5]吉凶,

若见肚脐口中色,恶声口气是为凶。[6]

脐突:孩儿生下旬余日,脐突先浮非大疾,

秽水[7]停中自所因[8],徐徐用药令消释。

夜啼:夜啼四症惊为一,无泪见灯心热烦,

面莹[9]夹青脐下寒,睡中顿哭是神干。

急惊:面红卒中浑身热,唇黑牙关气如绝,

目翻[10]搐搦喉有痰,此是急惊容易决[11]。

急惊:急惊之后传如疟,外感风邪为气虚,

略[12]表气和脾与胃,然后寒热得消除。

慢惊:阴盛阳虚病已深,吐泻后睡扬瞳睛[13],

神昏按缓涎流甚,此症分明是慢惊。

搐症:搐症须分急慢惊,亦由气郁致昏沉,
　　　　良医亦治宜宽气,气下之时搐自停。

诸风:诸风夹热引[14]皮肤,凝结难为预顿除,
　　　　颊肿须防喉舌内,要除风热外宜涂。

伤积:头疼身热腹微胀,足冷神昏只爱眠,
　　　　因食所伤脾气弱,不宜迟缓表为先。

吐泻:脾虚胃弱病源根,食谷水和运化行,
　　　　清浊邪干[15]成吐泻,久传虚弱便生风。

伤寒:伤寒之候有多般,一概相推便救难[16],
　　　　两目见[17]红时喷嚏,气粗身热是伤寒。

伤风:伤风发热头应痛,两颊微红鼻涕多,
　　　　汗出遍身兼咳嗽,此伤风症易调和。

夹食:鼻涕头疼时吐逆,面红面白变不一,
　　　　此因夹食又伤寒,发表有功[18]方[19]下积。

夹惊:身微有热生烦躁,睡不安兮神不清,
　　　　此是伤风感寒症,亦宜先表[20]次宁心。

赤白:小儿之痢细寻推[21],不独成之积所为[22],
　　　　冷热数般虽各异,宽肠调胃在明医。

五痢:痢成五色岂堪闻,日久传来神气昏,
　　　　头痛肚疼苦为最,便知小儿命难存。

五疳:五疳之脏五般看,治法推详事不难,
　　　　若见面黄肌肉瘦,齿焦发落即为疳。

走马疳:走马疳似伤寒毒,面色光浮气喘胸,
　　　　　若见牙焦腮有血,马疳如此是真形。

脱肛:肛门脱露久难收,再成风伤是可忧,
　　　　沉自先传脾胃得,更详冷热易瘳[23]。

诸疝:诸疝原来各有名,盖因伤热气侵成,
　　　　始分芍药乌梅散,匀气金铃与五灵。

咳嗽:咳嗽虽然分冷热,连风因肺感风寒,
　　　　眼浮痰盛喉中响,戏水多因汗未干。

齁䶎:小儿齁䶎[24]为声啼,吃以酸咸又乱[25]之,
　　　　或自[26]肺风伤水湿,风冷热聚为良医。

腹痛：大凡腹痛初[27]非一，不独癥瘕与疝癖，
　　　　分条析类症多般，看此语中最详悉[28]。
口疮：心脾胃热蒸于上，舌与牙根肉腐伤，
　　　　口臭承浆分两处，有疮虽易[29]治四方。
目症：生下旬余目见红，盖因腹受热兼风，
　　　　凉肝心药最为妙，疝气痘疮宜别[30]攻。
重舌：孩儿受胎诸邪热，热壅三焦作重舌，
　　　　或成鹅口症堪忧，用药更须针刺裂。

注释

[1] 拳：手指握固。

[2] 旬：十天。

[3] 浮：浮肿。

[4] 推：推测。

[5] 验：检验，区分。

[6] 若见肚脐口中色，恶声口气是为凶：色后应省略青黑二字。恶声为闻声后痉挛加重。口气一指口臭，也指呼吸急促。

[7] 秽水：水湿之邪。

[8] 自所因：形成的原因。

[9] 莹：透亮的样子。

[10] 目翻：目上视。

[11] 决：判断。

[12] 略：稍稍。

[13] 睡扬瞪睛：睡眠露睛，目闭不全。此是由于吐泻后阳气虚脱所致。瞪，拼音chèng。〈方〉瞪；睁。粤语。

[14] 引：牵连，涉及。

[15] 清浊邪干：水谷精微被邪气所干。

[16] 一概相推便救难：一概而言、不加区分便难以救治。

[17] 见：通"现"，表现，显露。

[18] 有功：有效。

[19] 方：才。

[20] 表：解表。

[21] 细寻推：仔细探索思考。

[22] 为：造成。

[23] 瘥：治愈。

[24] 齁鮯：哮喘。鮯，拼音 shà。齁鮯，病证名。指小儿因有痰母而引起气促喘急，喉

间若拽锯声。多因小儿脾肺脆弱,乳食停滞,或暑湿内侵心肺,化热生风生痰,痰积成母而遇调护失宜,或节令变迁而引发。见于小儿支气管哮喘。

[25]乱:使……乱。

[26]自:由于。

[27]初:此指原因,起源,缘由。

[28]悉:尽。

[29]易:变化。

[30]别:区别。此指采用别的方法。

8. 陈氏经脉辨色歌

原文

小儿须看三关脉,风气命中审[1]端的[2],

青红紫黑及黄纹,屈曲开了似针直。

三关通[3]青四足惊,水惊赤色谁能明,

人惊黑色紫泻痢,色黄定是被雷惊(按此与仙授诀不同,再验之)。

或青红纹只一线,娘食[4]伤脾惊热见,

左右三条风肺痰,此时伤寒咳嗽变。

火红主泻黑相兼,痢疾之色亦如然,

若是乱纹多转变,沉疴难起[5]促[6]天年[7]。

赤色流珠主膈热,三焦不和心烦结,

吐泻肠鸣自利下,六和汤中真口诀。

环珠长珠两样形,脾胃虚弱心胀膨,

积滞不化肚腹痛,消食化气药堪行。

来蛇去蛇形又别[8],冷积脏寒神困极,

必须养胃倍香砂,加减临时见药力。

弓反里形纹外形,感寒邪热少精神,

小便赤色夹惊风,痫症相似在人明[9]。

枪形鱼刺水字纹,风痰发搐热如焚,

先进[10]升麻连壳散,次[11]服柴胡大小并。

针形穿关射指甲,一样热惊非夠呷,

防风通圣凉隔同,次第调之休乱杂。

医者能明此一篇,小儿症候无难然,

口传心授到家地,遇地收功即近仙。

此诀即徐氏水镜诀之意,陈氏敷演之,取其便诵也。

注释

[1] 审：审察。

[2] 端的：到底,究竟;始末,底细,缘由,详情。此指疾病的始末详情。

[3] 通：全。

[4] 娘食：母乳喂养。

[5] 沉疴难起：久患重病,难以下床。沉疴,久病,深重的病。

[6] 促：缩短。

[7] 天年：天赋的年寿,自然的寿数。

[8] 别：不同。

[9] 明：明辨。

[10] 进：服用。

[11] 次：再。

9. 论虚实二症歌

原文

实症：两腮红赤便坚秘,小便黄色赤不止,
　　　上气喘急脉息多,当行冷药[1]方可治。

虚症：面光白色粪多青,腹虚胀大呕吐频,
　　　眼珠青色微沉细,此为冷痰热[2]堪行。

注释

[1] 冷药：寒凉清热的药。

[2] 热：温里。

10. 五言歌

原文

心惊在印堂,心积额两广,
心冷太阳位,心热面颊装[1]。
肝惊起发际,脾积唇焦黄,
脾冷眉中岳,脾热大肠侵[2]。
肺惊发际形,肺积发际当,
肺冷人中见[3],肺热面腮旁。
肾惊耳前穴,肾积眼胞厢,
肾冷额上热[4],肾热赤苍苍[5]。

注释

[1] 装：通"妆",像化妆一样,形容面颊赤色。

［2］侵：受侵扰。

　　［3］见：通"现"，显现。

　　［4］热：发热。

　　［5］苍苍：面色青苍的样子。

11. 附：辩 《医统》

原文

　　或问："《铜人》《千金》等书空穴多，《十四经发挥》所载空穴少，如风市、督俞、金津玉液等，彼有此无，不同何也？"曰："《十四经发挥》据《素问·骨空论篇》及王注，若《铜人》《千金》等皆偏书，非黄岐正经也。"

　　或问："睛明、迎香、承泣、丝竹空，皆禁灸何也？"曰："四穴近目，目畏火，故禁灸也。以是推之，则知睛明不可灸，王注误矣。"

　　或问："用针浑是泻而无补，古人用之，所以导气，治之以有余之病也。今人鲜用之，或知其无补而不用欤？抑元气禀赋之薄而不用欤？或斫丧之多而用针无益欤？抑不善用而不用欤？"经曰："阳不足者温之以气，精不足者补之以味。针乃砭石所制，即无气，又无味，破皮损肉，发窍于身，气皆从窍出矣，何得为补？"经曰："气血阴阳俱不足，勿取以针，和以甘药，是也。"又曰："形气不足，病气不足，此阴阳皆不足也，不可刺之；刺之重竭其气，老者绝灭，壮者不复矣。若此谓者，皆是有泻而无补也。"

　　或问："病有在气分者，有在血分者，不知针家，亦分气与血否？"曰："气分、血分之病，针家亦所当知。病在气分，游行不定；病在血分，沉着不移。以积块言之，腹中或上或下，或有或无者，是气分也；或在两胁，或在心下，或在脐上下左右，一定不移，以渐而长者，是血分也。以病风言之，或左手移于右手，右足移于左足，移动不常者，气分也；或常在左足，或偏在右手，着而不走者，血分也。凡病莫不皆然。须知在气分者，上有病，下取之，下有病，上取之；在左取右，在右取左。在血分者，随其血之所在，应病取之。苟或血病泻气，气病泻血，是谓诛伐无过，咎将谁归！"

　　或问："今医用针，动辄以袖复手，暗行指法，谓其法之神秘，弗轻示人，惟恐盗取其法者，不知果何法耶？"曰："《金针赋》十四法，与夫青龙摆尾等法，可谓已尽之矣；舍此而求他法之神秘，吾未之信也。今若此者，不过过为诡妄，以欺人耳。纵为至巧，殆必神亦不佑，针亦不灵也。奚足尚哉！"

　　或问："有医置针于穴，略不加意，或谈笑，或饮酒，半饷之间，又将针拈几拈，令呼几呼，仍复登筵以饮，然后起针，果能愈病否乎？"曰："经云：'凡刺之真，必先治神。'又云：'手动若务，针耀而匀，静意视义，观适之变。'又云：'如临深渊,手如握虎,神无营于众物。'又云:'如侍所贵,不知日暮。'凡此数说,敬乎怠乎? 若谈笑饮酒,不敬孰甚,安能愈病哉? 业医者,当深长思矣!"

语译

有人问:《铜人》《千金》等书记载的腧穴多,而《十四经发挥》记载的腧穴少,如风市、督俞、金津玉液等,在《铜人》《千金》中有记载而《十四经发挥》则无,这是为什么呢? 回答说:《十四经发挥》是根据《素问·骨空论篇》及王冰的注解而来,而像《铜人》《千金》这些书都是后世发挥所编纂的,并非《黄帝内经》的原本传承。

有人问:晴明、迎香、承泣、丝竹空这些穴位都禁灸,为什么呢? 回答说:此四穴靠近眼睛,而眼睛畏惧火熏,所以禁灸。以此推断,便可知晴明不可灸,王冰的校注有误。

有人问:古人用针治病均是泻而不补,以此作为疏导经气、治邪气有余之实证的方法。今人很少用此法,是因为知道针刺偏泻不补而不用吗? 还是因为元气虚弱、禀赋不足而不用? 又或是因为身体病变太多、损害太重,用针已无益? 还是因为不擅长运用而不用?《黄帝内经》说:阳气不足者,要用益气的方药予以温补;阴精不足者,要用味厚的药食来滋补。针是用砭石制成的,无气无味,破损皮肉,针刺身上的穴位孔窍,则精气皆从孔窍溢出,怎么能补益呢?《黄帝内经》说:气血阴阳都不足,治疗勿用针刺,而应以甘缓补益的方药调和,说的就是这个道理。又说:形气不足、病气不足是阴阳都不足的表现,不可用针刺治疗;若用针刺治疗则进一步耗伤精气,致阴阳俱竭、血气皆尽,预后不佳,年老者可能死亡,年壮者则难以恢复。按这种说法,针刺是能泻不能补的。

有人问:病有在气分,也有在血分,不知掌握针刺技术的人在用针时是否也分气分病和血分病进行治疗? 回答说:气分病和血分病,精通针刺技术的人也应当知道。病在气分,病邪游移走窜没有定所;病在血分,病邪沉实重浊不能移行。以积块作为例子来说,在腹中积聚,时而在上部,时而在下部,似有若无,是病在气分的表现;在两胁、心下或脐周的积块,固定不移,并逐渐增大,是病在血分的表现。以受风邪侵袭作为例子来说,病变或从左手移到右手,或从右足移到左足,善动不居、游移不定的,是病在气分的表现;或长久地在左足,或侧重于在右手,固定一处、不善游走的,是病在血分的表现。大凡受病,没有不是这样的。应当知道的是,病在气分的,在针刺治疗取穴时宜上病下取、下病上取、左病右取、右病左取;病在血分的,根据血液留着不通的地方,在体表寻找相应的反应点取而治之。如果病在血分而泻其气,或病在气分而泻其血,是诛灭讨伐没有病变的部位,当归罪于谁呢?

有人问：如今的医生用针，动不动就用衣袖遮住手，在暗地里施行手法，说是自身的手法神秘，不能轻易让人看到。惟恐别人盗取自身手法的人，不知道隐藏了什么手法，是不是果真那么神秘？回答说：《金针赋》记载的十四种手法，和青龙摆尾等手法，可以说已经很完备了；舍弃这些手法而求取其他手法，认为其他手法神秘，我不相信。如今像这样舍本逐末的人，不过是出乎寻常地做了些荒谬的事，用来欺骗人罢了。纵然做得很巧妙，恐怕神明也不会庇佑，针法也不会奏效。哪里值得崇尚呢？

有人问：有些医生将针刺入穴位，一点也不守神专一以导引经气，或是与人谈话说笑，或是饮酒，过了好大一会儿，又过来将针捻转了几下，随着病人的呼吸施了几下手法，依旧再回到坐席上继续饮酒，而后出针，如果这样做能治愈疾病吗？回答说：《黄帝内经》说，凡针刺的要领，以治神为先。又说，医者用针时精神专一，针具要洁净平滑，手法要从容匀和，针刺时要注意观察患者的仪容神色的变化，观察进针后气至的情况。又说，行针时应全神贯注，就像面临深渊、手中握着虎符一样，要谨慎重视，不要分心于周围其他事物。又说，候气就像对待尊贵的宾客一样，不知道时间的流逝，以得气为目的。凡是这些针刺道理，说的是要谨慎地对待还是松懈地对待呢？像谈笑饮酒这样的做法，非常地不谨慎，怎么能治愈疾病呢？从事医学行业的人应当认真深入地反思。

12. 请益

原文

一、医官逸林刘氏云："凡针痰气，先转针头向上，令痰散动，然后转针头向下，令气泄。"

一、针痞块，先将痞根按之，如指大坚硬者，用针频频刺烂，庶块易消。

一、太医院医官继洲杨氏云："凡针腹上穴，令患人仰卧，使五脏垂背，以免刺患。"又云："前面深似井，后面薄似饼。"用针前面宜深，后面宜浅。

语译

医官刘逸林说：凡针刺治疗痰气，先捻转使针上浮，令痰疏散松动，然后捻转使针下插，令气得以泻出。

针刺治疗痞块，先在痞根穴处用手指揣按，痞块如拇指大、质坚硬，用针反复提插捻转，或许容易使痞块消散。

太医院医官杨继洲说：凡针刺腹部的穴位，让患者取仰卧位，使五脏向背部靠近，以免刺伤。又说：身体腹侧肌肉较丰厚，背侧肌肉较薄。用针时，前面宜深刺，后面宜浅刺，一者可以抵达病所，二者避免针刺过深损伤脏器。

参 考 文 献

［1］张缙.针灸大成校释［M］.2版.北京：人民卫生出版社,2009.12.

［2］杨继洲.针灸大成(《中国医学大成三编》收录)［M］.北京：人民卫生出版社,1996.

［3］林昭庚.新针灸大成［M］.北京：中国中医药出版社,1994.

［4］黄龙翔.针灸大成(整理)［M］.北京：人民卫生出版社,2014.

［5］吴富东,常小荣.针灸医籍选［M］.北京：中国中医药出版社,2015.

［6］黑龙江祖国医药研究所.针灸大成校释［M］.北京：人民卫生出版社,1984.

［7］吕明.小儿推拿学［M］.上海：上海科学技术出版社,2013.

［8］熊应雄.小儿推拿广意［M］.北京：人民卫生出版社,1989.11.

［9］陈复正.幼幼集成［M］.北京：人民卫生出版社,2006.

［10］骆如龙.幼科推拿秘书［M］.上海：上海卫生出版社,1957.

［11］龚云林.小儿推拿秘旨［M］.天津：天津科学技术出版社,2012.7.

［12］杨上善.黄帝内经太素［M］.北京：人民卫生出版社,1965.2.